ओ३म्

रघुनाथसूरि-विरचितम्

भोजनकुतूहलम्

(Bhojankutuhalam)

(प्रथम-परिच्छेदः)

हिन्दी-भाषान्तर सहित

सत्रहवीं शती में रचित भोजन-विषयक सर्वाङ्गीण जानकारी देने वाला आयुर्वेदीय ग्रन्थ

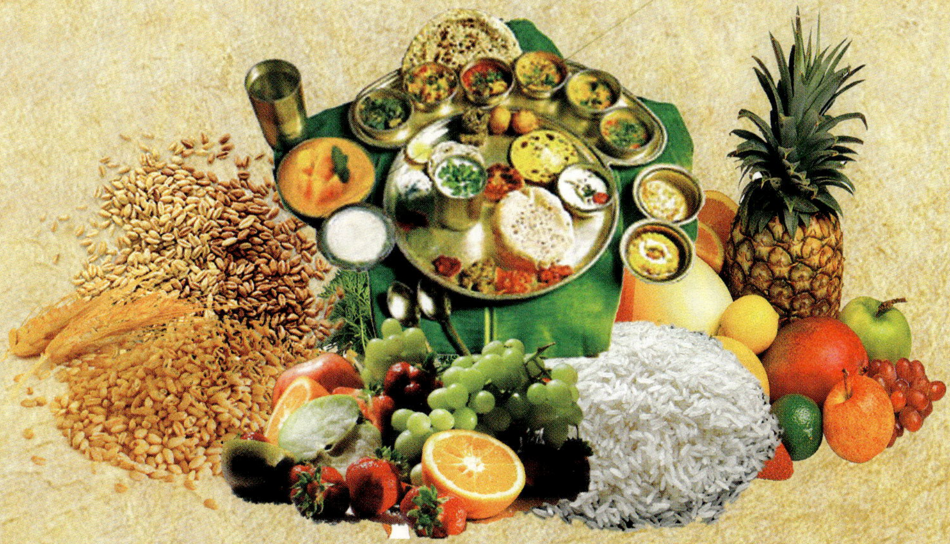

आचार्य बालकृष्ण

दिव्य प्रकाशन
दिव्य योग मंदिर ट्रस्ट, पतंजलि योगपीठ हरिद्वार

प्रकाशक **दिव्य प्रकाशन,**
पतंजलि योगपीठ
महर्षि दयानन्द ग्राम, दिल्ली–हरिद्वार राष्ट्रीय राजमार्ग,
निकट– बहादराबाद, हरिद्वार– 249402 (उत्तराखण्ड)

आईएसबीएन 978–81–89235–90–1

ई-मेल books@divyayoga.com

वेबसाइट www.divyaprakashan.com

दूरभाष (01334) 244107, 240008, 246737

फैक्स (01334) 244805

मूल्य रु. 399/-

प्रथम संस्करण **4 अगस्त 2013 ई. (5000 प्रतियाँ)**

पुनर्मुद्रित संस्करण **अगस्त 2015 ई. (5000 प्रतियाँ)**

द्वितीय संस्करण **5 जनवरी 2018 ई. (11000 प्रतियाँ)**

मुद्रक mp printers
(दैनिक भास्कर समूह)
बी-220, फेज़ II, नोएडा-201305,
गौतम बुद्ध नगर, उत्तर प्रदेश

ओ३म्

समर्पण

प्राचीन काल से भारतवर्ष में आयुर्वेद-विषयक विपुल साहित्य की रचना हुई है। इसके साथ ही आयुर्वेद के सर्वांगीण पठन-पाठन की सुव्यवस्थित व समृद्ध परम्परा भी रही है। कालान्तर में प्रतिकूल परिस्थितियों के कारण जहाँ अनेक ग्रन्थ नष्ट हो गये, वहीं कुछ प्राचीन दुर्लभ हस्तलिखित ग्रन्थ देश के विभिन्न ग्रन्थालयों में जीर्ण-शीर्ण अवस्था में सिमट कर रह गये।

यत्र-तत्र उपलब्ध इन ग्रन्थों की मूल हस्तलिखित प्रतियों का अन्वेषण कर उनके आधार पर मूलपाठ का शोधन, उत्तम सम्पादन व सुगम अनुवाद करना एक अत्यन्त श्रमसाध्य व कठिन कार्य था। पतञ्जलि विश्वविद्यालय ने आयुर्वेद के प्राचीन हस्तलिखित अप्रकाशित आयुर्वेदीय ग्रन्थों का अन्वेषण कर अनुवाद सहित सम्पादन व प्रकाशन करने के दुष्कर कार्य का संकल्प किया है। इसे चरितार्थ करते हुए सारस्वत पुष्पों का यह प्रथम गुच्छ निम्न ग्रन्थों के रूप में प्रस्तुत किया है–

१. भोजन-कुतूहलम्
२. आयुर्वेद-महोदधिः (सुषेण-निघण्टुः)
३. अजीर्णामृतमञ्जरी

इन तीन ग्रन्थों को **अपने इस संसार में आगमन के ४१वें वर्ष** में आप सबको समर्पित करने से बढ़कर मेरे लिए और क्या सौभाग्य हो सकता था।

पतञ्जलि विश्वविद्यालय के इस उपक्रम को मूर्त्त रूप देने में विशेष पुरुषार्थ व सहयोग के लिए वैदिक विद्वान् **डा० विजयपाल शास्त्री 'प्रचेता'** जी व उनके सहयोगियों को भूरिशः धन्यवाद। मुम्बई-निवासी प्रसिद्ध एवं अनुभवी आयुर्वेद-विशेषज्ञ वैद्य **श्री एस.डी. कामत** जी ने संदिग्ध-स्थलों के स्पष्टीकरण में विशेष सहायता की है, एतदर्थ हम उनके प्रति हार्दिक आभार प्रकट करते हैं।

इस सबके प्रेरक श्रद्धेय योगऋषि स्वामी रामदेवजी महाराज की सत्प्रेरणा के परिणाम-स्वरूप ही इस ग्रन्थत्रय का प्रकाशन इतना शीघ्र सम्पन्न हो पाया है। अतः उनके चरणों में प्रणाम करते हुए ये तीनों ग्रन्थ उन्हीं के चरणों में समर्पित करता हूँ।

पतञ्जलि योग-परिवार के लाखों कर्मयोगी भाई-बहिनों के पुरुषार्थ से आज पूरे विश्व में योग एवं आयुर्वेद के प्रति लोगों की जिज्ञासा जगी है व इनकी प्रतिष्ठा बढ़ी है; उन सभी का स्मरण करते हुए सम्पूर्ण विश्व में योग व आयुर्वेद के प्रति श्रद्धालु एवं निष्ठावान् सभी सज्जनों के प्रति मैं नतमस्तक होता हूँ।

प्रस्तुत प्रकाशन के लिए जिन शोधसंस्थानों/हस्तलेखागारों ने ग्रन्थों की हस्तलिखित प्रतियाँ उपलब्ध करवाईं, उन सभी के प्रति हम हार्दिक कृतज्ञता ज्ञापित करते हैं। यह कार्य निरन्तर आगे बढ़ता रहे; इस संकल्प की सफलता के लिए प्रभु से प्रार्थना है।

आचार्य बालकृष्ण

श्रावण बदि १३, सं. २०७० वि.
(४.८.२०१३ ई. रविवार)

-आचार्य बालकृष्ण

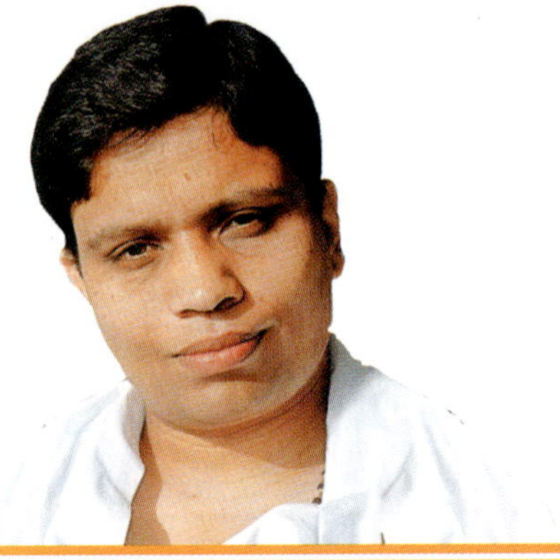

भूमिका

अन्न (भोजन) का जीवन के लिए अतिशय महत्त्व देखते हुए कहा है– **अन्नं वै ब्रह्म।** यही प्राणियों के प्राणों का आधार है– **'अन्नं वै प्राणिनां प्राणाः'।** भारतीय अध्यात्म एवं आयुर्वेद की परम्परा में भोजन के विषय में बहुत सूक्ष्म व विशद विवेचन करते हुए आहार-शुद्धि को मोक्ष तक का साधन माना है-

'आहारशुद्धौ सत्त्वशुद्धिः, सत्त्वशुद्धौ ध्रुवा स्मृतिः, स्मृतिलम्भे सर्वग्रन्थीनां विप्रमोक्षः'।

(छान्दोग्योपनिषद्-७.२६.२)

इसका भाव है कि आहार की शुद्धि से मन की शुद्धि हो जाती है तथा मन की शुद्धि से स्मृति की दृढ़ता हो जाती है। स्मृति की दृढ़ता का भाव यह है कि व्यक्ति उच्च चेतना में प्रतिक्षण जागरूकता से जीता है। उसे प्रतिपल अपने कर्त्तव्य की स्मृति बनी रहती है। इससे वह सतत सावधान होकर अपने कर्त्तव्य पर दृढ़ रहता है। उसके आचरण में थोड़ी सी भी त्रुटि नहीं रहती। इस प्रकार स्मृति दृढ़ होने पर सब गांठें खुल जाती हैं; अज्ञान, विषयासक्ति, राग, द्वेष एवं अहंकार के बन्धन छूट जाते हैं। साधक बन्धनमुक्त व आनन्दयुक्त हो जाता है। इस प्रकार आहारशुद्धि मनुष्य के परम कल्याण का साधन है। यहाँ आहार में सात्त्विक विचारों का मानसिक आहार भी सम्मिलित है। श्रीमद्भगवद्गीता में भी यह तथ्य स्पष्टतया बताया गया है-

युक्ताहारविहारस्य युक्तचेष्टस्य कर्मसु। युक्तस्वप्नावबोधस्य योगो भवति दुःखहा।। (६.१७)

अर्थात् युक्त (उचित) आहार-विहार, उचित व्यवहार व समुचित शयन-जागरण पूर्वक किया गया योग मनुष्य को दुःखमुक्त कर देता है। गीता के इस कथन में भी युक्तियुक्त आहार को दुःखहारी योग का भी मुख्य साधन माना है।

आयुर्वेद के प्रसिद्ध ग्रन्थ चरकसंहिता के एक प्रसंग में आता है कि एक बार हिमालय की उपत्यका में जुटी ऋषियों की विशाल परिषद् ने रोग व आरोग्य के कारणों पर गहन विचार-मन्थन किया। अन्त में ऋषि-परिषद् इस निष्कर्ष पर पहुंची कि आहार ही आरोग्य व रोगों का कारण है। वहाँ सार रूप में यह सिद्धान्त स्थिर किया कि- हिताहार ही आरोग्यकारक है व अहिताहार रोगकारक।

तमुवाच भगवानात्रेयः– हिताहारोपयोग एक एव पुरुषस्य वृद्धिकरो भवति,
अहिताहारोपयोगः पुनर्व्याधिनिमित्तमिति।। (चरकसंहिता, सूत्रस्थान-२५.३१)

इस प्रकार आयुर्वेद, जो केवल चिकित्सा-पद्धति ही नहीं, अपितु एक समग्र जीवनदर्शन है, में बताया गया है कि- उचित व हितकर आहार-विहार, उचित व्यवहार, उचित शयन-जागरण, उचित दिनचर्या– ये सब मनुष्य को स्वस्थ व सुखी बनाते हैं।

नरो हिताहार-विहार-सेवी समीक्ष्यकारी विषयेष्वसक्तः।
दाता समः सत्यपरः क्षमावानाप्तोपसेवी च भवत्यरोगः।।
मतिर्वचः कर्म सुखानुबन्धि सत्त्वं विधेयं विशदा च बुद्धिः।
ज्ञानं दमस्तत्परता च योगे यस्यास्ति तं नानुपतन्ति रोगाः।।

(चरकसंहिता, शारीरस्थानम्- २.४६-४७)

अर्थात् जो व्यक्ति नित्य हितकर आहार-विहार का सेवन करता है, विचारपूर्वक सब कार्य करता है, इन्द्रिय-विषयों के प्रति अनासक्त रहता है, दानशील व सत्यपरायण होता है, निन्दा-स्तुति, मान-अपमान, हानि-लाभ, सुख-दुःख आदि द्वन्द्वों में समता बनाए रखता है, क्षमाशीलता अपनाता है व आप्तजनों की संगति करता है, वह व्यक्ति निरोग रहता है। जो मन, वचन व कर्म को संयमित कर सुखद परिणाम वाले कर्म करता है, जिसका मन सदा वशीभूत एवं बुद्धि निर्मल अर्थात् राग-द्वेष व विषयासक्ति से रहित होकर तत्त्व को ग्रहण करने वाली होती है। जो ज्ञानवान्, जितेन्द्रिय व योग में तत्पर रहता है, उसे रोग कभी नहीं सताते हैं।

इस प्रकार हितकर आहार-विहार का आयुर्वेदीय ग्रन्थों में विस्तार से वर्णन मिलता है। प्रस्तुत ग्रन्थ के रचयिता आयुर्वेद-विशेषज्ञ पण्डित रघुनाथ सूरि ने आयुर्वेद के विशाल वाङ्मय में व्याप्त आहार-विषयक जानकारी को बड़े व्यवस्थित रूप में प्रस्तुत किया है। इसमें चरकसंहिता, सुश्रुतसंहिता, अष्टाङ्गहृदय, अष्टाङ्गसंग्रह, धन्वन्तरि-निघण्टु, सुषेण-निघण्टु, कैयदेव-निघण्टु, भावप्रकाश-निघण्टु, राजनिघण्टु आदि बहुत से प्रसिद्ध ग्रन्थों से अपेक्षित सामग्री संकलित की है, जो बहुत ही उपयोगी है। आयुर्वेदीय परम्परा के अनुसार भोजन से सम्बन्धित इतनी व्यापक व विविधतापूर्ण सामग्री को देखकर लगता है कि रघुनाथ सूरि ने यह भोजन-विषयक विश्वकोष ही बना दिया है।

इस प्रकार श्रीरघुनाथ सूरि द्वारा अनेक स्रोतों के आधार पर संगृहीत १८०० से अधिक श्लोकों वाला 'भोजन-कुतूहल' नामक यह ग्रन्थ अत्यन्त दुर्लभ व उपयोगी सामग्री से विभूषित है। ग्रन्थ का नामकरण भी बड़ा ही सटीक है, क्योंकि यह भोज्य पदार्थों की गुणवत्ता, उनके शोधन, बनाने, पकाने की विधि की विस्तृत जानकारी देता है। **यह सम्पूर्ण ग्रन्थ तीन परिच्छेदों (भागों) में रचा गया है, परन्तु भोजन-विषयक आयुर्वेदीय विवेचन प्रथम परिच्छेद में ही है। अतः प्रथम परिच्छेद ही हिन्दी अनुवाद सहित प्रस्तुत किया जा रहा है।** इस परिच्छेद में विभिन्न प्रकार के धान्यों (अनाजों) एवं भोज्य द्रव्यों जैसे– गेहूँ, धान, दूध, दही, दाल, शाक आदि के गुणों का वर्णन किया है। इसके अतिरिक्त विभिन्न व्यञ्जनों के बनाने की विधि, उनके गुण एवं पाक प्रभावों का भी विवेचन किया है। इस ग्रन्थ के शेष दो परिच्छेद अभी तक अप्रकाशित ही हैं। उनमें भोजन-विषयक धर्मशास्त्रीय विवेचना है अर्थात् धर्मशास्त्र के अनुसार भक्ष्याभक्ष्य-नियमों का वर्णन है। ग्रन्थकार ने इस संग्रहात्मक ग्रन्थ की सामग्री प्राचीन संहिताओं, निघण्टुओं एवं अन्य आयुर्वेदीय ग्रन्थों से ली है, ऐसा वे स्वयं कहते हैं-

इत्थं विमथ्य गुणपाठसुधाम्बुराशिं लब्ध्वा परामृतरसं सुरसं च तस्मात्।
निर्मायि भोजनकुतूहलमीश्वराणां तोषाय तेन परितुष्यतु शेषशायी।।

इति विविधनिबन्धाब्धीनगाधान् विगाह्य
प्रबलगुरुसमीक्षानौकया निर्विशेषम्।
रुचिरतरललामग्राममासाद्य तत्तद्
विहितविधि विधेयं सम्भृतं भूतयेऽस्तु।।

रचयिता का परिचय–

प्रस्तुत ग्रन्थ की पुष्पिका एवं एक अन्य पद्य से पता चलता है कि ग्रन्थ की रचना करने वाले पण्डित रघुनाथ सूरि हैं। लेखक द्वारा रचित एक अन्य ग्रन्थ 'प्रयोगरत्नभूषा' की पुष्पिका से ज्ञात होता है कि रघुनाथ सूरि गणेशभट्ट के पुत्र, रघुनाथ के पौत्र तथा हरिहरभट्ट के प्रपौत्र थे। ग्रन्थकार की कृतियों में अनेक स्थलों पर इस बात का संकेत मिलता है कि वे अनन्तदेव से सम्बन्ध रखते थे। जैसे कि अनन्तदेवीय, अनन्तदेवोदय, अनन्तदेवदयोदय, अनन्तदेवदयात्मज इत्यादि विशेषणों से सूचित होता है। 'अनन्तदेवदयात्मज' शब्द से प्रतीत होता है कि कवि के पिता अनन्तदेव थे, परन्तु यह कथन पूर्वलिखित तथ्य से विरुद्ध जाता है। वस्तुत: कवि ने अनन्तदेव को अपने गुरु के रूप में वर्णित किया है, जो कि अप्पदेव के पुत्र तथा अनन्तदेव के पौत्र थे। अत: अनन्तदेव लेखक के पिता नहीं हो सकते, प्रत्युत वे ग्रन्थकार के गुरु ही प्रतीत होते हैं। अनेक स्थलों पर लेखक के कथनों से अनन्तदेव के प्रति अतिशय आदर भाव अभिव्यक्त होता है। यह तथ्य भी सूचित करता है कि अनन्तदेव रघुनाथ सूरि के गुरु ही थे।

शिवाजी के गुरु तथा महाराष्ट्र के प्रसिद्ध सन्त समर्थ गुरु रामदास ने रघुनाथ सूरि को कुछ पत्र लिखे थे। उनसे स्पष्ट होता है कि लेखक का 'वसिष्ठ' गोत्र था, जो मराठों में 'करड़े' गोत्र से सम्बद्ध है। रघुनाथ सूरि का पारिवारिक नाम नवहस्त था। ये वैष्णव थे, अत: विष्णु को अपने आराध्य देव के रूप में स्वीकार किया है। इनके गुरु अनन्तदेव का काल १६२५ ई. से १६७५ ई. के बीच माना जाता है। अनन्तदेव बड़े ही उच्च कोटि के विद्वान् लेखक थे तथा मराठा सन्त एकनाथ के वंशज थे। अनन्तदेव के पिता अप्पदेव 'मीमांसान्यायप्रकाश' नामक विख्यात ग्रन्थ के रचयिता थे। रघुनाथ सूरि की समर्थ गुरु रामदास से निकटता व मैत्री थी।

ऐसा प्रतीत होता है कि १६७८ ई. में इकोजी द्वारा मराठा साम्राज्य की स्थापना करने के उपरान्त लेखक ने तंजौर में निवास करना आरम्भ कर दिया था; क्योंकि उन्होंने अपने मराठी भाषा में रचे ग्रन्थ 'नरक-वर्णन' में इकोजी की महारानी दीपाम्बिका को अपनी आश्रयदात्री के रूप में बताया है। भोजनकुतूहल के अतिरिक्त रघुनाथ सूरि ने मराठी एवं संस्कृत में अनेक ग्रन्थ लिखे हैं। इनके संस्कृत ग्रन्थ इस प्रकार हैं–

भोजनकुतूहलम्, साहित्यकुतूहलम्, प्रायश्चित्तकुतूहलम्, जनार्दनमहोदय:, काशीमीमांसा, प्रयोगरत्नभूषा एवं चातुर्मास्यप्रयोग:। मराठीग्रन्थ– नरकवर्णन, गोवर्धनोद्धरण, स्त्रीधर्म। नरकवर्णन में इन्होंने प्रयोगरत्नभूषा और चातुर्मास्यप्रयोग को छोड़कर अन्य सभी ग्रन्थों का वर्णन किया है। ग्रन्थकार की आश्रयदात्री रानी दीपाबाई के पति इकोजी ने १६७६ ई. से १६८३ ई. के मध्य में शासन किया था। 'धर्मामृत-महोदधि' में इसका रचनाकाल

१६२३ शक संवत् बताया गया है। इस प्रकार रघुनाथसूरि का ग्रन्थप्रणयनकाल १६५० ई. से १७२५ ई. के मध्य निश्चित होता है।

प्रस्तुत संस्करण-

हिन्दी भाषान्तर के साथ '**भोजन-कुतूहल**' का यह प्रथम प्रकाशन है। इससे पहले इस ग्रन्थ के दो संस्करण निकल चुके हैं, पहला संस्कृत मूलपाठ वाला संस्करण तथा दूसरा अंग्रेजी अनुवाद सहित संस्करण। पहला संस्करण तिरुवनन्तपुरम् (केरल) से अनन्तशयन ग्रन्थमाला में १९५४ ई. में छपा था। दूसरा संस्करण आयुर्वेद से सम्बद्ध संस्था आई.ए.आई.एम. (इन्स्टीट्यूट ऑफ आयुर्वेद एण्ड इण्टरगेटिव मेडिसन) बैंगलोर से २०१२ ई. में छपा है।

पूर्व संस्करणों में संस्कृत मूलपाठ में अनेक दोष रह गये हैं। पाठदोषों के कारण बहुत से स्थानों पर अर्थ भी विसंगतिपूर्ण हो गया है। प्रस्तुत संस्करण में मूलपाठ-शोधन पर विशेष ध्यान दिया गया है। उपलब्ध हस्तलिखित प्रतियों का अवधानपूर्वक अवलोकन कर यथासम्भव शुद्ध पाठ रखा गया है। आवश्यकतानुसार अनेक स्थानों पर पाठशोधन-विषयक महत्त्वपूर्ण टिप्पणियाँ भी दी गई हैं। इस संस्करण में एक वैशिष्ट्य यह है कि अधिकांश उद्धरणों का अन्वेषण कर उनके मूल स्थल का निर्देश कोष्ठक में कर दिया गया है। कुछ उद्धरणों का मूल स्थल अभी भी अन्वेष्टव्य है। इसे यथासम्भव आगामी संस्करण में पूरा किया जायेगा।

पाठशोधन के क्रम में पूर्व संस्करणों के अनेक गम्भीर पाठदोषों का निराकरण कर दिया गया है। जैसे कि 'ताम्बूलविधि' के अनन्तरवर्ती तथा 'सुषेणोक्त भोजनविधि' से पूर्ववर्ती प्रकरण का शीर्षक पूर्व प्रकाशित दोनों संस्करणों में- '**अथ मर्दनप्रतीकारः**' लिखा है, जबकि इसका शुद्ध पाठ है- '**अथ पर्दनप्रतीकारः**', अर्थात् विकृत अपानवायु के निराकरण से सम्बन्धित प्रकरण। इस प्रकार के अन्य भी बहुत-से पाठदोषों का इस संस्करण में निराकरण कर दिया गया है। अन्त में पाठकों की सुविधा के लिए विशिष्ट शब्दसूची (अर्थ सहित) व पद्यानुक्रमणिका भी दी है। पाठान्तर-प्रदर्शन में आनन्दाश्रम, पूना से प्राप्त भोजन-कुतूहल की तीन हस्तलिखित प्रतियों (एस-२९१०, एस-२९११, एस-२९१२) को क्रमशः- **आ.१, आ.२, आ.३** के रूप में संकेतित किया है।

हिन्दी भाषान्तर को यथासम्भव सुगम रूप में प्रस्तुत किया है, जिससे अधिकाधिक पाठक लाभ उठा सकें। सामान्य पाठकों के लिए नवीन या कठिन प्रतीत होने वाले शब्दों का अर्थ कोष्ठक में रखा है। अर्थ की स्पष्टता के लिए अनेक स्थानों पर महत्त्वपूर्ण टिप्पणियाँ दी गई हैं। औषधि-वनस्पतियों के परिचय हेतु आवश्यक चित्र भी यथास्थान प्रस्तुत किये हैं। आशा है यह संस्करण पाठकों के लिए विशेष रूप से उपादेय होगा। इससे पाठक जन आयुर्वेदीय ग्रन्थों में वर्णित भोजन-विषयक आवश्यक जानकारी प्राप्त कर अपने स्वास्थ्य की रक्षा करने में समर्थ हो सकेंगे।

आचार्य बालकृष्ण

श्रावण बदि १३, सं. २०७० वि.
(४ अगस्त, २०१३ ई. रविवार)

-आचार्य बालकृष्ण

द्वितीय संस्करण

'भोजन-कुतूहलम्' एक सर्वजनोपयोगी प्राचीन आयुर्वेदीय रचना है। इसके प्रथम संस्करण को पाठकों ने बहुत रुचि एवं कुतूहल के साथ अपनाया है। अत: इसकी दस हजार प्रतियाँ पाठकों तक पहुँच चुकी हैं और पुस्तक की मांग निरन्तर बनी हुई है। अत: अब इस ग्रन्थ का द्वितीय संस्करण आवश्यक संशोधन एवं परिष्कार के साथ पाठकों की सेवा में प्रस्तुत किया जा रहा है।

प्राचीन आयुर्वेदीय दृष्टिकोण भोजन-विषयक समग्र आवश्यक जानकारी इस ग्रन्थ में प्रस्तुत की गई है, अत: प्रत्येक आरोग्याभिलाषी के लिये यह ग्रन्थ विशेष रूप से पठनीय है। स्वाध्यायशील पाठको की विपुल संख्या ने इस ग्रन्थ को अपनाया है और वे इसके अध्ययन से स्वास्थ्य-रक्षा एवं उचित आहार के प्रति जागरूक बन रहे हैं- यह हमारे लिए बहुत ही सन्तोष का विषय है।

दिनांक : ०५ जनवरी २०१८

आचार्य बालकृष्ण

आचार्य बालकृष्ण

आनन्दाश्रम पूना से प्राप्त 'भोजनकुतूहलम्' की हस्तलिखित प्रति (एस- २९१२) का प्रथम व अन्तिम पृष्ठ

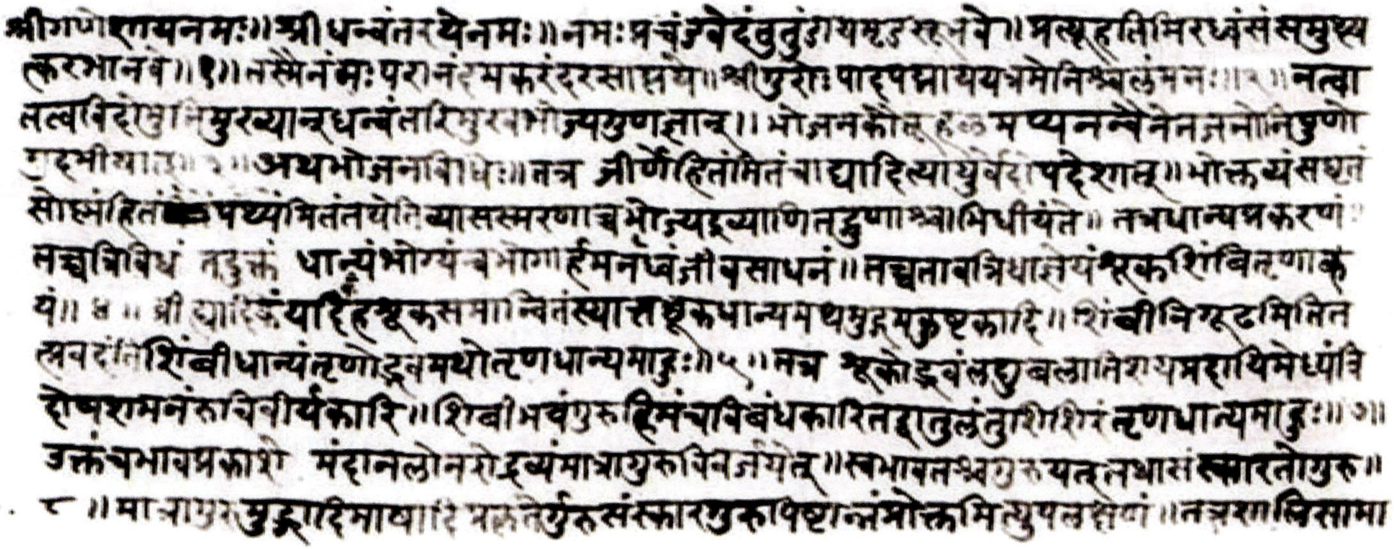

श्रीगणेशायनमः॥ श्रीधन्वंतरयेनमः॥ नमः प्रचंडवेदंडतुंडायमंडलमध्यगे। प्रत्यूहतिमिरध्वंससमुद्यत्करभानवे॥ १॥ नमस्मैनमः परानंदमकरंदरसाश्रये॥ श्रीगुरोः पादपद्माययत्रमेमोनिश्चलंमनः॥ २॥ नत्वा तत्वविदांगुरुंसुरव्यातंधन्वंतरिंसुरवभोज्यगुणहेतवे॥ भोजनकौतूहलमप्यनन्येनेनतन्तनोतिनिपुणो मुदमीयात्॥ ३॥ अथभोजनविधिः॥ तत्र जीर्णेहितंमितं चाद्यादित्यायुर्वेदोपदेशतः॥ भोक्तव्यं संप्राप्तसाम्यंहितं पथ्यंमितं तन्यते॥ व्यासस्मरणाच्चभोज्यद्रव्याणितद्गुणाश्चाभिधीयंते॥ तत्रधान्यप्रकरणं॥ तच्चत्रिविधं तदुक्तं धान्यंभोग्यं च भोगाहं मनध्वंजीवसाधनं॥ तच्चतावत्त्रिधा ज्ञेयं शूकशिंबितृणाकं यं॥ ४॥ श्री शालिकंगुयवादिहस्वशूकसमाख्यातंस्यात्तत्र शूकधान्यमथमुद्गमकुष्ठकादि॥ शिंबीनिगद्यमिलित तत्वदर्शिशिंबीधान्यंतृणोद्भवमथोतृणधान्यमाहुः॥ ५॥ तत्र शूकोद्भवंलघुबल्यंतेषांप्रसादथिमेध्यांवि दोषशमनंरुचिवीर्यकारि॥ शिंबीभवंगुरुहिमंचविबंधकारितद्वातुलंतुशिशिरं तृणधान्यमाहुः॥ ६॥ उक्तंचभावप्रकाशे मंदानलोनरोद्रव्यंमात्रागुरुचिनलंघयेत्॥ स्वभावतश्चगुरुयत्तत्तस्यासंख्यातोगुरु॥ ७॥ मात्रागुरुमुद्गादिमाषादि प्रकृत्यागुरुसंस्कारगुरुकापिष्टान्नंमोक्तमित्युपलक्षणं॥ तत्रशालिसामा

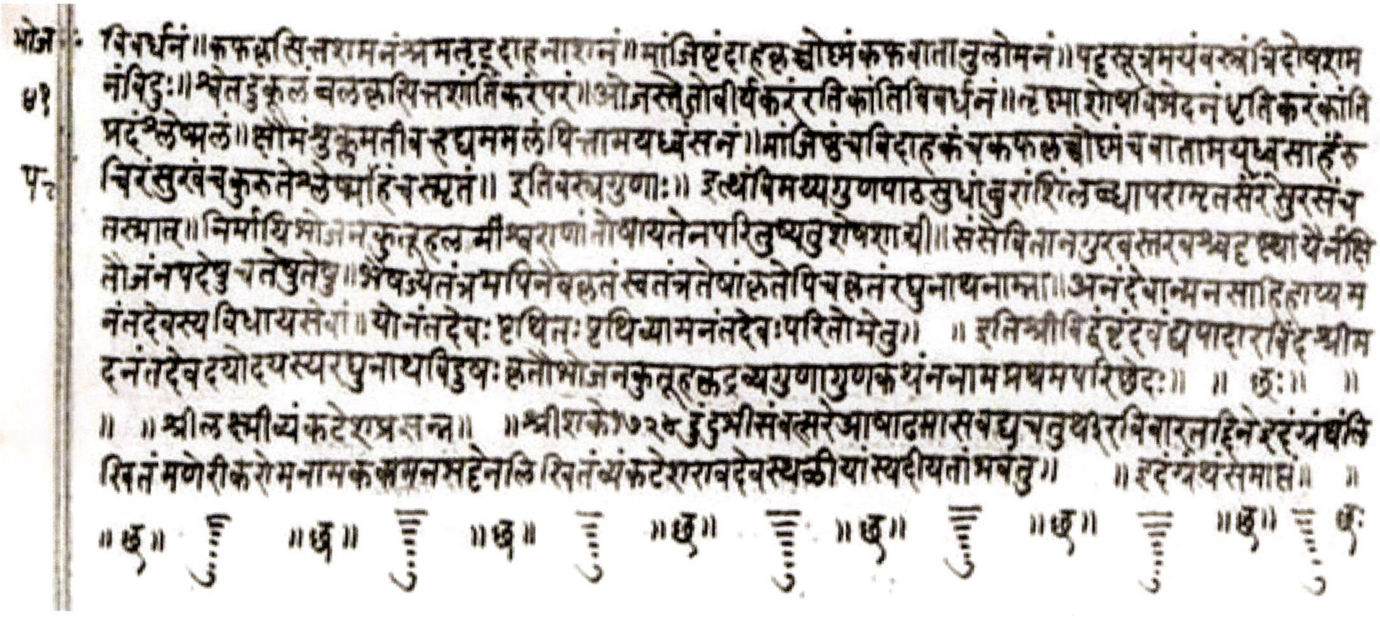

भोज

४१

प०

विवर्धनं॥ कफश्वासितनाशमनं श्रमतृड्दाहनाशनं॥ मांजिष्टं दाहतृष्णोष्णंकफवातानुलोमनं॥ पट्टसूत्रमयंवस्त्रंत्रिदोषशमनंविदुः॥ श्वेतदुकूलं बलश्वासितशांतिकरंपरं॥ ओजस्तेजोवीर्यकरंरतिकांतिविवर्धनं॥ रक्तमाशोषणंमदनं धृतिकरंकांतिप्रदंश्लेष्मलं॥ क्षौमंशुक्लमतीवरघमम लंपित्तामयध्वंसनं॥ मांजिष्ठंचविदाहकं च कफलंचोष्णंच वातामयध्वंसाहं रुचिरंसुखंचकुरुतेश्लेष्माहिचस्मृतं॥ इतिवस्त्रगुणाः॥ इत्थंविमर्ष्यगुणपाठसुधांबुराशिंलब्ध्वापराम्लतसैरेसुरसंच तस्मात्॥ निर्माथिभोजनकुतूहलमीश्वराणां नोपायतेनपरितुष्यतुशेषशायी॥ संसेवितानगुरवस्तरवश्चदृष्ट्वायेनौषि तौजनपदेषुचतेषुतेषु॥ श्रेयस्यंतंत्रमपिनेवकलंस्वतंत्रंतेषांकृतेपिचकृतंरघुनाथनाम्ना॥ अनंतदेवान्मनसाहिताप्यम नंतदेवस्यविधायसेवां॥ योनंतदेवः प्रथितः पृथिव्यामनंतदेवः परितोस्मेतु॥ ॥ इतिश्रीविद्वद्वंदवंद्यपादारविंदश्रीम दनंतदेवदयोदयस्यरघुनाथविदुषः कृतौभोजनकुतूहलेद्रव्यगुणागुणकथनंनामप्रथमपरिच्छेदः॥ ॥ छ॥ ॥
॥ ॥ श्रीलक्ष्मीव्यंकटेशप्रसन्न॥ ॥ श्रीशके१७२९दुंदुभीसंवत्सरेआषाढमासेवद्यचतुर्थ्यांरविवासरेतद्दिनेइदंग्रंथंलि खितं मणेरीकरोपनामकबाळम्भटेनालिखितंव्यंकटेशरावदेवस्थळीयांस्वदीयतांभवतु॥ ॥इदंग्रंथंसमाप्तं॥ ॥
॥ छ॥ ॥ छ॥ ॥ छ॥ ॥ छ॥ ॥ छ॥ ॥ छ॥ ॥ छ॥ छ

वैदिक संशोधन मण्डल पूना से प्राप्त 'भोजनकुतूहलम्' की हस्तलिखित प्रति (११२०२) का प्रथम व अन्तिम पत्र

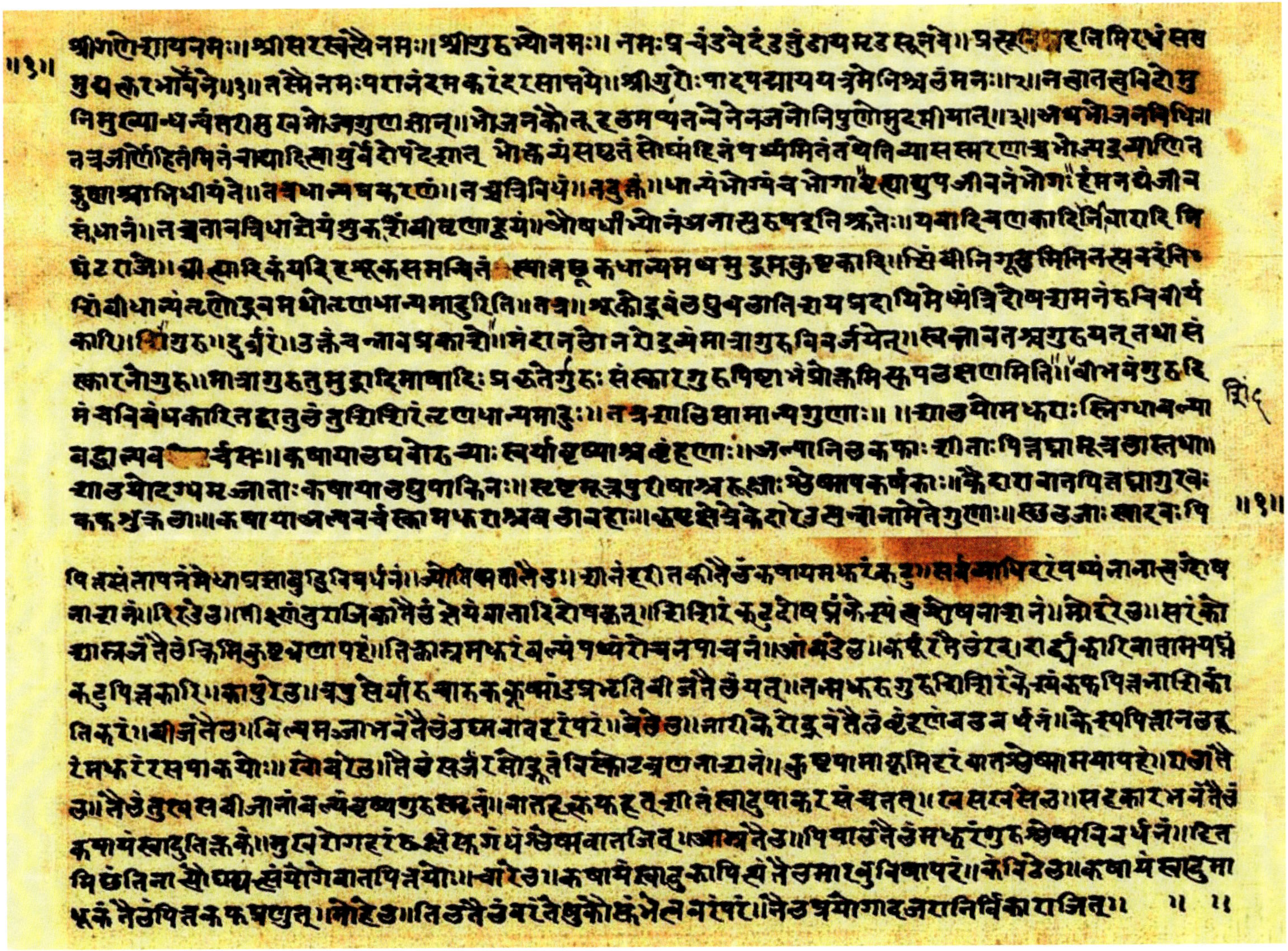

भोजन-कुतूहलम्

विषय-सूची

विषय **पृष्ठ**

मंगलाचरण, गुरुचरण-वन्दन, ग्रन्थविषय-निर्देश १
भोजनविधि-विषयक आयुर्वेद का उपदेश-वचन २
भोजन-विषयक व्यास जी का वचन २

धान्यप्रकरणम् (धान्य प्रकरण)- **२-५२**

धान्यविभाग: (धान्यों का विभाजन, तीन प्रकार के धान्य का लक्षण व गुण) २-३
शूकधान्यप्रकरणम् (शूकधान्य का प्रकरण)- **३-१७**
शालिसामान्यगुणा: (चावल-सामान्य के गुण) ४-६
शालिविशेषगुणा: (चावल-विशेष के गुण) ६-११
गोधूमा: (गेहूँ) १२-१३
यवा: (जौ) १४-१५
यावनालगुणा: (ज्वार के गुण) १६-१७

शिम्बीधान्यप्रकरणम् (फलियों वाले धान्य)- **१८-४३**

मुद्गगुणा: (मूँग के गुण) १८-१९
माषगुणा: (उड़द के गुण) २०-२१
राजमाषगुणा: (राजमाह के गुण) २२-२३
चणकगुणा: (चने के गुण) २४-२६
कलायगुणा: (मटर के गुण) २६
लङ्कागुणा: (लाँक के गुण) २७
तुवरीगुणा: (तुवर/अरहर के गुण) २८-२९
कुलित्थगुणा: (कुलथी के गुण) ३०-३१
निष्पावगुणा: (सेम के गुण) ३२-३३
मकुष्ठगुणा: (मोठ के गुण) ३४-३५
तिलगुणा: (तिल के गुण) ३६-३७
अतसीगुणा: (अलसी के गुण) ३८-३९

सर्षपगुणाः (सरसों की प्रजातियाँ- राई, श्वेत सर्षप आदि के गुण) ४०-४१

मसूरगुणाः (मसूर के गुण) ४२-४३

तृणधान्यप्रकरणम् (तृणधान्यों के गुण)- **४४-४७**

कंगुगुणाः (कंगनी के गुण) ४४-४५

श्यामाकगुणाः (श्यामाक के गुण) ४५

कोद्रवगुणाः (कोदो के गुण) ४५

वरकगुणाः (जंगली कोदो के गुण) ४५

रागीगुणाः (रागी के गुण) ४७

कुरीगुणाः (कुरी के गुण) ४७

धान्यसामान्यगुणप्रकरणम् (धान्य-सामान्य के गुण) ४७-४८

भृष्टधान्यगुणाः (भुने धान्य के गुण)- **४८-५२**

लाजागुणाः (खील के गुण) ४८-४९

धानाः (धाना, धाणी) ४९

सक्तवः (सत्तू) ४९-५१

पृथुकादयः (पोहा आदि) ५१

होलकगुणाः (होले के गुण), उम्बीगुणाः (जौ-गेहूँ की भुनी बाल के गुण) ५१

कुल्माषगुणाः (घूघरी/बाकली के गुण) ५२

सिद्धान्नप्रकरणम् (पकाकर तैयार किये अन्न के गुण)- **५३-८९**

सिद्धान्न-स्वरूप, यवाग्वादिलक्षणानि गुणाश्च (यवागू आदि के लक्षण व गुण) ५३-५४

ओदनप्रकरणम् (भात का प्रकरण, भात के गुण) ५४-५९

क्षीरीप्रकरणम् (खीर का प्रकरण, खीर के गुण) ५९

नारिकेरक्षीरी (नारियल से बनी खीर) ५९-६०

सूपप्रकरणम् (सूप प्रकरण) ६०

साराणि (सरा के गुण) ६१-६२

भक्ष्यप्रकरणम् (खाद्य पदार्थ)- वटक-फेणी-लड्डुक-पोल्यादयः (बड़े, फेणी, लड्डू, फुल्का आदि) ६३-८४

भक्ष्यादिसाधारणविशेषगुणाः (खाद्य पदार्थों के साधारण व विशेष गुण) ८४-८६

मोदकगुणाः (लड्डुओं के गुण) ८६-८७

मण्ड-पेया-विलेपीगुणाः (माँड, पेया व विलेपी के गुण) ८८-८९

शाकप्रकरणम् (शाक का प्रकरण)- **९०-१५१**

शाकविभाग: (शाक के भेद), शाकसामान्यगुणा: (शाकसामान्य के गुण) ९०-९२

मूलकगुणा: (मूली के गुण) ९३-९५

गाजरगुणा: (गाजर के गुण) ९५

कन्दगुणा: (विविध कन्दों के गुण) ९५-१०७

पत्रशाका: (बथुआ इत्यादि पत्रशाकों के गुण) १०८-१३२

करीराणि (करीर) १३३

फलशाकानि (पेठा आदि फलशाकों के गुण)- १३४-१५१

कदली (केला) १५२-१५५

करमर्द, तिन्दुक, अश्वत्थ, उदुम्बर, मुष्कक, श्लेष्मातक, भूकर्बुदार १५६-१५९

नारिकेल: (नारियल) १६०-१६१

पूगादिफलानि (सुपारी, सिन्दीफल, उत्तती, खजूर, दाडिम, द्राक्षा, गोस्तनी, अंजसा, अनानास, कमरख, नाशपाती) १६१-१६७

बदरादि-फलानि (बेर आदि) १६८-१७९

हरीतकी-प्रकरणम् (हरड़ प्रकरण) १८०-१८३

बहेड़ा, अखरोट, बादाम, सेव, तालफल, सीताफल १८४-१८७

आम्रप्रकरणम् (आम्र प्रकरण) १८८-१९३

कोशाम्र, पिण्डारफल, वातकुम्भफल (पपीता) १९३-१९५

काण्डीर: (काण्डीर/सरसों आदि के नाल के शाक) १९६-१९७

पुष्पाणि (फूलों के शाक) १९८-२०१

कवकानि (मशरूम) २०२-२०३

हारीतप्रकरणम् (हरितक = सलाद का प्रकरण)- २०४-२०९

उपदंशा: (चटनियाँ) २०९-२१३

कर्चर्य: (कचरियाँ/सुखाए हुए शाक) २१४-२१५

सम्भारा: (मसाले- इलायची, नमक, तेजपात तथा कस्तूरी, कपूर, जायफल आदि) २१६-२२८

दृतय: (चिप्स), **कृत्रिमघृतानि** (कृत्रिम घृत), **शर्करा** (कृत्रिम शक्कर) २२८-२३०

पानकानि (पना), **काञ्जिकम्** (कांजी), सौवीर, तुषोदक, आरनाल, धान्याम्ल आदि २३०-२३४

क्षीरप्रकरणम् (दूध प्रकरण)- **२३५-२५०**

क्षीरसामान्यगुणा: (दूधसामान्य के गुण) २३५

क्षीरविशेषगुणा: (दूधविशेष के गुण) २३५-२३६

वर्णविशेषेण गोक्षीरगुणाः (गाय के रंगभेद से दुग्ध के गुण) २३६
वयोविशेषेण गोक्षीरगुणाः (गाय की आयु के भेद से दुग्ध के गुण) २३७
पीयूषादिगुणाः (खीस आदि के गुण) २३८
आमादिगुणाः (कच्चे व पकाये दूध के गुण) २३८
कालविशेषेण पयःपाने गुणाः (कालभेद से दुग्धपान के गुण) २३९
उषितपयःपाने दोषः (बासी दूध पीने से दोष) २३९
उष्णशीतादिक्षीरपाने ताम्रादिबहुविधपात्रश्रृतक्षीरपाने च गुणदोषविचारः
(बासी तथा ताम्बे आदि के पात्र में गर्म किये दूध को पीने से होने वाले गुण दोष) २३९-२४२
सन्तानिका (मलाई) के गुण तथा खाँड के साथ दूध पीने के गुण २४२-२४३
गव्यस्य सामान्यतस्तदितरस्य च गुणाः (गाय के तथा सामान्य रूप से अन्य दूध के गुण) २४४-२४५
माहिषक्षीरगुणाः (भैंस के दूध के गुण) २४६
आजस्य (बकरी के दूध के गुण) २४६-२४७
औष्ट्रस्य (ऊँटनी के दूध के गुण), खराश्वीक्षीरयोः (गधी व घोड़ी के दूध के गुण) २४७
मानुष्याः (नारी के दूध के गुण), हस्तिन्याः (हथिनी के दूध के गुण) २४७
एडक्याः (बड़े सींग वाली भेड़ के दूध के गुण) २४७
मेष्याः (छोटे सींग वाली भेड़ के दूध के गुण) २४८
मथितक्षीरगुणाः (मथे दूध के गुण) २४८
क्षीरफेनगुणाः (दूध के झाग के गुण) २४८
क्षीरमित्राणि (दूध के संयोगी पदार्थ) २४९
क्षीरामित्राणि (दूध के विरोधी पदार्थ) २५०

दधिप्रकरणम् (दही प्रकरण)- **२५१-२५६**

अवस्थाभेदेन वैविध्यं गुणाश्च (अवस्था भेद से दही की भिन्नता व गुण) २५१
गव्यस्य दध्नः गुणाः (गाय के दही के गुण) २५२
ऋतुविशेषे सामान्यतो दधिगुणाः (ऋतुविशेष में दही के गुण)) २५३
माहिषस्य (भैंस के दही के गुण), आजस्य (बकरी के दही के गुण) २५३
मेष्याः (छोटे सींग वाली भेड़ के दही के गुण) २५३
एडकीदधिगुणाः (बड़े सींग वाली भेड़ के दही के गुण) २५४
अश्विन्याः (घोड़ी के दही के गुण) २५४
गर्दभ्याः (गधी के दही के गुण) २५४
उष्ट्र्याः (ऊंटनी के दही के गुण) २५४

हस्तिन्या: (हथिनी के दही के गुण) २५४
स्त्रिया: (नारी के दही के गुण) २५४
दधिमण्डगुणा: (दही व माण्ड के गुण) २५५
निस्सारदधिगुणा: (निस्सार/चिकनाई निकाले दही के गुण) २५५
दधिविषया: (दही विषयक कुछ अन्य जानकारी) २५५-२५६

शिखरिण्य: (शिखरिणी) २५७-२६०
सरस्य मस्तुनश्च गुणा: (सर व मस्तु के गुण) २६०-२६१
तक्रप्रकरणम् (छाछ प्रकरण) २६१-२६८
नवनीतप्रकरणम् (मक्खन प्रकरण)- २६९-२७१
घृतप्रकरणम् (घी का प्रकरण) २७१-२७५
तैलप्रकरणम् (तैल का प्रकरण) २७५-२८१
इक्षुप्रकरणम् (गन्ने का प्रकरण) २८२-२८६
इक्षुरसविकारप्रकरणम् (गन्ने के रस से बनने वाले पदार्थ) २८६-२९३
मधुप्रकरणम् (शहद का प्रकरण) २९४-२९९
मद्यप्रकरणम् (मदिरा प्रकरण) २९९-३०२
मांसप्रकरणम् (मांस प्रकरण) ३०२-३११
जलप्रकरणम् (जल प्रकरण)- **३१२-३३९**

जलसामान्यगुणा: (जल-सामान्य के गुण) ३१२-३१३
पानीयभेदा: गुणाश्च (पानी के भेद) ३१३-३१९
नदीविशेषगुणा: (नदीविशेषगत जल के गुण) ३१९-३२४
औद्भिदम् (भूमि को भेदकर निकले जल के गुण) ३२४
नैर्झरम् (झरने के जल के गुण), सारसम् (झील के जल के गुण) ३२४-३२५
ताटाकादिजलम् (तडाग, वापी, कूप आदि के जल के गुण) ३२५-३२८
नारिकेलोदकगुणा: (नारियलपानी के गुण), गुलाबोदकम् (गुलाब जल के गुण) ३२८-३२९
वर्ज्यजलानि (त्याज्य जल) ३२९-३३०
प्रतिप्रसव: (सामान्य विधान के अपवाद), उष:पानगुणा: (प्रात: जल पीने के गुण) ३३०-३३१
उष्णशीतादिजलगुणदोषा: (गर्म व शीतल जल के गुण) ३३२-३३६
काष्ठविशेषेण तापितवारिगुणा: (काष्ठ विशेष से गर्म किये जल के गुण) ३३६-३३८
पात्रविशेषस्थितजलगुणा: (पात्रविशेष में रखे जल के गुण) ३३८-३३९

सविषान्नादिपरीक्षा विषदलक्षणं च (विषयुक्त अन्न की परीक्षा) ३४०-३४२

विरुद्धद्रव्य-प्रकरणम् (विरुद्ध द्रव्य प्रकरण) ३४३-३४६
पथ्यापथ्याभ्यासत्यागप्रकार: (पथ्यसेवन-पूर्वक अपथ्य का त्याग) ३४६-३४७
भावेषु शक्तिवैत्रित्र्यम् (पदार्थों की विचित्र शक्तियाँ) ३४८-३५६
अजीर्ण-शमनम् (अजीर्ण-शमन के उपाय) ३५६-३६५
स्वभावतो हितानि (स्वभावत: हितकारक पदार्थ) ३६६
स्वभावादहितानि (स्वभावत: अहितकर पदार्थ) ३६७
संयोगविरुद्धानि (संयोगविरुद्ध पदार्थ) ३६७-३६८
अभक्ष्यजन्मनक्षत्रवृक्षा: (जन्मनक्षत्र से सम्बन्धित वृक्षों की रक्षा के लिए विशेष निर्देश) ३६८-३७०
भोजनकाल: (भोजन का समय) ३७०
भोजनभाजनानि (भोजन के पात्र) ३७०-३७१
पत्राणि (पत्तों से बने भोजन-पात्र) ३७१-३७३
भोजनादौ ब्रह्मादिस्मरणम् (भोजन के पूर्व ब्रह्मा आदि का स्मरण) ३७३
भोजनविधि: (भोजन की विधि) ३७३-३७८
भोजनानन्तरकृत्यम् (भोजन के अनन्तर करने योग्य कार्य) ३७८-३८०
ताम्बूलविधि: (पान खाने की विधि) ३८०-३८२
भोजनविषयक-निर्देशा: (भोजन-विषयक कुछ अन्य निर्देश) ३८२-३८३
पर्दनप्रतीकार: (विकृत अपानवायु के निवारण का उपाय) ३८४
सुषेणोक्तो भूपानां भोजनविधि: (सुषेणनिर्दिष्ट राजाओं की भोजन-विधि) ३८४-३८७
सविषान्नपरीक्षा, त्यागने योग्य विरुद्ध भोजन, भोजनानुपान ३८८-३९३
राज्ञां ताम्बूलविधि: (राजाओं के लिए पान का विधान) ३९३-३९५
अनुलेपनम् (अनुलेपन) ३९५-३९६
उपभोगार्हवस्त्रगुणा: (प्रयोग योग्य वस्त्रों के गुण) ३९६-३९७
उपसंहार (प्रथम-परिच्छेद की समाप्ति-सूचना) ३९७-३९८
परिशिष्ट-१. भोजन-कुतूहल में वर्णित पेड़-पौधों की वानस्पतिक नामावली ३९९-४०३
परिशिष्ट-२. आयुर्वेदीय शब्दावली ४०४-४१०
परिशिष्ट-३. पद्यानुक्रमणिका ४११-४३०
परिशिष्ट-४. शब्दसंक्षेप-सूची ४३१
परिशिष्ट-५. सन्दर्भग्रन्थ-सूची ४३२

रघुनाथसूरि-विरचितं

भोजन-कुतूहलम्

प्रथम-परिच्छेदः

नमः प्रचण्डवेतण्डतुण्डाय मृडसूनवे।
प्रत्यूहतिमिर-ध्वंस-समुद्यत्करभानवे।।

विघ्न रूपी अन्धकार को नष्ट करने के लिए उल्लसित हो रही हैं हस्त रूपी किरणें जिसकी, ऐसे प्रचण्ड हस्तिशुण्डा युक्त मुख वाले गणेश रूपी सूर्य को मेरा नमस्कार हो। इस श्लोक में प्रत्यूह (विघ्नों) को तिमिर (अन्धकार) के रूप में तथा उनके विनाश के लिए उठते हुए अनेक हाथों को किरणों के रूप में एवं गणेश जी को सूर्य के रूप में चित्रित किया गया है। इस प्रकार यहाँ उपमेय पर उपमान का आरोप करने से रूपकालंकार बना है। श्लोक में 'कर' शब्द श्लेषयुक्त है। यह हाथ व किरण, इन दोनों अर्थों का वाचक है। इस श्लेष के कारण यहाँ श्लिष्ट रूपकालंकार है। मृड का अर्थ शिव तथा सूनु का अर्थ पुत्र है। इस प्रकार 'मृडसूनु' शब्द यहाँ गणेश जी के लिए प्रयुक्त हुआ है।

तस्मै नमः परानन्द-मकरन्द-रसाप्तये।
श्रीगुरोः पादपद्माय यत्र मे निश्चलं मनः।।

परम आनन्द रूपी मकरन्द रस की प्राप्ति के लिए श्रीगुरुदेव के चरण-कमलों में मेरा प्रणाम स्वीकार हो, जिन चरणकमलों पर मेरा मन रूपी भौंरा निश्चलतया संलग्न है। मकरन्द शब्द का अर्थ है- पुष्परस। यहाँ गुरुचरणों पर कमल व आनन्द पर मकरन्द का आरोप है, इससे मन पर भौंरे का आरोप अर्थतः प्राप्त होता है। इस प्रकार यहाँ भी उपमेय पर उपमान का आरोप करने से रूपकालंकार बना है।

नत्वा तत्त्वविदो मुनिमुख्यान् धन्वन्तरिमुखभोज्यगुणज्ञान्।
भोजनकौतूहलमथ तन्वेऽनेन जनो निपुणो मुदमीयात्।। (दोधक छन्द)

आयुर्वेद के तत्त्ववेत्ता भरद्वाज, आत्रेय पुनर्वसु, अग्निवेश आदि प्रमुख प्राचीन मुनियों तथा भोज्य पदार्थों के गुण जानने वाले भगवान् धन्वन्तरि आदि आयुर्वेद-प्रवर्त्तकों को प्रणाम करके मैं (रघुनाथ सूरि) भोजन-कुतूहल नामक ग्रन्थ की रचना कर रहा हूँ। इससे निपुण जन प्रसन्नता प्राप्त करें।

अथ भोजनविधिः

तत्र– 'जीर्णे हितं मितं चाद्यात्' इत्यायुर्वेदोपदेशात्,
'भोक्तव्यं सघृतं सोष्णं हितं पथ्यं मितं तथा'।

इति व्याससमरणाच्च भोजनद्रव्याणि तद्गुणाश्चाभिधीयन्ते।

इस विषय में– जीर्ण होने पर अर्थात् पहले किये भोजन के पच जाने पर हितकर व मित (जितनी भूख हो उतना, नपा तुला) भोजन करें, इस आयुर्वेद के उपदेश के अनुसार तथा– घृतसहित उष्ण (गर्म), हितकारी, पथ्य व मित भोजन करना चाहिए, इस व्यास जी के वचन के अनुसार भोजन के द्रव्य व उनके गुण यहाँ बताए जा रहे हैं ।

तत्र धान्यप्रकरणम्। तच्च त्रिविधम्। तदुक्तं निघण्टुराजे–

धान्यं भोज्यं च भोगार्हमन्नाद्यं जीवसाधनम्।
तच्च तावत्त्रिधा ज्ञेयं शूकशिम्बीतृणाह्वयम्।। (रा.नि.-१६.१)

व्रीह्याद्युपजीवनं भोगः। जीवसाधनम्– 'ओषधीभ्योऽन्नम्, अन्नात्पुरुषः' (तैत्तिरीयोपनिषद्-२.१) इति श्रुतेः।

इस प्रसङ्ग में पहले धान्य-प्रकरण आता है। वह (धान्य) तीन प्रकार का है। जैसा कि निघण्टुराज में कहा है– धान्य, भोज्य, भोगार्ह, अन्न तथा अद्य, ये पर्यायवाची शब्द हैं। व्रीहि आदि का उपजीवन (सेवन) 'भोग' कहलाता है, अतः भोगयोग्य होने से धान्य को 'भोगार्ह' नाम से भी जाना जाता है। इसे 'जीवसाधन' इसलिए कहा जाता है कि यह जीव की उत्पत्ति का साधन है। जैसा कि श्रुति में कहा गया है– ओषधियों से अन्न व अन्न से पुरुष उत्पन्न होता है ।

व्रीह्यादिकं यदिह शूकसमन्वितं स्यात्
तच्छूकधान्यमथ मुद्गमकुष्ठकादि।
शिम्बीनिगूढमिति तत् प्रवदन्ति शिम्बी- (वसन्ततिलका)
धान्यं तृणोद्भवमथो तृणधान्यमाहुः।। इति।। (रा.नि.-१६.२)

राजनिघण्टु में कहा है– जो व्रीहि (चावल) आदि, पौधे के ऊपर लगने वाली बालि में शूक (कांटे) से युक्त हों, उन्हें शूकधान्य कहते हैं। मुद्ग (मूँग), मकुष्ठ (मोठ) आदि जो धान्य पौधे पर लगने वाली शिम्बी (फली) में छिपे

रहते हैं, उन्हें शिम्बीधान्य कहते हैं। जो तृण से उत्पन्न होने वाले धान्य हैं, उन्हें तृणधान्य कहते हैं । इस लक्षण के अनुसार जौ, चावल, गेहूँ आदि शूकधान्य के अन्तर्गत आते हैं , मूँग, चना आदि शिम्बीधान्य के अन्तर्गत तथा नीवार आदि तृणधान्य के अन्तर्गत आते हैं। इस विभाजन के अनुसार ये तीन प्रकार के धान्य होते हैं।

तत्र-

शूकोद्भवं लघु बलातिशयप्रदायि
मेध्यं त्रिदोषशमनं रुचिवीर्यकारि।
शिम्बीभवं गुरु हिमं च विबन्धकारि
तद्वातलं तु शिशिरं तृणधान्यमाहुः।। यवादि, चणकादि, निवारादि (वसन्ततिलका)

इनमें जो शूकधान्य– जौ, चावल, गेहूँ आदि हैं, वे लघु, बहुत अधिक बलप्रद, मेधा के लिए हितकारी, त्रिदोष का शमन करने वाले, भोजन में रुचि बढ़ाने वाले तथा वीर्यवर्धक होते हैं। शिम्बीधान्य गुरु (पचने में भारी), शीतल और विबन्ध (कब्ज) करने वाले होते हैं। नीवार आदि तृणधान्य शीतल व वातकारक होते हैं।

गुरु दुर्जरम्। उक्तं च भावप्रकाशे–

मन्दानलो नरो द्रव्यं मात्रागुरु विवर्जयेत्।
स्वभावतश्च गुरु यत् तथा संस्कारतो गुरु।।
मात्रागुरु तु मुद्गादि माषादिः प्रकृतेर्गुरुः।
संस्कारगुरु पिष्टान्नं प्रोक्तमित्युपलक्षणम्।। इति। (भा.प्र., दिनचर्यादिप्रकरणम्-१४२-४३)

यहाँ शिम्बीधान्य को गुरु कहा है। गुरु उसे कहते हैं, जो पचने में भारी हो, जैसा कि भावप्रकाश में कहा है– मन्द जठराग्नि वाले व्यक्ति को मात्रागुरु (मात्रा की दृष्टि से भारी/दुर्जर) भोज्य पदार्थ छोड़ देने चाहिए। इसी प्रकार जो भोज्य पदार्थ स्वभावत: गुरु हों तथा संस्कार से अर्थात् तलने आदि से गुरु हों, उन्हें भी छोड़ देना चाहिए। मूँग आदि यद्यपि लघु (हल्के, सुपाच्य) हैं, परन्तु वे भी अधिक मात्रा में खा लेने पर गुरु हो जाते हैं। इस प्रकार मूँग आदि मात्रागुरु होते हैं । माष (उड़द) आदि प्रकृति (स्वभाव) से ही गुरु होते हैं। पिष्टान्न (आटा) संस्कार से अर्थात् घी आदि में भूनने से गुरु हो जाता है। इस प्रकार जो संस्कारित करने से गुरु हो जाता है, उसे संस्कारगुरु कहते हैं । उक्त रीति से तीन प्रकार के गुरु पदार्थों के ये तीन उपलक्षण हैं, उदाहरण हैं।

शूकधान्य– जौ, गेहूँ, धान आदि की बालि में ऊपर जो नुकीले काँटे जैसे निकले रहते हैं, उन्हें संस्कृत में शूक कहते हैं। शूकयुक्त होने से उक्त प्रकार के धान्य शूकधान्य कहलाते हैं ।

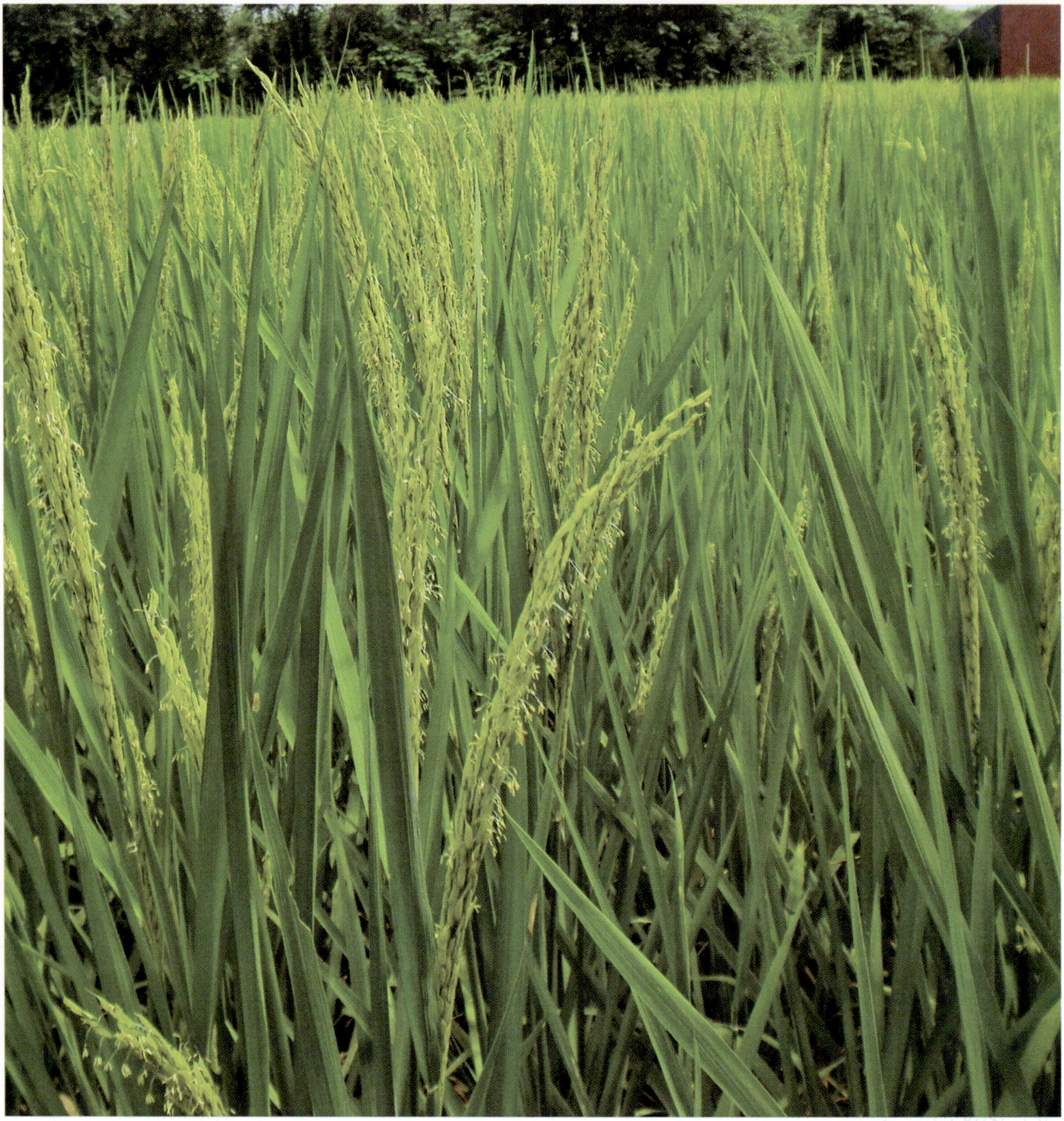

Botanical name » *Oryza sativa* Linn.
Family » Poaceae **English name »** Paddy rice
Sanskrit name » शालिः
Hindi name » चावल

अथ शालिसामान्यगुणाः-

शालयो मधुरा स्निग्धा बल्या बद्धाल्पवर्चसः।
कषाया लघवो रुच्याः स्वर्या वृष्याश्च बृंहणाः।।
अल्पानिलकफाश्शीताः पित्तघ्ना मूत्रलास्तथा।
शालयो दग्धमृज्जाताः कषाया लघुपाकिनः।।
सृष्टमूत्रपुरीषाश्च रूक्षाः श्लेष्मापकर्षकाः।
कैदारा वातपित्तघ्ना गुरवः कफशुक्रलाः।।
कषाया अल्पवर्चस्का मधुराश्च बलावहाः।। (भा.प्र.नि.-९.७-९)

कृष्टक्षेत्रे केदारे उप्तानामेते गुणाः।

अब शालि (चावल) के गुण बताते हैं– शालि मधुर, स्निग्ध, बलदायक, मल को बाँधने वाले, अल्प मलकारक, कषाय (कसैले) रस वाले, लघु (हल्के), रुचिकारक, स्वर के लिए हितकारी, वृष्य व पुष्टिकारक होते हैं। कुछ वात व कफ करने वाले, शीतल, पित्तनाशक तथा अधिक मूत्र लाने वाले होते हैं। दग्ध मिट्टी में उत्पन्न शालि कषाय व लघुपाकी (पचने में हल्के), मूत्र-मल का उत्सर्जन कराने वाले, रूखे व श्लेष्मा (कफ) को नष्ट करने वाले होते हैं। कैदार (क्यारी या खेत में होने वाले) शालि वात और पित्त को नष्ट करने वाले, गुरु, कफ और शुक्र को बढ़ाने वाले, कषाय, अल्प मलकारक, मधुर व बलवर्धक होते हैं। ये गुण जोते हुए खेत की क्यारियों में उत्पन्न शालि के हैं ।

स्थलजास्स्वादवः पित्तकफघ्ना वातवह्निदाः।
किञ्चित्तिक्ताः कषायाश्च विपाके कटुका अपि।। (भा.प्र.नि.-९.१०)

स्थलभूमौ अकृष्टक्षेत्रे स्वयमुत्पन्नानामेते गुणाः।

स्थल (बिना जोती भूमि) पर उत्पन्न शालि स्वादु, पित्त व कफ को नष्ट करने वाले, वात व अग्नि को बढ़ाने वाले, कुछ तिक्त व कषाय होते हैं। विपाक में कटु भी होते हैं। ये गुण स्थल भूमि में अर्थात् बिना जोती हुई भूमि में स्वयं उत्पन्न शालियों के हैं। **विपाक का अर्थ है-** अन्न का जठराग्नि द्वारा पचाना। इस प्रक्रिया में जिन भोज्यपदार्थों का रस कटु (चरपरा) होता है, वे भोज्य विपाककटु कहलाते हैं।

वापिता मधुरा वृष्या बल्याः पित्तप्रणाशनाः।
श्लेष्मलाश्चाल्पवर्चस्काः कषाया गुरवो हिमाः।। (भा.प्र.नि.-९.११)

कृष्टक्षेत्रे अकृष्टक्षेत्रे च वापितानामेते गुणाः।

बोये हुए (बीजे हुए) शालि मधुर, वृष्य, बलवर्धक, पित्तनाशक, श्लेष्मल (कफकारक), अल्प मलकारक, कषाय, गुरु व शीतल होते हैं। ये गुण जोते हुए अथवा बिना जोते हुए खेत में बोये शालियों के हैं।

रोपितास्तु नवा वृष्याः पुराणा लघवस्स्मृताः।
रोपितारोपिता भूयश्शीघ्रपाका गुणाधिकाः।।
छिन्नरूढा हिमा रूक्षा बल्या पित्तकफापहाः।
बद्धविट्काः कषायाश्च लघवश्चाल्पतिक्तकाः।। (भा.प्र.नि.-९.१३-१४)

बोये हुए शालि नये हों तो मधुर व वृष्य होते हैं, परन्तु पुराने लघु माने गये हैं। ऐसे शालि जो बोये हों या बिना बोये हों, किन्तु अपेक्षाकृत शीघ्र पकते हों, वे गुणों की दृष्टि से अधिक श्रेष्ठ होते हैं। जो शालि के पौधे छोटे होने की स्थिति में चारे आदि के लिए ऊपर से काट लिए जाते हैं तथा उसके बाद फिर विरूढ (प्रस्फुटित) हो जाते हैं, उनके शालि शीतल, रूक्ष, बलकारक, पित्त व कफ को दूर करने वाले, मल को बाँधने वाले, कसैले, लघु (हल्के) तथा थोड़े तिक्त (कड़वे) होते हैं।

अथ शालिविशेषगुणाः

राजनिघण्टौ – **राजान्नं तु त्रिदोषघ्नं सुस्निग्धं मधुरं लघु।**
दीपनं बलकृत्पथ्यं कान्तिदं वीर्यवर्धनम्।। (रा.नि.-१६.९)

महाराष्ट्रेषु रायभोग इति। राजान्नमित्येवान्ध्रेषु प्रसिद्धम्।

अब शालिविशेष के गुण वर्णित किये जाते हैं। राजनिघण्टु में कहा है– **राजान्न** नामक शालि तीनों दोषों का शमन करने वाला, अति स्निग्ध, मधुर, लघु, दीपन, बलकारक, पथ्य, कान्तिप्रद व वीर्यवर्धक होता है। यह महाराष्ट्र में **रायभोग** नाम से प्रसिद्ध है तथा आन्ध्र में राजान्न नाम से ही जाना जाता है।

राजनिघण्टौ– **कृष्णशालिस्त्रिदोषघ्नो मधुरः पुष्टिवर्धनः।** (रा.नि.-१६.१४)
वर्णकान्तिकरो बल्यो दाहजिद्वीर्यवर्धनः।। कृष्णशालिर्गोदातीरे प्रसिद्धः।

राजनिघण्टु में कहा है– कृष्णशालि त्रिदोषघ्न, मधुर, पुष्टिवर्धक, रंग निखारने वाला, बलदायक, दाह (जलन) को शान्त करने वाला व वीर्यवर्धक होता है। यह कृष्णशालि गोदावरी नदी के तटवर्ती क्षेत्रों में प्रसिद्ध है।

राजनिघण्टौ– **रक्तशालिस्तु मधुरो लघुः स्निग्धो बलावहः।**
रुचिकृद्दीपनः पथ्यो मुखजाड्यरुजापहः।
सर्वामयहरो रुच्यो पित्तदाहानिलास्रजित्।। (रा.नि.-१६.१५-१६)

राजनिघण्टु में कहा है– लाल शालि मधुर, लघु, स्निग्ध, बलदायक, रुचिकारक, दीपन, पथ्य व मुख की जड़ता (निष्क्रियता, रससंवेदन-हीनता) व पीड़ा को दूर करने वाला होता है। यह सर्वरोगहर, रुच्य एवं पित्तजन्य दाह का निवारक तथा वातरक्त का भी नाशक होता है ।

यहाँ रक्तशालि को **'रुचिकर'** एवं **'रुच्य'** भी कहा है। रुचिकर वह होता है, जो अपने साथ मिले भोज्यद्रव्यों में रुचि पैदा करता है तथा रुच्य वह होता है, जो स्वयं स्वादिष्ठ लगता है। रक्तशालि में ये दोनों विशेषताएँ हैं, अतः इसके लिए श्लोक में उक्त दोनों विशेषण दिये गये हैं।

तथा– **रक्तशालिर्वरस्तेषु बल्यो वर्ण्यस्त्रिदोषजित्।**
चक्षुष्यो मूत्रलः स्वर्यः शुक्रलस्तृड्ज्वरापहः।
विष-व्रण-श्वास-कास-दाहनुद् वह्निपुष्टिदः।। (भा.प्र.नि.-९.१५-१६)

रक्तशालि पूर्वोक्त सभी शालियों में श्रेष्ठ है । यह बलदायक, रंग निखारने वाला तथा त्रिदोषजित् है । यह नेत्रों के लिए हितकारी, मूत्रल, स्वर्य (कण्ठस्वर के लिए हितकर), शुक्रल (वीर्यवर्धक), तृष्णा (अति प्यास) को नष्ट करने वाला तथा ज्वरहारी है। यह विष, व्रण (घाव), श्वास (दमा), कास (खाँसी) दाह (जलन) को दूर करने वाला, भूख बढ़ाने वाला एवं पुष्टिकारक होता है।

राजनिघण्टौ– **मुण्डशालिस्त्रिदोषघ्नो मधुराम्लो बलप्रदः।। निःशूको मुण्डशालिः** (रा.नि.-१६.१७)

राजनिघण्टु में कहा है– जो मुण्डशालि (बालि के ऊपर वाले काँटों से रहित) होता है, वह मधुराम्ल, बलप्रद एवं त्रिदोष-नाशक होता है।

राजनिघण्टौ– **महाशालिः स्वादुर्मधुरशिशिरः पित्तशमनो**
ज्वरं जीर्णं दाहं जठररुजमह्वाय शमयेत्।
शिशूनां यूनां वा यदतिजरसां वा हितकरः
सदा सेव्यस्सर्वैरनलबलवीर्याणि कुरुते।। स्थूलशालिः। (रा.नि.-१६.२०)

राजनिघण्टु में कहा है– महाशालि, स्वादु, मधुर, शीतल एवं पित्तशामक होता है। यह जीर्ण ज्वर (पुराने बुखार), जलन व उदर की पीड़ा को शीघ्र ही शान्त कर देता है। यह शिशु, युवक व वृद्ध सभी के लिए हितकर एवं सदा सेवन करने योग्य है। यह भूख बढ़ाता है तथा बल, वीर्य की वृद्धि करता है। यही स्थूलशालि नाम से भी जाना जाता है।

राजनिघण्टौ– **सूक्ष्मशालिस्तु मधुरो लघुः पित्तास्रदाहनुत्।**
दीपनः पाचनश्चैव किञ्चिद्वातविकारजित्।। सूक्ष्मशालिः। (रा.नि.-१६.२२)

राजनिघण्टु में कहा है– सूक्ष्मशालि मधुर, लघु, पित्तास्र (रक्तपित्त) व दाह को दूर करने वाला, दीपन तथा पाचन होता है। यह कुछ-कुछ वातविकार को भी नष्ट करता है।

राजनिघण्टौ– **सुगन्धशालिर्मधुरोऽतिवृष्यः पित्तश्रमास्त्रारुचिदाहशान्तिदः।** (उपजाति छन्द)
स्तन्यश्च गर्भस्थिरताल्पवातदः पुष्टिप्रदश्चाल्पकफश्च बल्यः।। गन्धशालिः।

(रा.नि.-१६.२४)

राजनिघण्टु में कहा है– सुगन्धशालि मधुर व अति वृष्य होता है। यह पित्त, श्रम (थकान), रक्तविकार, अरुचि, दाह को दूर करता है। यह स्त्रियों के दूध को बढ़ाने वाला, गर्भ में स्थिरता लाने वाला, थोड़ा वातकारक, पुष्टिप्रद, कुछ कफकारक और बलप्रद होता है। सुगन्धशालि का अर्थ सुगन्ध वाला शालि है। आजकल इसे वासमती कहते हैं। संस्कृत में वास का अर्थ सुगन्ध है। वासमती अर्थात् सुगन्ध वाला।

राजनिघण्टौ– **तिरियो मधुरः स्निग्धः शीतलो दाहपित्तजित्।**
त्रिदोषशमनो रुच्यः पथ्यः सर्वामयापहः ।। **तिरियशालिः।** (रा.नि.-१६.२५)

'मासैर्जन्यस्त्रिभिस्स्यात् स भवति तिरियः' इति तल्लक्षणम् ।

राजनिघण्टु में कहा है– तिरिय शालि मधुर, स्निग्ध, शीतल, दाह एवं पित्त को दूर करने वाला, त्रिदोषशामक, रुचिकर, पथ्य व सर्वरोगनाशक होता है। यह शालि तीन मास में तैयार होता है, अतः इसे तिरिय शालि कहते हैं।

राजनिघण्टौ– **षष्टिवासरजस्सोऽयं ज्ञेयो मासद्वयोद्भवः।** (रा.नि.-१६.११)

राजनिघण्टु में कहा है– साठ दिन अर्थात् दो मास में तैयार होने वाला षष्टिक शालि होता है। इसे हिन्दी में साठी चावल कहते हैं।

गौरो नीलः षष्टिकोऽयं द्विधा स्यादाद्यो रुच्यः शीतलो दोषहारी। (शालिनी छन्द)
बल्यः पथ्यो दीपनो वीर्यवृद्धिं दत्ते चास्मात् किञ्चिदूनो द्वितीयः।। षष्टिका मालवे प्रसिद्धाः।

(रा.नि.-१६.१२)

यह षष्टिक शालि गौर (श्वेत) और नील (काला) भेद से दो प्रकार का होता है। इनमें से पहला अर्थात् श्वेत षष्टिक रुचिकर, शीतल व दोषहारी होता है। यह बलकारक, पथ्य, अग्निदीपन तथा वीर्यवृद्धि करने वाला होता है। दूसरा अर्थात् कृष्ण षष्टिक गुणों में इससे कुछ कम है। षष्टिक शालि मालवा (मध्यप्रदेश) में प्रसिद्ध है।

राजनिघण्टौ– **व्रीहिर्गौरो मधुरशिशिरः पित्तहारी कषायः**
स्निग्धो वृष्यः कृमिकफहरस्तापरक्तापहश्च।
पुष्टिं दत्ते श्रमशमनकृद् वीर्यवृद्धिं विधत्ते (मन्दाक्रान्ता छन्द)
रुच्योऽत्यन्तं जनयति मुदं वातकृन्मेचकोऽन्यः।। (रा.नि.-१६.२६)

गौरशालिः, हरिद्र इति प्रसिद्धः।

राजनिघण्टु में कहा है– गौरव्रीहि (श्वेतशालि) मधुर रस वाला, शीतल, पित्तहारी, कषाय, स्निग्ध, वृष्य, कृमिहर, कफनाशक, ताप (ज्वर) व रक्तविकार का निवारक होता है। यह पुष्टिकारक, श्रम (थकान) को दूर करने वाला व वीर्यवर्धक होता है। यह अति रुचिकर व प्रीतिजनक है। इससे भिन्न जो कृष्णशालि है, वह तो वातकारक होता है। गौरशालि हरिद्र नाम से प्रसिद्ध है।

वाग्भटस्तु–

रक्तो महान् सकलमस्तूर्णकः शकुनाहतः। सारामुखो दीर्घशूको रोध्रशूकः सुगन्धकः।।
पौण्ड्रकः पुण्डरीकश्च प्रमोदो गौरशालिकः। लाङ्गलो लोहवालाख्यः कर्दमश्शीतभीरुकः।।
पतङ्गास्तपनीयाश्च ये चान्ये शालयश्शुभाः। स्वादुपाकरसाः स्निग्धा वृष्या बद्धाल्पवर्चसः।।
कषायानुरसाः पथ्या लघवो मूत्रला हिमाः। शूकजेषु वरस्तत्र रक्तस्तृष्णात्रिदोषहा।।
महांस्तस्यानुकलमस्तं चाप्यनु ततः परे। यवका हायनाः पांशुबाष्पनैषधकादयः।।
स्वादूष्णा गुरवः स्निग्धाः पाकेऽम्लाः श्लेष्मपित्तलाः। सृष्टमूत्रपुरीषाश्च पूर्वं पूर्वं च निन्दिताः।।

(अ.सं.सू.-७.३-९)

शालि के विषय में वाग्भट कहते हैं– रक्तशालि, महाशालि तथा कलम, तूर्णक, शकुनाहत, सारामुख, दीर्घशूक,रोध्रशूक, सुगन्धक, पौण्ड्रक, पुण्डरीक, प्रमोद, गौर, लांगल, लोहवाल, कर्दम, शीतभीरुक, पतंग एवं तपनीय नामक शालि कहे गये हैं तथा इनके अतिरिक्त और भी जो शुभशालि होते हैं, ये सब विपाक व रस में स्वादु (मधुर), स्निग्ध, वृष्य एवं अल्प मलकारक होते हैं। ये कषायानुरस, पथ्य, लघु, अधिक मूत्र लाने वाले तथा शीतल होते हैं।

शूकधान्यों में रक्तशालि श्रेष्ठ माना जाता है। यह प्यास व त्रिदोष का शमन करता है। गुणों की दृष्टि से रक्तशालि के पश्चात् दूसरे स्थान पर महाशालि आता है। इसमें रक्तशालि से कुछ न्यून गुण होते हैं। तीसरे स्थान पर कलम नामक शालि माना जाता है। इसमें महाशालि से भी कुछ अल्प गुण होते हैं। पूर्ववर्णित अन्य शालि क्रमशः इनसे न्यून गुण वाले होते हैं।

इनके अतिरिक्त यवक, हायन, पांशु, बाष्प, नैषध आदि जो शालि होते हैं, वे यहाँ वर्णित शालियों की अपेक्षा और भी कम गुण वाले होते हैं। ये यवक हायन आदि अन्तिम कोटि के शालि स्वादु, उष्ण, गुरु, स्निग्ध, पाक में अम्ल, कफपित्त व मूत्र-पुरीष को बढ़ाने वाले होते हैं तथा क्रमशः पूर्व-पूर्व वाले पीछे वालों की अपेक्षा निन्दित माने जाते हैं।

रक्तो लोहितः। महान् महातण्डुलः, कलमोऽन्तर्वेद्यां कलंवीति प्रसिद्धः। तूर्णकश्शीघ्रपाकी, आश्वयुज इति काश्मीरे प्रसिद्धः। शकुनाहतो गरुडापरनामा। उक्तं च-

द्वीपान्तरात्समानीतो गरुडेन महात्मना।
शकुनाहतशालिः स्याद् गरुडापरनामकः।। इति।

सारामुखः कृष्णशुक्लाकारतण्डुलः। दीर्घशूकोऽत्यायतशूकः। रोध्रशूको रक्तशूकः। सुगन्धको गन्धशालिः। पौण्ड्रकः पाण्डुरशालिः। पुण्डरीकः श्वेतोत्पलः। प्रमोदकः प्रह्लादकः, कमोद इति प्रसिद्धः। गौरशालिको हरिद्रः। लाङ्गलः सीरकृष्टभूमिजः। लोहवालोऽतिकठिनतण्डुलः। कर्दमः पङ्कजः। शीतभीरुकः शीतमात्रनिष्पन्नः। पतङ्गः उष्णनिष्पन्नः। तपनीयोऽल्पशीतजन्यः। त्रिदोषहेति रक्तविशेषणम्। तदीषद्गुणो महान्। तदनु कलमः। नैषधकादय इति आदिशब्देन चम्पकपत्रिकासङ्ग्रहः। 'यवकाः' इत्यारभ्य 'निन्दिताः' इत्यन्त एको ग्रन्थः। शेषं स्पष्टम्।

वाग्भट के उपर्युक्त श्लोकों में **रक्त** से लोहितशालि (लाल शालि) जानना चाहिए। **महान्** से महातण्डुल या महाशालि जानना चाहिए। **कलम** अन्तर्वेदी (गंगा व यमुना के मध्यवर्ती क्षेत्र) में कलंबी नाम से प्रसिद्ध है। **तूर्णक** अर्थात् शीघ्र पकने वाला शालि, यह काश्मीर में **आश्वयुज** नाम से प्रसिद्ध है। **शकुनाहृत** का दूसरा नाम **गरुड** है। इसके विषय में कहा है– महात्मा गरुड द्वारा अन्य द्वीप से लाया गया शालि शकुनाहृत (पक्षी द्वारा लाया गया) कहलाता है। इसी का दूसरा नाम गरुड है।

काले व सफेद रंग वाले तण्डुल को **सारामुख** कहते हैं। बालि में अधिक लम्बी नुकीली नोक वाले को **दीर्घशूक** कहते हैं। बालि में लाल नोक वाले को **रोध्रशूक** कहते हैं। **सुगन्धक** को **गन्धशालि** भी कहते हैं; क्योंकि इसमें सुगन्ध होती है। **पौण्ड्रक** को ही **पाण्डुरशालि** कहते हैं। **पुण्डरीक** का ही दूसरा नाम **श्वेतोत्पल** है। **प्रमोदक** का पर्याय **प्रह्लादक** है, यह बोलचाल में **कमोद** नाम से प्रसिद्ध है। **गौरशालिक** का दूसरा नाम **हरिद्र** है। सीरकृष्ट (हल से जोती हुई) भूमि से उत्पन्न धान्य को **लाङ्गल** कहते हैं। अति कठोर तण्डुल वाला धान्य **लोहवाल** कहलाता है।

कर्दम शालि को **पङ्कज** भी कहते हैं। **शीतभीरुक** धान्य वह होता है, जो सर्दी आते ही तैयार हो जाता है। थोड़ी गर्मी से तैयार होने वाला धान्य पतंग कहलाता है। अल्प शीत से तैयार होने वाला धान्य **तपनीय** नाम से जाना जाता है।

त्रिदोषहा- यह **रक्तशालि** (लाल चावल) का विशेषण है। उससे कुछ कम गुणवाला **महाशालि** है। उससे नीचे कलम शालि। ऊपर **नैषधक** आदि में 'आदि' शब्द से **चम्पक** व **पत्रिका** नामक धान्यों को लेना चाहिए। श्लोक में आए **यवकाः** से लेकर आगे वाले सब शालि निन्दित हैं, ऐसा भाव सब श्लोकों के अन्त तक समझना चाहिए।

स्निग्धो ग्राही लघुः स्वादुस्त्रिदोषघ्नः स्थिरो हिमः।
षष्टिको व्रीहिषु श्रेष्ठो गौरश्चासितगौरतः।। (अ.सं.सू.-७.१०)

व्रीहिधान्यों में साठी चावल श्रेष्ठ है। यह स्निग्ध, ग्राही, लघु, स्वादु, त्रिदोषनाशक, स्थिर व शीतल होता है। इसके अतिरिक्त व्रीहियों में गौरव्रीहि गौरकृष्ण से उत्तम होता है।

ततः क्रमान्महाव्रीहिकृष्णव्रीहिजतूमुखाः।
कुक्कुटाण्डकलावाक्षपारावतकसूकराः ।।
वरकोद्दालकौद्दाल-चीन-शारद-दर्दुराः।
गन्धनाः कुरुविन्दाश्च गुणैरल्पान्तरास्स्मृताः।। (अ.सं.सू.-७.११-१२)

उसके पश्चात् क्रमशः महाव्रीहि, कृष्णव्रीहि, जतूमुख, कुक्कुटाण्डक, लावाक्ष, पारावत, सूकर, वरक, उद्दालक, औद्दाल, चीन, शारद, दर्दुर, गन्धन व कुरुविन्द, ये सब उत्तरोत्तर कुछ-कुछ अल्प गुण वाले माने गये हैं।

स्वादुरम्लविपाकोऽन्यो व्रीहिः पित्तकरो गुरुः।
बहुमूत्रपुरीषोष्मा त्रिदोषश्चैव पाटलः।। इति। (अ.सं.सू.-७.१३)

इनसे अन्य व्रीहि (धान), जो यहाँ नहीं कहे गये हैं, वे स्वादु, विपाक में अम्ल, पित्तकारक व गुरु होते हैं। वे बहुत मूत्र व पुरीष लाने वाले तथा उष्ण होते हैं। पाटल नामक व्रीहि तो त्रिदोषकारक होता है।

सुषेणः– **रुच्याः पाचनदीपना बलकरा वृष्यास्त्रिदोषापहाः**
शुक्रश्लेष्मविवर्धना रुचिकराः सन्दीपनास्तर्पणाः।
पथ्यास्सर्वगदे हिताः श्रमहराः क्षुत्तृट्श्रमध्वंसिनः (शार्दूलविक्रीडित छन्द)
श्रेष्ठा व्रीहिषु षष्टिकाः कलमका रक्ता महाशालयः।। इति। (सु.नि.-१५.५)

शालि के विषय में सुषेण का कथन है– षष्टिक, रक्तशालि, महाशालि व कलम, ये शालियों में श्रेष्ठ हैं। ये सब रुच्य (खाने में अच्छे लगने वाले, स्वादिष्ठ) पाचन, दीपन, बलकर, वृष्य, त्रिदोषहर, शुक्र व कफ को बढ़ाने वाले, रुचिकर (भोजन में रुचि बढ़ाने वाले), सन्दीपन (जठराग्नि को तीव्र करने वाले), तर्पण, पथ्य, सब रोगों में हितकर, श्रमहर एवं क्षुधा व पिपासा को दूर करने वाले होते हैं।

नीवाराणां व्रीहिवर्गे पाठमाह प्रयोगपारिजातः। वाग्भटस्तु तृणधान्यवर्गे। तत्र पूर्वस्यावयवसाम्यमुत्तरस्य गुणसाम्यं पाठहेतुः।

प्रयोगपारिजात के रचयिता ने नीवारों का व्रीहिवर्ग में पाठ किया है, परन्तु वाग्भट ने तृणधान्यवर्ग में पाठ किया है। पहले ने अवयवसाम्य से तथा दूसरे ने गुणसाम्य से ऐसा किया है। भाव यह है कि नीवार की संरचना व्रीहि जैसी है, पर गुण तृणधान्य जैसे हैं। प्रयोगपारिजात नामक ग्रन्थ में अवयव-संरचना की समता के आधार पर उसे व्रीहिवर्ग में रखा है तथा वाग्भट ने गुणों की समानता को देखते हुए उसे तृणधान्य वर्ग में रखा है।

गुणाश्च– **कषायमधुरो रूक्षो नीवारः कफपित्तहृत्।**
ग्राही लघुर्बलहरो मुनीनां देहधारकः।। देवसाली

नीवार के गुण- मुनियों के देहधारण का आधारभूत नीवार नामक वन्य (जंगल में होने वाला) शालि, कषायमधुर, रूक्ष (रूखा), कफपित्तहर, ग्राही, लघु व बलक्षय करने वाला होता है।

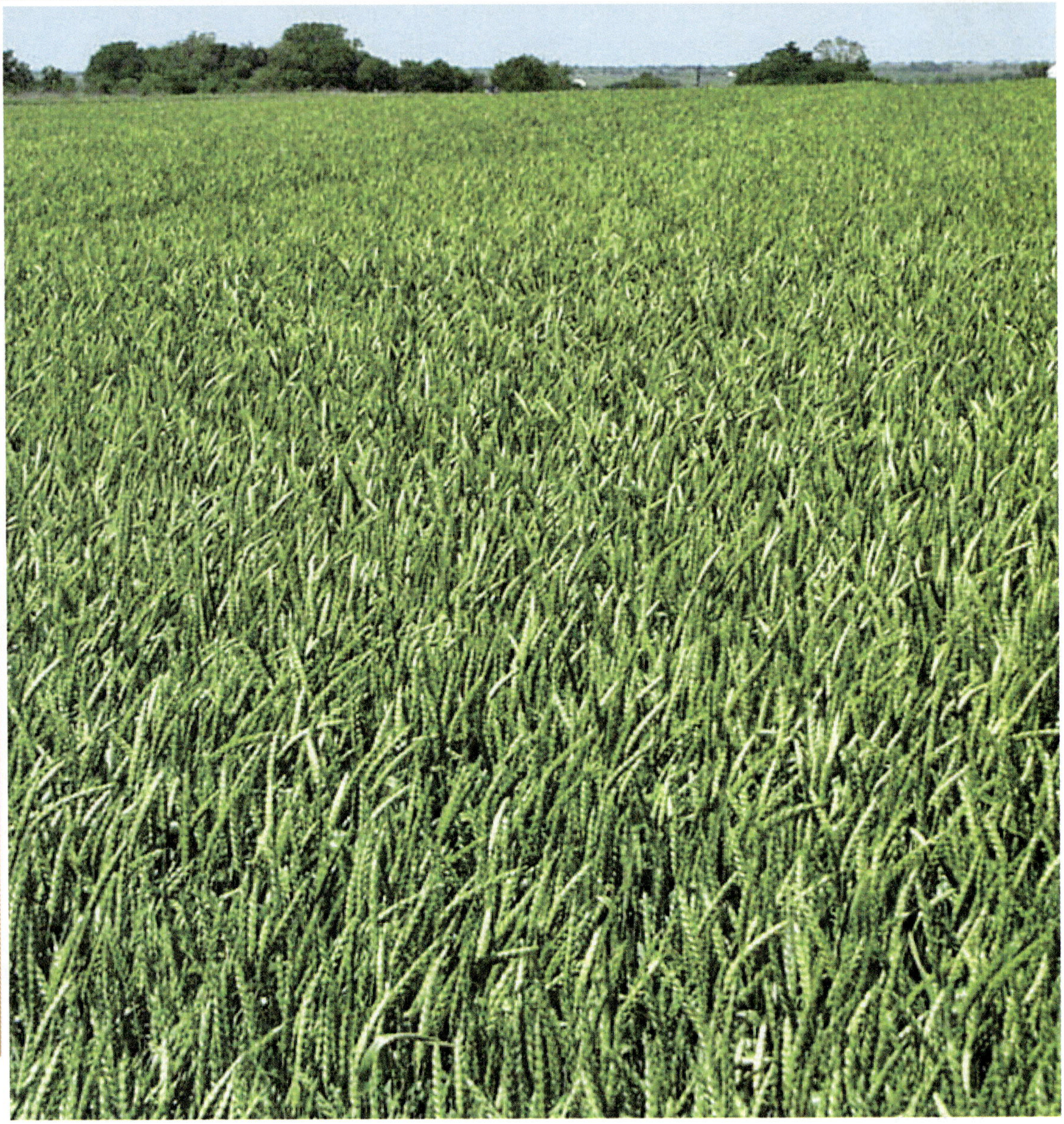

Botanical name » *Triticum sativum* Lam.
Syn-*T. aestivum* Linn.

Family » Poaceae **English name »** Wheat

Sanskrit name » गोधूमः

Hindi name » गेंहू

अथ गोधूमाः

वृष्यश्शीतो गुरुः स्निग्धो जीवनो वातपित्तहा।
सन्धानकारी मधुरो गोधूमः स्थैर्यकृत्सरः।। (अ.हृ.सू.-६.१५)

गेहूँ के गुण- वाग्भट कहते हैं– गेहूँ वृष्य, शीतल, गुरु, स्निग्ध, जीवनशक्ति बढ़ाने वाला, वात तथा पित्त का शमन करने वाला, हड्डियों को जोड़ने वाला, मधुर, शरीर में दृढ़ता लाने वाला तथा सर (मलप्रवर्त्तक) होता है।

राजनिघण्टौ– **गोधूमः स्निग्धमधुरो वातघ्नः पित्तदाहहृत्।**
गुरुः श्लेष्मप्रदो बल्यो रुचिरो वीर्यवर्धनः।। इति। (रा.नि.-१६.६७)

राजनिघण्टु में कहा गया है कि गोधूम (गेहूँ) स्निग्ध, मधुर, वातदोष का नाश करने वाला तथा पित्त व दाह को दूर करने वाला होता है। यह गुरु व कफप्रद, बलवृद्धिकारक, रुच्य और वीर्य की वृद्धि करने वाला होता है।

स्निग्धोऽन्यो लघुगोधूमो गुरुर्वृष्यः कफापहः।
आमदोषकरो बल्यो मधुरो वीर्यपुष्टिदः।। सोनगेहूँ (रा.नि.-१६.६८)

एक अन्य प्रकार का गेहूँ, जो लघु (छोटा) होता है, वह गुरु वृष्य, कफहर, आमदोषकर, बलवर्धक, मधुर तथा वीर्य की पुष्टि करने वाला होता है।

वाग्भटः– **पथ्या नान्दीमुखी शीता कषाया मधुरा लघुः।** काँटगेहूँ (अ.हृ.सू.-६.१६)

दीर्घसूक्ष्मो गोधूमो नान्दीमुखी।

वाग्भट कहते हैं– नान्दीमुखी नामक गेहूँ पथ्य, शीतल, कषाय,मधुर और लघु (आसानी से पचने वाला) होता है। लम्बे और पतले आकार के गेहूँ का नाम नान्दीमुखी है।

भावप्रकाशे– **गोधूमस्सुमनोऽपि स्यात् त्रिविधस्स च कीर्त्तितः।**
महागोधूम इत्याख्यः पश्चाद्देशात् समागतः।। (भा.प्र.नि.-९.३१)
मधूली तु ततः किञ्चिदल्पा सा मध्यदेशजा।
निःशूको दीर्घगोधूमः क्वचिन्नान्दीमुखाभिधः।। (भा.प्र.नि.-९.३२)

भावप्रकाश में लिखा है– गेहूँ को सुमन भी कहा जाता है। यह तीन प्रकार का होता है। महागोधूम नाम से जाना जाने वाला गेहूँ का पहला प्रकार पाश्चात्य देश से आया है। उससे कुछ छोटा गेहूँ मधूली नाम से जाना जाता है, जो मध्यभारत में पैदा होता है। तीसरे प्रकार का गेहूँ वह है, जो शूक (बालि के ऊपर वाले कांटों) से रहित, लंबे व पतले आकार का होता है। कहीं-कहीं इसे 'नान्दीमुख' भी कहते हैं।

यत्तु 'कफशुक्रप्रदो बल्यः' इति ग्रन्थान्तरे कफकारित्वमुक्तं तन्नवीनविषयं ज्ञेयम्।

गेहूँ को जो 'कफशुक्रप्रदो बल्यः' इस प्रकार से अन्य ग्रन्थ में कफकारी कहा है, ग्रन्थान्तर का यह कथन नये गेहूँ के विषय में जानना चाहिए।

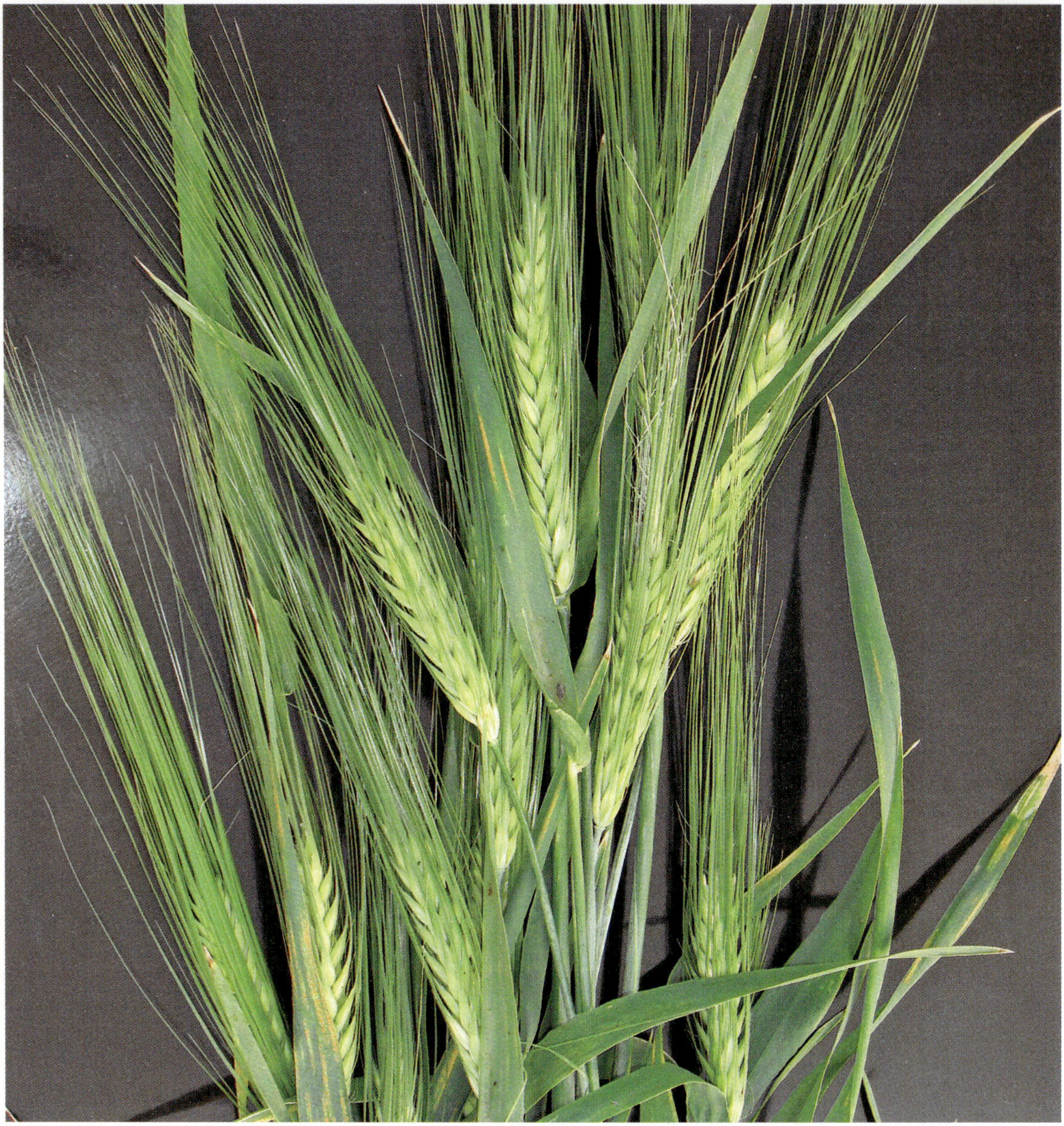

Botanical name » *Hordeum vulgare* Linn.
Syn-*H. sativum* Pers.
Family » Poaceae **English name »** barley

Sanskrit name » यवः
Hindi name » जौ

अथ यवा:

रूक्षश्शीतो गुरुः स्वादुस्सरो विड्वातकृद्यवः।
वृष्यस्स्थैर्यकरो मूत्रमेद:पित्तकफान् जयेत् ।।
पीनस-श्वासकासोरुस्तम्भकण्ठत्वगामयान्।। (अ.हृ.सू.-६.१३-१४)

जौ के गुण– जौ रूखा, शीतल, मधुर, सर, अधिक मलजनक, वातदोष को बढ़ाने वाला, वृष्य, शरीर को दृढ़ करने वाला, मूत्र, मेद (चर्बी), कफ और पित्त का नाश करने वाला होता है। यह पीनस (पुराने जुकाम), श्वासरोग (दमा), खाँसी, ऊरुस्तम्भ (जंघाओं की जकड़न) तथा गले व त्वचा के रोगों को भी नष्ट करता है।

निघण्टौ– यवः कषायो मधुरस्सुशीतलः प्रमेहजित् पित्तकफापहारकः।
अशूकमुण्डस्तु यवो बलप्रदो वृष्यश्च नृणां बहुवीर्यपुष्टिदः।। **यव** (रा.नि.-१६.७०)

'न्यूनो यवादनुयवः' (अ.हृ.सू.-६.१५) **इति वाग्भटः।**

राजनिघण्टु में कहा गया है कि– जौ कषाय, मधुर, अति शीतल, प्रमेह को दूर करने वाला, पित्त और कफ का नाश करने वाला है। अशूकमुण्ड नामक जौ बलवर्धक, वृष्य, विशेष रूप से वीर्यवर्धक होता है।

यव (जौ) से छोटे अनुयव कहे जाते हैं, ये गुणों में उससे कुछ कम होते हैं, ऐसा वाग्भट का कथन है।

निघण्टौ– शीतः कषायो मधुरश्च रूक्षो मेहकृमिश्लेष्मविषापहश्च।
पुष्टिं च वीर्यं च बलं च दत्ते पित्तापहो वेणुयवः प्रशस्तः।। वंशबीजः। (रा.नि.-१६.७२)

राजनिघण्टु में कहा गया है कि वेणु नामक जौ शीतल, कषाय, मधुर तथा रूखा होता है। यह प्रमेह, कृमि, कफ व विष का नाशक होता है। बल, वीर्य और शारीरिक पुष्टि को बढ़ाता है तथा पित्तनाशक होता है। इस प्रकार वेणु नामक जौ के गुणों की प्रशंसा की गई है।

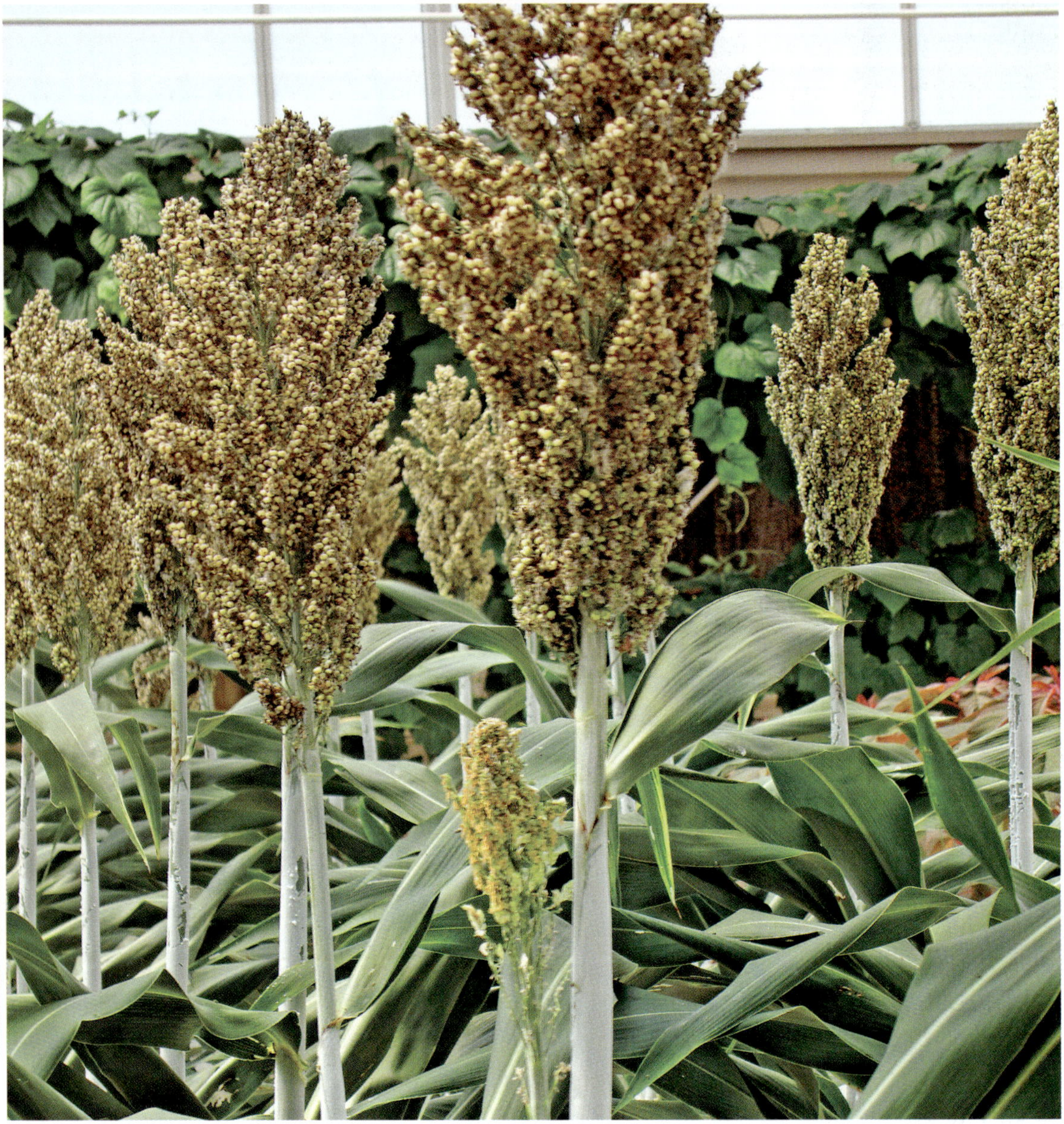

Botanical name » *Sorghum vulgare* (Linn.) Pers.
Syn-*S. bicolor* (Linn.) Moench
Family » Poaceae **English name »** Great millet

Sanskrit name » यावनालः
Hindi name » जूर्ण (ज्वार)

अथ यावनालगुणाः

निघण्टौ– धवलो यावनालस्तु गौल्यो बल्यस्त्रिदोषजित्।
वृष्यो रुचिप्रदोऽर्शोघ्नः पथ्यो गुल्मव्रणापहः।। लटोरा (रा.नि.-१६.६२)

ज्वार के गुण– राजनिघण्टु में कहा गया है कि सफेद यावनाल (ज्वार) गौल्य (मधुर), बलवर्धक, वात, पित्त तथा कफ, इन तीनों को नियन्त्रित करने वाली होती है। यह वृष्य, रुचिकारक,बवासीर रोग का नाश करने वाली, पथ्य, गुल्म (वायुगोला) व घावों को भी ठीक करने वाली होती है।

तुवरो यावनालस्तु कषायोष्णो विशोषकृत्।
सङ्ग्राही वातशमनो विदाही शोफकारकः।। रक्तस्य (रा.नि.-१६.६४)

तुवर नामक यावनाल (ज्वार) कषाय, उष्ण, विशोषकारक (तपेदिक करने वाली), संग्राही, वातशामक, विदाह (जलन) तथा शोफ (सूजन) करने वाली होती है।

शारदो यावनालस्तु श्लेष्मलः पित्तलो गुरुः।
शिशिरो मधुरो वृष्यो दोषघ्नो बलपुष्टिदः।। शालू (रा.नि.-१६.६५)

शारद अर्थात् शरद् ऋतु में होने वाली ज्वार कफवर्धक, पित्तकारक तथा गुरु होती है । यह शीतल , मधुर, वृष्य, दोषनाशक, बल तथा पुष्टि करने वाली होती है।

यावनालो महान् बल्यो दुर्जरो वातपित्तकृत्।
रुच्यस्सन्तर्पणो बालप्रियो मक्कासमुद्भवः।। मक्का

महा यावनाल अर्थात् मक्का बलवृद्धिकारक, दुर्जर (पचने में भारी), वातकारक, पित्तवर्धक, रुच्य व सन्तर्पण होती है। यह बालकों को विशेष रूप से प्रिय होती है, वे प्रायः इसे रुचिपूर्वक खाते हैं।

वाग्भटस्तु– निस्सारो वातलो रूक्षो जूर्णस्त्वाध्मानकृत्सरः। इति साधारण्येनाह। (अ.हृ.सू.-६.१७)

वाग्भट तो सामान्यतया कहते हैं कि– जूर्ण (छोटी ज्वार) सार-रहित, वातकारक, रूक्ष, अफारा करने वाली तथा सर (मलप्रवर्त्तक) होती है।

उद्दाला मधुरा वृष्या वाजिनां पुष्टिकारकाः।
वातप्रकोपना बल्याः पित्तघ्ना नाग्निदीपनाः।। सजगुरे।

उद्दाल (उद्दालक नामक धान्य) मधुर, वृष्य, घोड़ों के लिए पुष्टिकारक, वातदोष को कुपित करने वाला, बलकारक व पित्तनाशक होता है, पर अग्निदीपन नहीं होता। उद्दाल को ही कोद्रव/वनकोद्रव (कोदो/वनकोदो) नाम से जाना जाता है।

।। इति शूकधान्यप्रकरणम्।।

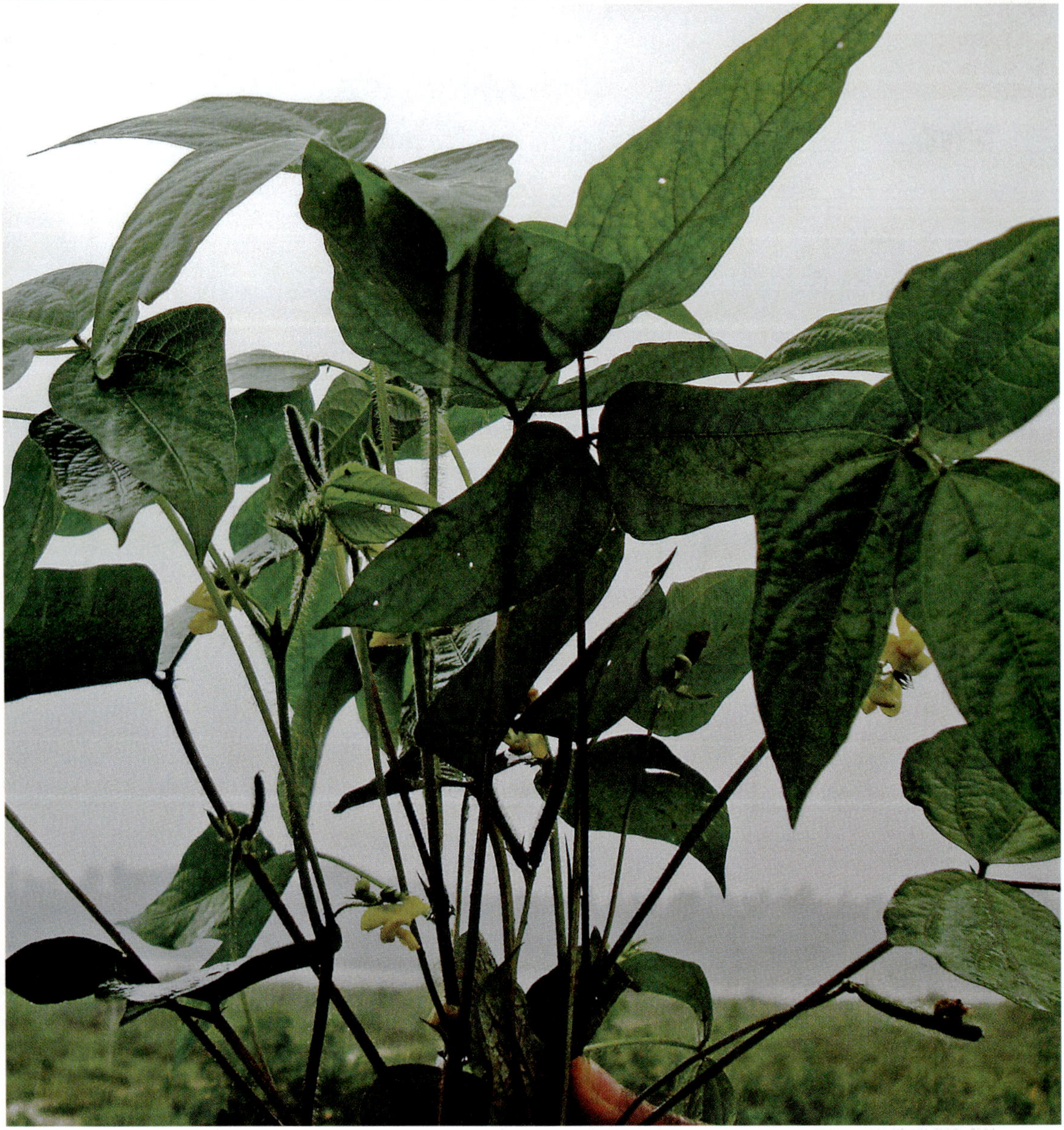

Botanical name » *Vigna radiata* (Linn.) Wilczek var. *radiata Verdcourt,* Syn-*Phaseolus radiatus* Linn.
Family » Fabaceae **English name »** Green gram

Sanskrit name » मुद्गः
Hindi name » मूंग

अथ शिम्बीधान्यम्

वाग्भट:– मुद्गाढकीमसूरादि शिम्बीधान्यं विबन्धकृत्।
कषायं स्वादु सङ्ग्राहि कटुपाकं हिमं लघु।
मेद:श्लेष्मास्रपित्तेषु हितं लेपोपसेकयो:।। (अ.हृ.सू.-६.१७-१८)

शिम्बीधान्य के गुण– मूँग, अरहर, मसूर आदि शिम्बीधान्य कहे जाते हैं। ये विबन्ध (मल-मूत्र का अवरोध) करने वाले, कषाय, संग्राही (मल को बाँधने वाले), कटुपाक अर्थात् पचने के समय में कटु रस वाले, शीतल तथा लघु होते हैं। ये मेद (चर्बी), कफ, रक्तपित्त में हितकर होते हैं तथा लेप और सेक में भी हितकारी माने जाते हैं।

निघण्टौ– धान्यानां कञ्चुकं शिम्बी बीजगुप्तिश्च सा भवेत्।
तद्गुप्तानि तु धान्यानि शिम्बीधान्यानि चक्षते।। (रा.नि.-१६.१२५)

राजनिघण्टु में कहा है कि धान्यों का जो कञ्चुक (फली/खोल) होता है, उसे शिम्बी या बीजगुप्ति कहते हैं। उसमें जो धान्य छिपा रहता है, उसे शिम्बीधान्य कहते हैं।

मुद्गास्तत्र वरास्स्वादुकषाया: कटुपाकिन:।
ग्राहिणोऽल्पचला रूक्षा रोचना लघवो हिमा:।
मेहास्रपित्तश्लेष्मघ्ना बल्या दृष्टिप्रसादना:।।

शिम्बीधान्यों में मूँग श्रेष्ठ हैं। ये मधुर-कषाय, कटुपाकी (पाक में कटु), ग्राही, कुछ वातकारक, रूखे, रुचिकर, लघु और शीतल होते हैं। ये प्रमेह, रक्त-पित्त, कफदोष को नष्ट करने वाले, बलदायक व नेत्रज्योतिवर्धक होते हैं।

तत्र निघण्टौ– कृष्णमुद्गस्त्रिदोषघ्नो मधुरो वातनाशन:।
लघुश्च दीपन: पथ्यो बलवीर्याङ्गपुष्टिद:।। (रा.नि.-१६.७५)

राजनिघण्टु में कहा गया है कि काले मूँग त्रिदोषनाशक, मधुर, वातहर, लघु, जठराग्नि को बढ़ाने वाले व पथ्य होते हैं। ये बल, वीर्य व अङ्गों की पुष्टि करते हैं।

हरिन्मुद्ग: कषायश्च मधुर: कफपित्तनुत्।
रक्तमूत्रामयघ्नश्च शीतलो लघुदीपन:।। (रा.नि.-१६.७७)

हरे मूँग कषाय, मधुर, और कफपित्तहर होते हैं। ये रक्तपित्त, मूत्ररोग को दूर करते हैं, शीतल, मधुर व दीपन होते हैं।

तद्वच्च धूसरो मुद्गो रसवीर्यादिषु स्मृत:।
कषायमधुरो रुच्य: पीतो वातविबन्धकृत्।। (रा.नि.-१६.७८)

उसी (हरे मूँग) के समान ही धूसर मूँग के गुण भी जानने चाहिए। यह रस, वीर्य आदि में उसी के समान होता है। पीला मूँग कषाय-मधुर, रुच्य, वातकारक तथा वायु का अवरोध (विबन्ध) करने वाला होता है।

।। इति मुद्गगुणा:।।

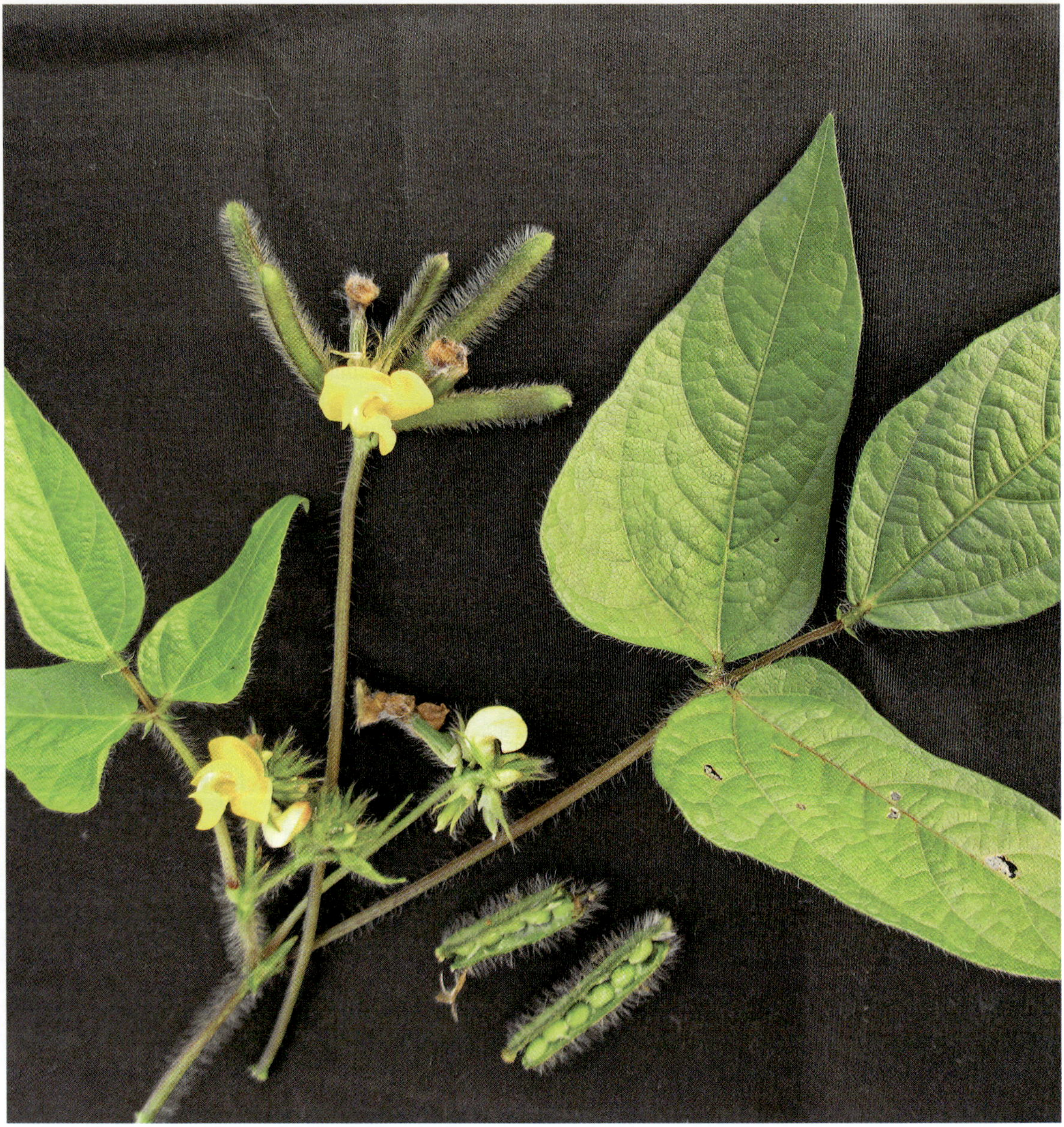

Botanical name » *Phaseolus mungo* Linn.
Syn- *Vigna mungo* (Linn.) Hepper
Family » Fabaceae **English name »** Black Gram

Sanskrit name » माषः
Hindi name » उड़द

अथ माषगुणाः

निघण्टौ– **माषः स्निग्धो बहुमलकरः पोषणः श्लेष्मकारी**
वीर्येणोष्णो झटिति कुरुते रक्तपित्तप्रकोपम्।
हन्याद्वातं गुरु-बलकरो रोचनो भक्ष्यमाणः (मन्दाक्रान्ता छन्द)
स्वादुर्नित्यं श्रमसुखवतां सेवनीयो नराणाम्।। सुखवताम् अरोगिणाम्।

(रा.नि.-१६.८१) (सु नि.-१५.१२)

उड़द के गुण– राजनिघण्टु में कहा है कि माष (उड़द) स्निग्ध, अधिक मलकारक, पोषक, कफकारक, उष्णवीर्य (गर्म तासीर वाला), तुरन्त रक्तपित्त को प्रकुपित करने वाला है। यह वातनाशक, गुरु, बलवर्धक, खाने में रुचिकारक व स्वादु होता है। यह परिश्रमी व सुखी (निरोग) लोगों के द्वारा नित्य खाया जा सकता है, अर्थात् अन्य लोगों को इसके नित्य सेवन से बचना चाहिए।

राजमाषो नीलमाषो नृपमाषो नृपोचितः।
कफपित्तहरो रुच्यो वातकृद् बलदायकः।। (रा.नि.-१६.८२)

राजमाष (राजमा) के गुण– राजमाष, नीलमाष, नृपमाष, नृपोचित, ये सब राजमाष के नामान्तर (पर्याय) हैं। यह कफपित्तहर, रुचिकर, वातदोष को बढ़ाने वाला व बलदायक है।

अरण्यमाषा गुणतः प्रदिष्टा रूक्षाः कषाया अविदाहिनश्च। (सु.नि.-१५.१६)

अरण्यमाष- (जंगली उड़द) रूक्ष, कषाय और जलन न करने वाले होते हैं।

।। इति माषाः।।

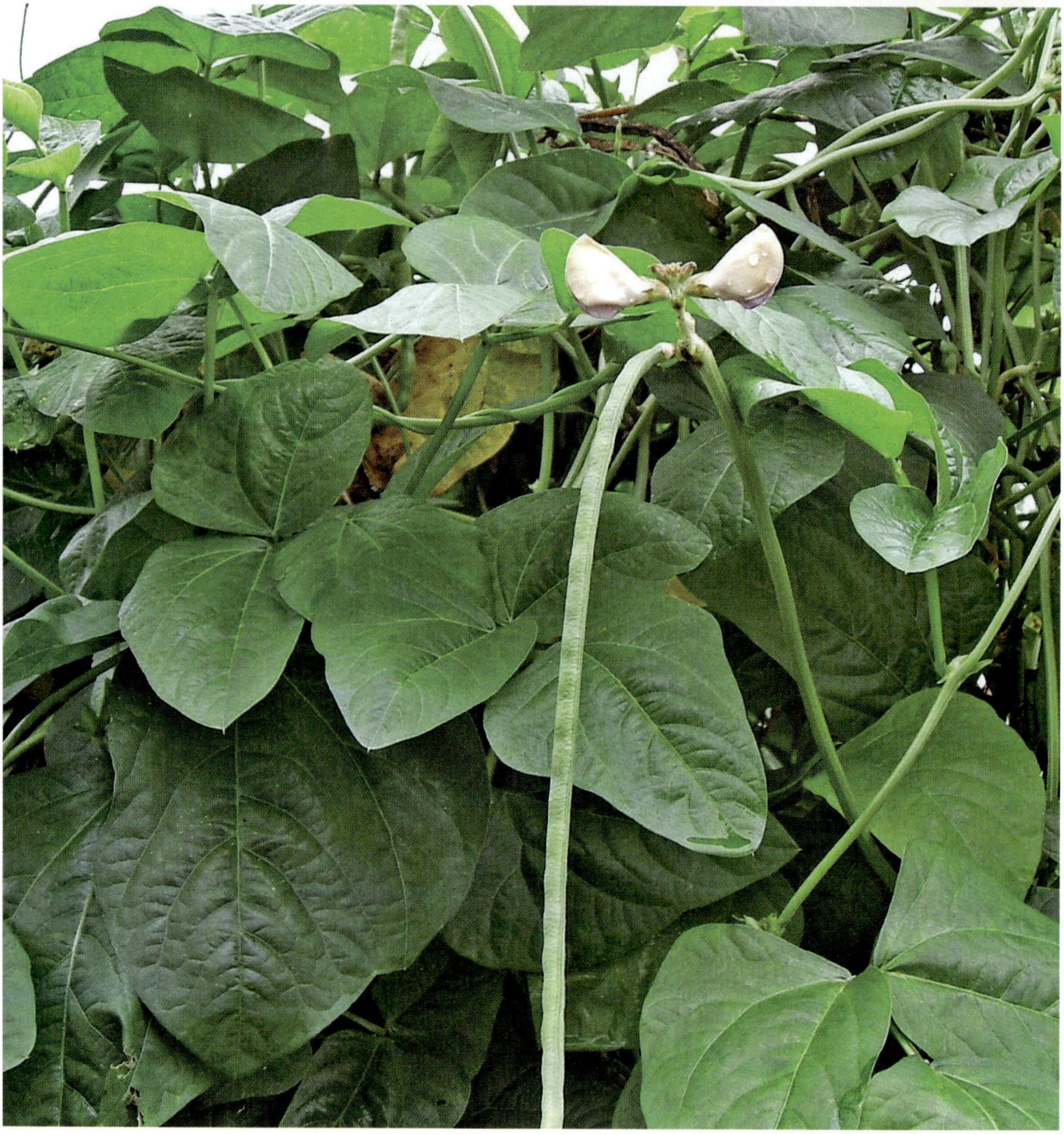

Botanical name » *Vigna catjang* Walp.
Family » Fabaceae **English name »** Chinese beans

Sanskrit name » राजमाषः
Hindi name » राजमाह

अथ राजमाषगुणाः

राजमाषो गुरुर्भूरिशकृद् रूक्षोऽतिवातलः।
कषायानुरसः स्वादुरवृष्यः श्लेष्मपित्तजित्। धाकुटेचवले

राजमाह के गुण- राजमाष गुरु, अधिक मल पैदा करने वाला, रूक्ष, अति वातकारक, कषायानुरस (खाने के उपरान्त कषाय रस वाला), स्वादु, अवृष्य एवं कफ व पित्त को नियन्त्रित करने वाला होता है।

निघण्टौ– **क्षवः कषायमधुरः शीतलः कफपित्तहत्।**
वृष्यः श्रमहरो रुच्यः पवनाध्मानकारकः।। थोरचवले (रा.नि.-१६.१०६)

राजनिघण्टु में कहा है– क्षव (चौळा) कषाय-मधुर व शीतल होता है। यह कफ-पित्त का हरण करने वाला, वृष्य, थकान दूर करने वाला व रुच्य (स्वादिष्ठ लगने वाला) होता है। यह वातवर्धक व आध्मान-जनक (अफारा करने वाला) होता है ।

श्वेतो रक्तस्तथा कृष्णस्त्रिविधस्सम्प्रकीर्त्तितः।
यो महांस्तेषु भवति स एवोक्तो गुणाधिकः।।

राजमाष तीन प्रकार के होते हैं– श्वेत, लाल और काले। जो इनमें बड़े आकार वाला होता है, उसी में अधिक गुण होते हैं।

।। इति राजमाषगुणाः।।

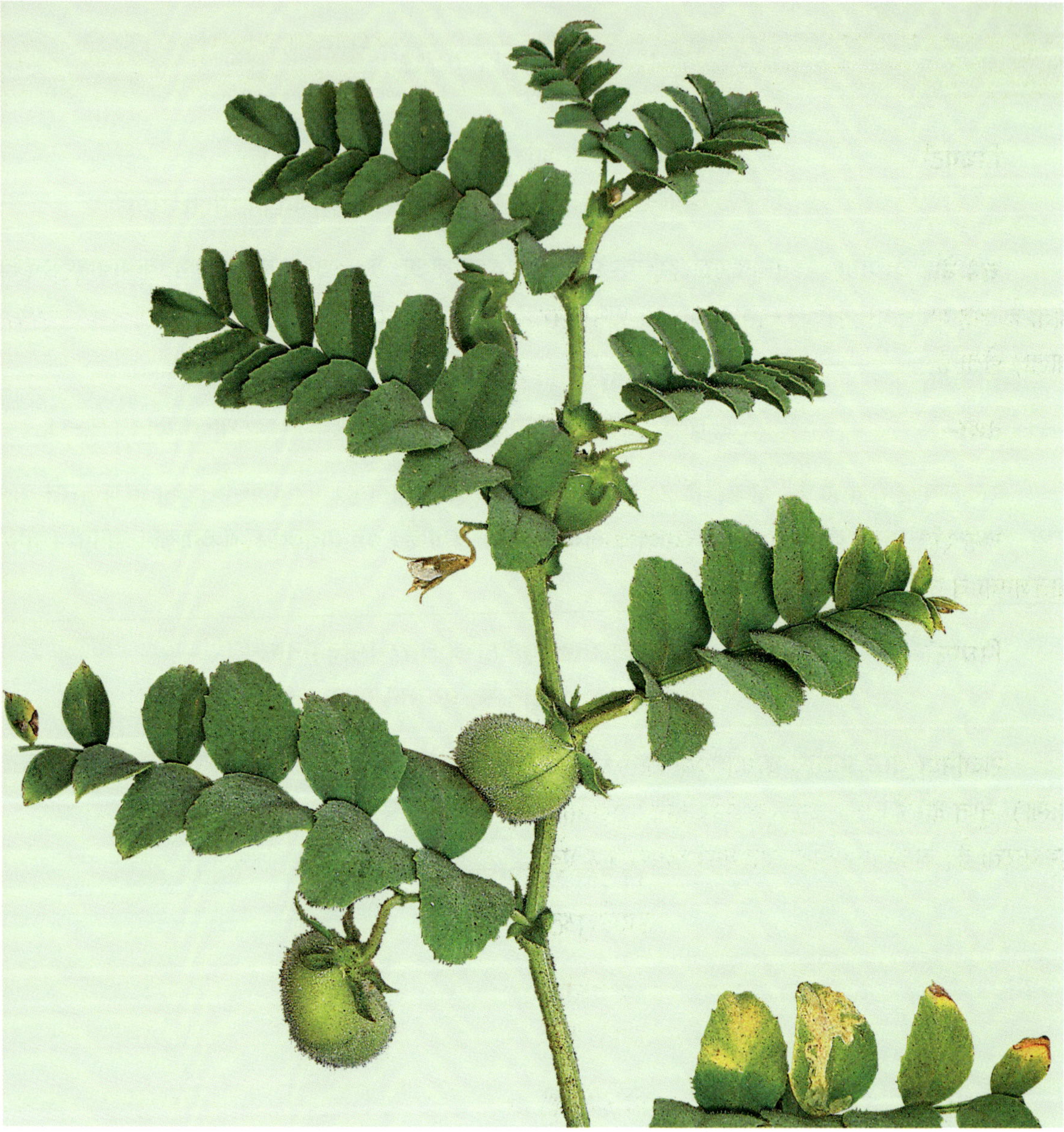

Botanical name » *Cicer arietinum* Linn.
Family » Fabaceae **English name »** Gram
Sanskrit name » चणकः
Hindi name » चना

अथ चणकाः

निघण्टौ– चणको मधुरो रूक्षो मेहजिद्वातपित्तकृत्।
दीप्तिवर्णकरो रुच्यो बल्यश्चाध्मानकारकः।। (रा.नि.-१६.८५)

चने के गुण– राजनिघण्टु में कहा है– चना मधुर, रूखा, प्रमेह का नाशक तथा वात-पित्त को बढ़ाने वाला होता है। यह शरीर की कान्ति बढ़ाता है तथा रंग निखारता है। यह रुच्य, बलवर्धक व आध्मानकारक (अफारा करने वाला) होता है।

तथा– चणकश्शीतलो रूक्षः पित्तरक्तकफापहः।
लघुः कषायो विष्टम्भी वातलो ज्वरनाशनः।।

चना शीतल, रूक्ष, पित्तरक्त और कफ को नियन्त्रित करने वाला, लघु, कषाय, विष्टम्भी (कब्ज करने वाला) वातजनक व ज्वरनाशक होता है।

निघण्टौ– आमश्चणः शीतलरुच्यकारी सन्तर्पणो दाहतृषापहारी।
स्थौल्याश्मरीदोषविनाशकारी कषाय ईषत्कफवीर्यकारी।। (रा.नि.-१६.८६)

राजनिघण्टु में कहा है– कच्चा चना शीतल, रुच्यकारी (अपने संसर्ग से खाद्य पदार्थों को रुच्य/स्वादिष्ठ बनाने वाला), तृप्त करने वाला, दाह (जलन) तथा प्यास को दूर करने वाला होता है। यह मोटापा व अश्मरी (पथरी) को दूर करता है। कषाय रसवाला यह कुछ कफजनक एवं वीर्यवर्धक होता है।

आर्द्रभृष्टचणकगुणाः

स चाङ्गारेण सम्भृष्टस्तैलभृष्टस्तु तद्गुणः।
आर्द्रभृष्टो बलकरो रोचनश्च प्रकीर्त्तितः।।

कच्चे भुने चने के गुण– पौधे पर लगे चनों को आग में भूनकर सेवन करने से उपर्युक्त गुण प्राप्त होते हैं। इसे तेल में भूनने पर भी वही गुण रहते हैं। इस प्रकार का कच्चा चना भूनने पर बलवर्धक व रुचिकारक माना गया है।

शुष्कभृष्टोऽतिरूक्षः स्याद् वातपित्तप्रकोपनः।
स्विन्नः पित्तकफौ हन्यात् सूपः क्षोभकरो मतः।।

सूखे चने भूनने पर अत्यन्त रूक्ष होते हैं। ये वात-पित्त को प्रकुपित करते हैं। सीझे हुए (पानी में उबाले हुए) तो पित्त व कफ को नष्ट करते हैं। इनकी दाल क्षोभकारी होती है। **भाव यह है कि चने का सूप अर्थात् मसाले के साथ बनाया चने की दाल का पेय भाग आमाशय में पाचक रस के अधिक स्राव द्वारा क्षोभ (उत्तेजन) करता है। बेसन व छाछ से बनी मसालेदार कढ़ी भी ऐसा ही प्रभाव करती है। अतः वह विशेष रूप से भूख को उद्दीप्त करने वाली, रुचिकर व पाचक होती है। इस भारतीय व्यञ्जन का उक्त क्षोभकारी प्रभाव विदेशों में भी खूब चर्चित है।**

आर्द्रोऽतिकोमलो रुच्यः पित्तरक्तहरो हिमः।।

पौधे पर लगा हुआ कच्चा चना अति कोमल, रुच्य, पित्तरक्तनाशक तथा शीतल होता है।

निघण्टौ– **कृष्णस्तु चणकः शीतो मधुरः कासपित्तजित्।**
पित्तातिसारशमनो बल्यश्चैव रसायनः।। कृष्णचणः। (रा.नि.-१६.८७)

राजनिघण्टु में कहा गया है कि काले चने शीतल, मधुर, खाँसी को दूर करने वाले, पित्तहर व पित्तातिसार (पित्तजन्य अतिसार) का शमन करते हैं। ये बलवर्धक और रसायन होते हैं।

निघण्टौ– **चणो गौरस्तु मधुरो बलकृद्रोचनः परः।** गौरचणः। (रा.नि.-१६.८८)

राजनिघण्टु में कहा गया है कि गौरवर्ण के चने मधुर, बलवर्धक एवं अतीव रुचिकर होते हैं।

श्वेतो वातकरो रुच्यः पित्तघ्नश्शिशिरो गुरुः।। श्वेतचणः। (रा.नि.-१६.८८)

श्वेत चने तो वात-वर्धक, रुच्य, पित्तनाशक, शीतल और गुरु होते हैं।

।। इति चणकगुणाः।।

अथ कलायः

निघण्टौ– **कलायः कुरुते वातं पित्तदाहकफापहः।**
रुचिपुष्टिप्रदश्शीतः कषायश्चामदोषकृत्।। बाठणि। (रा.नि.-१६.९७)

'हरितास्तेष्वतिवराः' इति वाग्भटः।

कलाय (मटर) के गुण– राजनिघण्टु में कहा है कि कलाय अर्थात् मटर वातवर्धक, पित्तदाह व कफ का नाशक, रुचिकर, पुष्टिदायक व शीतल होता है। यह कषायरस युक्त तथा आमदोषकारक (आंव पैदा करने वाला) होता है। वाग्भट का कथन है कि हरे मटर अधिक श्रेष्ठ होते हैं।

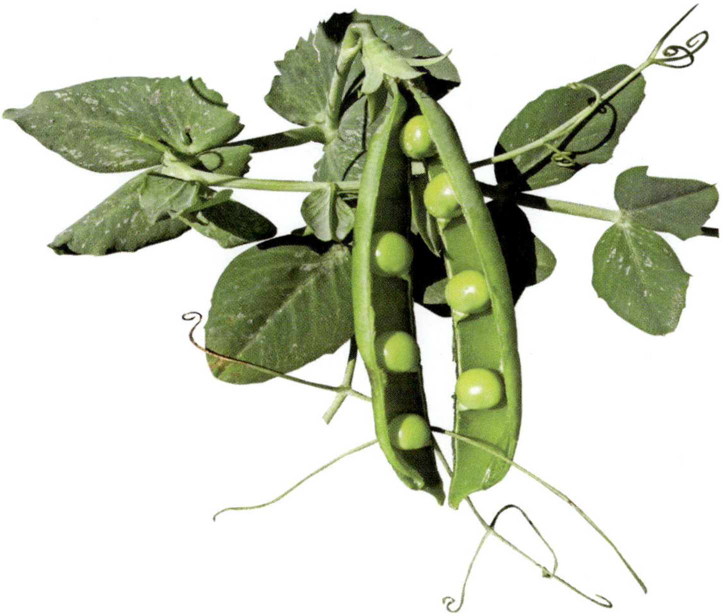

अथ लङ्कागुणाः

निघण्टौ– लङ्का रुच्या हिमा गौल्या पित्तजिद्वातकृद् गुरुः। (रा.नि.-१६.९९)

लङ्का (लाँक/खेसारी) के गुण- राजनिघण्टु में कहा गया है कि लङ्का रुचिकर, शीतल, गौल्या (मधुर) पित्तनाशक व वातकारक तथा गुरु होती है।

तथा– त्रिपुटो मधुरस्तिक्तस्तुवरो रूक्षणो भृशम्।
कफपित्तहरो रुच्यो ग्राहकश्शीतलस्तथा।।
कीलखञ्जत्वपङ्गुत्वकारी वातातिकोपनः।। लाँक। (भा.प्र.नि.-८.५९)

त्रिपुट (लाँक/खेसारी) मधुर, तिक्त, कषाय व अतीव रूक्ष होता है। यह कफ व पित्त को नष्ट करने वाला, रुचिकारक, ग्राही तथा शीतल होता है। यह कील, खञ्जत्व व पङ्गुत्व करने वाला एवं वात को विशेष रूप से प्रकुपित करता है। वात-विकार वालों को इसके सेवन से बचना चाहिए।

।। इति लङ्कागुणाः।।

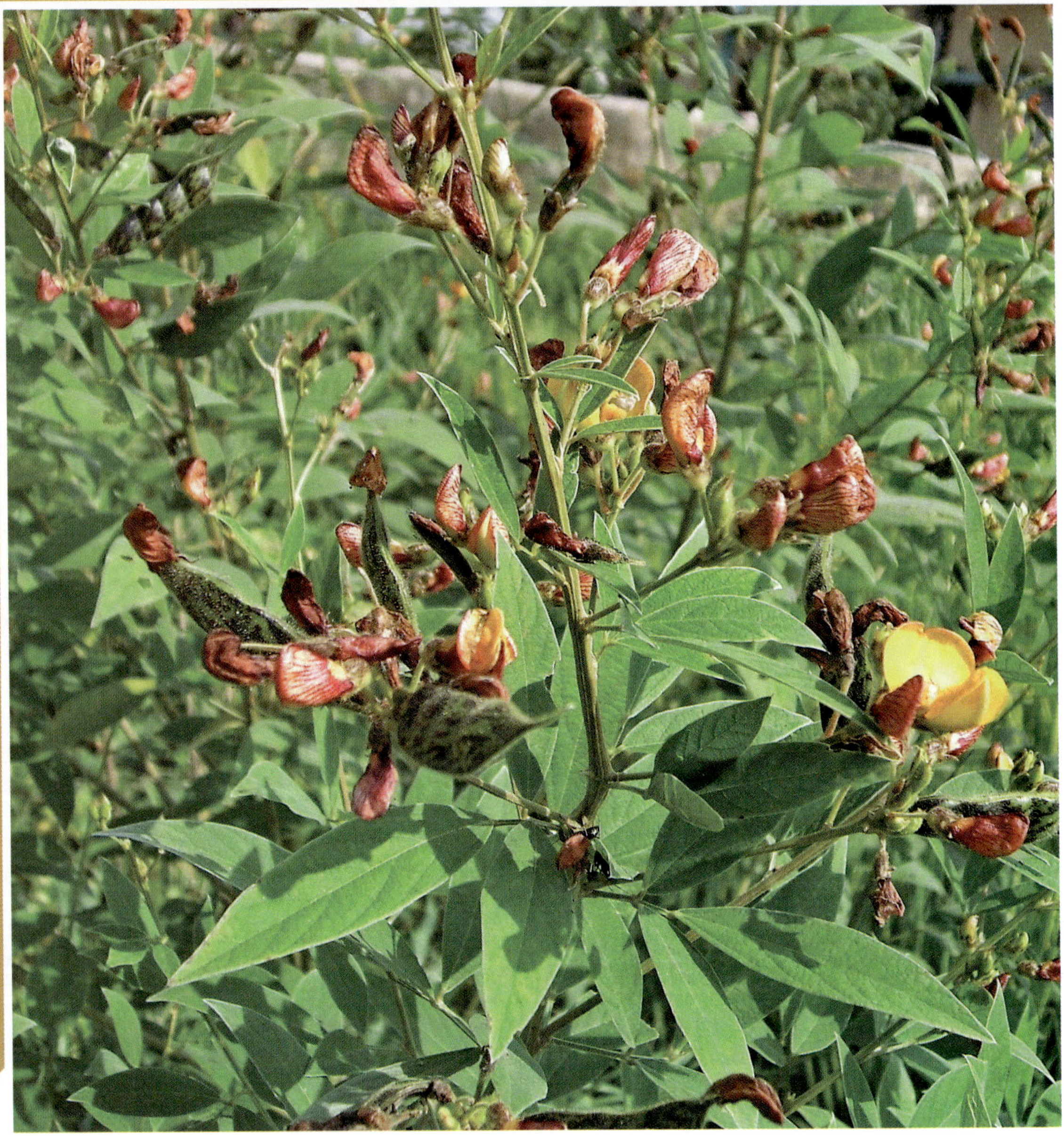

Botanical name » *Cajanus cajan* (Linn.) Mullsp.
Syn-*C.indicus* Spreng.
Family » Fabaceae **English name »** Pigeon pea

Sanskrit name » तुवरी
Hindi name » अरहर

अथ तुवरीगुणाः

निघण्टौ– **आढकी तु कषाया स्यान्मधुरा कफपित्तजित्।**
ईषद्वातकरा रुच्या विदला गुरुग्राहिला।। इति। (रा.नि.-१६.१०१)

अरहर के गुण– राजनिघण्टु में कहा है कि आढकी (अरहर) कषाय, मधुर, कफ व पित्त को शान्त करने वाली, कुछ वातवर्धक तथा रुच्य होती है। यह विदला (दली हुई) होने पर गुरु व ग्राहिल (मल को बाँधने वाली) होती है।

पारिजाते– **आढकी कफपित्तघ्नी ग्राहिणी रक्तशीतला।**
कषायमधुरा गुर्वी ज्वरातीसारनाशिनी।।

पारिजात नामक ग्रन्थ में कहा है– आढकी (अरहर) कफ व पित्त का नाश करने वाली, ग्राहिणी (मल को बान्धने वाली) रक्तशीतला (रक्तकारक तथा शीतल प्रकृति की होती है।) यह कषाय व मधुर रस से युक्त, गुरु तथा ज्वर और अतिसार (दस्त) को नष्ट करने वाली होती है।

प्रमेहघ्नी घृते सिद्धा त्रिदोषशमनी लघुः।

यह घी में पकाने पर प्रमेहनाशक तथा वात, पित्त व कफ, इन दोषों का शमन करने वाली व लघु होती है।

सा च श्वेता दोषला लोहिता चेद् रुच्या बल्या पित्ततापोपहन्त्री।
सा श्यामा चेद्दीपनी पित्तदाहध्वंसा बल्यं चाढकीसूपमुक्तम्।।

आढकी (अरहर) यदि सफेद रंग की हो तो दोष करने वाली होती है। यदि लाल रंग की हो तो रुच्य, बलवर्धक व पित्त और ताप का हरण करने वाली होती है। श्याम वर्ण की आढकी जठराग्नि को दीप्त करने वाली, पित्त व दाह को नष्ट करने वाली होती है। अरहर की दाल बल को बढ़ाने वाली मानी जाती है।

।। इति तुवरीगुणाः।।

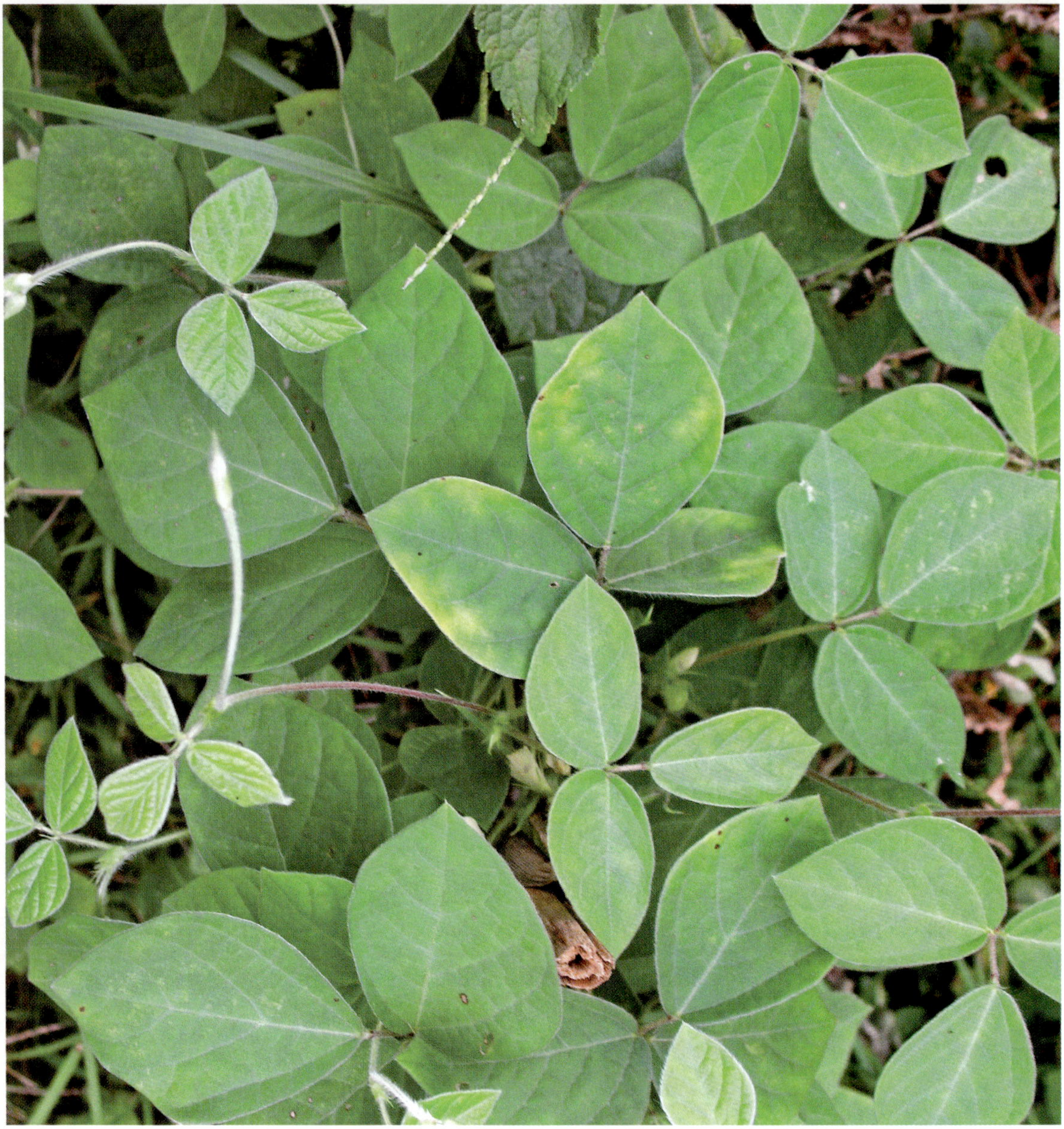

Botanical name » *Dolichos biflorus* Linn.
Syn- *D. uniflorus* Lamk.
Family » Fabaceae **English name »** Horse gram

Sanskrit name » कुलत्थः
Hindi name » कुलथी

अथ कुलित्थाः

कषायास्स्वादुरूक्षोष्णाः कुलित्था रक्तपित्तलाः।
ग्राहिणो लघवस्तीक्ष्णा विपाकेऽम्ला विदाहिनः।।

कुलत्थ के गुण– कुलत्थ कषाय रस से युक्त, स्वादु, रूखे व उष्ण होते हैं। ये रक्तपित्त को बढ़ाने वाले, ग्राही, लघु, तीक्ष्ण, विपाक में अम्ल तथा दाह पैदा करने वाले होते हैं।

पीनसश्वासकासार्शोहिध्मानाहकफानिलान्।
घ्नन्ति शुक्राश्मरीं शुक्रं दृष्टिं शोफं तथोदरम्।। हुलवेले (हुळगे)।

ये जुकाम, दमा, खाँसी, बवासीर, हिध्मा (हिक्का, हिचकी) को दूर करते हैं तथा आनाह (अफारा), कफ, वात व शुक्राश्मरी को नष्ट करते हैं। शुक्र व दृष्टि को क्षीण करते हैं। सूजन व उदररोग को भी कम करते हैं।

एते शुक्लाश्च कृष्णाश्च लोहिताश्चित्ररूपिणः।
एते समगुणास्सर्वे वेदिता गुणवेदिभिः।।

ये शुक्ल (सफेद), कृष्ण (काले), लोहित (लाल) और चितकबरे रंग के होते हैं। इन सभी के गुण समान ही होते हैं, ऐसा गुणज्ञ विद्वानों का कथन है।

आनाहमेदोगुदकीलहिक्का-श्वासापहश्शोणितपित्तकृच्च। (उपजाति छन्द)
कफस्य हन्ता नयनामयघ्नो विशेषतो वन्यकुलित्थ उक्तः।। राजकुलत्थी। (सु.सं.सू.-४६.३८)

कुलथी आनाह (अफारा), चर्बी (मोटापा), बवासीर, हिचकी, दमा को नष्ट करता है, यह रक्तपित्तजनक, कफनाशक व नेत्ररोग-निवारक होता है। वन्य (वन में उत्पन्न) कुलथी नेत्ररोगों में विशेष रूप से हितकर मानी जाती है।

।। इति कुलित्थगुणाः।।

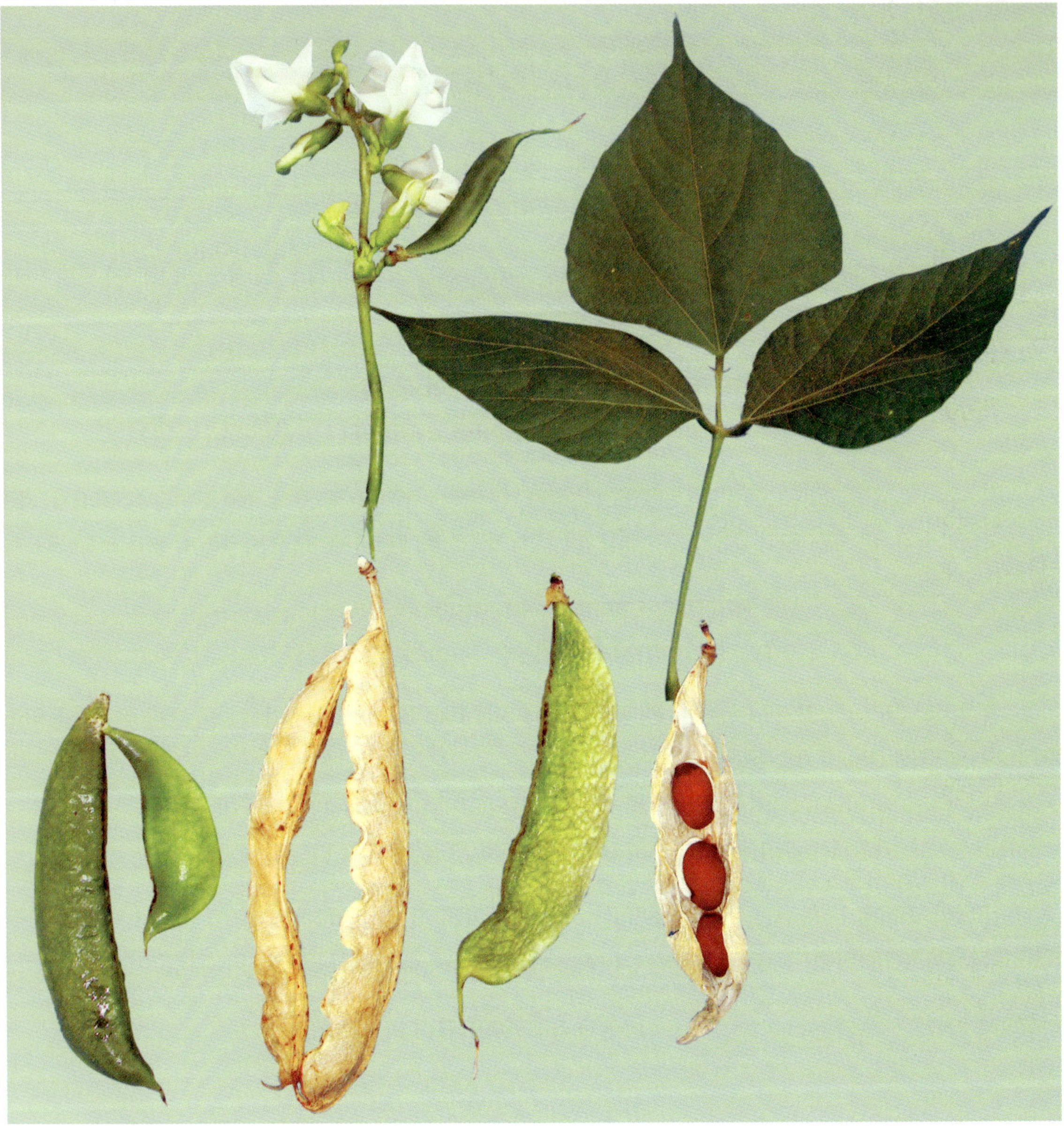

Botanical name » *Dolichos lablab* Linn.
Syn- *Lablab purpureus* (Linn.) Sweet.
Family » Fabaceae **English name »** Flat bean

Sanskrit name » निष्पावः
Hindi name » सेम

अथ निष्पावाः

निष्पावो वातपित्तासृक्स्तन्यमूत्रकरो गुरुः।
सरो विदाही दृक्शुक्रकफशोफविषापहः।। वल्लः। (अ.हृ.सू.-६.२०)

सेम के गुण– निष्पाव (सेम/वल्ल) वात, पित्तास्त्र (पित्तरक्त) को करने वाले, स्तन्य (दूध) व मूत्र की मात्रा बढ़ाने वाले तथा गुरु होते हैं। ये सर (मल को पतला करके बाहर निकालने वाले) व विदाही (जलनकारक) एवं दृष्टि, शुक्र, कफ, सूजन और विष का नाश करने वाले होते हैं।

निघण्टौ- **मधुरः श्वेतनिष्पावो माध्वीका मधुशर्करा।**
पलङ्कषा स्थूलशिम्बी वृत्ता मधुसितासिता।। (रा.नि.-१६.१०७)

राजनिघण्टु में लिखा है कि– सफेद निष्पाव मधुर होता है, अतः यह मधुर नाम से कहा जाता है। इसे माध्वीका, मधुशर्करा, पलङ्कषा, स्थूलशिम्बी, वृत्ता, मधुसिता व सिता भी कहते हैं।

मधुशर्करा सुरुच्या मधुराल्पकषायका।
शिशिरा वातला बल्या चाध्मानगुरुपुष्टिदा।। श्वेतवल्लः (रा.नि.-१६.१०८)

श्वेतनिष्पाव अथवा मधुशर्करा सुरुचिकर, मधुर तथा थोड़ी कषाय रस वाली होती है। यह शीतल प्रकृति वाली, वातदोषकारक, बल बढ़ाने वाली, अफारा करने वाली तथा गुरु व पुष्टिकारक होती है।

सोऽन्यश्च कटुनिष्पावः पर्चूरश्च नदीभवः।
नदीनिष्पावकस्तिक्तः कटुकोऽस्त्रप्रदो गुरुः।। (रा.नि.-१६.१०९)

एक अन्य प्रकार का कटु निष्पाव है, जो 'पर्चूर' नाम से जाना जाता है। यह नदी में पैदा होता है, अतः इसे नदीभव व नदीनिष्पाव भी कहते हैं। यह तिक्त (कड़वा), कटु (चरपरा), रक्तप्रद व गुरु होता है।

वातलः कफदो रूक्षः कषायो विषदोषनुत्।। नदीजः (रा.नि.-१६.११०)

यह निष्पाव वातवर्धक, कफप्रद, रूखा, कषैला और विषदोषनिवारक होता है।

।। इति वल्लगुणाः।।

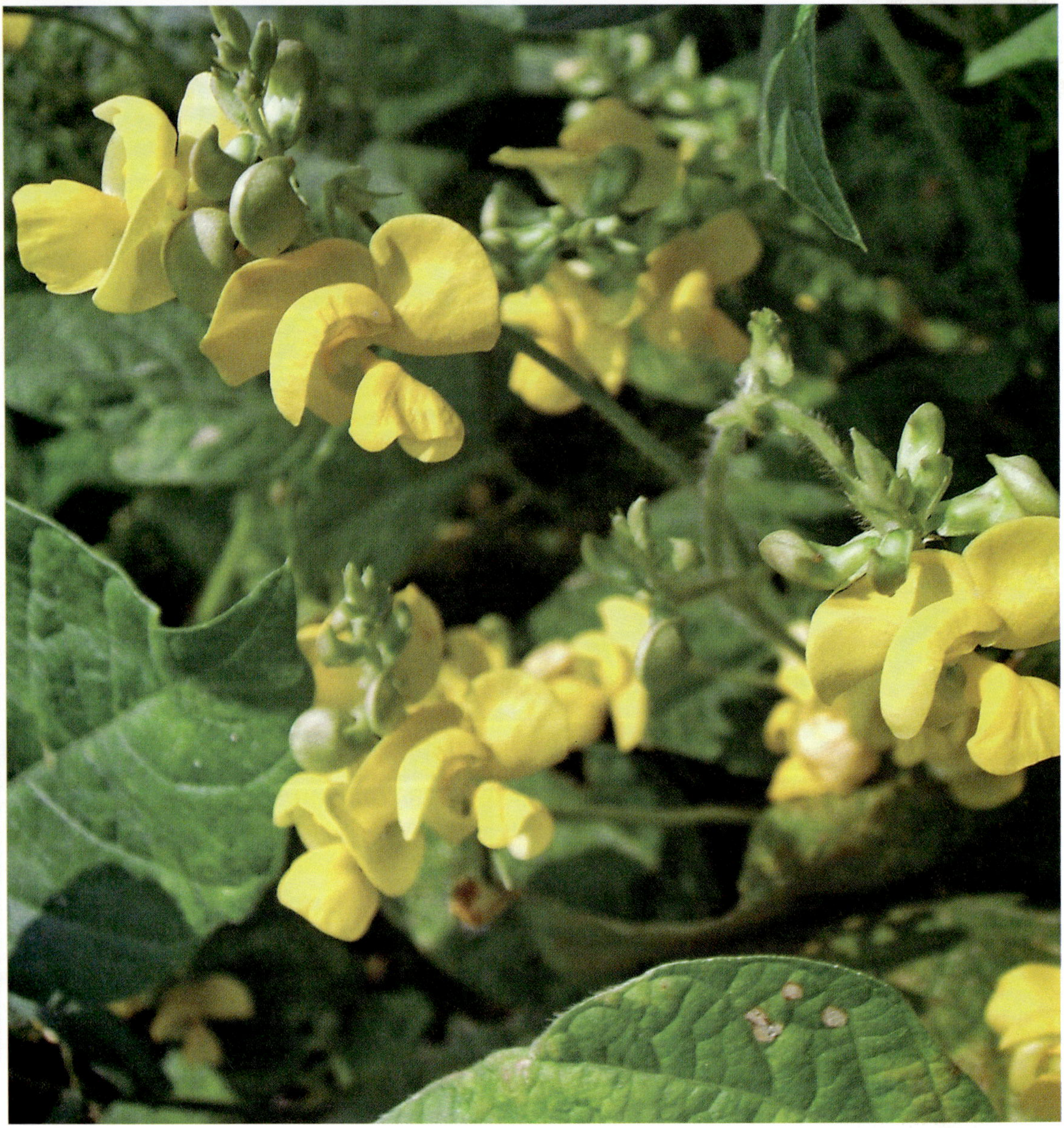

Botanical name » *Phaseolus aconitifolius* Jacq.
Syn-*Vigna aconitifolia.* (Jacq.) Marec.
Family » Fabaceae **English name »** Kidney bean

Sanskrit name » मकुष्ठः
Hindi name » मोठ

अथ मकुष्ठाः

पारिजाते– **मकुष्ठकः कषायस्स्यान्मधुरो रक्तपित्तजित्।**
ज्वरदाहहरः पथ्यो रुचिकृत्सर्वदोषनुत्।। मोठ। (रा.नि.-१६.९३)

'मकुष्ठाः कृमिकारिणः' इति वाग्भटः ।

मोठ के गुण– 'पारिजात' नामक ग्रन्थ में मकुष्ठ के बारे में कहा गया है कि मकुष्ठ (मोठ) कषाय तथा मधुर रस से युक्त होता है। यह रक्तपित्त को जीतने वाला, ज्वर व दाह का निवारक, पथ्य, रुचिकर और सर्वदोषहर होता है। वाग्भट का कथन है कि- मकुष्ठ कृमिकारक होता है। ग्रन्थकार ने इस पद्य को 'पारिजात' का बताया है, परन्तु यह पद्य राजनिघण्टु में भी उपलब्ध है। 'प्रयोग-पारिजात' ग्रन्थ प्रकाशित हुआ है, ऐसा हमारी जानकारी में नहीं है।

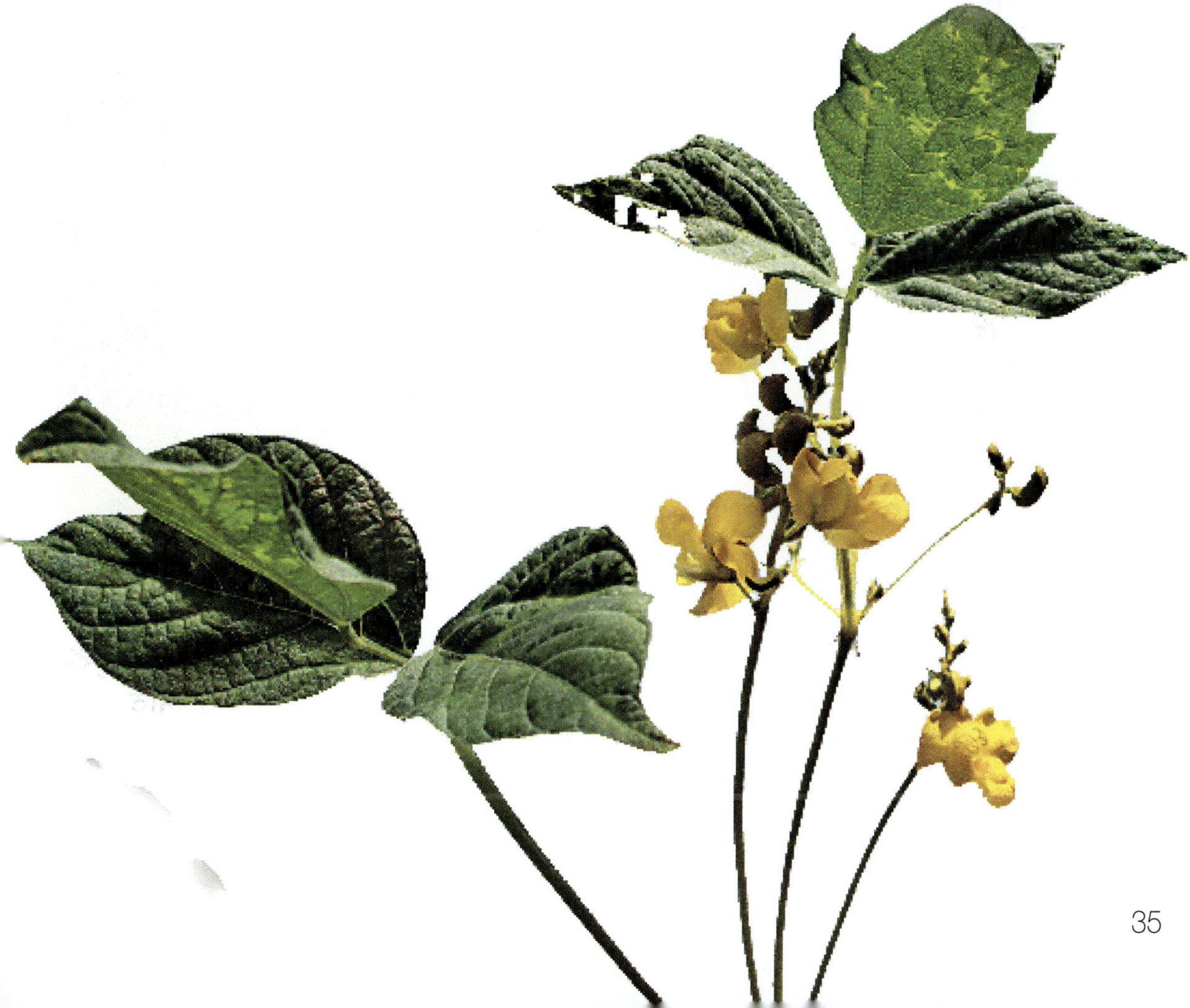

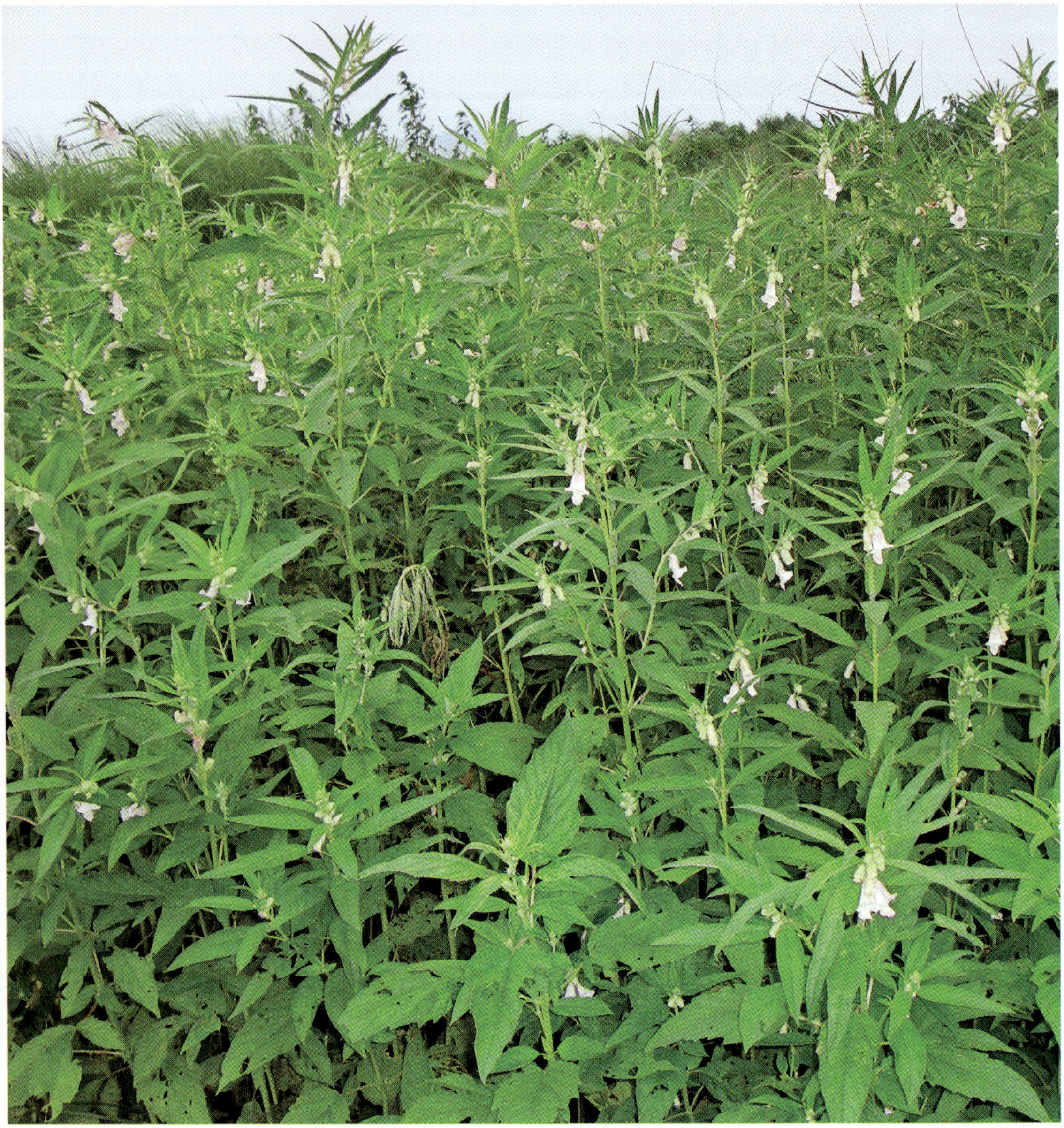

Botanical name » *Sesamum indicum* Linn.
Syn-*S. orientale* Linn.

Family » Pedaliaceae **English name »** Sesame

Sanskrit name » तिलः

Hindi name » तिल

अथ तिलाः

उष्णस्त्वच्यो हिमस्पर्शः केश्यो बल्यस्तिलो गुरुः।
अल्पमूत्रः कटुः पाके मेधाग्निकफपित्तकृत्।। (अ.हृ.सू.-६.२१)

तिल के गुण– तिल उष्ण,त्वचा के लिए हितकारी, स्पर्श में शीतल, केशों के लिए हितकर, बलवर्धक व गुरु होता है। तिल मूत्र की मात्रा को कम करने वाला तथा पाक में कटु होता है। यह मेधा, अग्नि, कफ और पित्त को बढ़ाने वाला होता है।

स्वादुः कषायतिक्तश्च हृद्यश्शोफव्रणापहः।
शुक्लस्तिलः श्लेष्मपित्तबलवर्णकरो गुरुः।।

यह स्वादु, कषाय, तिक्त, हृदय को प्रिय लगने वाला होता है तथा सूजन व घाव आदि को नष्ट करता है। सफेद रंग का तिल कफ व पित्तदोष को बढ़ाने वाला, बलवर्धक एवं रंग निखारने वाला तथा गुरु होता है।

कृष्णस्तिलः प्रमेहार्शश्शोफघ्नो दन्तदार्ढ्यकृत्।।

काला तिल प्रमेह, बवासीर तथा सूजन का नाश करने वाला और दाँतों को सुदृढ़ करने वाला होता है।

निघण्टौ– **स्निग्धो वर्णबलाग्निवृद्धिजननः स्तन्योऽनिलघ्नो गुरुः**
सोष्णः पित्तकरोऽल्पमूत्रकरणः केश्योऽतिपथ्यो व्रणे।
ग्राही स्यान्मधुरः कषायसहितस्तिक्तो विपाके कटुः (शार्दूलविक्रीडित)
कृष्णः पथ्यतमः सितोऽल्पगुणदः क्षीणास्ततोऽन्ये तिलाः।। इति।। (रा.नि.-१६.११२)

अन्ये जर्त्तिलाद्याः। 'जर्त्तिलस्तु वनोद्भवः'।

राजनिघण्टु में कहा है कि- तिल स्निग्ध, रंग निखारने वाला, बल तथा जठराग्नि की वृद्धि करने वाला, स्तन्य, वातनाशक, गुरु, उष्ण, पित्तकारक, अल्प मूत्र करने वाला, केश्य (केशों के लिए हितकर), घाव को ठीक करने में अति पथ्य होता है। यह ग्राही, मधुर, कषाय, तिक्त, विपाक में कटु होता है। तिलों में काला तिल सर्वाधिक पथ्य माना जाता है। उसकी अपेक्षा सफेद तिल कुछ अल्प गुण वाला होता है। अन्य तिल इनसे अल्प गुण वाले माने जाते हैं। इनमें जर्त्तिल आदि तिल आते हैं। जर्त्तिल वन में उत्पन्न होने वाला तिल है।

पललं मधुरं रुच्यं पित्तास्रबलपुष्टिदम्। पिना। (रा.नि.-१६.११४)

पललं तिलपिष्टकम्।

पलल (पिसा हुआ तिल) मधुर, रुच्य, रक्त-पित्तकारक, बलवर्धक तथा पौष्टिक होता है।

पिण्याकः कटुको गौल्यः कफवातप्रकोपकृत्। पेण्डि। (रा.नि.-१६.११६)

पिण्याकस्तिलकल्कः।

पिण्याक (खल) कटु, गौल्य (मधुर) एवं कफ व वातदोष को प्रकुपित करने वाला होता है। तिल की खल को पिण्याक कहते हैं।

।। इति तिलाः।।

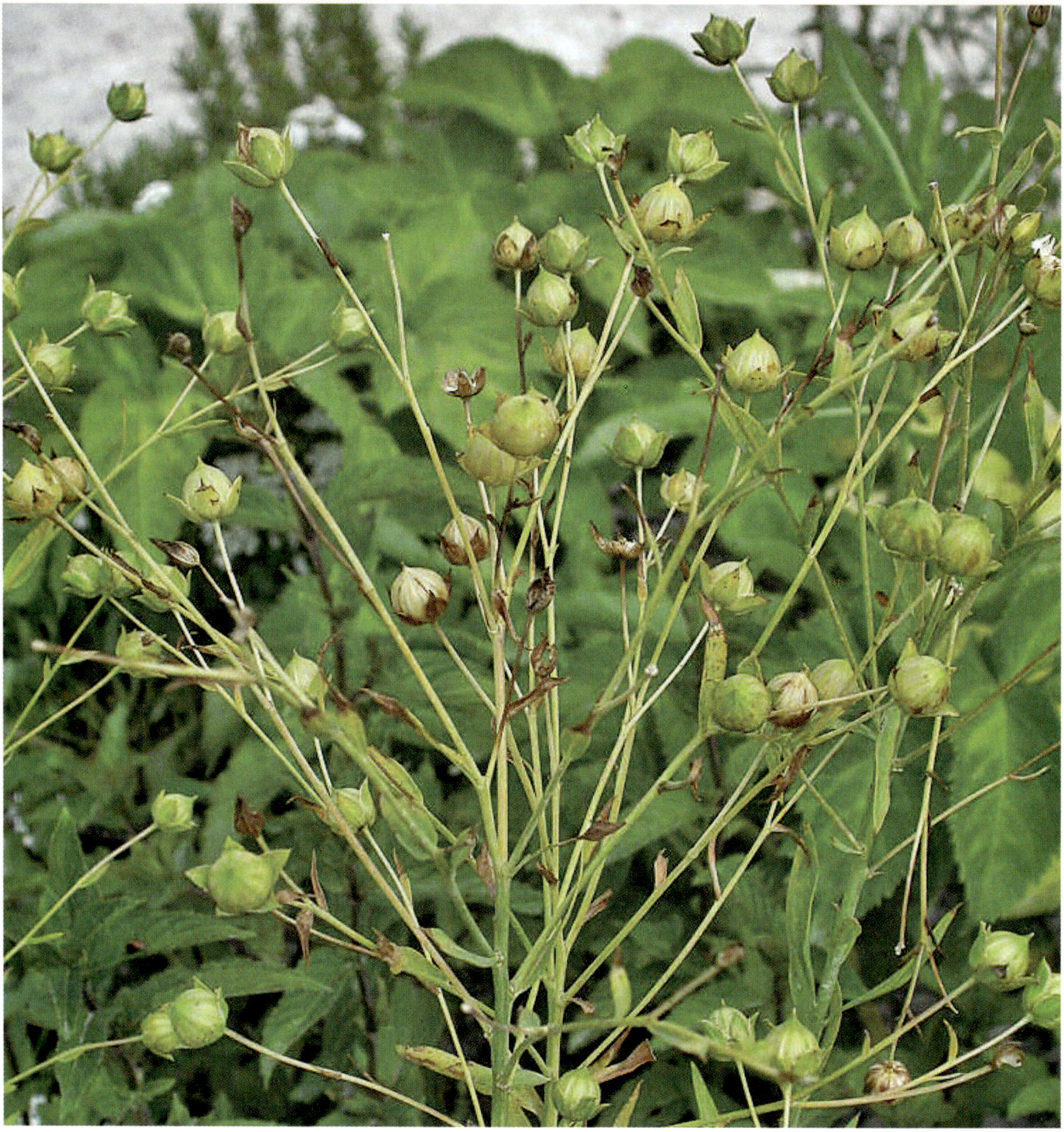

Botanical name » *Linum usitatissimum* Linn.
Family » Linaceae **English name »** Common flax
Sanskrit name » अतसी
Hindi name » अलसी

अथातसी

निघण्टौ– **अतसी मदगन्धा स्यान्मधुरा बलकारिका।**
कफवातकरी चेषत्पित्तहृत् पृष्ठशूलनुत्।। जवस। (रा.नि.-१६.११६)

अतसी के गुण– राजनिघण्टु में कहा है कि अतसी (अलसी) मदगन्धा नाम से भी जानी जाती है। यह मधुर, बलवर्धक, कफ-वातजनक और कुछ पित्तहर होती है। यह पीठ दर्द को दूर करती है।

तथा– **स्निग्धोमा स्वादुतिक्तोष्णा कफपित्तकरी गुरुः।**
दृक्शुक्रहृत्कटुः पाके तद्वद् बीजं कुसुम्भजम्।। कुसुंभे। (अ.सं.सू.-७.३६-३७)

अष्टाङ्गसंग्रह में कहा है कि - उमा (अलसी) स्निग्ध, स्वादु, तीक्ष्ण एवं उष्ण होती है। यह कफ व पित्त को बढ़ाने वाली तथा गुरु होती है। अलसी दृष्टि व शुक्र को क्षीण करती है और पाक में कटु होती है। कुसुम्भ के बीज में भी इसके (अलसी के) समान ही गुण होते हैं।

।। इत्यतसीकुसुम्भगुणाः।।

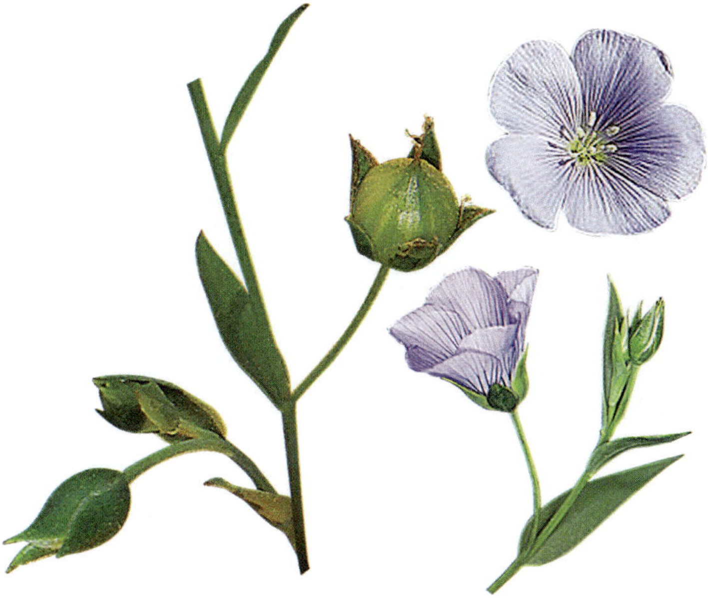

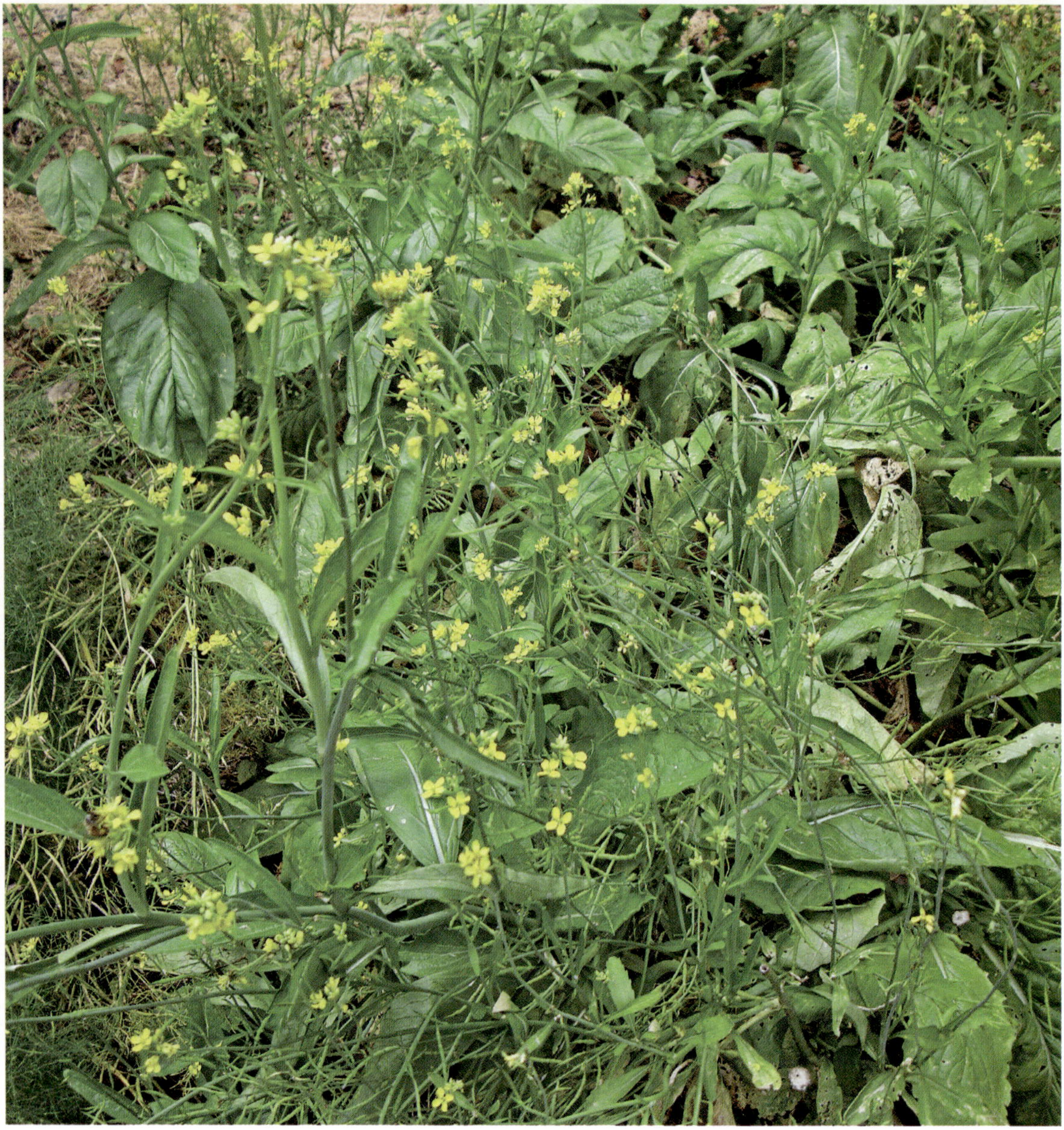

Botanical name » *Brassica campestris* Linn.
Family » Brassicaceae **English name »** Indian colza
Sanskrit name » सर्षपः
Hindi name » सरसों

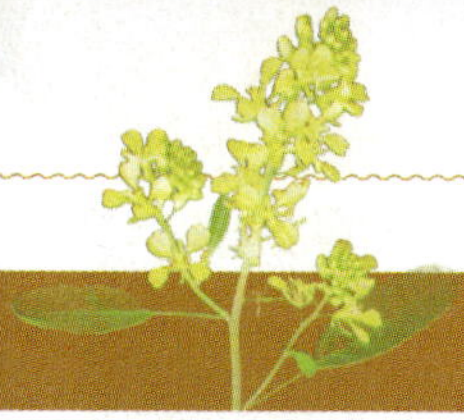

अथ सर्षपाः (सरसों की प्रजातियाँ)

निघण्टौ– आसुरी कटुतिक्तोष्णा वातप्लीहार्त्तिशूलनुत्।
दाहपित्तप्रदा हन्ति कफ-गुल्म-कृमि-व्रणान्।। मोहरी। (रा.नि.-१६.१२०)

राजिका (राई) के गुण– राजनिघण्टु में कहा है कि आसुरी (राई) कटु, तिक्त व उष्ण होती है। यह वात-विकार व प्लीहरोग को नष्ट करने वाली मानी जाती है। राई दाह और पित्त को बढ़ाने वाली होती है। यह कफ, गुल्म, कृमि व व्रण (घाव) का निवारण करती है।

राजसर्षपकस्तिक्तः कटूष्णो वातशूलनुत्।
पित्तदाहप्रदो गुल्म-कण्डू-कुष्ठ-व्रणापहः।। कृष्णशिरस। (रा.नि.-१६.१२३)

सरसों के गुण– राजसर्षप तीक्ष्ण, कटु, उष्ण व वातशूलहर होती है। यह पित्तकर व दाहजनक होती है और गुल्म, खुजली, कुष्ठ व व्रण को दूर करती है।

निघण्टौ– सिद्धार्थः कटुतिक्तोष्णो वातरक्तग्रहापहः।
त्वग्दोषशमनो रुच्यो विषभूतग्रहापहः।। श्वेतसर्षप। (रा.नि.-१६.१२४)

सफेद सरसों के गुण– राजनिघण्टु में कहा है कि- सिद्धार्थ (श्वेत सरसों) कटु, तिक्त व उष्ण होती है। यह वातरक्त व ग्रहबाधा को नष्ट करती है। यह रुच्य व चर्मरोगनाशक होती है तथा विष, भूत व ग्रह के कष्ट को दूर करती है।

।। इति सर्षपाः।।

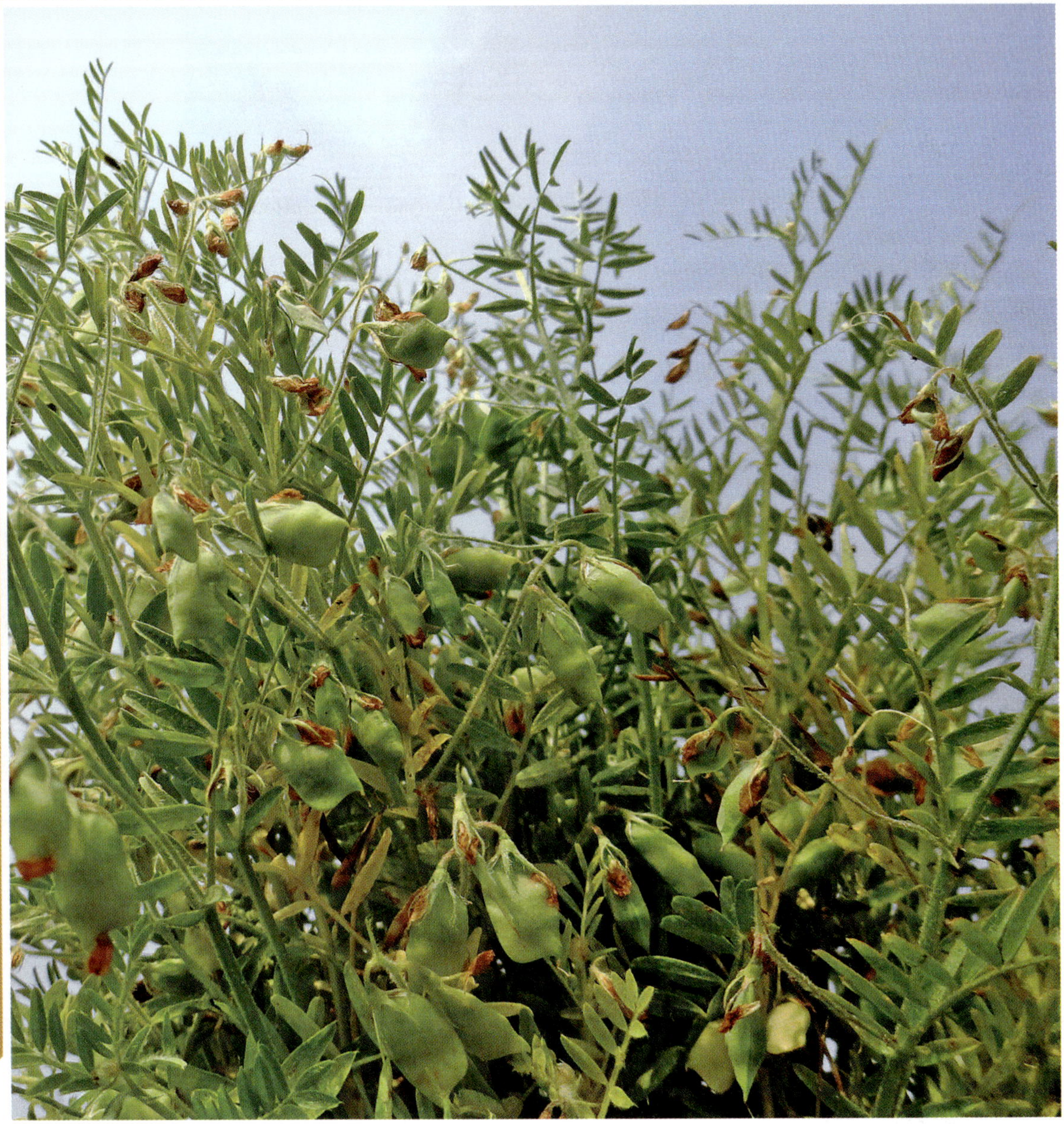

Botanical name » *Ervum lens* Linn.
Syn- *Lens culinaris* Medic.
Family » Fabaceae **English name »** Common flax

Sanskrit name » मसूरः
Hindi name » मसूर

अथ मसूराः

निघण्टौ– मसूरो मधुरश्शीतः संग्राही कफपित्तजित् ।
वातामयकरश्चैव मूत्रकृच्छ्रहरो लघुः ।। (रा.नि.-१६.९५)

मसूर के गुण– राजनिघण्टु में कहा है कि मसूर मधुर, शीतल, संग्राही, कफ-पित्तहर, वातरोगकारक तथा मूत्रकृच्छ्र रोग को दूर करने वाले व लघु होते हैं।

।। इति मसूराः ।।

।। इति शिम्बीधान्य-प्रकरणम् ।।

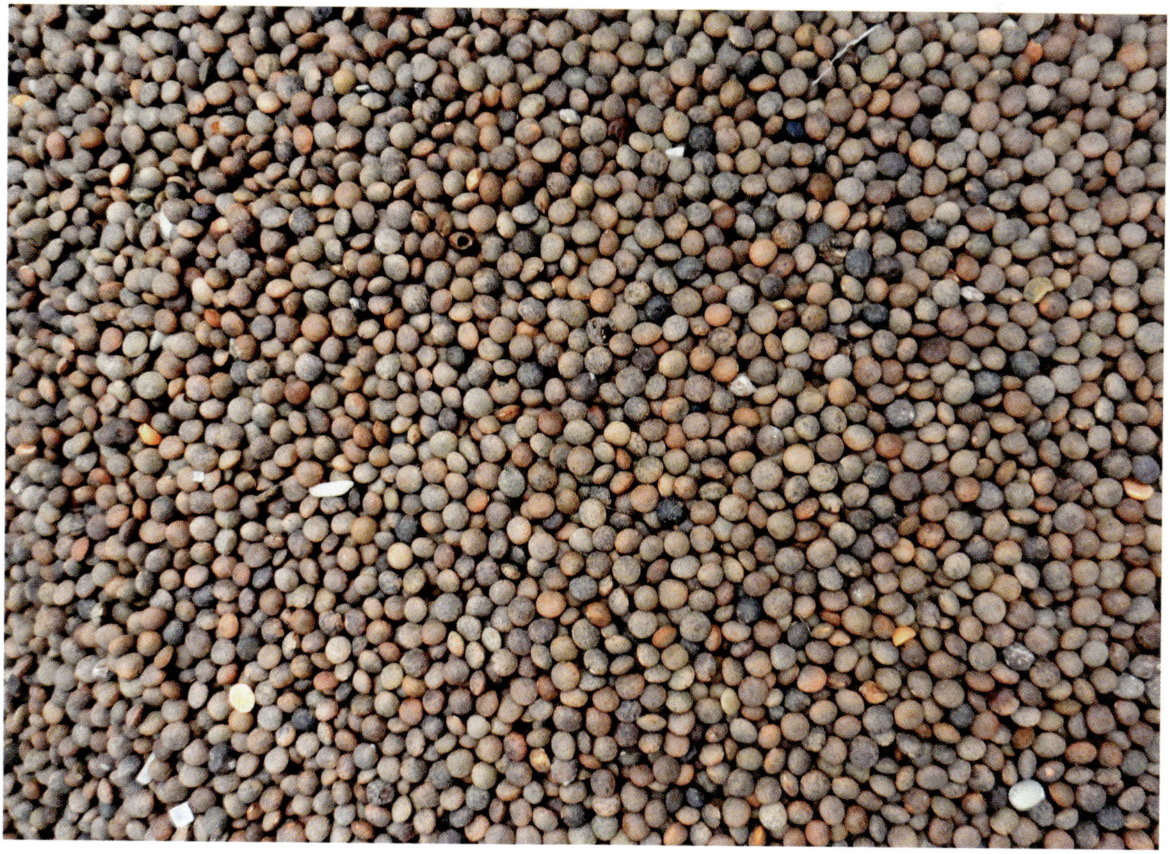

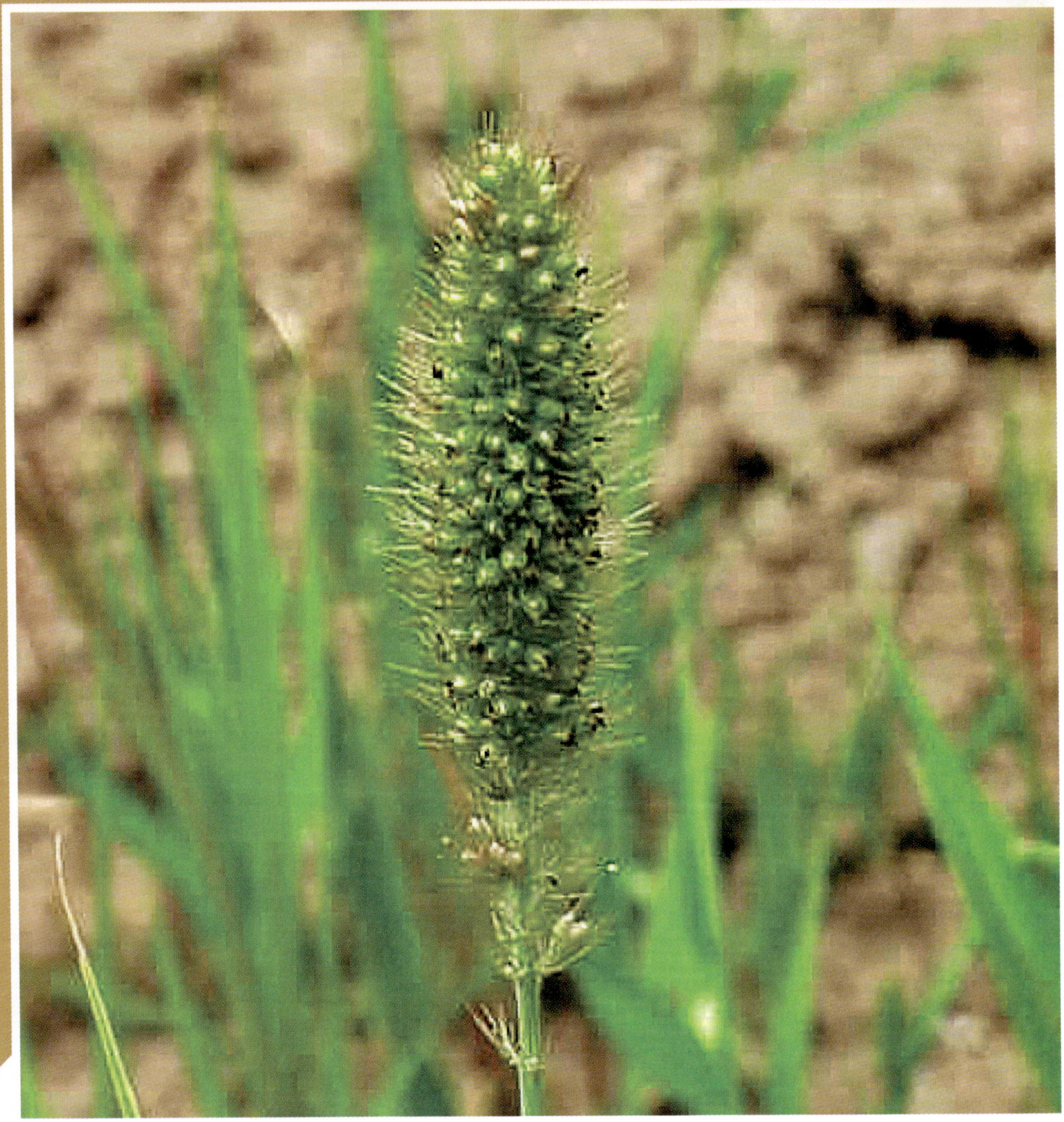

Botanical name » *Setaria italica* (Linn.) P. Beauv.
Syn-*Panicum italicum* Linn.

Family » Poaceaee **English name »** Italian millet

Sanskrit name » कंगुः

Hindi name » कंगु

अथ तृणधान्यम्

वाग्भट: – **कंगुकोद्रवनीवारश्यामाकादि हिमं लघु ।**
तृणधान्यं पवनकृल्लेखनं कफपित्तहृत् ।। (अ.हृ.सू.-६.११)

तृणधान्य के गुण– वाग्भट कहते हैं- कंगु, कोदो, नीवार व श्यामाक आदि तृणधान्य शीतल व लघु होते हैं। ये वातजनक व लेखन होते हैं तथा कफ व पित्त को नष्ट करते हैं।

निघण्टौ – **स्त्रियां कंगुप्रियंगू द्वे कृष्णा रक्ता सिता तथा ।**
पीता चतुर्विधा कंगुस्तासां पीता वरा स्मृता ।। (भा.प्र.नि.-९.७६)

भावप्रकाश-निघण्टु में कहा है कि कंगु या प्रियङ्गु पर्यायवाची हैं। ये दोनों शब्द संस्कृत में स्त्रीलिंग में प्रयुक्त होते हैं। कंगु चार प्रकार की होती है– काली, लाल, सफेद तथा पीली। इनमें पीली कंगु श्रेष्ठ मानी जाती है।

कंगुस्तु भग्नसन्धानवातकृद् बृंहणी गुरु:।
रूक्षा श्लेष्महरातीव वाजिनां गुणकृद् भृशम् ।। (भा.प्र.नि.-९.७७)

कंगु टूटी हुई हड्डियों को जोड़ने वाली, वातकारक, बृंहण, गुरु, रूक्ष एवं विशेष रूप से कफनाशक होती है। यह घोड़ों के लिए बहुत गुणकारी होती है।

चीनाक: कंगुभेदोऽस्ति स ज्ञेय: कंगुवद् गुणै:।। राले। (भा.प्र.नि.-९.७८)

चीनाक (चीना) भी कंगु का ही एक भेद है, इसमें भी कंगु जैसे ही गुण होते हैं।

निघण्टौ – **श्यामाको मधुर: स्निग्ध: कषायो लघुशीतल:।**
वातकृत् कफपित्तघ्न: संग्राही विषदोषनुत् ।। सांवे। (रा.नि.-१६.१२७)

राजनिघण्टु में कहा है कि– श्यामाक (सांवा) मधुर, स्निग्ध, कषाय, लघु, शीतल, वातकारक, कफपित्तनाशक, संग्राही व विषदोष को दूर करने वाला होता है।

निघण्टौ – **कोद्रवो मधुरस्तिक्तो व्रणानां पथ्यकारक:।**
कफपित्तहरो रूक्षो मोहकृच्छीतलो गुरु:।। हारक। (रा.नि.-१६.१२९)

राजनिघण्टु में कहा है कि कोदो मधुर, तिक्त, घाव के लिए पथ्यकारक, कफपित्तनाशक, रूक्ष, मोह (मूर्च्छा) करने वाले, शीतल व गुरु होते हैं।

निघण्टौ – **वरको मधुरो रूक्ष: कषायो वातपित्तकृत्।** वरयी। (रा.नि.-१६.१३१)

राजनिघण्टु में कहा है कि वरक मधुर, रूक्ष, कषाय, वात-पित्तदोषजनक होता है।

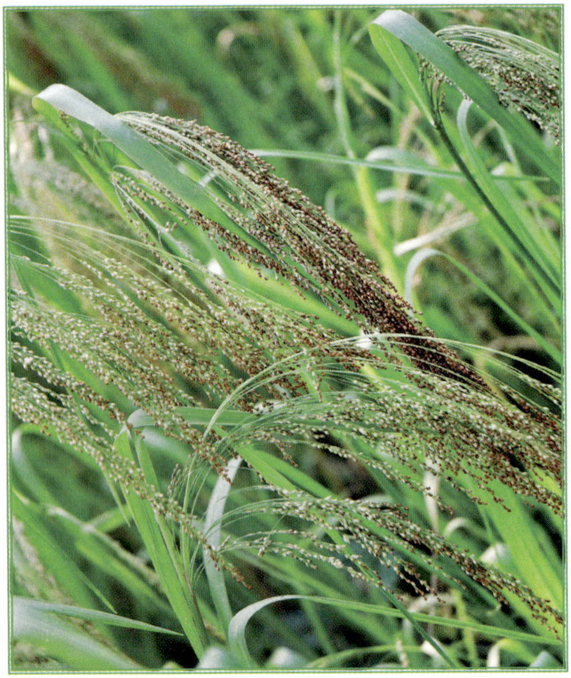

चीनाक

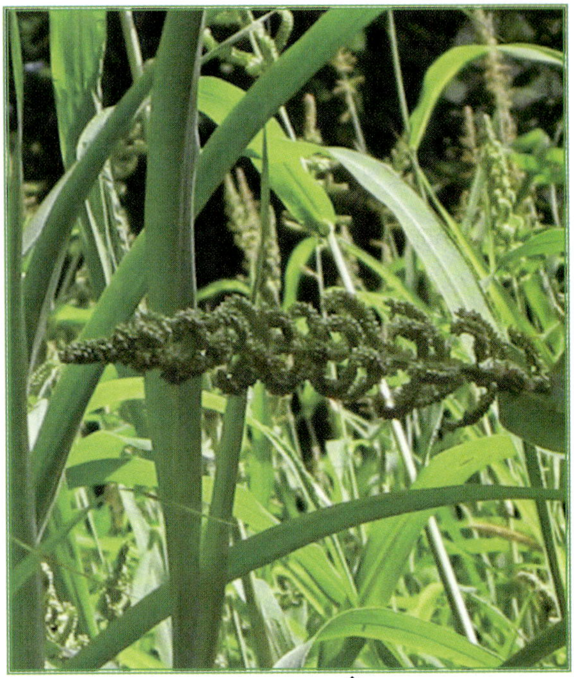

श्यामाक (साँवा)

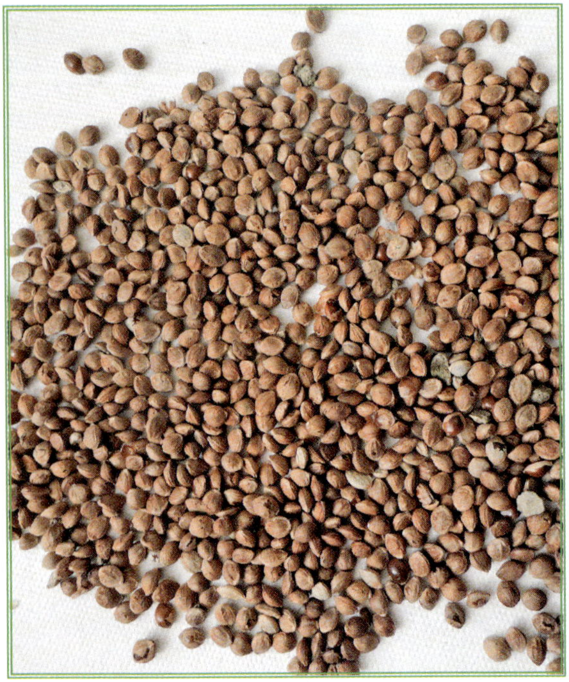

कोदो

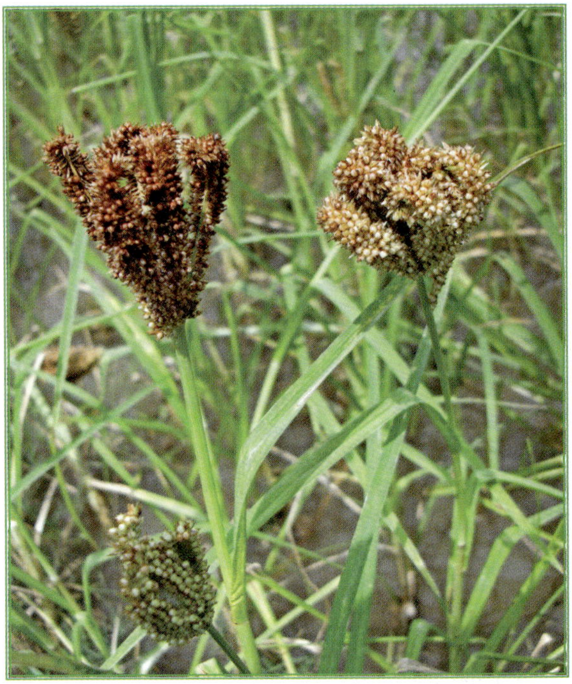

मडुवा (रागी)

रागी तु लाञ्छनः स्याद् बहुदलकणिशश्च गुच्छकणिशश्च। (रा.नि.-१६.१३६)
तिक्तो मधुरकषायः शीतः पित्तास्रनाशनो बल्यः[१] **।।** नाचणे। (रा.नि.-१६.१३७)

रागी को ही लाञ्छन, बहुदलकणिश एवं गुच्छकणिश भी कहते हैं। यह तिक्त, मधुर-कषाय तथा शीतल एवं पित्तरक्तनाशक व बलवर्धक होता है।

निघण्टौ – **कुरी तु तृणधान्यं स्यान्मधुरं तद्बलप्रदम्।**
हरितं चाथ पक्वं वा वाजिनां पुष्टिदायकम्।। कुरी, अन्तर्वेद्यां प्रसिद्धा (रा.नि.-१६.१३८)

राजनिघण्टु में कहा है कि– कुरी भी एक प्रकार का तृणधान्य है, यह मधुर तथा बलप्रद होता है। हरा या पका हुआ घोड़ों के लिए पुष्टिकारक होता है। यह अन्तर्वेदि (गंगा-यमुना के मध्यवर्ती दोआब क्षेत्र) में प्रसिद्ध है।

।। इति तृणधान्यप्रकरणम्।।

अथ धान्यसामान्यगुणप्रकरणम्

वाग्भटः – **माषोऽत्र सर्वेष्ववरो यवकश्शूकजेषु च।** अत्र शिम्बीधान्ये। (अ.हृ.सू.-६.२५)

धान्य-सामान्य के गुण– वाग्भट कहते हैं- उड़द सभी शिम्बीधान्यों में निकृष्ट है तथा यवक (जई) सभी शूकधान्यों में निकृष्ट होता है।

निघण्टौ- **धान्यं वापितमुत्तमं तदखिलं छिन्नोद्भवं मध्यमं**
ज्ञेयं यद्यदवापितं तदधमं निस्सारदोषप्रदम्।
दग्धायां भुवि चोप्यतेऽपि विपिने ये वापिताः शालयो (शार्दूलविक्रीडित छन्द)
ये च च्छिन्नभवा भवन्ति खलु ते विण्मूत्रबन्धप्रदाः।। (रा.नि.-१६.१५८)

इस प्रसंग में शिम्बीधान्यों के विषय में राजनिघण्टु में कहा है– सभी बोये हुए धान्य उत्तम माने जाते हैं, छिन्नोद्भव (काटने पर प्ररूढ होने वाले, फूटने वाले) मध्यम माने जाते हैं तथा बिना बोये ही स्वयं उत्पन्न धान्य अधम, साररहित व दोषप्रद माने जाते हैं। जो शालि जली हुई भूमि में बोये जाते हैं, जंगल में उत्पन्न होते हैं, या जो छिन्नभव (काटने पर प्ररूढ होने वाले) होते हैं, वे मल-मूत्र को बाँधने वाले होते हैं।

क्षारोदकसमुत्पन्नं धान्यं सर्वरुजावहम्।
स्वादु शुभ्रोदके जातं धान्यं सर्वरुजापहम्।। (रा.नि.-१६.१५९)

खारे पानी में उत्पन्न हुए धान्य सभी रोगों को देने वाले होते हैं तथा स्वच्छ पानी में उत्पन्न धान्य स्वादु व सभी रोगों का नाश करने वाले होते हैं।

---

१. इस पद्य का प्रथम चरण हस्तलिखित ग्रन्थ व पूर्ववर्ती दोनों संस्करणों में सर्वथा विपर्यस्त रूप में दिखता है। यहाँ राजनिघण्टु के आधार पर शुद्ध पाठ रखा है।

सुस्निग्धमृत्तिकोद्भूतं धान्यमोजोबलप्रदम्।
बलपुष्टिप्रभावघ्नं वालुकामृत्तिकोद्भवम्।। (रा.नि.-१६.१६०)

अच्छी चिकनी मिट्टी में उत्पन्न धान्य ओज और बल को देने वाले होते हैं, किन्तु बालू मिट्टी में उत्पन्न धान्य बल, पुष्टि व प्रभाव को नष्ट करने वाले होते हैं।

नवं धान्यमभिष्यन्दि लघु संवत्सरोषितम्।
द्व्यब्दोषितं लघुतरं त्रिवर्षमबलं भवेत्।।
चणका यवगोधूमास्तिला माषा नवा हिताः।
पुराणा विरसा रूक्षा अहिता दुर्जराबलाः।। (रा.नि.-१६.१५६-५७)

नया धान्य अभिष्यन्दी (रसवह शिराओं को भारी करने वाला), एक वर्ष पुराना लघु, दो वर्ष पुराना लघुतर तथा तीन वर्ष पुराना बलहीन माना जाता है। चने, जौ, गेहूँ, तिल तथा उड़द, ये तो नये ही हितकर होते हैं। पुराना धान्य नीरस, रूक्ष, अहितकर, दुर्जर (पचने में कठिन) व बलहीन होता है।

वाग्भटः – नवं धान्यमभिष्यन्दि सैक्यं केदारजं च यत्। **अभिष्यन्दीत्यन्वयः।** (अ.सं.सू.-७.३८)

वाग्भट का कथन है– नया धान्य अभिष्यन्दी होता है। इसी प्रकार क्यारियों में सिंचाई से पैदा हुआ धान्य भी अभिष्यन्दी होता है।

लघु वर्षोषितं दग्धभूमिजं स्थलसम्भवम्।
शीघ्रजन्म तथा सूप्यं निस्तुषं युक्तिभर्जितम्।। इति।। (अ.सं.सू.-७.३८-३९)

एक वर्ष पुराना, दग्धभूमि में उत्पन्न, स्थल में उत्पन्न, शीघ्र उगने वाला धान्य लघु होता है तथा युक्ति से भुना व छिल्का रहित, सूप्य (मूँग आदि) धान्य लघु होता है।

अथ भृष्टधान्यगुणाः

ये केचिद् व्रीहयो भृष्टास्ते लाजा इति सञ्ज्ञिताः। उपलक्षणमेतत्। (रा.नि.-१६.१३९)

भुने धान्य के गुण– कुछ धान्य भूनकर उपयोग में लिए जाते हैं, वे भूनने पर लाजा (खील) नाम से जाने जाते हैं।

येषां स्युस्तण्डुलास्तानि धान्यानि सतुषाणि तु।
भृष्टानि स्फुटितान्याहुर्लाजा इति मनीषिणः।। इति अभिधानात्।

इस विषय में कहा है– जिन धान्यों के तण्डुल (छिल्का उतारने योग्य कण) होते हैं, उनको छिल्के सहित भूनने से स्फुटित होने पर (खिल जाने पर) आयुर्वेद-मनीषियों ने लाजा (खील) कहा है।

लाजाः स्युश्छर्द्यतीसारमेहमेदःकफच्छिदः।
कासपित्तोपशमना दीपना लघवो हिताः।। (अ.हृ.सू.-६.३६)

खीलें छर्दि (उल्टी), अतिसार, प्रमेह तथा कफ को नष्ट करती हैं। ये खाँसी और पित्त को शान्त करती हैं तथा भूख बढ़ाने वाली, लघु व हितकारी होती हैं।

तथा – **लाजास्स्युर्मधुराश्शीता लघवो दीपनाश्च ते।**
स्वल्पमूत्रा अल्परूक्षा बल्याः पित्तकफच्छिदः।।

खीलें मधुर, शीतल, लघु व जठराग्नि को दीप्त करने वाली होती हैं। ये अल्प मूत्र करने वाली, कुछ रूखी,बलवर्धक एवं पित्त-कफनाशक होती हैं।

छर्द्यतीसारदाहास्रमेहमेदस्तृषापहाः।।

खीलें छर्दि (उल्टी), अतिसार, दाह, रक्त, प्रमेह, मेद (चर्बी) व प्यास को दूर करने वाली कही गई हैं।

निघण्टौ – **लाजाश्च यवधानाश्च तर्पणाः पित्तनाशनाः।**
गोधूमयावनालोत्थाः किञ्चिदुष्णाश्च दीपनाः।। (रा.नि.-१६.१४१)

राजनिघण्टु में कहा गया है कि खीलें और यवधाना (भुने जौ) आदि तृप्तिकर, पित्तनाशक होते हैं। गेहूँ व ज्वार की खीलें कुछ उष्ण और जठराग्नि को प्रदीप्त करने वाली होती हैं।

।। इति लाजाः।।

निघण्टौ – **यवास्तु निस्तुषा भृष्टाः स्मृता धाना इति स्त्रियाम्।**
धानास्तु दुर्जरा रूक्षास्तृट्प्रदा गुरवश्च ताः।।
तथा मेदःकफच्छर्दिनाशिन्यस्सम्प्रकीर्त्तिताः।।

निघण्टु में कहा है कि भूनकर तुष रहित किये हुये जौ धाना कहलाते हैं। धाना शब्द संस्कृत में स्त्रीलिंग में प्रयुक्त होता है। प्रान्तीय भाषा (राजस्थानी) में इसे धाणी भी कहते हैं। ये दुर्जर, रूक्ष, प्यास को बढ़ाने वाली तथा गुरु होती हैं। ये मेद (चर्बी), कफ व वमन को नष्ट करती हैं।

।। इति धानाः।।

अथ सक्तवः

धान्यानि भ्राष्ट्रभृष्टानि यन्त्रपिष्टानि सक्तवः।

सत्तू के गुण– भाड़ में भूनकर चक्की आदि से पीसे गये धान्य सत्तू के रूप में जाने जाते हैं।

तत्र – **यवजास्सक्तवश्शीता दीपना लघवस्सराः।**
कफपित्तहरा रूक्षा लेखनाश्च प्रकीर्त्तिताः।।

जौ के सत्तू के गुण– उनमें जौ से बने हुए सत्तू शीतल, जठराग्नि को प्रदीप्त करने वाले, लघु, मल का निस्सरण करने वाले, रूक्ष, लेखन व कफपित्तहर होते हैं।

ते पीता बलदा वृष्या बृंहणा भेदनास्तथा।
तर्पणा मधुरा रुच्याः परिणामे बलावहाः।।

ये पीने पर बल बढ़ाने वाले, वृष्य, पुष्टिकारक व मल का भेदन करने वाले होते हैं। ये तृप्तिकर, मधुर, रुच्य (रुचिकर) तथा परिणाम में अर्थात् पचने पर बलप्रद होते हैं।

कफ-पित्त-श्रम-क्षुत्तृड्-व्रण-नेत्रामयापहाः।
प्रशस्ता घर्मदाहाध्व-व्यायामार्त्तशरीरिणाम्।। यवसक्तु

ये सत्तू कफ, पित्त, थकान, भूख,प्यास, घाव व नेत्ररोगों को दूर करते हैं। गर्मी, लू, जलन, मार्गश्रम व व्यायाम की अधिकता से पीड़ित लोगों के लिए उत्तम माने जाते हैं।

निस्तुषैश्चणकैर्भृष्टैस्तुर्यांशैश्च यवैः कृताः।
सक्तवश्शर्करासर्पिर्युक्ता ग्रीष्मेऽतिपूजिताः।। चणकयवसक्तु।

भूनकर छिल्का-रहित करके बनाए गये चने के सत्तू में चतुर्थांश परिमाण में जौ का सत्तू मिलायें। इन्हें शक्कर व घृत के साथ खाना चाहिए। इस प्रकार सत्तू का सेवन ग्रीष्मकाल में श्रेष्ठ माना जाता है।

सक्तवश्शालिसम्भूता वह्निदा लघवो हिमाः।
मधुरा ग्राहिणो रुच्याः पथ्याश्च बलशुक्रदाः।। शालिसक्तु।

शालि से बने हुए सत्तू जठराग्निवर्धक, लघु, शीतल, मधुर, ग्राही, रुच्य, पथ्य एवं बल-शुक्रवर्धक होते हैं।

अन्यांस्तत्तद्द्रव्यगुणान् लघून् किञ्चिद्विशेषतः।
यावनालादिसम्भूतान् विजानीयाद्विचक्षणः।।

अन्य धान्य अर्थात् ज्वार आदि से बने हुए सभी सत्तू लघु गुण वाले होते हैं, इसके साथ बुद्धिमान् जनों को इनमें उस-उस धान्य का विशेष गुण भी जान लेना चाहिए। जैसे यव के सत्तू उसके रूक्षता आदि गुणों से युक्त होते हैं।

सक्तवो लघवः क्षुत्तृट्श्रमनेत्रामयव्रणान्।
घ्नन्ति सन्तर्पणाः पानात् सद्य एव बलप्रदाः।। (अ.हृ.सू.-६.३८)

सत्तू लघु, भूख, तृष्णा (अति प्यास), थकान, नेत्ररोग व व्रण को दूर करते हैं। ये सन्तर्पण होते हैं, अतः पीने पर शीघ्र ही शक्ति देते हैं।

नोदकान्तरितान्न द्विर्न निशायां न केवलान्।
न भुक्त्वा न द्विजैश्छित्त्वा सक्तूनद्यान्न वा बहून्।। (अ.हृ.सू.-६.३९)

सत्तुओं को जल के साथ घोल कर पिया जाता है, परन्तु उनका सेवन उदकान्तरित नहीं होना चाहिए। भाव यह है कि जैसे भोजन के मध्य में जल पीना मान्य है, वैसे सत्तुओं के सेवन में नहीं- अर्थात् सत्तुओं की पिण्डी खाकर जल पीना तथा पुनः पिण्डी खाना निषिद्ध है। एक बार खाने के बाद शीघ्र ही दोबारा सत्तू न खाएं, रात्रि को न खाएं, केवल (अकेले) सत्तू भी न खाएं, भोजन करने के उपरान्त भी सत्तू न खाएं, दाँतों से काटकर सत्तू न खाएं तथा बहुत मात्रा में भी न खाएं।

।। इति सक्तुप्रकरणम्।।

पृथुकाः- **शालयस्सतुषा आर्द्रा भृष्टा अस्फुटिताश्च ताः।**
कुट्टिताश्चिपिटास्सम्यक् ते स्मृताः पृथुका इति।।

पोहा के गुण– तुष सहित गीले किये चावलों को मसलकर छिल्का हटाकर तथा कूटकर चपटे आकार का बना दिया जाता है, ये चिपिट या पृथुक कहलाते हैं, लोकभाषा में ये पोहा व चिउड़ा नाम से भी जाने जाते हैं।

पृथुका गुरवो वातनाशनाः श्लेष्मला अपि।
सक्षीरा बृंहणा वृष्या बल्या भिन्नमला हि ते।। पोहे।

पोहा गुरु, वातनाशक व कफवर्धक होता है। दूध के साथ खाने से यह बृंहण, वृष्य व बलवर्धक होता है तथा मल का भेदन करता है।

अर्धपक्वैश्शमीधान्यैस्तृणभृष्टैश्च होलकः।
होलकोऽल्पानिलो मेदःकफदोषश्रमापहः।।

खेत में पौधे पर अधपके चने आदि शमीधान्यों को तृणादि की आग से भूनने पर ये **होलक** कहलाते हैं। ये कुछ वातकारक, चर्बी (मोटापा), कफदोष व थकान को दूर करते हैं।

भवेद्यो होलको यस्य स च तत्तद्गुणो भवेत् । उला।

जो होलक जिस शमीधान्य का होता है, उसे उसी के गुणों वाला समझना चाहिए।

मञ्जरी त्वर्धपक्वा या यवगोधूमयोर्भवेत्।।
तृणानलेन संसृष्टा बुधैरुम्बीति सा स्मृता।
उम्बी कफप्रदा बल्या लघ्वी पित्तानिलापहा।। वोंवी

जौ या गेहूँ की अधपकी बालि (मञ्जरी) जिसे तिनकों की आग में भूना हो, वह विद्वानों द्वारा **उम्बी** नाम से कही जाती है। उम्बी कफकारक, बलप्रद, लघु, पित्त व वातदोष को दूर करने वाली होती है।

अर्धस्विन्नास्तु गोधूमा अन्येऽपि चणकादयः।
कुल्माषा इति कथ्यन्ते शब्दशास्त्रेषु पण्डितैः।।

शब्दशास्त्रवेत्ताओं द्वारा आधे सीझे (पानी में पकाये) गेहूँ और चने आदि अन्न कुल्माष कहे जाते हैं।

कुल्माषा गुरवो रूक्षा वातला भिन्नवर्चसः। घुगर्या।

कुल्माष गुरु, रूक्ष, वातवर्धक व मलभेदक होते हैं।

यवपिष्टमुष्णोदकसिक्तमीषत्स्विन्नमपूपीकृतं कुल्माष इति केचित्।

कुछ विद्वानों का मत है कि– गर्म जल से मिश्रित जौ का आटा थोड़ा पकाकर पूए के रूप में बनाया हुआ कुल्माष कहलाता है।

दग्धबीजास्सुमधुरा दुर्जरा वीर्यपुष्टिदाः।

दग्धबीज अर्थात् भूनते समय पूर्वोक्त खेत में खड़े अधपके जिन धान्यों के बीज कुछ जल जाएं, वे सुमधुर, दुर्जर और वीर्यपुष्टिकर होते हैं।

तथा – **सुभृष्टश्चणको रुच्यो वातघ्नो रक्तदोषकृत्।**
वीर्येणोष्णो लघुश्चैव स्वेदशैत्यापहारकः।। फुटाणे।

अच्छी प्रकार से भुने हुए चने स्वादिष्ठ, वातनाशक, रक्तदोषकारक, उष्णवीर्य (गर्म तासीर वाले), लघु, स्वेद (पसीने) व सर्दी को दूर करने वाले होते हैं।

स्विन्नास्तु दग्धबीजास्स्युर्मधुरा वीर्यपुष्टिदाः।
त एव लवणोपेताः किञ्चिदल्पगुणा मताः।। मिठाणे।

सिझाकर भुने हुए, दग्धबीज हुए धान्य मधुर व वीर्यपुष्टिकर होते हैं, परन्तु इनमें नमक मिलाने से इनके गुण कम हो जाते हैं।

तैलेऽथ वापि च घृते जरणादियुक्ते
तप्ते जलार्द्रचणकाः सुशृतास्सुयुक्त्या।
वाताल्पदाः शिखिकरास्सबला न रूक्षा
हृद्या भवन्ति सुखदा अपि बालकानाम्।। **उसळी।** (वसन्ततिलका)

पहले दिनभर पानी में भिगोकर जरण (हींग या जीरक) आदि पाचक मसालों से युक्त घी या तेल में युक्ति-पूर्वक पकाये गये चने थोड़े वातकारक, जठराग्नि को बढ़ाने वाले व बलवर्धक होते हैं। ये रूक्ष नहीं होते हैं, बच्चों के लिए भी सुखद व मनभावन होते हैं।

।। इति भृष्टधान्यप्रकरणम्।।

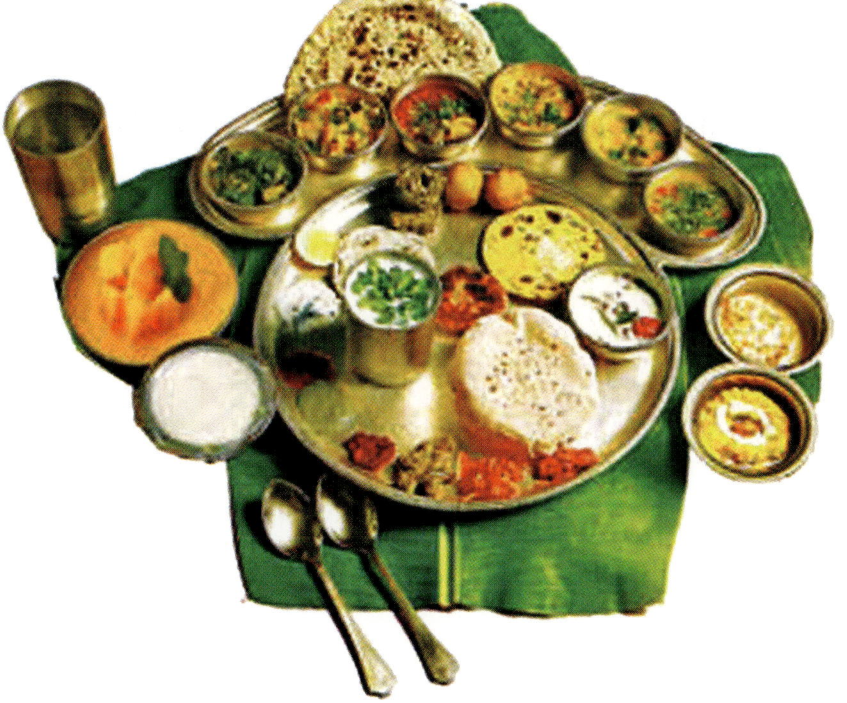

अथ सिद्धान्नप्रकरणम् (पकाये अन्न का प्रकरण)

समवायिनि हेतौ ये कथिता गुणिभिर्गुणाः।
कार्येऽपि तेऽखिला ज्ञेयाः परिभाषेयमीरिता।।

सिद्धान्न प्रकरण– गुणीजनों ने समवायी हेतु (मूल कारण) में जो गुण कहे हैं, वे सभी उससे बने कार्य में भी जानने चाहिए। भाव यह है कि कारण के गुण कार्य में आ जाते हैं। जैसे तिल वातनाशक है, अतः तिल से बने पकवान भी वातनाशक होंगे। इस प्रकार कारण के गुण कार्य में आ जाते हैं, यह सामान्य परिभाषा समझनी चाहिए।

क्वचित् संस्कारभेदेन गुणभेदो भवेदिह।
भक्तं लघु पुराणस्य शालेस्तच्चिपिटो गुरुः।।

कहीं-कहीं जहाँ मूल वस्तु से अन्य भोज्य पदार्थ बनाए जाते हैं , वहाँ विशेष संस्कार के कारण मूल से बनी वस्तु में मूल की अपेक्षा भिन्न गुण भी आ जाते हैं। जैसे– पुराने शालि (चावल) का भात लघु होता है, परन्तु उसी से विशेष प्रकृया से बनाया पोहा (चिउड़ा) गुरु होता है। यहाँ चावल से पोहा बनाने की प्रकृया में जो संस्कार होता है, उसी से इसमें गुरुता आ जाती है, जबकि इसका मूल कारण पुराना चावल लघु था और उससे बना कार्य (भात) भी लघु था।

क्वचिद्योगप्रभावेन गुणान्तरमपीष्यते।
कादलं गुरु सर्पिश्च तद्युक्तं सुपचं भवेत्।।

कहीं-कहीं पदार्थों के पारस्परिक संयोग से उनके मूल गुण में भिन्नता आ जाती है। जैसे– कादल (केला) और घी दोनों ही मूलतः गुरु होते हैं, परन्तु ये दोनों एक-दूसरे के योग से सुपाच्य (लघु) हो जाते हैं।

तत्र – यवागूः षड्गुणजले सिद्धा स्याच्छिथिलोदनः।
यवागूर्ग्राहिणी बल्या तर्पणी वातनाशिनी।।

छः गुणा पानी में जो पकाया पतला यवागू (दलिया) शिथिलोदन नाम से भी जाना जाता है। यह ग्राही, बलप्रद, तृप्त करने वाला तथा वातनाशक होता है।

विलेपी च घना सिक्थैः सिद्धा नीरे चतुर्गुणे।
विलेपी तर्पणी वृष्या मधुरा पित्तनाशिनी।।

चौगुने पानी में पकाई, सिक्थ (धान्यांश) के कारण गाढी बनी भोज्य वस्तु विलेपी कही जाती है। यह तृप्तिकर, वृष्य, मधुर और पित्तदोष का नाश करने वाली होती है।

द्रवाधिका स्वल्पसिक्था चतुर्दशगुणे जले।
सिद्धा पेया बुधैर्ज्ञेया यूषः किञ्चिद्घनस्ततः।।

जौ या गेहूँ आदि के दलिये को अथवा चावल को चौदहगुना पानी में पकाने पर बनी पतली व थोड़े गाढ़े अंश वाली भोज्य वस्तु पेया कहलाती है। उससे कुछ गाढ़ा यूष कहलाता है।

पेया लघुतरा ज्ञेया ग्राहिणी धातुपुष्टिदा।
यूषो बल्यस्ततः कण्ठ्यो लघुः पाके कफावहः।।

पेया अति लघु, ग्राही तथा रस-रक्त आदि धातुओं की पुष्टि करने वाली होती है। यूष उससे अधिक बलप्रद होता है। यह कण्ठ के लिए हितकारी, पचने में लघु तथा कफकारक होता है।

।। इति यवाग्वादिलक्षणानि गुणाश्च।।

अथ भक्तगुणाः

सुधौतांस्तण्डुलान् स्फीतांस्तोये पञ्चगुणे पचेत्।
तद्भक्तं प्रस्नुतं चोष्णं विशदं गुणवत्तरम्।।

भात के गुण– धोए हुए स्वच्छ चावलों को पाँच गुना पानी में पकायें। पकने पर पानी रहित किया गया यह भात उष्ण, विशद (खिला हुआ) व अधिक गुण वाला माना जाता है।

भक्तं वह्निकरं पथ्यं तर्पणं रोचनं लघु।
अधौतमस्नुतं शीतं गुर्वरुच्यं कफप्रदम्।।

भात जठराग्निदीपन, पथ्य, तृप्तिकर, रुचिकारक तथा लघु होता है। बिना धोए पकाया हुआ एवं पकने पर जिसका पानी न निकाला हो तथा जो शीतल हो गया हो, ऐसा भात गुरु, अरुचिकर व कफप्रद होता है।

उष्णोदनो भ्रममदात्ययरक्तपित्त-मेहप्रदः कृमिहरः कसनार्त्तिनिघ्नः।
आध्मानगुल्मपवनक्षयकासहिक्का-श्वासापहश्च कफकृल्लघुदीपनश्च।। (वसन्ततिलका छन्द)

गर्मागर्म भात भ्रम (चक्कर आना), मदात्यय (अधिक नशा) रक्तपित्त व मधुमेह को पैदा करता है। यह कृमिनाशक, कसनार्त्ति (खाँसते समय गले या छाती में होने वाली पीड़ा को), आध्मान (अफारा), गुल्म, वातरोग, क्षयरोग, खाँसी, हिचकी व दमा को दूर करता है। यह कफकारक, लघु व दीपन होता है।

शीतोदनं शीतलमग्निसाद-श्वासप्रसेकानिलविड्विबन्धान्।
कुर्यादसृक्पित्तहरं च मोह-मूर्च्छा-भ्रमच्छर्दिमदामयघ्नम्।। (इन्द्रवज्रा छन्द)

ठण्डा भात शीतल, जठराग्नि को मन्द करने वाला, दमा व प्रसेक (मुँह से लार आने के विकार को) करने वाला, वातजनक, कब्ज करने वाला, रक्तपित्त को हरने वाला, मोह (चेतना की क्षीणता), मूर्च्छा (बेहोशी, मोह से अगली दशा), भ्रम (चक्कर आना), छर्दि (उल्टी) व मद (नशे के प्रभाव को) को नष्ट करने वाला होता है।

केचित्तु – **जले चतुर्दशगुणे तण्डुलानां चतुष्पलम्।**
विपचेत्स्रावयेन्मण्डं स भक्तो मधुरो लघुः।। इति।।

कुछ लोगों का कहना है कि– चौदह गुने पानी में चतुष्पल (चार पल) चावल को पकाने पर माण्ड निकालने से जो भात बनता है, वह मधुर व लघु होता है।

मांसस्य– **रसोदनो ज्वरहरो बल्यो वातनिबर्हणः।** रसोदनम्।

मांस के साथ पकाया रसोदन (पानीदार, पतला ओदन) ज्वरहर, बलवर्धक व वातनाशक होता है।

घोल्लभक्तं हिमं स्वादु हृद्यं पाचनदीपनम्।
आमशूलग्रहण्यर्शोहरं पुष्टिरुचिप्रदम्।। मुद्गौदनम्।

चावल-मूँग की खिचड़ी शीतल, स्वादु, हृदयप्रिय, पाचन व दीपन होती है। यह आमशूल, ग्रहणी व अर्श (बवासीर) को नष्ट करती है, पुष्टिदायक व रुचिकर होती है।

तण्डुला दालिसंयुक्ता लवणार्द्रकहिङ्गुभिः।
युक्ताश्च सलिले सिद्धाः कृसरा कथिता बुधैः।।

चावलों को दाल के साथ मिलाकर नमक, अदरक, हींग आदि डालकर पानी में पकाने से कृसरा अर्थात् खिचड़ी तैयार होती है। इसे **मिश्रौदन** भी कहते हैं।

कृसरा शुक्रला बल्या गुरुः पित्तकफप्रदा।
दुर्जरा बहुविष्टम्भमलमूत्रकरी स्मृता।। खिचडी, मिश्रौदनम्।

'मिश्रैश्शूकशिम्बीधान्यैरोदनो मिश्रको मतः' इत्यभिधानात्।

कृसरा वीर्यवर्धक, बलप्रद, गुरु एवं पित्त व कफ को बढ़ाने वाली होती है। यह कठिनता से पचने वाली, अति विष्टम्भी अर्थात् कब्ज करने वाली व अधिक मूत्र लाने वाली होती है। चावल आदि शूकधान्य व मूँग आदि शिम्बीधान्य को मिलाकर जो ओदन बनाया जाता है, उसे मिश्रक या मिश्रौदन कहते हैं। यह खिचड़ी का ही दूसरा नाम है।

घृते हरिद्रासंयुक्तमाषाणां भर्जयेद्वटीः।
तण्डुलांश्चापि निर्धौतान् सहैव परिवर्त्तयेत्।।
सिद्धयोग्यं जलं तत्र निक्षिप्य कुशलः पचेत्।
लवणार्द्रकहिंगूनि मात्रया तत्र निक्षिपेत्।।

तापहरी (तहरी) बनाने की विधि व उसके गुण– हल्दी युक्त उड़द की वटियों (बड़ियों) को घी में भूनें, भूनते समय अच्छी तरह से धोए चावलों को भी उन्हीं में मिलाकर चलाते रहें। फिर पकने योग्य जल डालकर इन्हें कुशलतापूर्वक पकायें तथा नमक, अदरक और हींग भी मात्रानुसार डाल दें।

एषा सिद्धिं समायाता प्रोक्ता तापहरी बुधैः।
भवेत्तापहरी बल्या वृष्या श्लेष्माणमाचरेत्।।
बृंहणी तर्पणी रुच्या गुर्वी तत्तद्गुणा स्मृता। तापहारी। तापहारीत्यौत्तरेषु प्रसिद्धा।

इस प्रकार तापहरी बनती है। यह बलप्रद, वृष्य, कफवर्धक, बृंहण, तृप्तिकर, रुचिकर तथा गुरु होती है। यदि उड़द के स्थान पर मूँग आदि की बड़ियां ली जायें तो उनसे बनी तापहरी के गुण मूँग आदि के अनुरूप समझने चाहिए। यह उत्तरी भारत में तापहारी नाम से प्रसिद्ध है।

कृयासारे तु – निवेद्यकरणे प्रोक्ता श्रेष्ठा आढकतण्डुलाः।
तांश्च निर्णिज्य निष्पीड्य षोढाम्भः क्षालयेद् बुधः।।
सार्धाढकप्रमाणं तु तण्डुलानां जलं स्मृतम्।
शुद्धैश्शुष्कैर्दारुभिश्च सुदीप्तैः परिपाचितम्।।
केवलान्नमिति प्रोक्तमिदमन्नं मुनीश्वरैः।।

कृयासार नामक ग्रन्थ में कहा है कि- पूजा आदि में निवेदित करने के लिए एक आढक परिमाण चावलों को श्रेष्ठ माना है। उन्हें साफ करके, मसलते हुए छः बार पानी से धो लें। इन चावलों में डेढ़ आढक जल डालकर शुद्ध, सूखी व सुप्रज्वलित लकड़ियों से इन्हें पकायें। इस प्रकार बने हुए अन्न को मुनीश्वरों ने केवलान्न कहा है।

परमान्नं हरिद्रान्नं दध्यन्नं कृसरोदनम्।
गुडोदनं च मुद्गान्नमित्यन्नं षड्विधं स्मृतम्।।

उन्हीं मुनीश्वरों ने अन्न के छः भेद बताए हैं– १. परमान्न, २. हरिद्रान्न, ३. दध्यन्न, ४. कृसरोदन, ५.गुडोदन, ६. मुद्गान्न।

तण्डुलत्रिगुणं दुग्धं दुग्धार्धं जीवनीयकम्।
तदर्धं गुडचूर्णं तु परमान्नमिति स्मृतम्।। परमान्नम्।

परमान्न– परमान्न का लक्षण बताते हुए कहा है कि चावलों से तिगुना दूध, दूध से आधा जीवनीयक (पानी) और उससे भी आधा गुड़ मिलाकर पकाये भोज्य को परमान्न कहते हैं।

संस्कृतं मथितं गव्यं तण्डुलानां चतुर्गुणम्।
ईषद्धरिद्रया युक्तं मरीचाजाजिसंयुतम्।
एतदुक्तं हरिद्रान्नं सुपक्वं पाचितं तथा।। हरिद्रान्नम्।

हरिद्रान्न– गोदुग्ध को अच्छी प्रकार छानकर व मथकर (फेंटकर) चौगुने चावलों के साथ मिलाकर कुछ हल्दी का चूर्ण तथा मिर्च व जीरा भी मिलायें, फिर अच्छी तरह से पकाने पर तैयार हुआ यह भोज्य हरिद्रान्न कहलाता है।

मधुराम्लेन गोदध्ना शुद्धान्नं तु विमिश्रितम्।
तण्डुलद्विगुणेनैव मरीचक्षोदसंयुतम्।
लवणार्द्रकसंयुक्तमेतद्दध्योदनं स्मृतम्।। दध्योदनम्।

दध्यन्न– मधुराम्ल (मीठे-खट्टे) गाय के दधि में पूर्वनिर्दिष्ट शुद्धान्न (केवलान्न) मिलायें, दही की मात्रा केवलान्न से दोगुनी होनी चाहिए, इसमें समुचित मात्रा में काली मिर्च का चूर्ण, नमक व अदरक मिलायें। इस प्रकार तैयार किया हुआ भोज्य दध्यन्न कहलाता है।

तण्डुलार्धं मुद्गभिन्नं वारिणा सह सम्पचेत्।
युक्तं मरीचचूर्णेन तिलचूर्णं विनिक्षिपेत्।।
इदं कृसरनामान्नमित्याख्यातं मुनीश्वरैः।। कृसरान्नम्।

कृसरान्न– अपेक्षित मात्रा में चावल लेकर उनसे आधे मूँग साथ में मिलायें। इन्हें साफकर, पानी से धोकर स्वच्छ जल में पकायें। पकाते समय काली मिर्च व तिल का चूर्ण भी उचित मात्रा में डाल दें। इस प्रकार तैयार किये हुए भोज्य को मुनीश्वरों ने कृसरान्न कहा है।

पूर्वोक्तपायसे युञ्ज्यात् दुग्धार्धं गुडखण्डकम्।
तदर्धमाज्यं मोचायाः फलमेतद् गुडोदनम्।। (गुडान्नम्)

पूर्वोक्तपायसवत्तण्डुलत्रिगुणदुग्ध-दुग्धार्धजलयोगे दुग्धार्धगुडं योजयित्वा पचेत्। इतरथा गुडोदनमिति सञ्ज्ञानुपपत्तेः।

गुडोदन– पूर्वोक्त परमान्न (खीर) में दूध से आधे परिमाण में गुड़ के छोटे-छोटे खण्ड डाल दें। गुड़ से आधी मात्रा में घी डालें तथा इतनी ही मात्रा में काटकर केला डाल दें। पहले परमान्न में दूध के चतुर्थांश परिमाण में गुड़ डालने का विधान किया था, पर यहाँ गुडोदन में दूध से आधा गुड़ डालकर आगे की प्रकृया उक्त विधि से करनी होती है। अत: यह (गुडोदन) परमान्न से विशिष्ट व भिन्न है।

भाव यह है कि पहले कहे पायस (परमान्न) के समान ही चावलों का तीन गुणा दूध लें, दूध से आधा जल लें व इन सबको मिलाकर दूध के आधे भाग जितना गुड़ मिलाकर पकायें, ऐसा करने पर ही गुडोदन नाम सार्थक होता है।

तण्डुलस्य त्रिभागैकमुद्गखण्डेन मिश्रितम्।
पक्वं यदेतन्मुद्गान्नमाख्यातं च चतुर्मुखम्।।

मुद्गान्न– तीन भाग चावल तथा एक भाग मूँग को मिलाकर पकायें, इसे मुद्गान्न कहा जाता है। इसे चतुर्मुख भी कहते हैं।

विना शुद्धान्नमन्येषां प्रदद्याल्लवणं बुधः।
गुणानेषां यथायोगं विजानीयाद्विचक्षणः।।

शुद्धान्न को छोड़कर अन्य सभी अन्नों में लवण मिलाना चाहिए। इनके गुणों को बुद्धिमान् मनुष्य योगानुसार जान लें।

हृदयदीपः – **'भूतोदनो दधिनिशासक्तुलाजतिलान्वितः'।** (हृदयदीपकनिघण्टुः-१६३)
भूतापसरणे योग्यमेतत्प्राहुर्विचक्षणाः।। भूतोदनम्

हृदयदीप में लिखा है कि दही, हल्दी, सत्तू, खील व तिल से युक्त ओदन भूतोदन कहलाता है। यह भूत भगाने

में समर्थ होता है, ऐसा विद्वान् लोग कहते हैं। भाव यह है कि भूतोदन का प्रयोग करने वालों को भूतबाधा नहीं होती है।

।। इत्योदनप्रकरणम्।।

अथ क्षीरी

शुद्धेऽर्धपक्वे दुग्धे तु घृताक्तांस्तण्डुलान् क्षिपेत्।
ते सिद्धाः क्षीरिका ख्याता सा सिताज्ययुतोत्तमा।।

खीर के गुण– शुद्ध अधपके दूध में घृतलिप्त (घी में सने) चावलों को पकाने से खीर बनती है। यह खाँड और घी के साथ खाने से बहुत उत्तम पौष्टिक होती है।

क्षीरिका दुर्जरा बल्या धातुपुष्टिप्रदा गुरुः।
विष्टम्भिनी हरेत् पित्तं रक्तपित्ताग्निमारुतान्।।

खीर दुर्जर (कठिनता से पचने वाली), बलप्रद, धातुपुष्टिकर व गुरु होती है। यह विष्टम्भी (कब्ज करने वाली), पित्तशामक व पित्त-रक्तनाशक होती है। यह भारी होने से जठराग्नि को मन्द करती है।

अथ नारिकेरक्षीरी

नारिकेरं तनूकृत्य छिन्नं पयसि गोः क्षिपेत्।
सितागव्याज्यसंयुक्तं तत्पचेन्मृदुवह्निना।।
नारिकेरोद्भवा क्षीरी स्निग्धा शीतातिपुष्टिदा।
गुर्वी सुमधुरा वृष्या रक्तपित्तानिलापहा।।

नारियल की खीर– नारियल के पतले-पतले टुकड़े काटकर गाय के दूध में डालें तथा चीनी और गाय के घी में मिलाकर धीमी आँच पर पकायें। नारियल से बनी यह खीर स्निग्ध, शीतल, अति पौष्टिक, गुरु, सुमधुर व वृष्य होती है तथा रक्त-पित्त एवं वातदोष को दूर करती है।

समिता-वर्त्तिकाः कृत्वा सुसूक्ष्मास्तन्तुसन्निभाः।
शुष्काः क्षीरेण संसाध्या भोज्या घृतसमन्विताः।।
सेविका तर्पणी बल्या गुर्वी पित्तानिलापहा।
ग्राहिणी सन्धिकृद् रुच्या तां खादेन्नातिमात्रया।। सेवया।

इयं च चमसीक्षीरिः। 'चमसी पिष्टवर्त्तिके'ति हैमः। इदमन्योपलक्षकम्। **अन्यासां समिताविकारक्षीरीणाम्।**

मैदा की धागे जैसी पतली बत्तियां बनाकर सुखा लें तथा उन्हें दूध में पकाकर घी के साथ खाएं। इस तरह

बनी हुई सेवईं तृप्तिकर, बलवर्धक, गुरु, पित्तहर व वातनाशक होती है। यह ग्राही, सन्धिकृत् (हड्डियों को जोड़ने में सहायक) तथा रुचिकर होती है; किन्तु इसे बहुत अधिक मात्रा में न खाएं। यह चमसीक्षीरी भी कही जाती है। 'चमसी पिष्टवर्त्तिका' ऐसा हैमकोष (अभिधानचिन्तामणि-४००) में लिखा है। यहाँ बताई सेवईं मैदा के विकार से बनने वाली अन्य खीर के उपलक्षण रूप में जाननी चाहिए।

।। इति क्षीरीप्रकरणम्।।

अथ सूपः

दाली तु सलिले सिद्धा लवणार्द्रकहिङ्गुभिः।
संयुक्ता सूपनाम्नी स्यात् कथ्यन्ते तद्गुणा अथ।।
सूपो विष्टम्भको रूक्षः शीतस्तु स विशेषतः।
निस्तुषो भृष्टसिद्धस्स लाघवं सुतरां व्रजेत्।।

दाल व इसके गुण– नमक, अदरक व हींग के साथ पानी में पकाई हुई दाल 'सूप' नाम से जानी जाती है। अब इसके गुणों को कहते हैं- दाल विष्टम्भक, रूक्ष व विशेष रूप से शीतल होती है। छिल्का उतारकर व भूनकर तैयार की गई दाल अति लघु (सुपच) होती है।

वाग्भटः– प्रभूताभ्यन्तरमलो माषसूपः परं मतः। (अ.सं.सू.-७.४९)

वाग्भट का कथन है कि उड़द की दाल शरीर के आन्तरिक मल (पुरीष) की अधिकता करने वाली होती है।

पारिजाते – विशिष्टो मुद्गकुल्माषो गुरू रुच्यो विबन्धकृत्।
वातलः श्लेष्मपित्तघ्नः प्रमेहगलरोगजित्।।
निस्तुषो मुद्गकुल्माषो मधुरश्शीतलस्सरः।
वात-गुल्म-प्लीह-वह्निसादारुचिहरः परम्।
विशेषादाढकीसूपः स्वादुर्विष्टम्भकृद् गुरुः।।

पारिजात नामक ग्रन्थ में कहा है कि मूँग का कुल्माष (पानी में अर्धस्विन्न/कुछ कम उबले साबुत मूँग/मूँग की बाकळी) गुरु, रुच्य, विबन्धकारक, वातवर्धक व कफ-पित्तनाशक होता है। यह प्रमेह तथा गले के रोगों को दूर करता है। छिल्के रहित मूँग का कुल्माष मधुर, शीतल व सर (दस्तावर) होता है। यह वात, गुल्म, प्लीहा, मन्दाग्नि और अरुचि को विशेष रूप से नष्ट करता है। अरहर की दाल विशेष रूप से स्वादु, विष्टम्भी व गुरु होती है।

अथ सारााणि

सारं भोजनसारं सारं सारङ्गलोचनाधरतः।
पिब खलु वारं वारं नो चेन्मुधा भवति संसारः।।

सार (सूप) वस्तुतः भोजन का सार है। यह सारङ्गलोचना (मृगनयनी) के अधर रस से भी उत्तम है। इसका सेवन अवश्य करना चाहिए , क्योंकि यह क्षुधावर्धक व पाचक होता है। यदि सार नहीं पिया तो यह संसार (जन्म) ही व्यर्थ है। इस कथन का तात्पर्य सार की प्रशंसा करना भर है।

अथाम्लिकासारम्– **अम्लिकायाः फलं पक्वं स्वच्छे नीरे विनिक्षिपेत्।**
अर्धावशिष्टे पूते च मारीचार्धपलं तथा।।
सैन्धवं जरणं हिङ्गुं यथायोगं प्रकल्पयेत्।
श्लक्ष्णपिष्टीकृतं सर्वं तस्मिन् क्वाथे विनिक्षिपेत्।।
कालशाकेन संयोज्य चार्द्रकुस्तुम्बरीं भिषक्।
पुनः पाकं विधायाथ यथाकालं च सेवयेत्।।

इमली का सार– इमली के पके फल को एक प्रस्थ जल में डालकर पकायें , आधा शेष रह जाने पर उचित मात्रा में सैंधा नमक , जीरा व हींग को पीसकर उसमें मिलायें। तदनन्तर कालशाक (नाडिका शाक) के साथ हरा धनिया मिलाकर उसमें डालें व पुनः पकायें । इस प्रकार तैयार इमली के सार (सूप) का यथाकाल उचित मात्रा में सेवन करें।

अम्लिकाफलसम्भूतं सारं वातविनाशनम्।
पित्तश्लेष्मकरं किञ्चित्सुरुच्यं वह्निबोधकम्।।

इमली के फल से बना यह सार (सूप) वातनाशक, कुछ कफपित्तकारक, अति रुचिकर व भूख जगाने वाला होता है।

पित्तज्वरार्त्तिशमनं लघु मद्गयूषं
सन्तापहारि तदरोचकनाशनं च।
रक्तप्रसादनमिदं यदि सैन्धवेन
युक्तं तदा पिबति सर्वरुजापहारि।। (वसन्ततिलका छन्द)

मूँग का यूष (सूप) लघु, पित्तज्वरनाशक, संतापहारी तथा अरुचि का नाश करता है। यह रक्त को शुद्ध करता है। यदि इसे सैन्धव लवण के साथ पिया जाये तो यह सभी रोगों को दूर करता है।

वाग्भटः – **मौद्गस्तु पथ्यस्संशुद्धः व्रणकण्ठाक्षिरोगिणाम्।** (अ.हृ.सू.-६.३३)

'बल्यं चाढकिसूपमुक्तमि'ति च।

वाग्भट का कथन है– मूँग का संशुद्ध (संस्कारित- अर्थात् दाडिम, सैन्धव, शुण्ठी, जीरा आदि से युक्त) यूष घाव, नेत्र व कण्ठ के रोगों में हितकर होता है। आढकी का सूप बलप्रद कहा गया है।

चणस्य यूषं मधुरं कषायं कफापहं वातविकारहन्तृ।
श्वासोर्ध्वकासामयपीनसानां करोति नाशं बलदीपनं च।। (उपजाति छन्द)

चने का यूष मधुर, कषाय, वातविकार व कफ दोष को दूर करने वाला, ऊर्ध्वश्वास (श्वासरोग का एक भेद), खाँसी, जुकाम आदि का नाश करता है व बल बढ़ाता है।

सुषेणः – **असितचणकयूषो दाहनाशं विधत्ते प्रबलमहिललब्धं सर्वमेहप्रणाशम्।** (मालिनी छन्द)
दहनमरिचयोगाद्वातरोगापहारी विदलमतिविपक्वं सर्वदोषं जहाति।। (सु.नि.-१५.४२)
प्रबलेति प्रबलयुवतिलब्धानेकमेहप्रणाशमिति वक्तुरभिप्रायः। दहनं हिंगु।

सुषेण कहते हैं– काले चनों का यूष दाह को नष्ट करता है। अति स्त्रीप्रसंग से उत्पन्न सभी प्रकार के प्रमेह रोगों का नाश करता है। दहन (चित्रक) व काली मिर्च के संयोग से यह वात रोग को भी नष्ट करता है। अच्छी प्रकार से पकी चने की दाल सभी दोषों को दूर करती है।

कुलित्थयूषोऽनिलहृच्छर्कराश्मरिनाशनः।
दीपनः पित्तकफकृद्धातुसाम्यकरो लघुः।।
ज्वरातिसारतृड्दाहव्रणकण्ड्वक्षिरोगजित्।।

कुलत्थ का यूष वायुविकार, हृदयरोग, मधुमेह तथा पथरी को नष्ट करता है। यह जठराग्नि-दीपक, पित्त व कफ को बढ़ाने वाला, रस, रक्त आदि धातुओं को साम्यावस्था में रखने वाला व लघु होता है। यह ज्वर, अतिसार, प्यास, दाह, घाव, खुजली व आँख के रोगों को भी ठीक करता है। श्लोकगत 'कुलित्थ' शब्द भी कुलत्थ के पर्यायवाची रूप में आयुर्वेदीय ग्रन्थों में उपलब्ध होता है।

तथा– **वातानुलोमी कौलत्थो गुल्मतूनीप्रतूनिजित्।** (अ.हृ.सू.-६.३३)

कुलत्थ का यूष वात का अनुलोमन करने वाला, गुल्म एवं तूनी व प्रतूनी को दूर करने वाला होता है।

तूनी- अधो या वेदना याति वर्चोमूत्राशयोत्थिता। भिन्दतीव गुदोपस्थं सा तूनीत्यभिधीयते।। (सु.सं.नि.-१.८६)
मलाशय व मूत्राशय से उठकर नीचे की ओर गुदा व मूत्रेन्द्रिय को बींधती हुई-सी जो पीड़ा होती है, उसे तूनी कहते हैं।

प्रतूनी- गुदोपस्थोत्थिता सैव प्रतिलोमविसर्पिणी। वेगैः पक्वाशयं याति प्रतितूनीति सा स्मृता।। (सु.सं.नि.-१.८७)
तूनी से ठीक विपरीत वेदना प्रतितूनी/प्रतूनी कहलाती है। यह वेदना गुदा और उपस्थ से आरम्भ होकर वेग (चीस) के साथ पक्वाशय की ओर जाती है।

मासूरयूषगुणानाह सुषेण:–

प्रभूतवातं कुरुतेऽतिरूक्ष: कफापह: पित्तहरो नराणाम्।
रुचिप्रद: शूलकरो विशेषादामानुबन्धी कथित: कषाय:।। मासूर इति शेष:। (उपजाति छन्द)

सुषेण मसूर के यूष के गुण इस प्रकार बताते हैं– यह अति वातकारक, अत्यन्त रूक्ष, कफनाशक, पित्तहर, रुचिकर, शूल करने वाला तथा विशेष रूप से आंव पैदा करने वाला एवं कषाय होता है।

अगस्तिसारस्सुस्वादुस्तिक्तो वायुकफप्रणुत्।
पाण्डु-शोफारुचि-प्लीह-गुल्म-शूलगदापह:।। अगस्तिसार:।

अगस्तिसार- (अगस्ति वृक्ष के पुष्प व पत्र से बना हुआ सार) अति स्वादु, तिक्त, वायु व कफ को नष्ट करने वाला तथा पीलिया, सूजन, अरुचि, प्लीहा के विकार, गुल्म व शूल का निवारक होता है।

विद्याद्यूषे रसे सूपे शाके चैवोत्तरोत्तरम्।
गौरवं तनुसान्द्राम्लस्वादुष्वेवं पृथक् पृथक्।।

यहाँ यह बात विशेष रूप से समझ लेनी चाहिए कि– यूष, रस, सूप तथा शाक में उत्तरोत्तर गुरुपन (भारीपन) होता है- अर्थात् यूष से गुरु रस, रस से गुरु सूप तथा सूप से गुरु शाक होता है। इसी प्रकार तनु (पतले), सान्द्र (गाढ़े), अम्ल (खट्टे) व स्वादु (मधुर) भोज्यपदार्थों में उत्तरोत्तर गुरुता समझनी चाहिए।

अथ भक्ष्याणि

तत्र – **गोधूमा धवला धौता: कुट्टिताश्शोषितास्तत:।**
प्रोक्षिप्ता यन्त्रनिष्पिष्टाश्चालितास्समितास्स्मृता:।। मैदा।

मण्डक– अच्छी प्रकार से धोए हुए गेहूँ को सुखाकर व कूट-छानकर चक्की में पिसवाने पर छानने के उपरान्त समिता (मैदा) बनती है।

वारिणा कोमलां कृत्वा समितां साधु मर्दयेत्।
हस्तलालनया तस्या लोप्त्रीं सम्यक् प्रसारयेत्।। **लोप्त्री, उंडा इति भाषया।**

उस मैदा को पानी से भिगोकर तथा अच्छी प्रकार मथकर, फिर हाथ की लालना (धीरे-धीरे चलाने) से उसकी लोप्त्री (लोई) को फैलाएं।

अधोमुखघटस्यैतां विस्तृतां प्रक्षिपेद् बहि:।
मृदुना वह्निना साध्यो सिद्धो मण्डक उच्यते।।

फिर घड़े के खिपड़े को तवे की जगह चूल्हे पर उल्टा रखकर गर्म करें, उस पर बेल कर फैलाई हुई रोटी रख दें एवं धीमी आँच से पकायें। पकने पर इसे मण्डक (माण्डा) कहते हैं।

दुग्धेन साज्यखण्डेन मण्डकं भक्षयेन्नरः।
अथवा सिद्धमांसेन सतक्रवटकेन वा।।
मण्डको बृंहणो वृष्यो बल्यो रुचिकरो भृशम्।
पाकेऽपि मधुरो ग्राही लघुर्दोषत्रयापहः।। माण्डे।

इस मण्डक को दूध एवं घृतमिश्रित खाँड के साथ खाएं अथवा तक्रवटक के साथ खाएं। इस प्रकार सेवन करने से यह बृंहण, वृष्य, बलवर्धक, रुचिकर, पाक में भी मधुर, ग्राही, लघु व त्रिदोषहर होता है।

कुर्यात्समितयातीव तन्वीं पर्पटिकां ततः।
स्वेदयेत्तप्तके तां तु पोलिकां जगदुर्बुधाः।। **तप्तकं, तवा इति भाषया।**
तां खादेल्लप्सिकायुक्तां तस्या मण्डकवद् गुणाः। पोली।

पोलिका (फुल्का)– समिता (मैदा) से अच्छी प्रकार बनाई हुई पतली रोटी को तवे पर सेक लें। इसे बुधजन पोलिका (फुल्का) कहते हैं। इसे लप्सिका के साथ खाना चाहिए। इसके गुण मण्डक जैसे ही होते हैं।

लप्सिका च– समितां सर्पिषा भृष्टां शर्करा-पयसि क्षिपेत्।
तस्मिन् घनीकृते न्यस्येल्लवङ्गमरिचादिकम्।।
सिद्धैषा लप्सिका ख्याता गुणानस्या वदाम्यहम्।
लप्सिका बृंहणी वृष्या बल्या पित्तानिलापहा।।
स्निग्धा श्लेष्मकरी गुर्वी रोचनी तर्पणी परा।। इति। लापसी।

लप्सिका (हलुवा)– समिता (मैदा) को घी में भूनें तथा शर्करामिश्रित जल (शरबत) में डाल दें। उसे घना होने तक पकायें और उसमें उचित मात्रा में लौंग, कालीमिर्च आदि डाल दें। इस प्रकार तैयार भोज्य लप्सिका (हलुवा) कहलाता है। लप्सिका बृंहण, वृष्य, बलवर्धक एवं वात-पित्तहर होती है। यह स्निग्ध, कफवर्धक, गुरु, रुचिकर तथा तृप्तिकारक मानी जाती है।

शुष्कगोधूमचूर्णेन किञ्चित्पुष्टां च पोलिकाम्।
तप्तके स्वेदयेत्कृत्वा भूयोऽङ्गारेऽपि पाचयेत्।।
सिद्धैषा रोटिका प्रोक्ता गुणानस्याः प्रचक्ष्महे।
रोटिका बलकृद्रुच्या बृंहणी धातुवर्धिनी।।
वातघ्नी कफकृद् गुर्वी दीप्ताग्नीनां प्रशस्यते।। रोटी, उखर्र।

रोटी– गेहूँ के आटे से बनी कुछ मोटी पोलिका को तवे पर रखकर सेकें, तदनन्तर अंगारों पर पकायें। इस प्रकार रोटी तैयार होती है। यह बलवर्धक, रुचिकर, बृंहण, धातुपुष्टिकर, वातनाशक,कफकारक व गुरु होती है। यह तीव्र जठराग्नि वालों के लिए उत्तम कही गई है।

शुद्धगोधूमचूर्णं तु साम्बु गाढं विमर्दयेत्।
विधाय वटकाकारं निर्धूमेऽग्नौ शनैः पचेत्।।
अङ्गारकर्कटी ह्येषा बृंहणी शुक्रला लघुः।
दीपनी कफकृद् बल्या पीनसश्वासकासजित्।। लिटी।

लिटी– शुद्ध गेहूँ के आटे में पानी मिलाकर अच्छी तरह गूंथ लें। उससे वटक (गोले) बनाकर धुआँ रहित आग में दबाकर धीरे-धीरे पकने दें। इस प्रकार अङ्गारकर्कटी (लिटी) तैयार होती है। यह बृंहण, शुक्रवर्धक, लघु, जठराग्नि को प्रदीप्त करने वाली, कफकर एवं बलवर्धक होती है। यह जुकाम, खाँसी तथा श्वासरोग को दूर करने वाली होती है।

अङ्गारपोलिकाश्शस्ताः विधूमाङ्गारपाचिताः।
लघ्व्यो बलकरा वृष्या दोषघ्ना वह्निदीपनाः।।
तावद् गर्जति वर्गोऽत्र भक्ष्याणां श्लाघतेऽपि च।
उष्णोष्णसर्पिषा भुक्ता यावन्नाङ्गारपोलिका।। अङ्गारपोळी।

पूर्वनिर्दिष्ट पोलिका (फुल्का) यदि धूमरहित अंगारों पर पकाई गई हो तो अंगारपोलिका कहलाती है। यह बहुत प्रशस्त होती है। यह लघु, बलवर्धक, वृष्य, दोषहर और जठराग्नि को प्रदीप्त करने वाली होती है।

भक्ष्य पदार्थों का वर्ग तभी तक गर्जता है, आत्मश्लाघा करता है, जब तक गर्म-गर्म घी के साथ अंगारों पर पकी हुई गर्मागर्म पोलिका नहीं खाई जाय। भाव यह है कि घृतयुक्त गर्मागर्म पोलिका (फुल्का) के स्वाद के सामने सभी भक्ष्य पदार्थ फीके हैं।

यवजा रोटिका रुच्या मधुरा विशदा लघुः।
मलशुक्रानिलकरी बल्या हन्ति कफामयान्।।
पीनसश्वासकासांश्च मेदोमेहगलामयान्।। जवांचीरोटी।

जौ की रोटी– जौ के आटे से बनी हुई रोटी रुचिकर, मधुर, विशद एवं लघु होती है। यह मल, शुक्र व वात को बढ़ाने वाली, बलप्रद एवं कफसम्बन्धी रोगों का नाश करने वाली होती है। यह सर्दी-जुकाम, खाँसी, श्वासरोग, मोटापा, प्रमेह तथा गले के रोगों को दूर करती है।

चूर्णं यच्छुष्कमाषाणां वमसी साभिधीयते।
वमसीरचिता रोटी कथ्यते बलभद्रिका।।
रूक्षोष्णा वातला बल्या दीप्ताग्नीनां प्रपूजिता।। माषरोटी।

उड़द की रोटी– सूखे उड़द के आटे को वमसी कहते हैं। इस वमसी से बनाई हुई रोटी को बलभद्रिका कहते हैं। यह रूक्ष, उष्ण, वातवर्धक, बलप्रद तथा प्रदीप्त जठराग्नि वालों के लिए उत्तम मानी जाती है।

माषाणां दालयस्तोयस्थापितास्त्यक्तकञ्चुकाः।
आतपे शोषिता यन्त्रपिष्टास्ता धूमसी स्मृताः।।
धूमसीरचिता सैव प्रोक्ता झर्झरिका बुधैः।
झर्झरी कफपित्तघ्नी किञ्चिद्वातकरी स्मृता।। झर्झरी, डांगर।

झर्झरी– उड़द की दाल को पानी में भिगोकर तथा छिल्का अलग कर धूप में सुखा लें। फिर इसे यन्त्र (चक्की) में पीसने से धूमसी बनती है। धूमसी से बनी हुई रोटी को विद्वान् लोग झर्झरी कहते हैं। यह कफ व पित्त का नाश करने वाली और कुछ वातदोष-जनक कही गई है।

चाणक्या रोटिका रूक्षा श्लेष्मपित्तास्त्रणुद् गुरुः।
विष्टम्भिनी न चक्षुष्या तद्गुणा तिलशष्कुली।। चणकरोटी।

चने की रोटी– चने की रोटी रूक्ष, कफ व पित्तरक्त को दूर करने वाली, गुरु, विष्टम्भी तथा नेत्र के लिए अहितकर होती है। तिल की शष्कुली (अनरसा) भी इन्हीं गुणों वाली कही जाती है। चावल के आटे में तिल डालकर तैल में पकाकर शष्कुली बनाई जाती है, इसे बनारस के क्षेत्र में अनरसा कहते हैं।

दाली संस्थापिता तोये ततोऽपहृतकञ्चुका।
शिलायां साधु सम्पिष्टा पिष्टिका कथिता बुधैः।।
तथा – **गोधूमचूर्णघनवेष्टितमाषमुद्गपिष्टं सुपक्वमिति वेढणिकां वदन्ति।**
तां भक्षयेदतिबलं लभते मनुष्यस्तैलेन वाथ सुघृतेन सुगन्धिना वा।।
भवेद्वेढणिका बल्या वृष्या रुच्यानिलापहा।
उष्णा सन्तर्पणी गुर्वी बृंहणी शुक्रला परम्।।
भिन्नमूत्रमला स्तन्यमेदःपित्तकफप्रदा।
गुदकीलार्दितश्वासपक्तिशूलानि नाशयेत्।। वेढणी।

वेढणिका (वेढणी)– पानी में भिगोने से नरम व छिल्का रहित हुई दाल को शिला पर अच्छी प्रकार पीस कर पिट्ठी बना लें। इस प्रकार तैयार उड़द व मूँग की पिट्ठी को गेहूँ के आटे से बनी लोई में भरकर तवे पर तेल या घी के साथ परांठे की तरह पकाने से वेढणिका बनती है। इस प्रकार तैयार हुई यह वेढणिका अत्यन्त बलवर्धक होती है। वेढणी बलवर्धक, रुचिकर, वृष्य, वातदोष को दूर करने वाली, उष्ण, सन्तर्पणी, गुरु, बृंहणी व शुक्रवर्धक होती है।

वेढणी मल-मूत्र का भेदन करने वाली, स्तन्य, मोटापा, पित्त व कफ को बढ़ाने वाली होती है। यह बवासीर, अर्दित (मुख का लकवा), दमा तथा पक्तिशूल (भोजन के पचते समय होने वाले पेट दर्द) को नष्ट करती है।

घृतेन तलिता सैव वडोरीति प्रकथ्यते।
वडोरी तद्गुणा किञ्चिल्लघ्वी च रुचिकृत्परा।। वेडारी।

घी में तली हुई वेढणी वडोरी कहलाती है। वडोरी के गुण भी वेढणी के समान ही होते हैं, किन्तु यह कुछ लघु और रुचिकर होती है।

धूमसीरचिता हिङ्गु-हरिद्रा-लवणैर्युता:।
जीरकस्वर्जिकाभ्यां च तनूकृत्य च वेल्लिता:।।
पर्पटास्ते सदङ्गारभृष्टा: परमरोचका:।
दीपना: पाचना रूक्षा गुरव: किञ्चिदीरिता:।।
मौद्गाश्च तद्गुणा: प्रोक्ता विशेषाल्लघवश्च ते।
चणकस्य गुणैर्युक्ता: पर्पटा: चणकोद्भवा:।।
स्नेहभृष्टाश्च ते सर्वे भवेयुर्मध्यमा गुणै:।
लघव: पर्पटा रुच्या: कफघ्नाश्शालिसम्भवा:।। पापड।

पापड़– हींग, हल्दी, नमक, जीरा व स्वर्जिका (क्षारविशेष, जो समुद्र के सेवार व ऊषर भूमि से प्राप्त होता है) से मिश्रित धूमसी को पतले-पतले रूप में बेलकर पापड़ बनाए जाते हैं। अंगारों पर सेके हुए ये पापड़ परम रुचिकर होते हैं। ये दीपन, पाचन, रूक्ष व कुछ गुरु होते हैं।

मूँग से बने हुए पापड़ मूँग के अनुरूप गुण वाले होते हैं। ये विशेष रूप से लघु होते हैं। चने से बने पापड़ चने के गुण वाले होते हैं। स्नेह (तेल) में तले ये सभी पापड़ मध्यम गुणवाले होते हैं। शालि से बने पापड़ लघु, रुचिकर और कफ को नष्ट करने वाले होते हैं।

अथ वटका:

माषाणां पिष्टिकां युक्तां लवणार्द्रकहिङ्गुभि:।
कृत्वा विदध्याद्वटकांस्तांस्तैले विपचेच्छनै:।।
विशुष्का वटका बल्या बृंहणा वीर्यवर्धना:।
वातामयहरा रुच्या विशेषादर्दितापहा:।
विबन्धभेदिन: श्लेष्मकारिणोऽत्यग्निपूजिता:।। कोरवडे।

बड़े– नमक, अदरक, हींग आदि से युक्त उड़द की पिट्ठी के छोटे-छोटे वटक (बड़े) बनाकर उन्हें तेल में धीरे-धीरे पकायें अर्थात् तलें। पुन: तेल से निकालने पर शुष्क हुए ये वटक (बड़े) बलदायक, बृंहण, वीर्यवर्धक, वातरोगों का शमन करने वाले, रुचिकर एवं विशेष रूप से अर्दित रोग (मुख का लकवा) के नाशक होते हैं। ये विबन्ध (मल-मूत्र के अवरोध) को दूर करने वाले व कफकारक होते हैं। ये तीव्र जठराग्नि वालों के लिए उत्तम माने जाते हैं।

सञ्चूर्ण्य निक्षिपेत्तक्रे भृष्टहिङ्गु च जीरकम्।
लवणं तत्र वटकान् सकलानपि मज्जयेत्।।
शुक्रलस्तक्रवटको बलकृद्रोचको गुरुः।
विबन्धहृद्विदाही च श्लेष्मलः पवनापहः।।
तक्रं पिष्टमरीचहिङ्गुमिलितं कुस्तुम्बरीसंयुतं
युक्त्यावर्त्तितमर्धशेषमपरे भाण्डे सुधूपावृते।
त्यक्तांस्तत्र मनोहरांश्च वटकान् तेषां रुचिं मार्दवं
स्वादुत्वं च सुसौरभं गुणगणं वेत्तीह विश्वेश्वरः।। तक्रवटकाः।

तक्रवटक– हींग व जीरे को भूनकर नमक के साथ छाछ में डालें और फिर इसमें बड़े भी डाल दें।

इस प्रकार तैयार ये बड़े बलवर्धक, रुचिकर तथा गुरु होते हैं। ये विबन्धनाशक, दाहकारक, कफवर्धक व वातहर होते हैं। पिसी हुई काली मिर्च व हींग से युक्त तथा कुस्तुम्बरी (धनिया) मिले तक्र (छाछ) को युक्ति से उबालें, आधा शेष रहने पर उसे दूसरे धूपित पात्र में डालकर ऊपर से बड़े छोड़ दें। इन मनभावन बड़ों की रुचिकरता, मृदुता, स्वादुता व सुगन्ध आदि गुणसमूह को विश्वेश्वर ही जानता है।

काञ्जिकेषु विनिक्षिप्ता वटका माषसम्भवाः।
वातघ्ना रोचका हृद्याः कफपित्तप्रकोपनाः।। काञ्जिवटकाः।

कांजी में डाले उड़द के बड़े वातनाशक, रुचिप्रद व हृद्य होते हैं। ये कफ एवं पित्त को प्रकुपित करते हैं।

अम्लिकां स्वेदयित्वा तु जलेन सह मर्दयेत्।
तन्नीरे कृतसंस्कारे वटकान् मज्जयेत् कृती।
अम्लिकावटकास्तेषु रुच्या वह्निप्रकोपनाः।।

अम्लिका (इमली) को गर्म करके जल में मथ लें। तदनन्तर छानकर इसमें उक्त बड़े डाल दें। ये रुचिकर तथा अति क्षुधावर्धक होते हैं।

अपि च – **चिञ्चातोये विमिश्रा गुडलवणयुता घ्नन्ति वै पित्तमेते**
तृष्णामूर्च्छाभिघातज्वरजठरहराः क्षुद्ररोगापहाश्च।
राजीचूर्णेन मिश्राः कफपवनहरा रोचका दीपनास्स्यु- (स्रग्धरा)
मन्दाग्निध्वंसकाश्चानिलविषशमना भुक्तमन्नं पचन्ति।। अम्लिकाराजीवटकाः।

तथा– इमली मिश्रित जल में इन बड़ों को डालकर गुड़ व सैन्धा नमक मिलाने से ये पित्तनाशक बन जाते हैं एवं तृष्णा, मूर्च्छा, अभिघात, ज्वर तथा उदररोग व कुनख, व्यंग (झांई) आदि क्षुद्ररोगों को नष्ट करते हैं। इन बड़ों में राई का चूर्ण मिला दिया जाय तो ये कफ-वातनाशक, रुचिकर, दीपन तथा मन्दाग्निनाशक होते हैं। ये वात तथा

विष का शमन करने वाले और खाए हुए अन्न को पचाने वाले होते हैं।

माषाणां पिष्टिका हिङ्गुलवणार्द्रकसंयुता:।
तथा विरचिता वस्त्रे वटिकास्साधु शोषिता:।।
तलितास्तप्ततैले वा घृते वा सुप्रलोहिता:।
वटकस्य गुणैर्युक्ता ज्ञातव्या रुचिदा भृशम्।। माषवटी।

उड़द की बड़ियां– उड़द की पिट्ठी में हींग, नमक व अदरक मिलाकर उसकी बड़ियां बना लें तथा इन्हें स्वच्छ वस्त्र पर फैलाकर सुखा लें, फिर इन्हें गर्म तेल अथवा घी में तल कर लाल कर लें। ये बड़े जैसे गुणवाली होती हैं तथा विशेष रूप से रुचिप्रद होती हैं।

कूष्माण्डार्द्रकमरिचैर्जीरक-सिन्धूत्थमेथिकासहितै:।
पिष्टैर्माषदलोत्थैर्विहिता वटकाश्च योगिभिर्भक्ष्या:।।
कूष्माण्डकवटी ज्ञेया पूर्वोक्तवटिकागुणा।
विशेषात् पित्तरक्तघ्नी लघ्वी च कथिता बुधै:।।

उड़द की पिट्ठी से बनाए बड़ों में पेठे के टुकड़े, अदरक, काली मिर्च, जीरा, सैन्धा नमक व मेथी मिलायें, इन्हें पूर्वोक्त रीति से घी या तेल में पकाकर लाल कर लें। ये बड़े योगियों के द्वारा खाने योग्य होते हैं।

यह कूष्माण्डवटिका पूर्वोक्त वटिका (माषवटिका) के समान गुण वाली जाननी चाहिए। यह विशेष रूप से पित्तरक्तनाशक व लघु होती है।

तथा– **निस्तुषैर्मुद्गमाषैश्च कूष्माण्डमज्ज-संयुतै:।**
शुष्काश्च वटका: पक्वा रुच्यारोचकनाशना:।।

छिल्के रहित मूँग और उड़द के साथ पेठे को मिलाकर पूर्ववत् घी या तेल में पकाकर सुखाए हुए बड़े रुचिकर व अरोचक (मन्दाग्नि) को दूर करने वाले होते हैं।

अपि च– **आर्द्रकरामठसैन्धवजीरकयुक्कमठाकृतिकास्सतिला: ।** (दोधक छन्द)
अम्बुजबन्धुकरै: कठिनास्तिलतैलशृता रुचिदा वटका:।। कोहलवडे।

अदरक, हींग, सैन्धा नमक, तिल व जीरे को पेठे के गुद्दे में मिलाकर सुन्दरियों के कमल तुल्य कोमल हाथों द्वारा कछुए के आकार में बनाए गये एवं तिल के तेल में पकाने से कठोर हुए ये बड़े अत्यन्त ही रुचिकारक होते हैं।

कूष्माण्डमज्जामिलितैस्स्त्वग्बीजैस्सजीरकै: पटुभि:।
शुष्का: करतलवटका: शुद्धाङ्गारैर्विपाचिता लघव:।।
आर्द्रकजीरकरामठधनिकाढ्या: श्लेष्मनाशना रुच्या:। वींवडे।

छिल्के व बीज सहित पेठे के गुद्दे में जीरा मिलाकर बड़े बना लें एवं सुखा लें। इन्हें शुद्ध अंगारों की आग पर पकायें। ये लघु गुण वाले होते हैं। यदि अदरक, जीरा, हींग व धनिया मिलाकर इन्हें उपर्युक्त रीति से तैयार किया जाय तो ये लघु होने के साथ-साथ रुचिकर व कफनाशक होते हैं।

कृताश्च निम्बकुसुमैः सतिलैः पटुसंयुतैः।
वटकाः कफपित्तघ्नाः कृमिव्रणविनाशिनः।। निम्बपुष्पवटकाः।

तिल व पटु (लवण) सहित नीम के फूलों से बनाए बड़े कफपित्तनाशक एवं कृमिहर एवं व्रणनिवारक होते हैं।

रचिताश्च वज्रवल्ल्या तिलरामठलवणजीरकैर्वटकाः। (आर्या छन्द)
सृष्टपुरीषा रुच्या ह्यर्शोघ्ना गुल्म-वह्निमान्द्यहराः।। काण्डवेलीवडे।

तिल, हींग, जीरा व सैन्धा नमक मिलाकर वज्रवल्ली (हड़जोड़ की लता) से बने बड़े अधिक मलजनक, रुचिकर, बवासीर का नाश करने वाले होते हैं। ये गुल्म व मन्दाग्नि को भी दूर करते हैं।

एवं सूरणवटकान् कुर्याद्विद्याच्च तद्गुणांस्तद्वत्। सूरणवडे। (आर्या छन्द)

इसी प्रकार सूरण (जिमिकन्द) से बड़े बनायें, इनके गुण भी पूर्वोक्त बड़े के समान ही जानने चाहिए।

पक्वामलकफलानां पिष्टेन भृष्टतण्डुलैस्सतिलैः।
चूर्णीकृतैस्सलवणैस्सहिङ्गुभिश्चन्द्रबिम्बसदृशैः ।।
लघवः कृतास्तु वटकाः पित्तं हरन्त्यपहरन्ति मेहं च। (आर्या छन्द)
चक्षुष्या अतिरुच्या वृष्या दोषघ्नजाठराग्निकराः।। आवलवडे।

आँवलों को पकाकर बनाई पिट्ठी को भुने हुए चावल व तिल मिलाकर पीसें, उनमें सैन्धा नमक व हींग डालकर बड़े बनायें। ये बड़े लघु, पित्तहर व प्रमेहनाशक होते हैं। ये चक्षुष्य (नेत्रों के लिए हितकारी) अति रुचिकर, वृष्य, त्रिदोषहर तथा जठराग्नि को प्रदीप्त करते हैं।

कदलीकुसुमक्षोदैर्जीरकैस्तिलमिश्रितैः ।
मरीचक्षोदलवणैरेकध्यं वटकाः कृताः।
तैलभृष्टा रुचिकराः पित्तला वातनाशनाः।। कदलीपुष्पवटकाः।

केले के फूलों के चूर्ण में जीरा, तिल, काली मिर्च का चूर्ण तथा सैन्धा नमक मिलाकर बनाए बड़ों को तेल में भून लें, ये रुचिकर, पित्तवर्धक तथा वातनाशक होते हैं।

शालिपिष्टदधिखण्डसंयुता दध्न एव वटका तथा कृता। (रथोद्धता छन्द)
घोरवातशमना रुचिप्रदाः पित्तरोगमपहन्ति दारुणम्।। दहिंवडे।

टिप्पणी - एतेषां सेवनं पित्तरोगमपहन्तीति एकवचनं संगतं भवति।

दही व खाँड के साथ चावल के आटे से बने बड़े (दही बड़े) घोर वातदोष को भी शान्त करते हैं। ये रुचिप्रद बड़े अति दारुण पित्तरोग को भी नष्ट कर देते हैं।

मुद्गानां वटिकास्तद्वद्रचितास्साधितास्तथा।
पथ्या रुच्यास्ततो लघ्व्यो मुद्गसूपगुणाः स्मृताः।।

उसी प्रकार मूँग के बड़े बनाकर (तेल में) पकायें। ये पथ्य, रुचिकर, दही बड़े की अपेक्षा लघु एवं मूँग की दाल जैसे गुणों वाले होते हैं ।

तथा – **मुद्गजातास्तु ये केचिल्लघवो रुचिकारकाः।**
दुर्जरा लघवो रुच्याश्चणकादिकृता वटाः।। मुद्गचणकादिवटी।

मूँग से बने बड़े लघु व रुचिप्रद होते हैं, परन्तु चने आदि से बने बड़े दुर्जर, लघु व रुचिकर होते हैं।

माषपिष्टिकया लिप्तं नागवल्लीदलं महत्।
तत्तु संस्वेदयेद्युक्त्या स्थाल्यामास्तारकोपरि।।
ततो निष्कास्य तं खण्डं ततस्तैलेन भर्जयेत्।
अलीकमच्छ उक्तोऽयं प्रकारः पाकपण्डितैः।।
तं वृन्ताकभरित्रेण वास्तुकेनापि भक्षयेत्।
अलीकमच्छाश्शुष्का वा किं वा क्वथिकया युताः।।
बृंहणा रोचना वृष्या बल्या वातगदापहाः।
कोष्ठशुद्धिकरा युक्त्या किञ्चित्पित्तप्रकोपनाः।
अर्दिते सहनुस्तम्भे विशेषेण हिताः स्मृताः ।। अलीकमच्छाः।

पान के पत्ते पर दोनों ओर उड़द की पिट्ठी को परत के रूप में लिप्त करके युक्ति से पतीले के ऊपर रखे आस्तारक (लोहे की जाली) के ऊपर स्वेदन-विधि से पकायें। तत्पश्चात् उसे निकाल कर तेल में भूनें। इस प्रकार बने इस भोज्य पदार्थ को पाकविशेषज्ञ अलीकमच्छ कहते हैं।

इसे वृन्ताक-भरित्र (बैंगन के भुर्ते) के साथ अथवा बथुवे के साथ खाएं। सूखे अथवा कढ़ी के साथ खाए गये ये अलीकमच्छ बृंहण, रुचिकर, वृष्य, बलवर्धक, वातरोगनाशक, कोष्ठशुद्धिकर (उदर की शुद्धि करने वाले) एवं कुछ पित्तप्रकोपकारक होते हैं। अर्दित (मुख का लकवा) व हनुस्तम्भ (जबड़े की जकड़न) में ये विशेष हितकारी होते हैं।

क्वथिका यथा – **स्थाल्यां घृते वा तैले वा हरिद्राहिङ्गु भर्जयेत्।**
अवलेहन-संयुक्तं तक्रं तत्रैव निक्षिपेत्।।
एषा सिद्धा समरिचा कथिता क्वथिका बुधैः।

क्वथिका पाचनी रुच्या लघ्वी वह्निप्रदायिनी।
कफानिलविबन्धघ्नी किञ्चित्पित्तप्रकोपिनी।।

कढ़ी– पतीले में घी अथवा तेल में हल्दी व हींग को भूनकर बेसन युक्त तक्र उसमें डालें व काली मिर्च मिला दें। इस प्रकार पकाने से कढ़ी तैयार होती है। कढ़ी सुपाच्य, रुचिकर, लघु, जठराग्नि को प्रदीप्त करने वाली, कफ, वात तथा कब्ज को दूर करने वाली होती है। यह कुछ पित्तप्रकोपक होती है।

तथा–
मरीचं दीप्यकं शुण्ठी चव्यं चित्रकमेव च।
पिप्पली पिप्पलीमूलं धान्यकाजाजिसैन्धवम्।।
जरणं दाडिमं पथ्या आमलं हृद्यगन्धकम्।
एतत्कल्कं समं मिश्रं पक्त्वा तक्रं सपिण्डकम्।।
वातश्लेष्महरा हृद्या परमा रुचिकारिणी।
आमातीसारशूलघ्नी वातगुल्मनिकृन्तनी।।
कासश्वासहरा चोग्रा मन्दाग्नेर्दीपनी परा।
उक्ता चैव सदा पथ्या उत्तमा क्वथिका मता।। कढी। (सु.नि.-२०.७-१०)

कढ़ी के विषय में अन्यत्र भी बताया है– मिर्च, दीप्यक (अजवाइन), सोंठ, चव्य, चित्रक, पीपल, पीपलामूल, धनिया, अजाजी (सफेद जीरा), सेंधा नमक, जरण (काला नमक), अनार, पथ्या (हरड़), आँवला, हृद्यगन्धक (काला जीरा/सौवर्चल लवण), इनके सम मात्रा वाले कल्क (लुगदी) को बेसन मिली छाछ में पकायें। इस प्रकार कढ़ी तैयार होती है। मदनपाल-निघण्टु में 'हृद्यगन्धकम्' शब्द 'सौवर्चल लवण' के पर्याय के रूप में निर्दिष्ट है–'सौवर्चलं सुगन्धाख्यं रुच्यकं हृद्यगन्धकम्' (म.नि.-२.५५) 'वैद्यक-शब्दसिन्धु' में भी 'हृद्यगन्धक' के अर्थों में जीरा व सौवर्चल लवण का उल्लेख है।

यह वात-कफ को दूर करने वाली, हृद्य (मन को भाने वाली व हृदय के लिए हितकर) अत्यन्त रुचिकारी होती है। यह आमातिसार, शूल तथा वातगुल्म का नाश करने वाली मानी जाती है। उक्त प्रकार से बनाई कढ़ी खाँसी, दमा को नष्ट करने वाली, उग्र (तीक्ष्ण), मन्दाग्निदीपक व सदा उत्तम पथ्य मानी गई है।

मुद्गपिष्टीविरचितान् वटकांस्तैलपाचितान्।
हस्तेन चूर्णयेत्सम्यक् तस्मिंश्चूर्णे विनिक्षिपेत्।।
भृष्टहिङ्ग्वादिकं सूक्ष्ममरीचं जीरकं तथा।
निम्बूरसं यवानीं च युक्त्या सर्वं विमिश्रयेत्।।

मूँग पिट्ठी से बने बड़ों को तेल में पकायें तथा हाथ से उनका चूर्ण जैसा बना लें। उस चूर्ण में भुनी हींग, पिसी मिर्च, जीरा, निम्बूरस व अजवाईन, इन सबको युक्ति से मिला दें।

मुद्गपिष्टीं पचेत्सम्यक् स्थाल्यामास्तारकोपरि।
तस्यास्तु गोलकं कुर्यात् तन्मध्ये पूरणं क्षिपेत्।।
तैले तान् गोलकान् पक्त्वा क्वथिकायां निमज्जयेत्।
गोलकाः पाचकाः प्रोक्तास्ते त्वार्द्रवटका अपि।।
मुद्गार्द्रकवटा रुच्या लघवो बलकारकाः।
दीपनास्तर्पणाः पथ्यास्त्रिषु दोषेषु पूजिताः।। मुद्गार्द्रवटकाः।

मूँग के आटे को अच्छी प्रकार आस्तार के ऊपर पतीले में पकाकर उसके गोले बनायें और उनमें पूरण (अन्दर भरा जाने वाला चूर्ण) डालें। उन गोलों को तेल में पकाकर कढ़ी में डाल दें। ये गोले आर्द्रवटक अथवा मुद्गार्द्रवटक नाम से जाने जाते हैं। ये वटक रुचिकर, लघु, बलकारक, जठराग्नि को प्रदीप्त करने वाले, तृप्तिकर तथा पथ्य होते हैं। ये वात, पित्त व कफ, इन तीनों दोषों में हितकर माने गये हैं।

दालयश्चणकानां तु निस्तुषा यन्त्रपेषिताः।
तच्चूर्णं वेसनं प्रोक्तं पाकशास्त्रविशारदैः।।
वटिका वेसनस्यापि क्वथिकायां निमज्जिता।
रुच्या विष्टम्भजननी बल्या पुष्टिकरी स्मृता।।
एवमन्येऽपि ये केचिद् भक्ष्या वेसनसम्भवाः।
तद्गुणास्तेऽपि बोद्धव्या युक्त्या पाकविशारदैः।। चुबुकवटी।

चुबुकवटी– छिल्का रहित चने की दाल को यन्त्र (चक्की) आदि में पीसकर उसका चूर्ण बना लें, यह पाक-शास्त्रियों द्वारा वेसन (बेसन) नाम से कहा जाता है। कढ़ी में डाली गई बेसन की वटिकाएँ रुचिकर, विष्टम्भजनक, बलवर्धक, पुष्टिप्रद कही गई हैं। इस प्रकार और भी जो कुछ बेसन से बनने वाले खाद्य पदार्थ हैं, वे भी बेसन के अनुरूप गुण वाले ही समझने चाहिए।

समितां मर्दयेदाज्यैर्जलेनापि च सन्नयेत्।
तस्यास्तु वटकं कृत्वा पचेत्सर्पिषि नीरसम्।।
एला-लवङ्ग-कर्पूर-मरीचाद्यैरलङ्कृते ।
मज्जयित्वा सितापाके ततस्तं च समुद्धरेत्।। चासनी।
अयं प्रकारस्संसिद्धो मण्ड इत्यभिधीयते।
मण्डस्तु बृंहणो वृष्यो बल्यस्सुमधुरो गुरुः।।
पित्तानिलहरो रुच्यो दीप्ताग्नीनां सुपूजितः।
समिता-शर्करा-सर्पिर्विमिश्रा अपरेऽपि ये।
प्रकारा अमुना तुल्यास्तेऽपि चैतद्गुणाः स्मृताः।। माठ।

समिता (मैदा) को घी से मसलकर पानी में गूंथ लें। फिर उसके बड़े बनाकर घी में बिना पानी के पकायें। इन्हें लौंग इलायची, कर्पूर, मिर्च आदि से सजावें एवं चासनी में डुबोकर निकाल लें। इस प्रकार तैयार हुआ यह भोज्य पदार्थ मण्ड (माठ) कहलाता है। यह बृंहण, वृष्य, बलकारक, सुमधुर और गुरु होता है। यह पित्त-वात को हरने वाला, रुचिकर, तीव्र जठराग्नि वालों के लिए उत्तम माना जाता है। मैदा, शर्करा व घी से बने और भी जो शंकरपाल (शक्करपारे) आदि भोज्य पदार्थों के प्रकार होते हैं, वे भी बनाने में इसके तुल्य व इसी के समान गुणों वाले समझने चाहिए।

अपरे शङ्करपालादयः, ते च –

मण्डवत्समितां सिद्धां कृत्वा कुर्याच्च पोलिकाम्।
शृङ्गाटाकृतिकान् कुर्यात् खण्डशस्तान् पचेद् घृते।।
मज्जयेच्च सितापाके ततस्ते तु समुद्धृताः।
शङ्खपाला इति प्रोक्ताः पाकशास्त्रविशारदैः।। शङ्करपाले।

मण्ड (माठ) की तरह ही मैदा को तैयार करके उससे सिंघाड़े की आकृति में पोलिका (फुलका) बना लें तथा घी में पकायें। तदनन्तर इसे चासनी में डुबोकर निकालें। पाकशास्त्रविशारद इन्हें शंखपाल कहते हैं।

पर्पटास्साज्यसमिता-निर्मिता घृतभर्जिताः।
कुट्टिताश्चालिताश्शुद्धशर्कराभिर्विमिश्रिताः।।
तस्मिंश्चूर्णे क्षिपेदेलालवङ्गमरिचानि च।
नारिकेरं सकर्पूरं चारबीजान्यनेकशः।।
घृताक्तसमितापुष्टा रोटिका रचिता ततः।
तस्यां तत्पूरणं न्यस्य कुर्यान्मुद्रां दृढां सुधीः।।
सर्पिषि प्रचुरे तां तु सुपचेन्निपुणो जनः।
प्रकारज्ञैः प्रकारोऽयं संयाव इति कीर्त्तितः।।
मण्डकेन समो ज्ञेयः संयावोऽपि गुणैर्जनैः।। करञ्जी।

संयाव- घृतमिश्रित मैदा से बने पापड़ों को घी में भूनें तथा कूट-छानकर इनमें शुद्ध शर्करा मिलायें। फिर उस चूर्ण में इलायची, लौंग, काली मिर्च, नारियल, कपूर डालें तथा बहुत से चारबीज (चिरौंजी) भी डालें। तदनन्तर घी मिले मैदे से पुष्ट (मोटी) रोटी बनाकर उसमें उपर्युक्त चूर्ण को भरके बन्द कर दें तथा इसे प्रचुर घी में अच्छी प्रकार पकायें। पाकप्रकारों के वेत्ता पाकशास्त्री इसे संयाव कहते हैं। इसके गुण मण्ड (माठ) के समान जानने चाहिए।

घृताढ्यया समितया कृत्वा लम्बपुटं ततः।
लवङ्गोषणकर्पूरयुतया सितया युतम्।।

पचेदाज्येन सिद्धैषा ज्ञेया कर्पूरनालिका।
संयावसदृशी चैषा गुणैः कर्पूरनालिका।। कापूरनारी इति प्रसिद्धा।

कर्पूरनालिका- घी मिले मैदा से बने लम्बपुट में लौंग, काली मिर्च व कर्पूर से युक्त खाँड मिलायें। तदनन्तर घी में पका लें। इस प्रकार कर्पूरनाली तैयार होती है। यह गुणों में संयाव के समान होती है।

घृताढ्यसमितालोप्त्रीमध्ये क्षिप्त्वा सुशर्कराम्।
लेपयेच्छकटेनैनां मृदु युक्त्या तु वेल्लयेत्।।
पचेद् घृतेऽतिबहुले सैषा स्याच्छर्करोदरी।
गुणे गुणज्ञैस्सा ज्ञेया यथा कर्पूरनालिका।। साखररोटीति भाषया,

शर्करोदरी- घी मिली मैदा की लोई में पर्याप्त खाण्ड डालकर बन्द कर दें तथा इसे शकट (घी व पानी मिले चावल के आटे) से वेष्टित कर दें। अब इसे युक्तिपूर्वक बेलकर घी में डुबोकर पकायें। इस प्रकार पकाने से शर्करोदरी तैयार होती है। इसके गुण भी कर्पूरनालिका के समान होते हैं।

समिताया घृताढ्याया वर्तीर्दीर्घास्समाचरेत्।
तास्तु सन्निहिता दीर्घाः पीठस्योपरि धारयेत्।।
वेलयेद्वेलनेनैता यथैका पर्पटी भवेत्।
ततश्छुरिकया तां तु संलग्नामेव कर्त्तयेत्।।
ततस्तु वेलयेद् भूयः शकटेन तु लेपयेत्।
ततस्संवृत्य तल्लोप्त्रीं विदधीत पृथक् पृथक्।।
पुनस्तां वेल्लयेल्लोप्त्रीं यथा स्यान्मण्डलाकृतिः।
ततस्तां सुपचेदाज्ये भवेयुश्च पुटाः पुटाः।।
सुगन्धया शर्करया तदुद्धूलनमाचरेत्।
सिद्धैषा फेनिका नाम्नी मण्डकेन समा गुणैः।।
ततः किञ्चिल्लघुरियं विशेषोऽयमुदाहृतः। वेल्लयेत्प्रसारयेत्।

फेनिका (फेणी)- घृतमिश्रित मैदा की लम्बी बत्तियां बना लें। उन्हें पीठ (चकले) पर पास-पास में रखकर इस प्रकार बेलें जिससे ये लम्बी पपड़ी बन जायें। फिर उन्हें छुरी से चकले पर ही खण्डशः (टुकड़े-टुकड़े में) काट लें। तदनन्तर फिर से बेल लें और ऊपर से शकट (घी व पानी मिले चावल के आटे) का लेप कर दें। तत्पश्चात् उन खण्डों को समेटकर पृथक्-पृथक् लोप्त्री (लोई) के आकार में गोल बना दें, फिर उस लोई को इस प्रकार बेलें, जिससे ये गोलाकार फैल जायें। अब इसे घी में डुबोकर अच्छी प्रकार पकायें, जिससे पुट (दोना) के रूप में बन जायें। उन पुटों पर सुगन्धित खाण्ड छिड़क दें। इस प्रकार यह फेनिका (फेणी) तैयार हो जाती है। यह गुणों में मण्डक

के समान मानी जाती है, परन्तु उसकी अपेक्षा इसमें इतनी विशेषता है कि यह लघु भी होती है।

शट्टकस्तु – **शालिचूर्णं घृतं तोयं मिश्रितं शट्टकं वदेत्। इति।।** **साटा इति महाराष्ट्राः।**

शकट– फेनिका बनाने की प्रकृया में शट्टक से उसका लेपन करने का उल्लेख हुआ है। अतः यहाँ शट्टक का अर्थ समझ लेना चाहिए। यह पाकशास्त्र का एक पारिभाषिक शब्द है। पाकशास्त्रियों ने इसका विवरण इस प्रकार दिया है– चावल के आटे में घी व पानी मिलाने से जो लेपन योग्य गाढा द्रव तैयार होता है, उसे शट्टक कहते हैं।

सुषेणः– **लघुरपि रुचिकर्त्री फेनिकातिप्रशस्ता बलवति लघु जीर्णे छर्दिनाशं करोति।** (मालिनी छन्द)
विदलति मुखघर्मं चाम्लपित्तं विदाहं जठरभरणयोग्या गोधुमैस्सम्प्रयुक्ता।। गोधूमफेणी।

सुषेण का कथन है कि- फेनिका लघु एवं रुचिकर होती है। यह बलवान् (युवक) व जीर्ण (वृद्ध) के लिए अति उत्तम भोज्य है। यह वमन को लघु (शीघ्र) ही दूर करती है, मुखघर्म (मुँह की जलन या छाले), अम्लपित्त तथा दाह को भी दूर करती है। गेहूँ के महीन आटे से बनी फेनिका उदरभरण के लिए (भूख शान्त करने के लिए) उत्तम मानी जाती है।

गुर्व्योऽतिबृंहणाः स्निग्धा बल्याश्शुक्रकरास्स्मृताः।
स्त्रीषु हर्षं प्रयच्छन्ति माषपिष्टकसम्भवाः।। माषफेणी।

माषफेनिका- उड़द से बनी फेनिका गुरु, अतिबृंहण, स्निग्ध, बलवर्धक, शुक्रवृद्धिकर होती है। यह शुक्रवर्धक होने से कामशक्ति को बढ़ाती है।

समिता वेसने जीरहिङ्गुमारीचयोजिते।
घृताक्ते जलसंयुक्ते पीठस्योपरि वेल्लिते।
घृतेन वाथ तैलेन भर्जिता पूरिका भवेत्।।
पूरिका बृंहणाः स्निग्धा वृष्या पित्तानिलापहाः। घृतपाचिता इत्यर्थात्।
मधुरास्तैलपाकिन्यो गुर्व्यः श्लेष्मानिलापहाः।। इत्युत्तरत्र विधानात्। पूरी

पूरी– मैदा व बेसन समान मात्रा में मिला लें। इनमें जीरा, हींग व काली मिर्च समुचित मात्रा में डाल दें। कुछ घी मिलाकर इन्हें पानी से गूंथ लें। फिर चकले पर बेलकर घी या तेल में तलने से पूरिका (पूरी) तैयार होती है। घी में पकाई पूरी बृंहण, स्निग्ध, वृष्य व पित्त-वातनाशक होती है। तेल में पकाई पूरी मधुर, गुरु तथा कफवात-नाशक होती है।

माषमुद्गादिचूर्णैश्च शालिपिष्टैश्च सम्भृताः।
जलौघोपरि सम्पक्वाः सुरूपास्स्युरवन्तिकाः।। इडली।

इयमेव स्नेहपाके चण्डारिकेत्युच्यते।

इडली– उड़द, मूँग व चावल के आटे से गोलाकार बनाकर उबलते जल के ऊपर (वाष्प से) अच्छे प्रकार से पकाई सुन्दर भोज्य वस्तु अवन्तिका (इडली) कहलाती है। घी में पकाने पर इसे चण्डारिका कहते हैं।

तद्गुणाश्च–

वृष्या रोचनदीपनी बलकरा गुर्व्यप्यभिष्यन्दिनी
सद्यस्तर्पणकारिणी रसवती श्लेष्मप्रवृद्धिप्रदा।
घोरानाहविबन्धगुल्मशमनी पित्तास्रविच्छेदिनी (शार्दूलविक्रीडित छन्द)
स्नेहेनापि सुपूरिता च सततं भक्ष्या च चण्डारिका।। (सु.नि.-१६.११)

इडली के गुण इस प्रकार हैं– यह वृष्य, रुचिकर, जठराग्नि को दीप्त करने वाली, बलवर्धक, गुरु, अभिष्यन्दी, शीघ्र तृप्तिदायक, रसयुक्त, कफवर्धक, भयङ्कर आनाह (अफारा), विबन्ध (कब्ज) व गुल्म (वायुगोला) का शमन करने वाली तथा रक्तपित्त-नाशक होती है। स्नेह (घृत) से सुपूरित होने पर इसका नाम चण्डारिका होता है। चण्डारिका भी उक्त गुणों वाली होने से सतत सेवन करने योग्य मानी जाती है।

तथा– **घृतपूरं बलकरं वृष्यं मधुरशीतलम्।**
हन्ति वातं रक्तपित्तं श्लेष्मलं च विशेषतः।। (सु.नि.-१६.१२)

घृतपूर इति चण्डारिकाया नामान्तरम्। घिउर इति भाषया।

घृतपूर (घेवर)- यह चण्डारिका का दूसरा नाम है। यह बलवर्धक, वृष्य, मधुर, शीतल तथा वात एवं रक्त-पित्त को नष्ट करता है और विशेष रूप से कफवर्धक होता है।

दोषकाः श्लेष्मला बल्या गुरुरुच्याश्च बृंहणाः। घिरडीं।

डोसा– दोषक (डोसा) कफवर्धक, बलदायक, गुरु, रुचिकर व बृंहण होता है।

समिताया घृताक्ताया लोप्त्रीं कृत्वाथ वेल्लयेत्।
आज्ये तां भर्जयेत् सिद्धा शष्कुली फेणिकागुणा।।

किञ्च– **शष्कुली मधुरा स्निग्धा रुच्या श्लेष्मविवर्धनी।**
वातघ्नी बृंहणी गुर्वी वीर्येणोष्णा विदाहिनी।। शष्कुली।

शष्कुली– घृत मिश्रित मैदा की लोई बनाकर बेल लें, इसे घी में भूनने से शष्कुली तैयार होती है। यह गुणों में फेनिका के समान होती है। शष्कुली मधुर, स्निग्ध, रुचिकर, कफवर्धक, वातनाशक, बृंहण, गुरु, वीर्य से उष्ण (गर्म तासीर वाली) तथा विदाह-जनक होती है।

अत्युच्छ्रितास्तु गोधूमगोलकाः परिपाचिताः।
वातघ्ना मधुराः स्निग्धा वृष्या बलवतां हिताः।। फले गोधूमाची।

गोधूमगोलक– गेहूँ के आटे के बड़े-बड़े गोले (घी में) पकायें, ये गोधूमगोलक कहलाते हैं। ये वातनाशक, मधुर, स्निग्ध, वृष्य व बलवान् पुरुषों के लिए हितकारी होते हैं।

रुच्या वातहरा बल्या माषापूपास्तु बृंहणाः।
शुक्रवृद्धिकराः स्निग्धाः शस्ता व्यायामशालिनाम्।। उडिदांचीं फलें।

माषापूप (उड़द के पूए)– उड़द के पूए रुचिकर, वातनाशक, बलवर्धक, बृंहण, शुक्रवर्धक व स्निग्ध होते हैं। ये व्यायाम करने वालों के लिए उत्तम होते हैं।

स्थूलास्स्युर्वर्त्तुलाः कुब्जास्सच्छिद्रा स्नेहपाचिताः।
पिष्टापूपा रुचिकरा गुरवः कफपुष्टिदाः।। घारगे।

पिष्टापूप (मालपूआ)– (गुड़ के साथ पानी में घोले आटे से घी में तलकर बनाए) मालपूए मोटे, गोल, टेढ़े-मेढ़े और छिद्रों वाले होते हैं। ये रुचिकर, गुरु, कफवर्धक व पुष्टिप्रद होते हैं।

गोधूमचूर्णं सुश्लक्ष्णं क्षीरे पक्त्वा घृते पचेत्।
एष भक्ष्यः परं वृष्यो मधुरो बृंहणो गुरुः।। क्षीरघारगे।

क्षीरापूप- महीन पिसे गेहूँ के आटे को दूध में पकाकर घी में पकायें, यह भक्ष्य पदार्थ बहुत वृष्य, मधुर, बृंहण तथा गुरु होता है।

मुद्गानां धूमसीं सम्यग् घोलयेन्निर्मलाम्बुना।
कटाहस्थघृतस्योर्ध्वं झर्झरं स्थापयेत्ततः।।

धूमसीं तु द्रवीभूतां प्रक्षिपेज्झर्झरोपरि।
पतन्ति बिन्दवस्तस्मात् तान् सुपक्वान् समुद्धरेत्।
सितापाकेन संयोज्य कुर्याद्युक्तेन मोदकान्।।

लघुर्ग्राही त्रिदोषघ्नः स्वादुश्शीतो रुचिप्रदः।
चक्षुष्यो ज्वरहृद् बल्यस्तर्पणो मुद्गमोदकः।। मोतीलाडु।

मोतीलड्डू– मूँग की धूमसी (छिल्के रहित गीली मूँग की दाल को पीसकर सुखाया आटा) को पानी के साथ अच्छी प्रकार घोलें तथा कड़ाह में स्थित घी के ऊपर झर्झर (झार) रख दें। द्रवीभूत उस धूमसी को झर्झर के ऊपर डाल दें। उससे जो बूँदें गिरती हैं, उन्हें अच्छी प्रकार पकने पर निकाल लें। फिर चासनी के साथ उनके लड्डू बना

लें। ये मूँग के लड्डू लघु, ग्राही, तीनों दोषों को शान्त करने वाले, स्वादु, शीतल तथा रुचिप्रद होते हैं। ये नेत्रहितकर, ज्वरहर, बलवर्धक तथा तृप्तिकारक होते हैं।

एवम्प्रकारका: कार्या वेसनेनापि मोदका:।
ते बल्या लघवश्शीता: किञ्चिद्वातकरास्तथा।
विष्टम्भिनो ज्वरघ्नाश्च पित्तरक्तकफापहा:।। बून्दीचे लाडु।

बेसन के लड्डू– इसी प्रकार बेसन से भी लड्डू बनाने चाहिए। ये बलवर्धक, लघु, शीतल व कुछ वातदोष को करने वाले होते हैं। ये विष्टम्भी, ज्वरनाशक, पित्तरक्त व कफ को भी नष्ट करने वाले होते हैं।

एवमेव प्रकारेण माषजा अपि मोदका:।
किञ्चित्समगुणा माषै: रत्नमोदकसञ्ज्ञका:।। रत्नलाडु।

उड़द के लड्डू– इसी प्रकार उड़द के भी लड्डू बनते हैं। ये लगभग उड़द के ही गुण वाले होते हैं। इन्हें रत्नमोदक कहते हैं।

घृताक्तया समितया कृत्वा सूत्राणि तानि तु।
निपुणो भर्जयेदाज्ये खण्डपाकेन योजयेत्।
युक्तेन मोदकान् कुर्यात् ते गुणैर्मण्डका यथा।। सेबेचे लाडु।

सेवईं के लड्डू– घृतमिश्रित मैदा की सेवइयाँ बनाकर कुशल पाचक उन्हें घी में भून लें और चासनी के साथ मिलाकर लड्डू बना लें। इनके गुण मण्डक (माण्डे) की तरह होते हैं।

नूतनं घटमादाय तस्यान्त: कुशलो जन:।
प्रस्थार्धपरिमाणेन दध्नाम्लेन प्रलेपयेत्।।
द्विप्रस्थां समितां तत्र दध्यम्लं प्रस्थसम्मितम्।
घृतमर्धशरावं च घोलयित्वा घटे क्षिपेत्।।
आतपे स्थापयेत्तावद्यावद्याति तदम्लताम्।
ततस्तु प्रक्षिपेत्पात्रे सच्छिद्रे भाजनेन तत्।।
परिभ्राम्य परिभ्राम्य तत्सन्तप्ते घृते क्षिपेत्।
पुन: पुनस्तत्प्रवृत्य विदध्यान्मण्डलाकृतिम्।।
तां सुपक्वां घृतान्नीत्वा सितापाके तनुद्रवे ।
कर्पूरादिसुगन्धे च श्रपयित्वोद्धरेत्तत:।।
एषा कुण्डलिनी नाम्ना पुष्टिकान्तिबलप्रदा।
धातुवृद्धिकरी वृष्या रुच्या चेन्द्रियतर्पणी।। जिलेवी।

जलेबी– कुशल पाचक जन नया घड़ा लेकर उसके भीतरी भाग में आधा प्रस्थ परिमाण वाले खट्टे दही का लेपन करें। तदनन्तर दो प्रस्थ मैदा, एक प्रस्थ खट्टा दही व आधा शराव (सकोरा) घी को परस्पर घोलकर उस घड़े में डाल दें। उसे तब तक धूप में रखें जब तक कि वह सब खट्टा न हो जाय। तत्पश्चात् किसी छोटे पात्र द्वारा घड़े से उक्त द्रव लेकर पेंदी में छिद्र वाले पात्र में डालें। अब इस छिद्र वाले पात्र को तपे घी वाली कड़ाही के ऊपर घुमा-घुमाकर छिद्र से द्रव की धार बार-बार गोल आकार में छोड़ते जायें , जिससे मण्डलाकृति बन जाय। अच्छी प्रकार पकी हुई उस मण्डलाकृति को घी से निकालकर कपूर आदि से सुगन्धित पतली चासनी में डालकर निकाल लें। इसे कुण्डलिनी (जलेबी) कहते हैं। यह पौष्टिक, कान्तिप्रद व बलदायक, धातुवर्धक, वृष्य, रुचिकर और इन्द्रियों को तृप्त करने वाली होती है।

एषैव गोलाकृतिका भवेद्दधिवटीत्यपि। रेष्मीति भाषायाम्।

यही जलेबी यदि गोलाकार में बनाई जाय तो दधिवटी नाम से जानी जाती है।

तैले विपक्वा वटकाश्च शालिजाः सुदुर्जरा रोचनभक्षणाश्च। (उपजाति छन्द)
कफप्रकोपं जनयन्ति सद्यो विशेषतः कूरवटाश्च जीर्णाः।। कुर्वडी।

कूरवट (कुर्वडी)- तेल में पकाये हुए चावल के आटे से बने बड़े सुदुर्जर (पचने में अति कठिन) व खाने में रुचिकर होते हैं। ये शीघ्र ही कफप्रकोप करते हैं। जीर्ण (पुराने, बासी) कूरवट तो विशेष रूप से कफप्रकोप-कारक होते हैं।

एतद्गुणैव शाण्डाकी प्रोच्यते गुणवित्तमैः। सांण्डयी।

जल में मूली के टुकड़े, सरसों, सेंधा नमक व जीरा आदि डालकर बनाया जाने वाला कांजी जैसा पेय शाण्डाकी नाम से जाना जाता है। गुणज्ञ जन शाण्डाकी को भी कुर्वडी के समान गुणों वाली ही बताते हैं।

किञ्चिल्लघुगुणा आहुर्वटीर्मण्डसमुद्भवाः। नाचण्याच्य वड्या।

मण्ड (माठ) से बनी वटियां कुछ लघु गुण वाली बताई गई हैं।

समितायामर्धमितं घृतं क्षिप्त्वातिभर्जयेत्।
वर्णव्यत्ययता यावदवतार्याथ शीतले।।
समितायास्तृतीयांशसितां तत्र नियोजयेत्।
एलालवङ्गमरिचं यथायोग्यं विनिक्षिपेत्।।
लड्डूकास्तस्य पित्तघ्ना रुच्याः कामविवर्धनाः।
समितामोदका नाम गुर्जरैस्सुविशेषिताः।।

गुर्जरभाषया पलसूदीपा इति प्रसिद्धाः।

समिता-मोदक (मैदा के लड्डू)– मैदा में आधी मात्रा में घी मिलाकर तब तक भूनें, जब तक कि उसका रंग न बदल जाय। फिर उसे शीतल होने के लिए छोड़ दें। शीतल होने पर उसमें मैदा के तीसरे भाग जितनी खाँड मिला लें एवं यथोचित मात्रा में इलायची, लौंग व काली मिर्च डालकर लड्डू बना लें। ये लड्डू पित्तनाशक, रुच्य (मन को भाने वाला) व कामशक्ति-वर्धक होते हैं। ये मैदा के लड्डू गुजरात प्रान्त में बहुत विशिष्ट माने जाते हैं।

समितायां सस्मितायां सम्यक् पक्वं पयोघृतम् ।
तथा योज्यं यथा तत्र सम्यक् स्याद् द्रवकोद्गमः।।
भर्जयेदर्धपाकेऽस्य घृतं योज्यं यथामति।
सम्यक् पाकेऽथ सम्पन्ने शीतस्थाने निधापयेत्।।
समभागां सितां दद्यान्मोदकाः पूर्ववद् गुणैः।
कथ्यन्ते द्रावका नाम गुर्जरैः पाककोविदैः।। द्रावालाडु।

द्रावक-मोदक- मैदा के खिल जाने पर (अच्छी तरह पक जाने पर) उसमें अच्छे प्रकार से पका हुआ दूध व घृत इस प्रकार से मिलाना चाहिए, जिससे गाढा द्रवक (द्रव) बन जाय। इसे आधा पक जाने तक आग पर रखें, तदनन्तर यथोचितमात्रा में घी मिलाकर फिर अच्छी तरह से पकायें। तत्पश्चात् इसे शीतल स्थान में रख दें। तदनन्तर इसमें समान मात्रा में खाण्ड मिलाकर लड्डू बना लें। इनके गुण पूर्वोक्त लड्डुओं के समान ही होते हैं। गुर्जरप्रान्तीय पाकपण्डित इन्हें द्रावक लड्डू कहते हैं।

घृताक्तां समितां कृत्वा कुर्यादङ्गारकर्कटीम्।
चूर्णयित्वाथ तां तत्र क्षिपेत्सघृतशर्कराम्।।
कर्पूराद्यैर्वासयित्वा कुर्यादुत्तममोदकान्।
संस्थाप्य शीतले स्थाने भक्षयेन्मण्डवद्गुणान्।। **चुर्मालाडु।**

एताम् एवाङ्गारकर्कटीस्थाने घृतपाके सति दलीयालाडु इति गुर्जरा व्यवहरन्ति।

चूरमा लड्डू- घृतमिश्रित मैदा को गूंथकर उसके गोले बनाकर अंगारों पर पका लें। फिर उन्हें चूर्ण करके उचित मात्रा में घी और शक्कर मिला दें। तदनन्तर कर्पूर आदि से सुगन्धित करके इसके लड्डू बनाकर शीतल स्थान में रखें व सेवन करें। इनके गुण मण्ड (माठ) की तरह ही होते हैं। इन्हें अंगारों पर पकाने की अपेक्षा जब घी में तलकर पूर्ववत् लड्डू बनाए जाते हैं , तो ये गुजरातियों में दलिया लाडु नाम से जाने जाते हैं।

अत्युन्नताश्च गोधूमगोलकाः परिपाचिताः।
मुद्गानां वेसवारैस्तु पूर्णा गुरुतरा मताः।। मुद्गपूर्णफलें।
एवमेव विजानीयात् तुवरीचणकादिभिः।।

गोधूमगोलक- गेहूँ के आटे से बनाए हुए गोले में वेसवार (धनिया, जीरा, काली मिर्च, सोंठ, हल्दी आदि मसाले) भरकर (घी में) पकायें। ये गोधूमगोलक पचने में बहुत भारी होते हैं। इसी प्रकार मूँग के आटे से बने गोलों को भी वेसवार भरकर घृत में पकायें, ये भी गरिष्ठ होते हैं।

तुवरी (अरहर), चने, उड़द आदि के आटे से भी इसी प्रकार वेसवार मिलाकर तथा घृत में पकाकर गोलक बनाए जाते हैं। इनके गुण सामान्यत: अरहर आदि मुख्य उपादान द्रव्यों के अनुरूप ही होते हैं, परन्तु घृत में पकाने से ये गुरु, स्निग्ध व बलवर्धक हो जाते हैं।

तत्रापि– **मधुरं मधुराम्लं च पित्तकृन्नातिवातलम्।**
कफप्रकोपजननं विद्याच्चणकपूरणम्।।
दुर्जरं बलकृद् वृष्यं वह्निमान्द्यकरं गुरु।
रुच्यं पित्तप्रशमनं विद्यान्माषादिपूरणम्।।

आदिशब्दो राजमाषादिसङ्ग्रहार्थः

ऊपर वर्णित पूरणों (गोलकों) में चने का पूरण (गोलक) मधुर, मधुराम्ल, पित्तकारी, थोड़ा वातकारक तथा कफप्रकोप-जनक होता है। उड़द आदि का पूरण (गोलक) दुर्जर (पचने में कठिन), बलकारक, वृष्य, अग्निमान्द्यकर, गुरु, रुचिकर तथा पित्त का प्रशमन करने वाला होता है। यहाँ आदि शब्द से माष (उड़द) के साथ राजमाष (राजमा) लिया जाता है।

विशेष- *यहाँ 'पूरण' शब्द का अर्थ चने आदि के आटे का गोलक है, न कि भरे जाने वाला मसाला; क्योंकि यह 'पूरण' शब्द अधिकरणसाधन है - 'पूर्यतेऽस्मिन्निति पूरणम्'। अन्यत्र गोलकों में भरे जाने वाले मसाले आदि को 'पूरण' कहा है, वहाँ- 'पूर्यते येन तत् पूरणम्' इस प्रकार यह शब्द करणसाधन होता है।*

पोलिका पूर्णगर्भा तु गुर्वी स्याद् गुडदालिता। पूर्णपोली।

पकाते समय लोप्त्री (लोई) के अन्दर गुड़ डालकर बनाया हुआ फुल्का पचने में भारी होता है।

मृदुपाकाश्च ये भक्ष्याः स्थूलाश्च कठिनाश्च ये।
गुरवस्ते त्वतिक्रान्तपाकाः पुष्टिबलप्रदाः।।

जो भक्ष्य पदार्थ मृदुपाक एवं स्थूल तथा कठिन होते हैं तथा पकाकर पर्याप्त समय तक रखे जा सकने वाले होते हैं, वे पदार्थ पचने में भारी व पुष्टि एवं बल देने वाले होते हैं।

भक्ष्यस्सुधापरो नाम्ना वृष्यः पित्तानिलापहः।
रोचनो बृंहणस्स्वादुर्वर्ण्यो दृष्टिप्रसादनः।। सुधापरः

सुधापर– सुधापर नामक भक्ष्य वृष्य, पित्त एवं वात को नष्ट करने वाला, रुचिकारक, बृंहण, स्वादु, वर्ण

निखारने वाला व नेत्रज्योति को बढ़ाने वाला होता है।

एतत्प्रकारस्तु समिता-रवकान् खर्बूर-रवकान् वातिसूक्ष्मान् सङ्गृह्य तत्समपरिमाणां सितां चातिघनं घृतं च सममेकत्र मेलयित्वा सम्मर्द्यामलकप्रमाणान् गोलकान् रजतपात्रे पृथक् संस्थाप्य, तदुपर्यन्यद्राजतं पिधाय यावत्पिधानतापं संस्थापयेत्। ततस्तान् गोलकान् विकसितमल्लीमाल्यसदृशान् निष्कासयेत्। तान् सुधापरानाहुः।

इसे बनाने का प्रकार यह है– मैदा या खर्बूर (नारियल की सूखी गिरी/खोपरे) के अति सूक्ष्म रवक (लवक) अर्थात् टुकड़ों को इकट्ठा करके उनके समान परिमाण में खाँड एवं घी समान मात्रा में एक साथ मिलाकर, मसलकर आँवले जितने बड़े गोले बना लें व चाँदी के पात्र में रखकर चाँदी का ढक्कन लगा दें। इन्हें तब तक धूप में रखें जब तक ये धूप से गर्म न हो जायें। तदनन्तर खिली हुई मल्लीमाला के समान खिले हुए इन गोलों को निकाल लें। इन्हें सुधापर कहते हैं।

प्रक्षाल्य तण्डुलान् सम्यक् चूर्णयेत्तानुलूखले।
समया सितयायोज्य मर्दयेत्तद्विचक्षणः।।
यथा पिण्डीभवेत् पिष्टं तथा लोप्त्रीं विधाय च।
बीजेषु वाहिफेनस्य निस्तुषेषु तिलेषु वा।।
प्रसारितां तां सुघृते पाचयेत्सुविचक्षणः।
भवन्ति ते ह्यनरसा रसिकानां मुदावहाः।।
कुण्डलिन्यास्समगुणाः किञ्चिद् गुरुतरा अपि ।
वृष्याः परं पित्तहरास्तर्पणा रुचिकारकाः।। अनारसे।

अनरस– चावलों को अच्छी प्रकार से धोकर ऊखल में कूट लें। समान खाँड मिलाकर इन्हें इस प्रकार मसलें, जिससे आटा पिण्डरूप बन जाय। फिर लोई बनाकर अफीम के बीजों पर या स्वच्छ तिलों पर फैलाकर इन्हें उत्तम घृत में पकायें। ये अनारस कहलाते हैं तथा रसिकजनों को अत्यन्त आनन्ददायक होते हैं। ये गुणों की दृष्टि से कुण्डलिनी (जलेबी) के समान होते हैं , परन्तु उसकी अपेक्षा कुछ भारी होते हैं। ये परम वृष्य, पित्तहर, तर्पण व रुचिकारक होते हैं।

पक्त्वा जले सुविमलेऽप्यथवा शर्करोदके।
पिष्टिकां तण्डुलानां तु गाढां लोप्त्रीं प्रवेल्लयेत्।।
घृते तैलेऽथवा सिद्धा घारिकेति मता सताम्। घार्या।

घारिका– स्वच्छ जल या शरबत में पकाई हुई चावल की पिट्ठी की गाढ़ी लोई को बेलकर फैलाएं। फिर उसे घी या तेल में पकायें। इस प्रकार तैयार भोज्य को घारिका कहते हैं।

भर्जितान् तण्डुलान्माषविदलैस्स्वसमैस्सह।
पिष्ट्वा, तण्डुलपिष्टं चाप्यपक्वं तत्र योजयेत्।
किञ्चिदेकीकृते तस्मिन् जीरकादीन् विनिक्षिपेत्।।

दध्ना संयोज्य चक्राणि रज्ज्वाकाराणि निर्ममेत्।
रुच्यानि तानि बल्यानि तैलपक्वानि भक्षयेत्।। चकल्या।

चक्र– चावल व उड़द की दाल समान परिमाण में लें, इन दोनों को भूनकर पीस लें। फिर इनमें चावल का आटा बिना पकाये ही सम मात्रा में मिलायें। इसमें उचित मात्रा में जीरा आदि डाल दें। फिर इसमें दही मिलाकर रज्जु के आकार वाले चक्र बनायें व तेल में पकायें। इस प्रकार तैयार किये ये चक्र नामक भोज्य रुचिकर एवं बलदायक होते हैं।

प्रक्षालितावहत-तण्डुलपिष्टमिष्टे पाके निधाय सुगुडस्य पचेच्च युक्त्या।
तुल्यस्य तस्य ललनाकरलालितस्य लोप्त्रीं सुधांशुसदृशीं विपचेद् घृतादौ।। (वसन्ततिलका छन्द)
पित्तापहानतिरसान् प्रवदन्ति तज्ज्ञास्तानेव किञ्चिदधिकद्रवतस्त्वपालान्। अतिरस, अपाल।

अतिरस व अपाल– धोए व कुटे चावल के आटे को अच्छे गुड़ की चासनी में रखकर युक्ति से पकायें। फिर सुन्दरियों के हाथों से कोमलतापूर्वक बराबर-बराबर परिमाण में बनायी गयी उस आटे की चाँद जैसी लोप्त्री (लोई) को घी आदि में पकायें। पके हुए इन पित्तहर पकवानों को पाकविद्या-विशेषज्ञ अतिरस नाम से कहते हैं। इन्हीं में जब द्रव भाग कुछ अधिक छोड़ दिया जाता है तो ये अपाल कहलाते हैं।

घारिचण्डारिकापूपवटिकावटकादयः ।
वृष्याश्च रोचना बल्या गुरवः स्युः स्वयोनिवत्।।

घारिका, चण्डारिका, पूआ, वटी और बड़े, ये सब वृष्य, रुचिकर, बलकारक व गुरु होते हैं। ये जिस पदार्थ से बने होते हैं, उसी के अनुरूप इन में उक्त गुणों की स्थिति होती है।

इदानीं साधारण्येन गुणानाह- गुड-गोधूम-सम्मिश्रतैल-पक्वान्नभक्षणात् ।
करोति पित्तं श्लेष्माणं चक्षुर्मारुतनाशनम्।।
विदाहिनस्तैलकृता गुरवः कटुपाकिनः।
उष्णा मारुतदृष्टिघ्नाः पित्तलास्त्वक्प्रदूषणाः।।

अब सामान्यतः पक्वान्नों के गुण कहे जाते हैं– गेहूँ तथा गुड़ मिले व तेल में पके अन्न का सेवन पित्त व कफ को बढ़ाता है। यह वातनाशक होता है, किन्तु नेत्रदृष्टि को क्षीण करता है। तेल में पके भोज्य पदार्थ विदाही, गुरु व पाक में कटु होते हैं। ये उष्ण, वातनाशक, दृष्टिनाशक, पित्तवर्धक व त्वचा को दूषित करने वाले (त्वचा को बदरंग या मलिन करने वाले) होते हैं।

भक्ष्या क्षीरकृता बल्या वृष्या हृद्यास्सुगन्धिनः।
विदाहिनः पुष्टिकरा दीपनाः पित्तनाशनाः।।

बृंहणा वातपित्तघ्नाः भक्ष्या बल्याश्च सामिषाः।
गुरवः पैष्टिका भक्ष्या वीर्योष्णाः कफपित्तलाः।।

दूध से बने भक्ष्य बलवर्धक, वृष्य, हृद्य, सुगन्धित, विदाही, पुष्टिकर, अग्निदीपन व पित्तनाशक होते हैं। सामिष (मांसयुक्त) भक्ष्य बृंहण, वातपित्त-नाशक व बलवर्धक होते हैं। पैष्टिक (आटे से बने) भक्ष्य गुरु, उष्णवीर्य व कफपित्त-कारक होते हैं ।

कुकूल-कर्पर-भ्राष्ट्र-कन्द्वङ्गार-विपाचितान्।
एकयोनीन् लघून् विद्यादपूपानुत्तरोत्तरम्।। (अ.हृ.सू.-६.४२)

'कुकूलं गोवरमि'ति केचित् । 'श्वभ्राकारमुत्तानं कर्परं कुकूलमि'त्यन्ये। न्युब्जं तदेव कर्परम्। तदेव सच्छिद्रं भ्राष्ट्रम्। लोहमयं कन्दुः। अङ्गारशब्देन अङ्गारपूर्णं पात्रं हसन्त्यादि (आयुर्वेदरसायन-टीका)।

एक ही वस्तु से बने अपूप (पूआ आदि खाद्य पदार्थ) कुकूल में (तुष या भूसे के ढेर में अग्नि लगाकर उसमें) पकाने से, कर्पर (मिट्टी के खर्पर या ठीकरे) में पकाने से, भ्राष्ट्र (भाड़) में पकाने से, कन्दु (तन्दूर) में पकाने से उत्तरोत्तर लघु हो जाते हैं।

भोजः– **यथा यथा भवेत्पाके संसर्गोऽग्नेस्तथा तथा।**
भक्ष्याणामेकजातीनां लाघवं वैद्य आदिशेत्।।

इस विषय में महाराज भोजदेव कहते हैं– जैसे-जैसे पाक करते समय अग्नि का संसर्ग होता है, वैसे-वैसे एक प्रकार के भक्ष्य पदार्थों में भी लाघव (हल्कापन) आ जाता है।

'पर्पटा लघवो रुच्या लघीयान् क्षारपर्पटः'। (अ.सं.सू.-७.५४)
'षण्डाकीवटकं दृग्घ्नं दोषलं ग्लपनं गुरु'। (अ.सं.सू.-७.५३)

पापड़ लघु व रुच्य (रुचिकर) होते हैं, सर्जक्षार आदि से बनाये पापड़ उनसे भी लघु होते हैं। षण्डाकी-वटक दृष्टिनाशक, दोषकारक, ग्लपन (ग्लानि-कारक) व गुरु होता है।

सुश्रुतः – **कपालाङ्गारपक्वास्तु लघवो वातकोपनाः।**
सुपक्वास्तनवश्चैव भूयिष्ठं लघवो मताः।। आहारमाण्डा भाषा। (सु.सं.सू.-४६.४०८)

कपालं कर्परः' तत्र पक्वा मण्डकाः। 'अङ्गारपक्वास्तु हसन्त्यादौ पक्वाः' इति व्याख्यातारः।

इस विषय में सुश्रुत कहते हैं– कपाल (ठीकरे) पर पकाये गये (मण्डक आदि) एवं अंगारों पर (अंगीठी आदि में) बहुत अधिक पकाये गये भक्ष्य जब कड़क/करारे हो जाते हैं, तो वे बहुत लघु बन जाते हैं, अधिक भर्जन से उनका स्निग्ध अंश क्षीण हो जाता है, अत: उनमें अतिशय लघुत्व तो आ जाता है, परन्तु ऐसी स्थिति में वे अतीव वातवर्धक बन जाते हैं। ये ही भक्ष्य पतले रूप में बनाकर बहुत अच्छी प्रकार से पकाये जाने पर/करारे करने पर

बहुत अधिक लघु हो जाते हैं।

स्विन्नभक्ष्याश्च ये केचित् सूप्यगौधूमयाविकाः।
भिषक् तेषां यथाद्रव्यमादिशेद् द्रव्यलाघवम्।। (च.सं.सू.-२७.२६१)

सूप्यमम्लमनम्लं वा गुरु विद्याद्यथोत्तरम्। (च.सं.सू.-२७.२६२)

मूँग, गेहूँ व जौ आदि को सिझाकर (भाप में पकाकर) जो भक्ष्य बनते हैं, वे मूल द्रव्य के अनुसार गुरु व लघु समझने चाहिए। सूप्य (जिनकी दाल बनती है, वे धान्य) गुरु होते हैं तथा पाचक खटाई के बिना खाने पर और भी गुरु हो जाते हैं।

विशेष– मूँग आदि की दाल में निम्बू आदि की खटाई डालने से वह खाने में स्वादिष्ठ लगती है तथा पचने में अपेक्षाकृत लघु हो जाती है। इस प्रकार दाल खाने का प्रचलन भी है। इसी प्रकार अन्य पाचन करने वाले अम्ल पदार्थों के साथ दाल खाने से वह सुपच हो जाती है। अत एव यहाँ अम्ल रस वाले पाचक पदार्थों के साथ खाई जाने वाली दाल को लघु कहा है, तथा उसके बिना खाई जाने वाली दाल को गुरु माना है।

मोदका गुरुतराश्च वृष्यकाः श्लेष्मलाश्चिरविपाककारकाः।
मन्दमाशु जनयन्ति कोष्ठकं माषमोदकवरा बलप्रदाः।।
मोदका गुरवो वृष्याः श्लेष्मलाश्चिरपाकिनः।
मन्दाग्निं च प्रयच्छन्ति गौधूमाश्शालिजास्तथा।।

मोदक (लड्डू) गुरुतर, वृष्य, कफवर्धक व देर से पचने वाले होते हैं। ये जठराग्नि को मन्द करते हैं। उड़द के लड्डू विशेष रूप से बलप्रद होते हैं। मोदक के विषय में अन्य कथन इस प्रकार है कि- गेहूँ व शालि के आटे से बनाए गये लड्डू गुरु, वृष्य, कफवर्धक व चिरपाकी (देर से पचने वाले) होते हैं। ये गुरु होने से मन्दाग्नि-कारक माने जाते हैं।

तथा– **शमयति बहुपित्तं श्लेष्मकोपं करोति जनयति जठराग्निं वातरोगं निहन्ति।** (मालिनी छन्द)
सुरतजमतिखेदं तत्क्षणादेव हन्यादमृतफलमुदारं चारु शंसन्ति वैद्याः।। सोजीचे लाडु।

इस विषय में अन्य कथन यह है कि- सूजी से बने लड्डू पित्तशामक, कफप्रकोप-कारक, जठराग्नि-वर्धक एवं वातरोग-नाशक होते हैं। ये मैथुनजन्य क्षीणता को शीघ्र ही दूर करते हैं। वैद्य इन्हें अमृतफल के रूप में उत्तम व गुणकारी बताते हैं।

क्षीरे कटाहे तापेन घनीभूते सितायुते।
एलालवङ्गमरिचं यथायोग्यं विनिक्षिपेत्।।
पिण्डकास्तर्पणा बल्या वृष्यास्स्युः पित्तनाशनाः।

वातघ्नाश्च विशेषेण क्लमश्रमनिवारणाः।। पेडे।

पेड़े– दूध को कड़ाह में पकाकर गाढ़ा खोया बनाकर उसमें खाँड डाल दें तथा इलायची, लौंग व काली मिर्च भी यथोचित मात्रा में मिला लें। इस प्रकार पिण्डक (पेड़े) तैयार होते हैं। ये तर्पण, बलवर्धक, वृष्य, पित्तहर व वातनाशक होते हैं। ये क्लान्ति व श्रम (थकान) को विशेष रूप से दूर करते हैं।

मुद्गसक्तून् समसिताघृतान् पिण्डीकृतान् मृदून्।
एलादियुक्तान् घर्मर्तुहितान् वै पिण्डकान् वरान्।।
तान् मुद्गदलमित्याहुः पाकशास्त्रविशारदाः।। मुगदल।

मुद्गदल– भुने मूँग के सत्तू में समान परिमाण वाले घी व खाँड मिला लें। इसमें इलायची लौंग काली मिर्च आदि उचित मात्रा में डाल दें व पिण्ड बना लें। ये पिण्डक (मूँग के पेड़े) ग्रीष्म ऋतु में बहुत हितकारक होते हैं। इन्हें पाकशास्त्री मुद्गदल कहते हैं।

भृष्टैस्तिलैस्तैर्गुडसाधितानि रुच्यानि जन्तोश्च बलावहानि। (उपजाति छन्द)
हरन्ति वातं तिलमोदकानि त्वग्दोषदृष्ट्यामयकारणानि।। तिलवे।

तिलमोदक– भुने तिलों को गुड़ में मिलाकर लड्डू बना लें। ये तिलमोदक रुचिकर, बलदायक व वातहर होते हैं। ये त्वग्दोष (त्वचा की मलिनता) व नेत्ररोग (दृष्टि की दुर्बलता) के कारण भी बनते हैं।

सुभृष्टैर्निस्तुषैश्शुभ्रैः कुट्टितैः कृतमोदकम्।
सगुडं पित्तवातघ्नं वीर्यपुष्टिविवर्धनम्।। कोंदि।

अच्छी प्रकार तुषरहित करके भुने व कुटे तिलों को गुड़ के साथ मिलाकर बनाए गये लड्डू पित्तवात-नाशक, वीर्यवर्धक व पुष्टिकारक होते हैं।

अन्यत्र – **तिलैर्विघट्टितं श्लक्ष्णं गुडपिण्डमुदाहृतम्।**
हृद्यं मन्दाग्निजननं पुष्टिकृत्कफवर्धनम्।। इति।

गुडपिण्ड– इस विषय में अन्यत्र भी कहा है– तिलों के साथ गुड़ को अच्छी प्रकार कूटकर बनाया पिण्ड गुडपिण्ड कहलाता है। यह हृद्य (मनभावन), मन्दाग्निजनक, कफवर्धक व पुष्टिकारक होता है।

अथ मण्डादिगुणाः। वाग्भटः – **मण्डपेयाविलेपीनामोदनस्य च लाघवम्।**
यथापूर्वं शिवस्तत्र मण्डो वातानुलोमनः।।
तृड्ग्लानिदोषशेषघ्नः पाचनो धातुसाम्यकृत्।

स्रोतोमार्दवकृत्स्वेदी सन्धुक्षयति चानलम्।। (अ.सं.सू.-७.३९-४०)

अब मण्ड (माँड) आदि के गुण बताते हैं। इस विषय में वाग्भट कहते हैं– माँड, पेया, विलेपी और ओदन इनमें पूर्व-पूर्व भोज्य लघु होता है। इनमें भी मण्ड (माँड) पथ्य व वात का अनुलोमन करने वाला होता है। यह प्यास, ग्लानि (थकान) को दूर करता है। यह लंघन आदि शेष बचे दोषों का नाशक है। (आम दोष का) पाचन करने वाला व धातुसाम्यकारक होता है। यह स्रोतों को मृदु करने वाला व स्वेदन करने वाला होता है। यह अग्नि को प्रदीप्त करता है।

क्षुत्तृष्णाग्लानिदौर्बल्यकुक्षिरोगज्वरापहा।
मलानुलोमनी पथ्या पेया दीपनपाचनी।। (अ.सं.सू.-७.४१-४२)

पेया (माँड सहित पका चावल आदि, जो पतलेपन के कारण पेय रूप हो, वह) भूख, प्यास, ग्लानि, दुर्बलता, कुक्षिरोग (उदररोग) व ज्वर को दूर करती है। यह मल का अनुलोमन (सुखपूर्वक विसर्जन) करवाने वाली, पथ्य, दीपन व पाचन होती है।

विलेपी ग्राहिणी हृद्या तृष्णाघ्नी दीपनी हिता।
व्रणाक्षिरोग-संशुद्धदुर्बलस्नेहपायिनाम् ।। (अ.सं.सू.-७.४२-४३)

मण्डः ओदनोपरितनो रसः। ससिक्थो रसः पेया, विलेपी यवागूः।

विलेपी ग्राही, हृद्य, तृष्णानाशक (प्यास को दूर करने वाली), दीपन तथा घाव व नेत्ररोग में हितकारी है। यह विरेचन (दस्त) आदि से दुर्बल हुए व स्नेहपान करने वालों के लिए हितकर होती है।

सुधौतः प्रस्नुतः स्विन्नोऽत्यक्तोष्मा चौदनो लघुः।
यश्चाग्नेयौषधक्वाथसाधितो भृष्टतण्डुलः। (अ.हृ.सू.-६.३०-३१)
विपरीतो गुरुर्यश्च क्षीरमांसादिसाधितः।। (अ.सं.सू.-७.४३-४४)

आग्नेयौषधसाधितो भृष्टतण्डुलो यस्स लघुः। गुर्वौषधादिसाधितोऽभृष्टतण्डुलस्त्यक्तोष्मा क्षीरमांसादिसाधितश्च गुरुरित्यर्थः। आदिशब्द इक्षुरसघृतादिसंग्रहार्थः।

अच्छी प्रकार धोकर भली-भांति पकाया तथा माँड निकालकर थाली में फैलाया गया तथा अत्यक्तोष्मा अर्थात् कुछ गर्म ओदन लघु होता है। भुने चावलों से सोंठ आदि आग्नेय (अग्निगुणप्रधान) ओषधियों के क्वाथ के साथ तैयार किया हुआ ओदन और भी लघु होता है। इसके विपरीत दूध, घी व गन्ने के रस खाँड आदि के साथ पकाया ओदन गुरु होता है।

हृदयदीपे- **'मण्डोऽसिक्थः ससिक्था (पेया) परिसिक्था यवागूश्च'।** (हृदयदीपकनिघण्टुः-१४३)

परिसिक्था शिथिलोदन इत्यर्थः, 'यवागूश्शिथिलोदनः' इति वचनात् ।

'घनसिक्था (तु) विलेपी परिस्नुतस्त्वोदनो भक्तः'। (हृदयदीपकनिघण्टुः-१४३)
'तिलतण्डुलैस्तु कृसरा' इति। (हृदयदीपकनिघण्टुः-१४४)

हृदयदीप नामक ग्रन्थ में लिखा है कि सिक्थ (पके हुए चावलों के गाढे अंश) से रहित द्रव भाग को 'मण्ड' (माँड) कहते हैं, गाढ़े भाग से युक्त उस द्रव को 'पेया' कहते हैं, इससे भी कुछ गाढ़े पके चावलों या जौ आदि को 'यवागू' कहते हैं तथा इससे भी गाढ़े रूप में पके चावल आदि को 'विलेपी' कहते हैं।

कूष्माण्डक्षोदं युक्त्या निर्जलं विधाय माषपिष्टं गोधूमपिष्टं च समभागं दत्त्वा उभयसमां शर्करां संयोज्य सर्वमेकत्र चूर्णयित्वा आमलकवद् गोलकान् विधाय घृते पचेत्। पक्वांस्तान् मधुनि निक्षिपेत्। तानि मधुफलानीति व्याहरन्ति पाकज्ञाः।

मधुफल– पेठे के टुकड़ों को युक्तिपूर्वक निर्जल कर लें (सुखा लें), उनमें उड़द व गोधूम (गेहूँ) का आटा समान भाग में मिला लें। इन दोनों के बराबर खाँड डालें व सबको एक साथ पीसकर आँवले के फल जितने गोलक बनाकर घी में पका लें। पकने पर इन्हें शहद में डाल दें। इन्हें पाकशास्त्री मधुफल कहते हैं।

।। इति सिद्धान्नप्रकरणम्।।

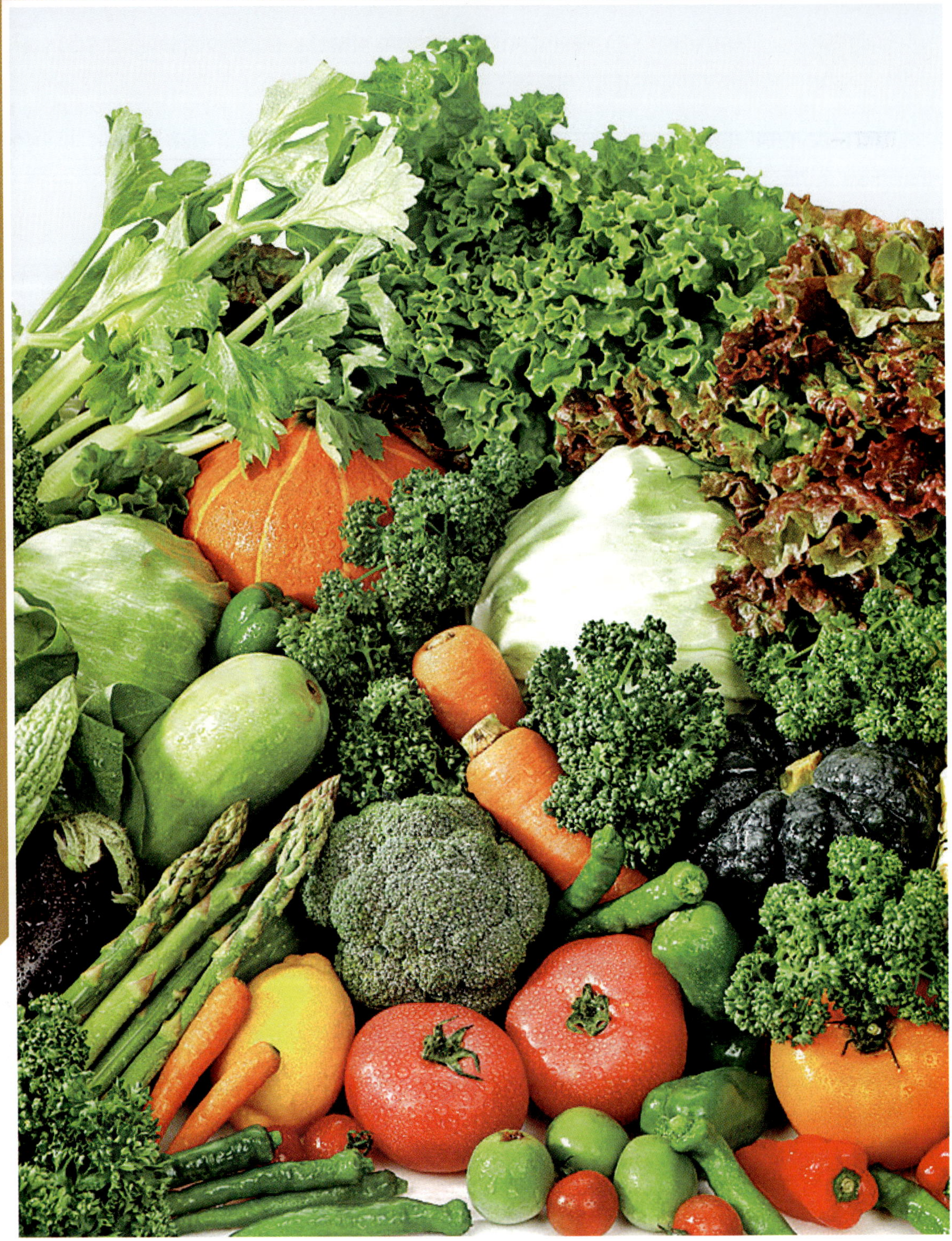

अथ शाकप्रकरणम्

तच्च – **मूल-पत्र-करीराग्र-फल-काण्डाधिरूढका:।**
त्वक्पुष्पं कवकं चेति शाकं दशविधं स्मृतम्।।

शाकप्रकरण– मूल (जड़), पत्र, करीर (प्रथम अंकुर), अग्र (चोटी), फल, काण्ड (केले आदि का कच्चा तना), अधिरूढ (खेत से उखाड़े फल-मूल आदि में स्वेदन से उत्पन्न अंकुर), त्वक् (छिल्का), फूल व कवक (मशरूम), यह दस प्रकार का शाक माना गया है।

तत्र मूलं द्विविधम्- मूलकं कन्दश्च। पत्रं प्रसिद्धम्। करीरं प्रथमाङ्कुर:। अग्रं प्रसिद्धम्। काण्डं कदल्यादे:। अधिरूढं तालास्थि मज्जेति केचित्। क्षेत्रोद्धृतफलमूलादे: स्वेदान्नवोद्भिन्नाङ्कुरा अधिरूढका इत्यपि। त्वक्पुष्पेति प्रसिद्धे। कवकं छत्त्राकम्। न चात्र पदार्थमात्रस्य शाकापत्त्या भ्रमितव्यं, व्यञ्जनतया प्रसिद्धेष्वेव तत्त्वात्। पृथिव्यादिनवद्रव्यवाचितया प्रयुक्तस्यापि द्रव्यशब्दस्य द्रव्यवांश्चैत्र इत्यादौ स्वर्णादिमत एवोपस्थितिवत्।

इनमें से मूल दो प्रकार का होता है– मूलक व कन्द। पत्र (पत्ते) का शाक तो प्रसिद्ध ही है। पहले-पहले (नये-नये) अंकुर को करीर कहते हैं, जैसे बांस के करीर का शाक बनता है। अग्र पौधे की चोटी को कहते हैं, जैसे करीर वृक्ष की टहनी के कच्चे अग्रभाग का शाक बनता है। कदली (केला) आदि का तना काण्ड कहलाता है, केले के कच्चे तने के आन्तरिक भाग का शाक बनता है । ताल आदि की अंकुरित गुठली अधिरूढ होती है, ऐसा कुछ विद्वानों का मत है। अन्यों का मत है कि खेत से उखाड़े हुए फल, मूल आदि के स्वेदन से उनमें जो नये अंकुर फूट आते हैं, उन्हें भी अधिरूढक कहते हैं। त्वक् (छिल्का) व पुष्प (फूल) के शाक प्रसिद्ध हैं। कवक, जिसे छत्राक भी कहते हैं, यह आजकल मशरूम नाम से भी प्रसिद्ध है।

*अधिरूढ के विषय में अन्य उद्धरण भी द्रष्टव्य हैं- **अधिरूढकं तालास्थिमज्जा इति गौडा:।** (अभिधानचिन्तामणि-स्वोपज्ञ-व्याख्या-११८३)। **अधिरूढं तालबीजाङ्कुरास्थिमज्जा।** (शिवकोश-स्वोपज्ञव्याख्या)*

उपर्युक्त श्रेणियों की प्रत्येक वस्तु शाक है, ऐसी भ्रान्ति नहीं करनी चाहिए; किन्तु उक्त श्रेणियों में आने वाली जो वस्तुएँ व्यञ्जन (शाक) रूप में प्रसिद्ध हैं व व्यवहार में प्रचलित हैं, वे ही शाक की कोटि में समझनी चाहिए, जैसे कि 'द्रव्य' शब्द- पृथ्वी, आकाश आदि नौ द्रव्यों का वाचक है, पुनरपि– 'द्रव्यवान् चैत्र:' (चैत्र नामक व्यक्ति द्रव्यवान् है) इत्यादि उदाहरणों में 'द्रव्यवान्' शब्द से 'स्वर्णादिमान्' अर्थ का बोधक होता है। इसी प्रकार यहाँ भी फल-मूल आदि ऊपर गिनाई शाक की श्रेणियों में वे ही फल-मूल आदि लेने चाहिए, जो शाक के रूप में प्रचलित व प्रसिद्ध हैं। जिस किसी भी पौधे के फल-मूल आदि को शाक रूप में जानना उचित नहीं है।

उक्तं च- **शक्तिग्रहं व्याकरणोपमानकोशाप्तवाक्याद् व्यवहारतश्च।**
वाक्यस्य शेषाद्विवृतेर्वदन्ति सान्निध्यतस्सिद्धपदस्य वृद्धा:।। इति। (इन्द्रवज्रा छन्द)

अतश्च न शाकव्रतादौ द्रव्यमात्रत्याग इत्यस्मत्कृतजनार्दनमहोदये विस्तरेण प्रपञ्चितम्।

इस विषय में कहा भी है- किसी भी शब्द के अर्थ को समझने के लिए व्याकरण, उपमान (सादृश्य), कोष, आप्तवाक्य, व्यवहार, वाक्यशेष, विवरण व प्रसिद्ध पद का सान्निध्य, ये सब कारण होते हैं। यहाँ पर भी फल-मूल आदि शाक-कोटियों में कौन-कौन-सा फल-मूल शाक रूप में ग्राह्य है, इसके लिए व्यवहार ही प्रमाण है। अतः जहाँ शाकव्रत अर्थात् शाक के न खाने का विधान किया जाता है, वहाँ फलादि मात्र का त्याग नहीं होता। यह बात हमारे द्वारा (रघुनाथ-सूरि द्वारा) रचित जनार्दनमहोदय नामक ग्रन्थ में विस्तार से वर्णित की है।

कैयदेवस्तु – **शाकं चतुर्विधं पुष्पपत्रकन्दफलाख्यकम्।** इति चातुर्विध्यमाह।

भावप्रकाशे– **पत्रं पुष्पं फलं नालं कन्दं संस्वेदजं तथा।**
शाकं षड्विधमुद्दिष्टं गुरु विद्याद्यथोत्तरम्।। इति। (भा.प्र.नि.-१०.१)

कैयदेव नामक वैद्यराज ने तो पुष्प, पत्र, कन्द और फल के रूप में शाक चार प्रकार का माना है। **भावप्रकाश** में-पत्र, पुष्प, फल, नाल, कन्द व संस्वेदज (मशरूम), इन भेदों से शाक छः प्रकार का माना है। इनमें क्रमशः उत्तरोत्तर शाक गुरु होता है।

अथ शाकसामान्यगुणाः – **प्रायश्शाकानि सर्वाणि विष्टम्भीनि गुरूणि च।**
रूक्षाणि बहुवर्चांसि सृष्टविण्मारुतानि च।। (भा.प्र.नि.-१०.२)

अब शाकसामान्य के गुणों का वर्णन किया जाता है- प्रायः सभी शाक विष्टम्भी (कब्ज करने वाले), पचने में भारी, रूक्ष, अधिक मलकारक तथा मल व अपान वायु का विसर्जन करवाने वाले होते हैं।

शाकं भिनत्ति वपुरस्थि निहन्ति नेत्रं वर्णं विनाशयति रक्तमथापि शुक्रम्। (वसन्ततिलका)
प्रज्ञाक्षयं च कुरुते पलितं च नूनं हन्ति स्मृतिं गतिमिति प्रवदन्ति सन्तः।। (भा.प्र.नि.-१०.३)
शाकेषु सर्वेषु वसन्ति रोगास्ते हेतवो देहविनाशनाय। (इन्द्रवज्रा)
तस्माद् बुधश्शाकविवर्जनं तु कुर्यात्तथाम्लेषु स एव दोषः।। (भा.प्र.नि.-१०.४)

विद्वान् लोग कहते हैं कि शाक शरीर व अस्थि का क्षरण (भेदन) करता है। नेत्रज्योति को क्षीण करता है, शरीर के रंग को भी मलिन करता है। रक्त, शुक्र व प्रज्ञा (बुद्धि) को क्षीण करता है तथा केशों को श्वेत करता है, स्मृति व गति को भी नष्ट करता है। सभी शाकों में रोग निवास करते हैं। वे शरीरनाश के हेतु हैं। इसलिए विद्वान् पुरुषों को शाक का परित्याग कर देना चाहिए। शाक वाले ये सभी दोष खट्टी वस्तुओं में भी होते हैं।

ये दोष शाक-सामान्य की दृष्टि से कहे गये हैं, शाक प्रायः रूक्ष, विष्टम्भी व गुरु होते हैं तथा वातजनक एवं अधिक मलकारक होते हैं। अतः सामान्य रूप से इनके दोष बताए हैं। जब शाक अधिक मिर्च-मसाले व तेल के साथ पकाये जाते हैं, तब ये विदाही बन कर विशेष रूप से हानिकर होते हैं। विशिष्ट शाकों में स्वास्थ्यवर्धक गुण पाये

जाते हैं। इनका वर्णन आगे किया जा रहा है। समुचित रूप से पकाये गये ये शाक विशिष्ट गुणों के कारण स्वास्थ्य के लिए उपादेय माने गये हैं।

अथ (शाक)विशेषगुणा:

तत्र– **मूलकं तीक्ष्णमुष्णं च कटुकं ग्राहि दीपनम्।**
दुर्नाम-गुल्म-हृद्रोग-वातघ्नं रुचिदं गुरु।। साधारणमूलकगुणा:। (रा.नि.-७.१६)

अब शाकविशेष के गुण बताते हैं– उनमें **मूली** तीक्ष्ण, उष्ण व कटु (चरपरी) होती है। यह ग्राही (मल को बाँधने वाली), अग्निदीपन, कुष्ठ, गुल्म (वायु गोला), हृद्रोग (हृदयरोग) और वातरोग को नष्ट करने वाली होती है। यह रुचिप्रद तथा पचने में भारी होती है। ये साधारण मूली के गुण हैं।

चाणक्यमूलकं सोष्णं कटुकं रुच्यदीपनम्। (रा.नि.-७.१८)
गुल्म-वात-कृमि-कफान्नाशयेद् ग्राहकं गुरु।। नीवारीमूला (इति) काश्यां प्रसिद्धम्।

चाणक्य मूली उष्ण, कटु, रुचिकर, जठराग्निवर्धक, गुल्म, वातदोष, कृमि व कफ आदि को नष्ट करने वाली तथा ग्राही व गुरु होती है। यह काशी क्षेत्र में निवारीमूला नाम से प्रसिद्ध है।

गृञ्जनं कटुकोष्णं च कफवातरुजापहम्।
रुच्यं च दीपनं हृद्यं दुर्गन्धं गुल्मनाशनम्।। सोण्ठीमुला। (रा.नि.-७.२०)

गृञ्जन (एक पोथिया लहसुन) कटु (चरपरा), उष्ण, कफ व वातदोष को नष्ट करने वाला, वातज शूल को दूर करने वाला, रुचिकर, दीपन, हृद्य, दुर्गन्ध वाला तथा गुल्म रोग (वायु गोला) को नष्ट करने वाला होता है।

विशेष– *बहुत से आधुनिक लेखक गृञ्जन से गाजर अर्थ लेते हैं। मनुस्मृति के भक्ष्याभक्ष्य प्रकरण में– लशुनं गृञ्जनञ्चैव (५.५) यह वाक्य आया है। वहाँ भी प्राय: सभी हिन्दी अनुवादक गृञ्जन का अर्थ गाजर करते हैं, यह बड़ी भ्रान्ति है। वस्तुत: आयुर्वेद के प्राचीन ग्रन्थों में* ***लशुन*** *का ही एक भेद 'गृञ्जन' नाम से वर्णित है। यह अनेक पोथियों वाला न होकर एक कन्द रूप में होता है, अत: इसे एकपोथिया लशुन कहते हैं। इस प्रकार गृञ्जन का अर्थ एकपोथिया लशुन होता है न कि गाजर। गाजर के लिए भावप्रकाश जैसे अर्वाचीन आयुर्वेदीय ग्रन्थों में* ***गृञ्जरम्*** *तथा* ***गाजरम्*** *नाम आता है। भावप्रकाश के आधुनिक सम्पादकों, अनुवादकों व प्रकाशकों ने वहाँ भी भ्रान्ति के कारण गृञ्जर की जगह गृञ्जन छाप रखा है, जो की सर्वथा अनुचित है। इस प्रकार यहाँ प्रस्तुत विवेचन से यह स्पष्ट है कि गृञ्जन लशुनविशेष व गृञ्जर गाजर होती है। आजकल भ्रान्ति से गृञ्जन शब्द से गाजर अर्थ लेने लगे हैं। मूल ग्रन्थों का सम्यक् ज्ञान न होने से यह भ्रान्ति आयुर्वेद के सैंकड़ों प्रकाशित ग्रन्थों में फैल गई है। गाजर अर्वाचीन काल में विदेशों से आया हुआ मूल है। अत: आयुर्वेद के अति प्राचीन ग्रन्थों में इसका वर्णन उपलब्ध नहीं है। जबकि गृञ्जन (एकपोथिया लशुन) का वर्णन प्राचीन काल से ही आयुर्वेदीय ग्रन्थों में उपलब्ध है।*

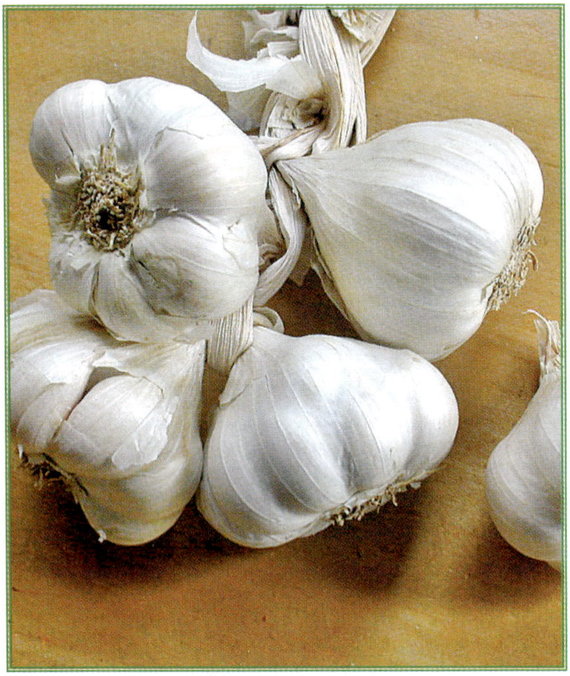

रसोन (लहसुन)

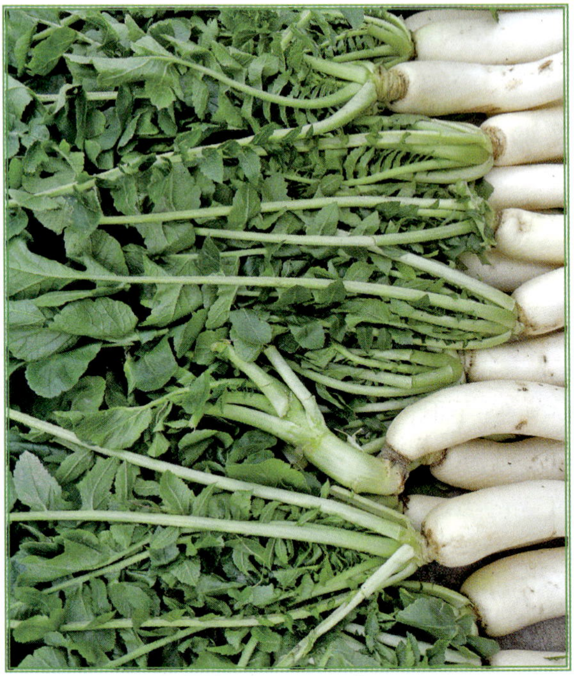

मूलक (मूली)

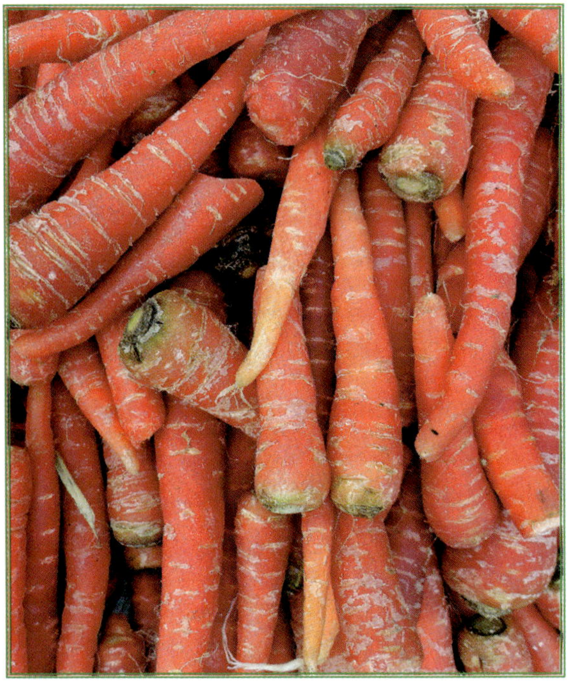

गाजर

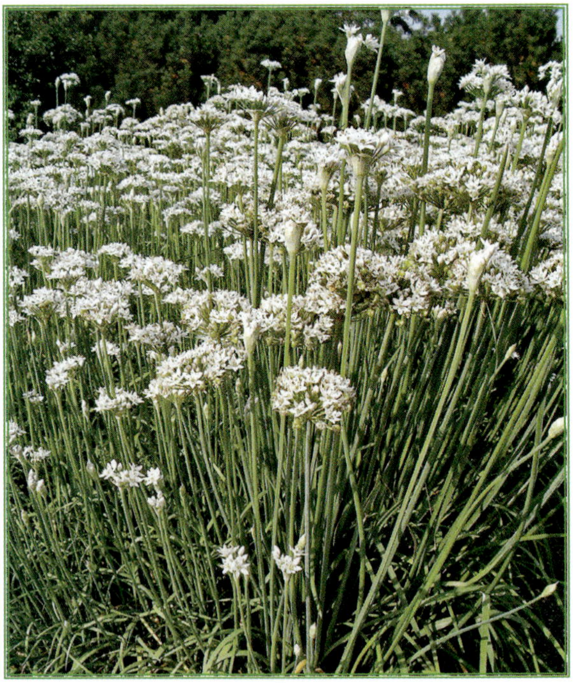

गृञ्जन/एकपोथिया लहसुन

पिण्डमूलं कटूष्णं च गुल्मवातादिदोषनुत्। वाटोलामुला। (रा.नि.-७.२१)

पिण्डमूल कटु व उष्ण होता है। यह गुल्म एवं वात आदि दोषों का नाशक होता है।

कोष्णं तीक्ष्णं च तिक्तं मधुरकटुरसं मूत्रदं चातिमूत्र-
श्वासार्शःकासगुल्मक्षयनयनरुजा-मान्द्यशूलामयघ्नम्। (स्रग्धरा छन्द)
कण्ठ्यं बल्यं च रुच्यं मलविकृतिहरं मूलकं बालकं स्याद् (रा.नि.-७.२२)
उष्णं जीर्णं तु शोषप्रदमुदितमिदं दाहपित्तास्रदायि।। मान्द्यम् अग्निमान्द्यम्।

कच्ची मूली थोड़ी उष्ण, तीक्ष्ण, तिक्त, मधुर व कटु रस वाली होती है तथा मूत्रवर्धक होती है। यह अतिमूत्र, दमा, बवासीर, खाँसी, गुल्म, क्षयरोग (तपेदिक) व नेत्ररोगों को दूर करती है। यह मन्दाग्नि एवं शूल आदि रोगों को भी नष्ट करती है। यह कण्ठ के लिए हितकारी, बलवर्धक, रुचिकर तथा मल के विकारों का हरण करती है। जीर्ण (पकने के उपरान्त बहुत काल तक स्थित) मूली उष्ण, क्षयरोग-कारक तथा दाह-जनक व रक्तपित्त-कारक होती है।

आमं सङ्ग्राहि रुच्यं कफपवनहरं पक्वमेतत्कटूष्णं
भुक्तेः प्राग् भक्षितं चेत् सपदि वितनुते पित्तदाहास्रकोपम्। (रा.नि.-७.२३)
भुक्त्या सार्धं तु जग्धं हितगतिबलवद्वेसवारेण तच्चेत्
पक्वं हृद्रोगशूलप्रशमनमुदितं मूत्रकृत्सर्वमूलम्।। (स्रग्धरा छन्द)

हिता गतिः प्राप्तिर्यस्येति बलविशेषणम्। 'वातश्लेष्महरं शुष्कम्' (अ.हृ.सू.-६.१०५) इति वाग्भटः।

कच्ची मूली संग्राही, रुचिप्रद व कफवात-नाशक होती है। पकी हुई मूली कटु, उष्ण होती है। भोजन के पहले खाने से यह शीघ्र ही पित्तविकार, दाह (जलन) व रक्तविकार कर देती है। भोजन के साथ खाई जाने पर हितकर परिणाम वाली व वेसवार (मसाले) के साथ यह बलकारक होती है। पकी हुई मूली हृदयरोग व शूल का शमन करती है। सभी प्रकार की मूली मूत्र-जनक होती है। वाग्भट का कथन है कि सूखी मूली वातदोष तथा कफदोष को दूर करती है।

।। इति मूलकगुणाः ।।

गाजरं मधुरं रुच्यं किञ्चित्कटु कफापहम्।
आध्मानकृमिशूलघ्नं दाहपित्त-तृषापहम्।। गाजरमूल। (रा.नि.-७.२४)

गाजर के गुणों को बताते हुए कहते हैं कि- गाजर कुछ चरपरेपन के साथ मधुर रस वाली होती है। यह रुचिप्रद, कफहर, अफारा, कृमि व शूल को दूर करने वाली तथा दाह, पित्त और प्यास को मिटाने वाली होती है।

माकन्दी कटुका तिक्ता मधुरा दीपनी परा।
रुच्याल्पवातकृत्पथ्या न वर्षासु हिताऽधिका।। मायीणमूल। (रा.नि.-७.४३)

अधिका बाहुल्येन भक्षिता।

माकन्दी कटु, तिक्त, मधुर, अति दीपन,रुचिकर, कुछ वात-जनक व पथ्य होती है; परन्तु वर्षाकाल में अधिक मात्रा में खाने पर यह अहितकर हो जाती है।

रसोनोऽम्लरसोनस्स्याद् गुरूष्णः कफवातनुत्।
अरुचि-कृमि-हृद्रोग-शोफघ्नश्च रसायनः।। शुभ्रलसण। (रा.नि.-७.५०)

अम्लरसोनः अम्लरसशून्य इत्यर्थः।

रसोन (लशुन) अम्लरसोन अर्थात् केवल अम्लरस से ही रहित होता है, अन्य पाँच रस (मधुर, लवण, कटु, कषाय व तिक्त) इसमें विद्यमान होते हैं। यह गुरु, उष्ण व कफवातनाशक होता है। यह अरुचि, कृमि, हृदयरोग व शोफ (सूजन) को दूर करता है। लशुन एक उत्तम रसायन है, अर्थात् यह रस, रक्त आदि धातुओं को बढ़ाकर वृद्धावस्था के प्रभाव से बचाता है।

रसोनोऽन्यो महाकन्दो गृञ्जनो दीर्घपत्रकः।
पृथुपत्रः स्थूलकन्दो यवनेष्टो विलोहितः।। (रा.नि.-७.५२)

बहुत पोथियों (कलियों) वाले प्रसिद्ध लशुन से भिन्न एक अन्य प्रकार का लशुन होता है, जो महाकन्द, गृञ्जन, दीर्घपत्रक, पृथुपत्र, स्थूलकन्द, यवनेष्ट व विलोहित, इन नामों से आयुर्वेद में जाना जाता है। इनमें 'गृञ्जन' नाम अधिक प्रचलित है। हिन्दी में इसे एकपोथिया लशुन कहते हैं , क्योंकि इसमें एक ही पोथी (कली) मोटे कन्द के रूप में होती है।

गृञ्जनस्य मधुरं कटुकन्दं नालमप्युपदिशन्ति कषायम्। (स्वागता छन्द)
पत्रसञ्चयमुशन्ति च तिक्तं सूरयो लवणमस्थि वदन्ति।। (रा.नि.-७.५३)

गृञ्जन (एकपोथिया लशुन) का कन्द मधुर व कटु, नाल (डण्डी) कषाय, पत्ते तिक्त तथा बीज नमकीन होता है। इस प्रकार इसमें भी अम्ल को छोड़ कर शेष पाँच रस होते हैं।

रसोन उष्णः कटुपिच्छिलश्च स्निग्धो गुरुः स्वादुरसोऽतिबल्यः। (उपजाति छन्द)
वृष्यश्च मेधा-स्वर-वर्ण-चक्षुर्भग्नास्थिसन्धानकरः सुतीक्ष्णः।। (रा.नि.-७.५१)

रसोन के गुण– रसोन उष्ण, कटु, पिच्छिल (चिकना), स्निग्ध, गुरु, मधुर व अति बलदायक होता है। यह वृष्य, बुद्धि, स्वर, रंग को निखारने वाला, नेत्रों के लिए हितकर, टूटी हुई हड्डियों को जोड़ने वाला तथा तीक्ष्ण गुण वाला होता है।

हृद्रोग-जीर्णज्वर-कुक्षिशूल-विबन्ध-गुल्मारुचिकृच्छ्रशोफान्। (उपजाति छन्द)
दुर्नाम-कुष्ठानलसाद-जन्तु-कफामयान् हन्ति महारसोनः।। लशुनविशेषगुणाः।
(रा.नि.-७.५४)

महारसोन के गुण– महारसोन (गृञ्जन) हृदयरोग, जीर्ण ज्वर (पुराना बुखार), पेट दर्द, कब्ज, गुल्म, अरुचि, मूत्रकृच्छ्र, सूजन, दुर्नाम (बवासीर), कुष्ठ, मन्दाग्नि, कृमि तथा कफजन्य रोगों को नष्ट करता है।

पलाण्डुः कटुको बल्यः कफपित्तहरो गुरुः।
वृष्यश्च रोचनः स्निग्धो वान्तिदोषविनाशनः।। श्वेतपलांडु। (रा.नि.-७.५७)

पलाण्डु (प्याज) चरपरा, बलवर्धक, कफ व पित्त को नष्ट करने वाला तथा गुरु होता है। यह वृष्य, रुचिकर व स्निग्ध होता है तथा वमन (उल्टी) को दूर करता है।

'अन्यो राजपलाण्डुः स्याद्यवनेष्टो नृपाह्वयः'। (रा.नि.-७.५८)
पलाण्डुर्नृपपूर्वस्स्याच्छिशिरः पित्तनाशनः।
कफहृद् दीपनश्चैव बहुनिद्राकरस्तथा।। (रा.नि.-७.६०)

पलाण्डु का एक अन्य भेद राजपलाण्डु होता है, वह यवनेष्ट भी कहलाता है। इसका 'यवनेष्ट' नाम इसलिए पड़ा कि पूर्व काल में यवनदेश (यूनान) से भारत में आए यवन (यूनानी) इसे बहुत चाव से खाते थे। अतः यवनों को इष्ट होने से इसका यवनेष्ट यह अन्वर्थक नाम है। इसे ही नृपपलाण्डु भी कहते हैं। यह शीतल, पित्तनाशक, कफहर, दीपन तथा अधिक निद्रा लाने वाला होता है। अनिद्रा रोग में आयुर्वेद के 'भावप्रकाश' आदि अन्य ग्रन्थों में इसके सेवन का विधान है, क्योंकि प्याज खाने से गाढ़ निद्रा आती है।

तथा– **वक्ष्यते नृपपलाण्डुलक्षणं क्षारतीक्ष्णमधुरो रुचिप्रदः।** (रथोद्धता छन्द)
कण्ठशोषशमनोऽतिदीपनः श्लेष्मपित्तशमनोऽग्निदीपनः।। रक्तपलाण्डु।
अतिदीपनो दाहकृत्। (रा.नि.-७.६१)

इसके विषय में अन्यत्र भी कहा है– राजपलाण्डु का लक्षण इस प्रकार है कि यह क्षार, तीक्ष्ण, मधुर व रुचिप्रद होता है। यह गले की रूक्षता को दूर करता है तथा यह खाते समय मुख में अति दाहजनक (बहुत जलन करने वाला) होता है। यह कफपित्त-शामक व जठराग्नि-दीपन (भूख बढ़ाने वाला) होता है।

सूरणः कटुरुष्णश्च पाचनः कृमिवातहा।
श्वास-कासकफान् हन्ति परं दुर्नामनाशनः।।
गुल्म-शूल-कृमिघ्नश्च गुरुरस्रविकारकृत्।। रक्तसूरण।

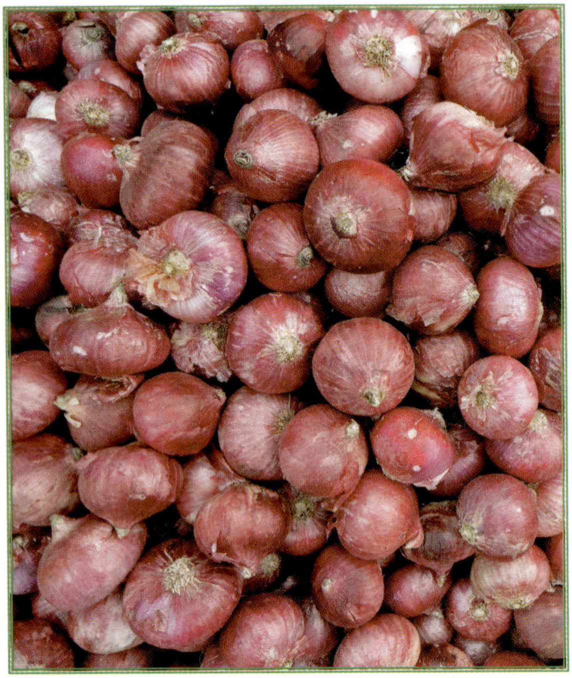

प्याज

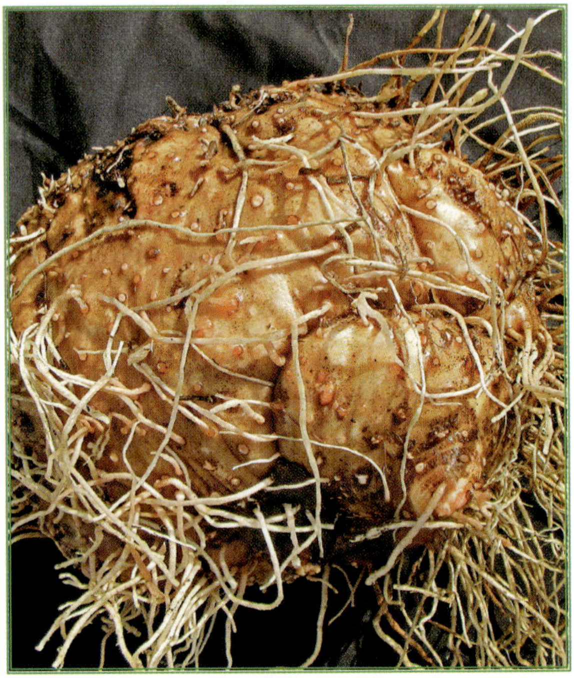

सूरन

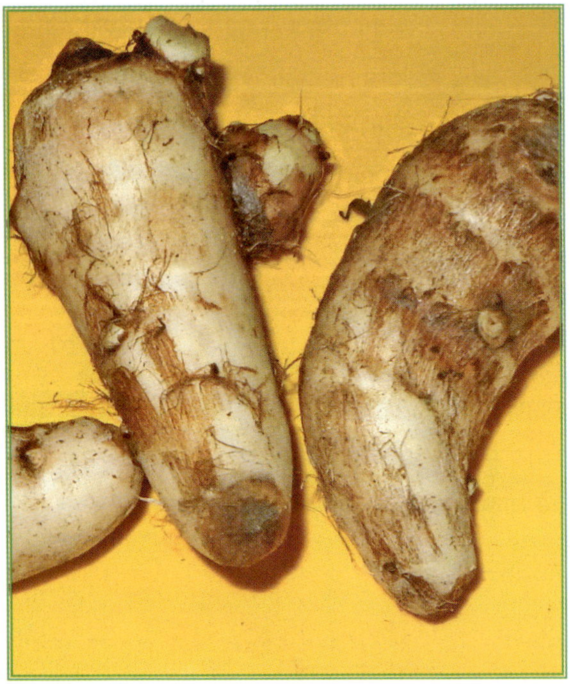

अरूई

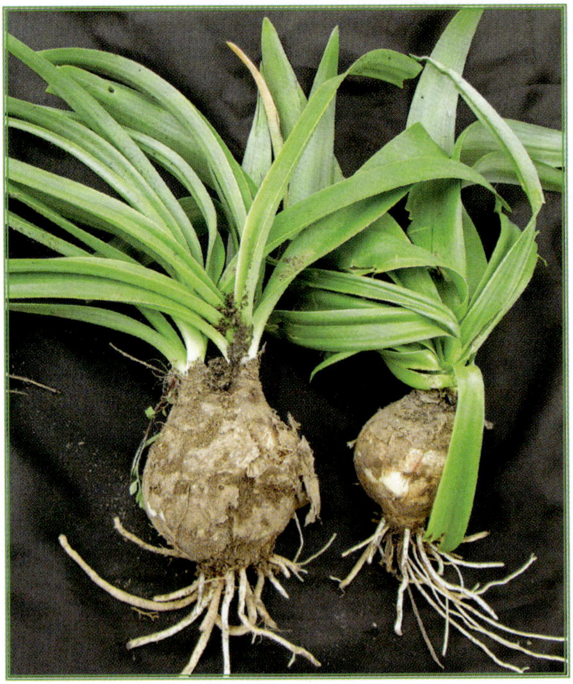

जंगली प्याज

सूरणकन्द कटु, उष्ण, पाचक, कृमिहर, वातनाशक, दमा, खाँसी व कफदोषों को दूर करने वाला तथा दुर्नाम (अर्श/बवासीर) का परम शत्रु होता है। यह गुल्म, शूल, कृमियों का नाशक, गुरु व रक्तविकार-जनक होता है।

श्वेतस्सूरणको रुच्यः कटूष्णः कृमिनाशनः।
गुल्म-शूलादिदोषघ्नः सर्वारोचकहारकः।। श्वेतसूरण। (रा.नि.-७.६६)

श्वेत सूरण रुचिकर, कटु, उष्ण, कृमिनाशक, गुल्म, शूल आदि दोषों को नष्ट करने वाला तथा सब प्रकार की अरुचि को दूर करने वाला होता है।

बल्यः कदल्याः कन्दस्स्यात् कफपित्तहरो गुरुः।
वातलो रक्तशमनः कषायो रूक्ष-शीतलः।। कदलीकन्द।

कदलीकन्द (केले का कन्द) बलवर्धक, कफ व पित्त का नाश करने वाला, गुरु, वातदोष-कारक, रक्तविकार को शान्त करने वाला, कषाय, रूखा व शीतल होता है।

मुखालुस्स्यान्मधुरसः शिशिरः पित्तनाशनः।
रुचिकृद् वातकृच्चैव दाह-शोष-तृषापहः।। मुखालू। (रा.नि.-७.६८)

मुखालु मीठे रस वाला, शीतल, पित्तदोष-नाशक, रुचिकारक, वातवर्धक, दाह, शोष (तपेदिक), तथा प्यास को दूर करता है।

पिण्डालुर्मधुरश्शीतो मूत्रकृच्छ्रामयापहः।
दाह-शोष-प्रमेहघ्नो वृष्यस्सन्तर्पणो गुरुः।। पिण्डालू, मोहलकान्दे भाषया। (रा.नि.-७.७०)

पिण्डालु (अरबी) मधुर, शीतल, मूत्रकृच्छ्र-नाशक, दाह, शोष व प्रमेह को दूर करने वाला होता है। यह वृष्य, तृप्तिदायक एवं गुरु होता है।

ननु– **कटूष्णो वातकफहा पिण्डालुः पित्तवर्धनः।** इति वाग्भटः। (अ.सं.सू.-७.१५५)

इह तु मधुरश्शीत इति पित्तघ्नत्वं चानेनोक्तं भवति। चरके तु त्रिदोषकरत्वमिति महान् विरोधः। मैवम्। वाग्भटोक्तिः पत्रविषया, चरकोक्तिरपक्वकन्दविषया। मधुरत्वाद्युक्तिस्तु पक्वविषयेति न कोऽपि विरोधः।

वाग्भट के कथनानुसार– पिण्डालु कटु, उष्ण, वात व कफ को नष्ट करने वाला तथा पित्त को बढ़ाने वाला होता है।*यहाँ शंका होती है कि- वाग्भट-वचन से ठीक पूर्व उद्धृत कथन द्वारा पिण्डालु का 'मधुर-शीत' गुण कहा गया है। इससे इसकी पित्तनाशकता सिद्ध होती है, परन्तु चरक-संहिता (सूत्रस्थान-२७.१२४) में इसे त्रिदोष-कारक कहा है। इस प्रकार इन दोनों कथनों में महान् विरोध प्रतीत होता है। परन्तु वस्तुतः ऐसा नहीं है; क्योंकि वाग्भट का*

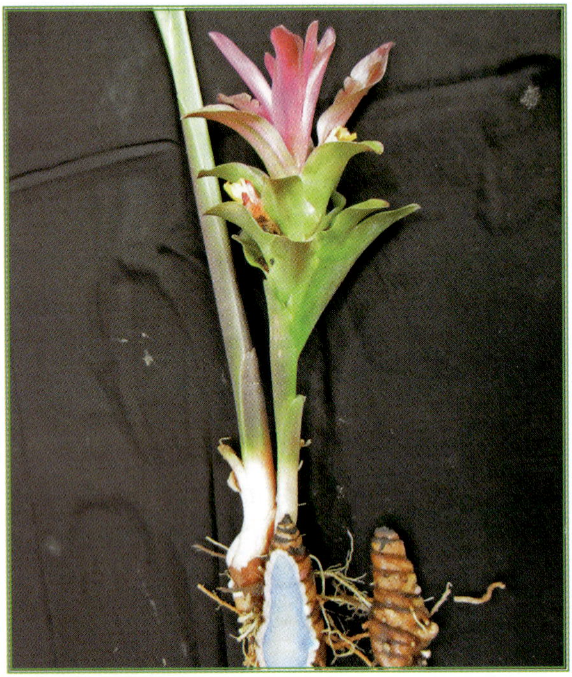

कर्चूर

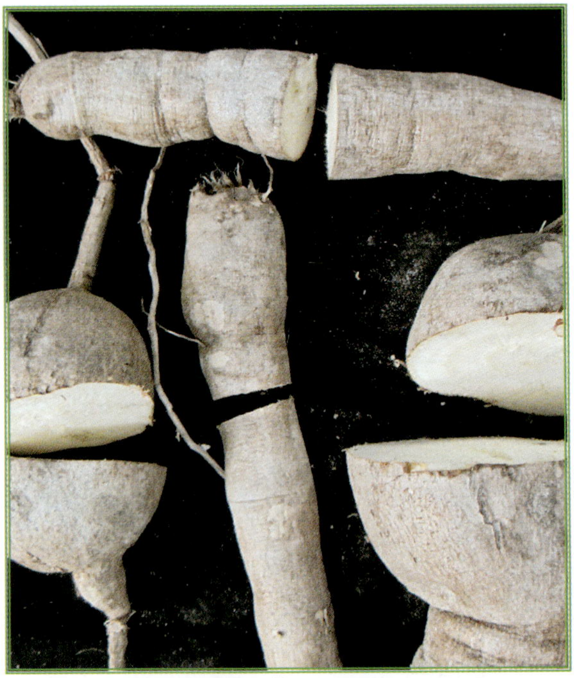

विदारी कन्द

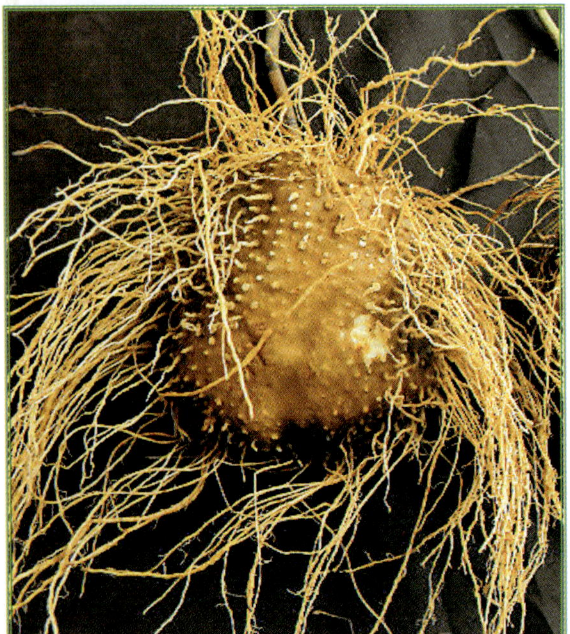

वाराही कन्द

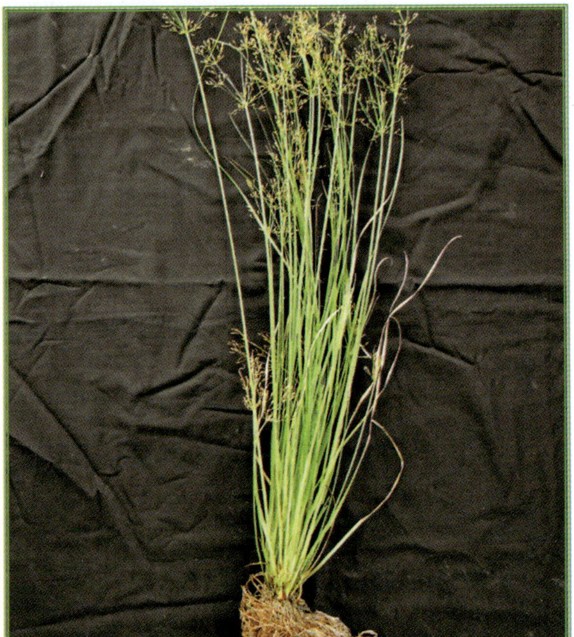

कसेरू

कथन पिण्डालु के पत्तों के विषय में है और चरक का कथन अपक्व कन्द के विषय में है। जबकि मधुरता आदि गुण पक्व कन्द-विषयक हैं, इसलिए वाग्भट की उक्ति का चरक की उक्ति से कोई विरोध नहीं है।

रक्तपिण्डालुकश्शीतो मधुराम्ल: श्रमापह:।
पित्तदाहापहो वृष्यो बलपुष्टिकरो गुरु:।। रक्तालु। (रा.नि.-७.७२)

लाल पिण्डालु शीतल, मधुर, अम्ल, थकान को दूर करने वाला, पित्तदाह को नष्ट करने वाला, वृष्य, बलप्रद,पौष्टिक तथा गुरु होता है।

कासालुरुग्रकण्डूति-वातश्लेष्मामयापह:।
अरोचकहर: स्वादु: पथ्यो दीपनकारक:।। कांसालु।

कासालु उग्र कण्डूति (भयंकर खुजली), कफ व वात के रोगों को नष्ट करता है। यह अरोचक रोग का नाशक, स्वादु, पथ्य व जठराग्नि को प्रदीप्त करने वाला होता है।

फोडालु: श्लेष्मवातघ्न: कटूष्णो दीपनीयक:। फोडालु:। (रा.नि.-७.७५)

फोडालु कफ-वातनाशक, कटु, उष्ण व जठराग्नि-वर्धक होता है।

पानीयालुस्त्रिदोषघ्न: सन्तर्पणकर: पर:। पानीयालु। (रा.नि.-७.७६)

पानीयालु त्रिदोषनाशक तथा परम तृप्तिकारक होता है।

नीलालुर्मधुरश्शीत: पित्तदाहश्रमापह:। नीलालु:। (रा.नि.-७.७७)

नीलालु मधुर व शीतल होता है। यह पित्त, दाह (जलन) और थकान को दूर करता है।

कटूष्णो महिषीकन्द: कफवातामयापह:।
मुखजाड्यकरो रुच्यो महासिद्धिकरस्सित:।। महिषीकन्द:। (रा.नि.-७.७९)

महिषीकन्द कटु, उष्ण, कफवात-नाशक, मुखजाड्यकर व रुचिकर होता है। श्वेत महिषीकन्द तो महासिद्धि देने वाला माना जाता है।

हस्तिकन्द: कटूष्ण: स्यात् कफवातामयापह:।
त्वग्दोषश्रमहा कुष्ठ-विष-वीसर्पनाशन:।। हस्तिकन्द:। (रा.नि.-७.८२)

हस्तिकन्द कटु, उष्ण, कफ-वातजन्य रोगों को दूर करने वाला, चर्मरोग-नाशक, थकान को मिटाने वाला तथा कुष्ठ, विष एवं वीसर्प (त्वग्रोग-विशेष) का भी नाशक है।

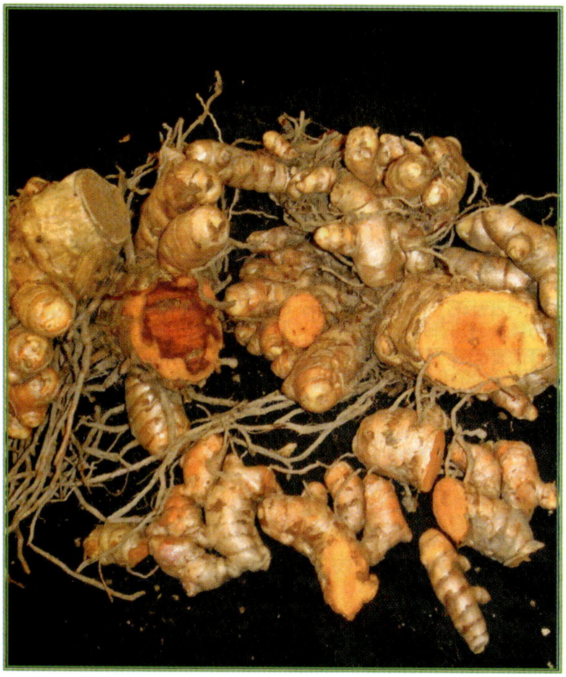

हल्दी

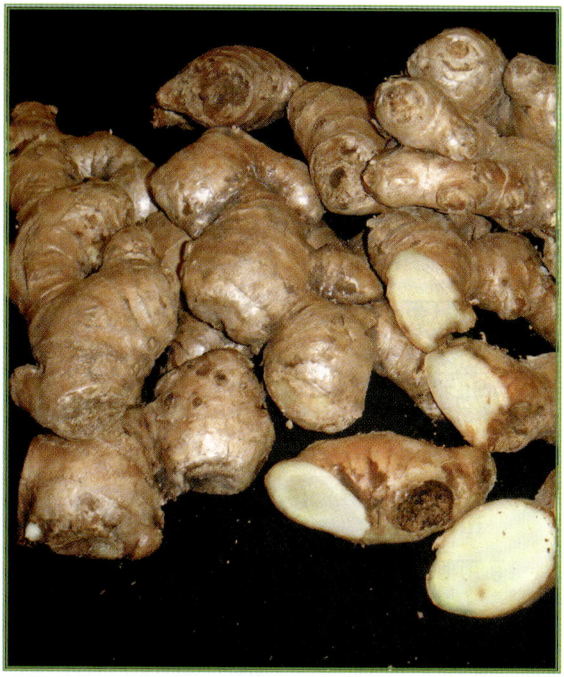

अदरक

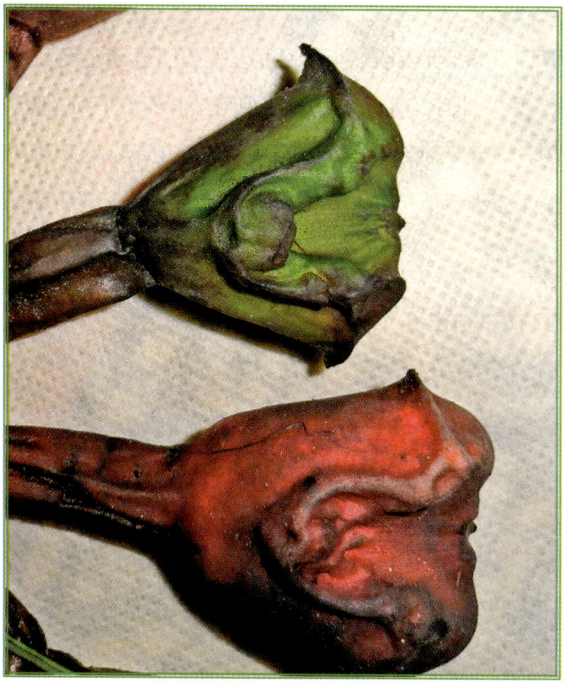

सिंघाड़ा

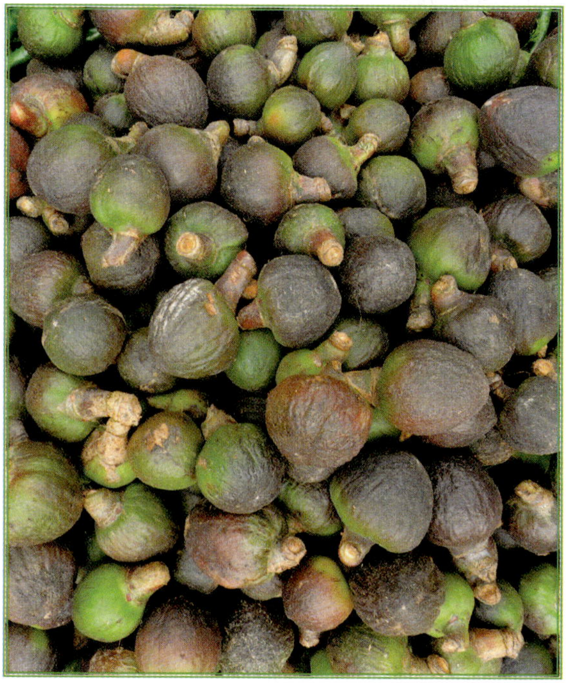

सेमल

गन्धपत्रा कटुस्वादुतिक्तोष्णा कफवातजित्। (रा.नि.-६.२३१)
कासच्छर्दिज्वरान् हन्ति पित्तकोपं करोति च।। कचोराघोर। गन्धपलाश इति मालवे प्रसिद्धः।

गन्धपत्रा कटु, स्वादु, तिक्त, उष्ण, कफ व वातदोष को नष्ट करने वाली, खाँसी, छर्दि (उल्टी), ज्वर को हरने वाली होती है तथा पित्त को प्रकुपित करती है।

कर्चूरः कटुतिक्तोष्णः कफकासविनाशनः।
मुखवैशद्यजननो गलगण्डादिदोषनुत्।। कचोरा।

कर्चूर कटु तिक्त, उष्ण, कफ व खाँसी को नष्ट करने वाला होता है। यह मुखवैशद्य (मुख की शुद्धि) करता है तथा गलगण्ड आदि दोषों को नष्ट करता है।

शृङ्गाटकश्शोणितपित्तहारी लघुस्सरो वृष्यतमो विशेषात्। (उपजाति छन्द)
त्रिदोषताप-भ्रमतापहारी रुचिप्रदो मेहनदार्ढ्यहेतुः।। सिंघाटे (रा.नि.-७.४६)

त्रिदोषतापः त्रिदोषज्वरः। तापः दाहः।

सिंघाड़ा रक्तपित्त को नष्ट करने वाला, लघु, सर एवं अति वृष्य होता है। यह त्रिदोषजन्य ज्वर को दूर करनेवाला, श्रमनिवारक /भ्रम (चक्कर) तथा दाह को दूर करने वाला, रुचिप्रद होता है। यह शुक्रवर्धक एवं वाजीकरण होता है।

वात, पित्त, कफ- इन तीनों दोषों से होने वाला ज्वर **त्रिदोषताप** कहलाता है। श्लोक में दूसरी बार आया ताप शब्द दाह (जलन) अर्थ में प्रयुक्त हुआ है।

हन्त्यम्लपित्तमरुचिं वमि-दाह-मोह-तृष्णा-मद-क्लमहरं च सुशीतलं च। (वसन्ततिलका छन्द)
कण्ठस्य शोषशमनं गुरु वातरक्ते क्षीणे च पथ्यमतिचारु कसेरुकं स्यात्।। कसेरु

कसेरु (नागरमोथा का मूल) अम्लपित्त व अरुचि को नष्ट करने वाला, वमन, दाह, मोह (मूर्च्छा), प्यास, मद एवं क्लम (थकान) को हरने वाला तथा अति शीतल होता है। यह कण्ठ की शुष्कता का निवारक एवं गुरु होता है तथा वातरक्त व दुर्बलता में अति उत्तम पथ्य माना जाता है।

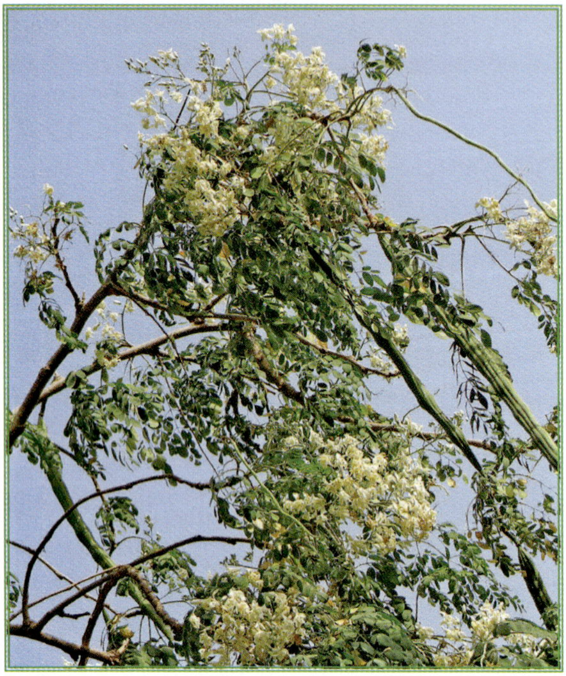

सहिजन

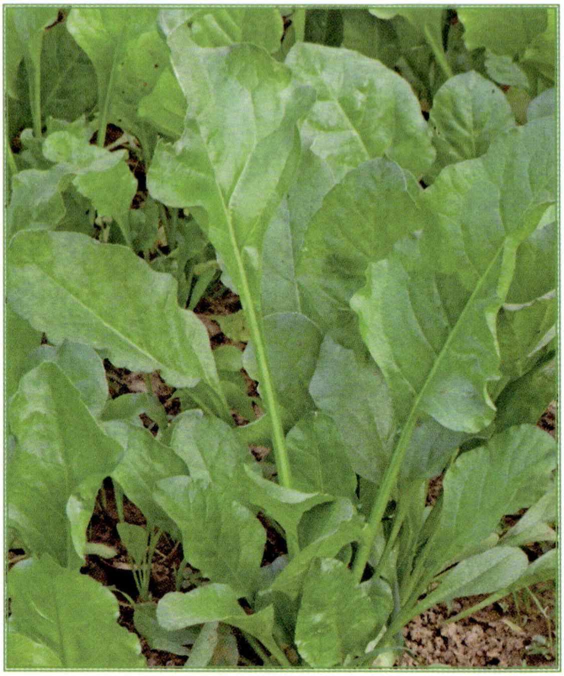

पालक

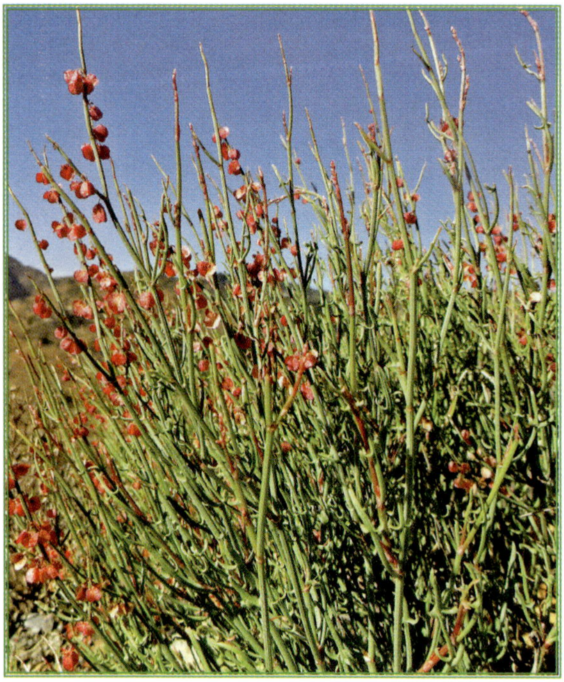

चूका

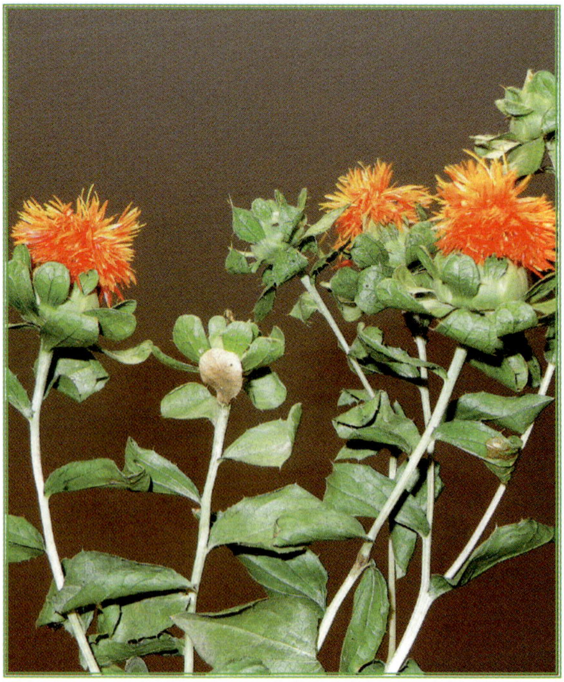

कुसुम्भ

श्वेतचिल्ली (सफेद चीलवा) सुमधुर, क्षार, शीतल, तीनों दोषों का शमन करने वाली, पथ्य (हितकारी) व ज्वरदोष-नाशक होती है।

श्वानचिल्ली कटुस्तीक्ष्णा कण्डूतिव्रणहारिणी। सुणेचिल (रा.नि.-७.१३०)

श्वानचिल्ली कटु, तीक्ष्ण, खुजली व घावों को दूर करने वाली होती है।

शिग्रुपत्रभवं शाकं रुच्यं वातकफापहम्।
कटूष्णं दीपनं पथ्यं कृमिघ्नं पाचनं परम्।। सेउगपत्रें (रा.नि.-७.१३१)

शिग्रु (सहिजन) के पत्तों का शाक रुचिकर, वातकफहर, कटु, उष्ण, दीपन, पथ्य, कृमिनाशक तथा अति पाचक होता है।

पालक्यमीषत्कटुकं मधुरं पथ्यशीतलम्।
रक्तपित्तहरं ग्राहि ज्ञेयं सन्तर्पणं परम्।। पालख। (रा.नि.-७.१३३)

पालक थोड़ा कटु, मधुर, पथ्य व शीतल होता है। यह रक्तपित्त-नाशक, ग्राही तथा परम सन्तर्पण (तृप्तिकारक) होता है।

पुष्कलः पुष्टिकृद् रुच्यः पित्तघ्नः श्लेष्मलो लघुः।
किञ्चिदुष्णो रक्तवर्णो वातरोगे न तौ हितौ।। पोकला।

पुष्कल पुष्टि करने वाला, रुचिकर, पित्तहर, कफवर्धक व लघु होता है। लाल रंग का पुष्कल कुछ उष्ण होता है। ये दोनों ही वातरोग में हितकर नहीं होते हैं।

राजशाकिनिका रुच्या पित्तघ्नी शीतला च सा।
सैवातिशीतला रुच्या विज्ञेया स्थूलशाकिनी।। दोन्ही राजगिरे। (रा.नि.-७.१३५)

राजशाकिनी रुचिकर, पित्तनाशक व शीतल होती है। उसी का दूसरा भेद जो 'स्थूलशाकिनी' कहलाता है, उसे अति शीतल तथा रुचिकारक जानना चाहिए।

मारिषो रोचकश्शीतो गुरुर्मेदस्त्रिदोषजित्। (म.नि.-७.४३)

मारिष (नवड़ा) रोचक (दस्तावर), शीतल, गुरु, मेद (मोटापे) को कम करने वाला तथा त्रिदोषहर होता है।

अन्यत्र तु – **मारिषो मधुरश्शीतो विष्टम्भी पित्तनुद् गुरुः।**
वातश्लेष्मकरो रक्तपित्तनुद्विषमाग्निजित्।।
रक्तमार्षो गुरुर्नाति सक्षारो मधुरस्सरः।
श्लेष्मलः कटुकः पाके स्वल्पदोष उदीरितः।। मांठ। (भा.प्र.नि.-९.१०-११)

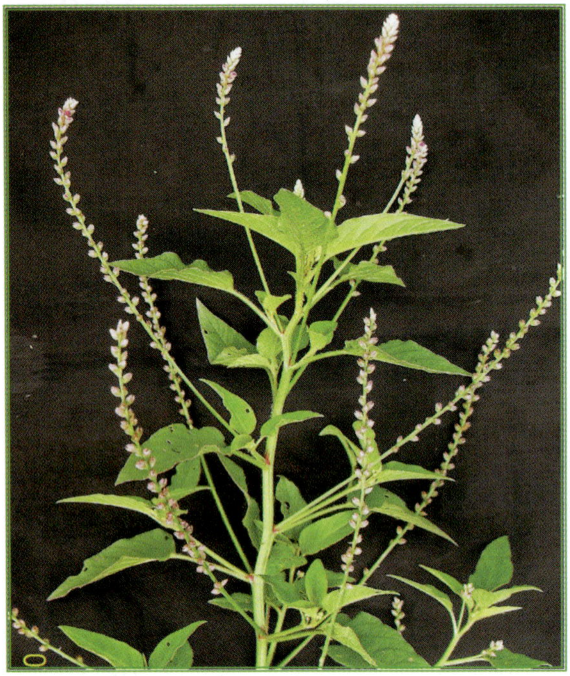

कुठिन्जर

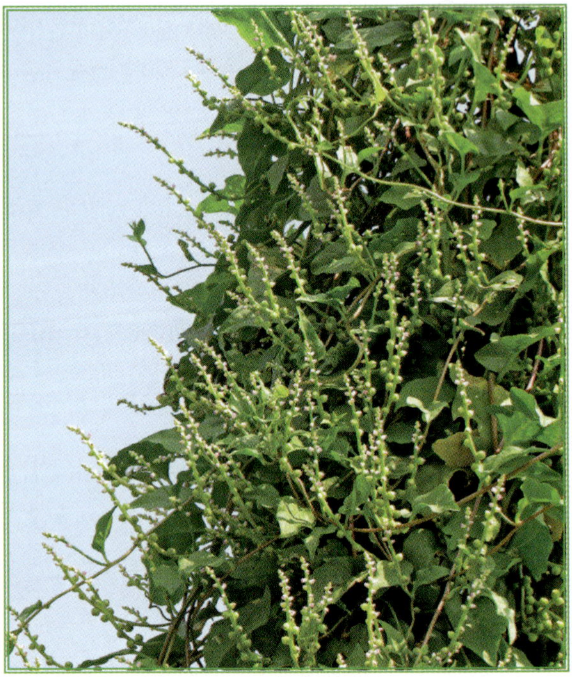

पोई

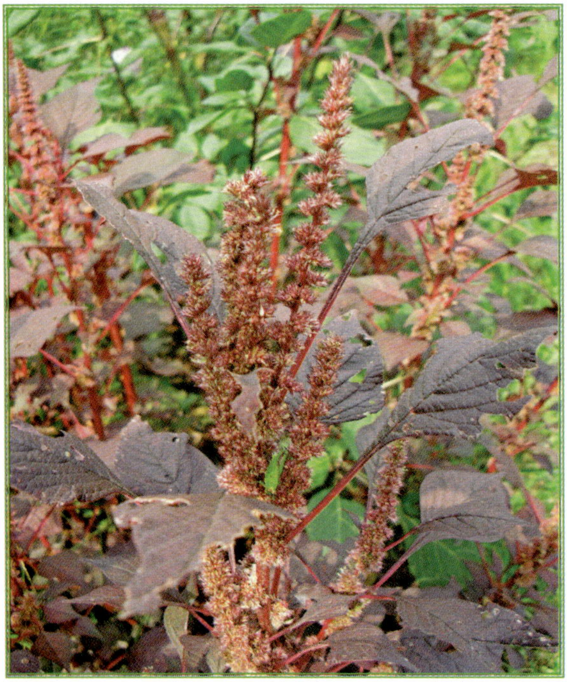

लाल मारिष

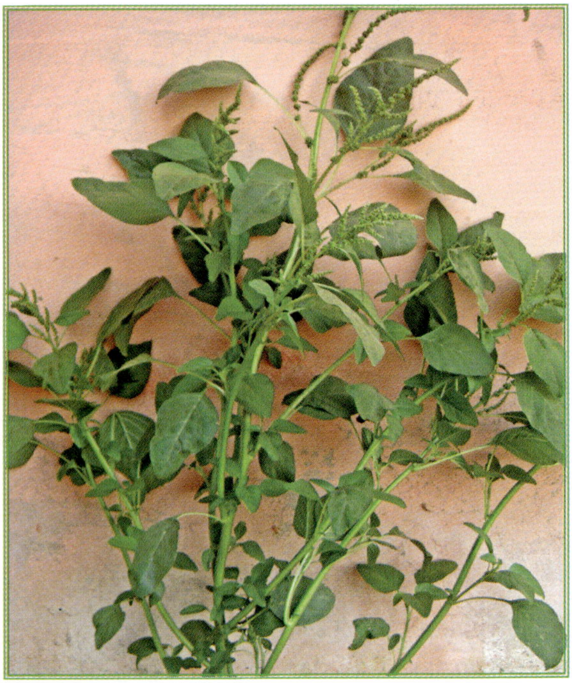

श्वेत मारिष

मारिष (मरसा सफेद) के विषय में अन्यत्र भी कहा है– मारिष मधुर, शीतल, विष्टम्भी, पित्तनाशक व गुरु होता है। यह वातजनक, कफकारक, रक्तपित्तहर तथा विषमाग्नि को ठीक करने वाला होता है। रक्तमारिष अर्थात् लाल मरसा अति गुरु नहीं होता है। यह क्षारयुक्त मधुर रस वाला, सर, कफजनक व पाक में कटु तथा स्वल्पदोष वाला होता है।

उपोदकी कटुश्शीता कषाया मधुरा च सा।
निद्रालस्यकरी रुच्या विष्टम्भश्लेष्मकारिणी।। मोटीवेली। (रा.नि.-७.१३७)

उपोदकी (पोई) कटु, शीतल, कषाय व मधुर होती है। यह निद्रा व आलस्य करने वाली, रुचिकर, विष्टम्भ (कब्ज) व कफ करने वाली होती है।

उपोदकी परा क्षुद्रा सूक्ष्मपत्रा तु मण्डपी।
रसवीर्यविपाकेषु सदृशी पूर्वया स्वयम्।। क्षुद्रवेली। (रा.नि.-७.१३८)

दूसरी **छोटी उपोदकी** जो सूक्ष्मपत्रा व मण्डपी कहलाती है, यह रस, वीर्य व विपाक में पहले वाली के समान ही होती है।

उपोदकी तृतीया च वनजा वन्यजाह्वया।
वन्याप्युपोदकी तिक्ता कटूष्णा रोचनी परा।। रानवेली। (रा.नि.-७.१३९)

वन्य उपोदकी– वन में होने वाली तीसरे प्रकार की उपोदकी (पोई) वनजा अथवा वनजाह्वया कहलाती है। यह जंगली उपोदकी तिक्त, कटु, उष्ण एवं परम रुचिकारक होती है।

क्षुपोपोदकनाम्नी च वल्लिस्सा मूलपोतिका।
मूलपोतिस्त्रिदोषघ्नी वृष्या बल्या लघुश्च सा।।
बलपुष्टिकरी रुच्या जठरानलदीपनी। बसला। (रा.नि.-७.१४०-१४१)

क्षुपोपोदक नाम वाली वही लता रूप में मूलपोतिका कहलाती है। मूलपोतिका त्रिदोषघ्न, वृष्य, बल्य व लघु होती है। यह बल, पुष्टि बढ़ाने वाली, रुच्य तथा जठराग्नि को प्रदीप्त करती है। यहाँ बल्या व बलपुष्टिकरी, ये दोनों शब्द समानार्थक प्रतीत होते हैं, परन्तु वस्तुत: इनके अर्थ में भेद है– बल्या का अर्थ नूतन बल पैदा करने वाली तथा बलपुष्टिकरी का अर्थ पूर्वत: विद्यमान बल को बढ़ाने वाली है।

कुणञ्जरस्त्रिदोषघ्नो मधुरो रुच्यदीपन:।
ईषत्कषायस्सङ्ग्राही पित्तश्लेष्महरो लघु:।। कुंजीर।

कुणञ्जर त्रिदोषघ्न, मधुर, रुचिकर व दीपन होता है। यह थोड़ा कषाय, संग्राही, पित्तकफ-नाशक तथा लघु होता है।

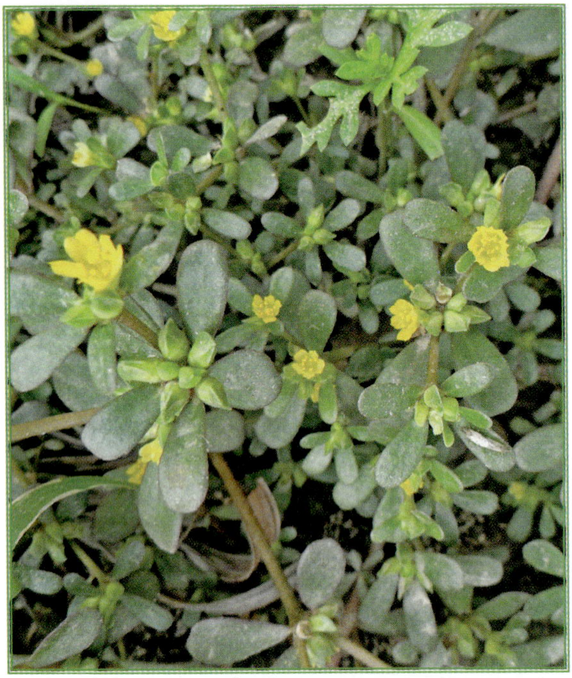

लोणी शाक

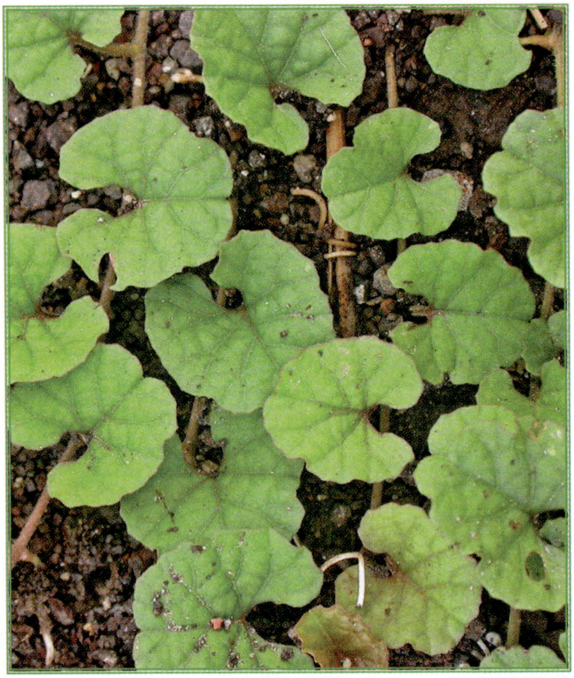

मूषाकानी

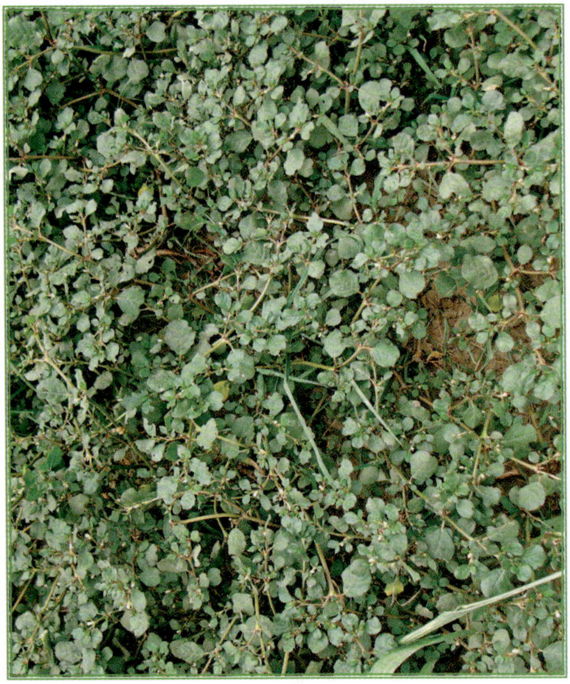

पुनर्नवा

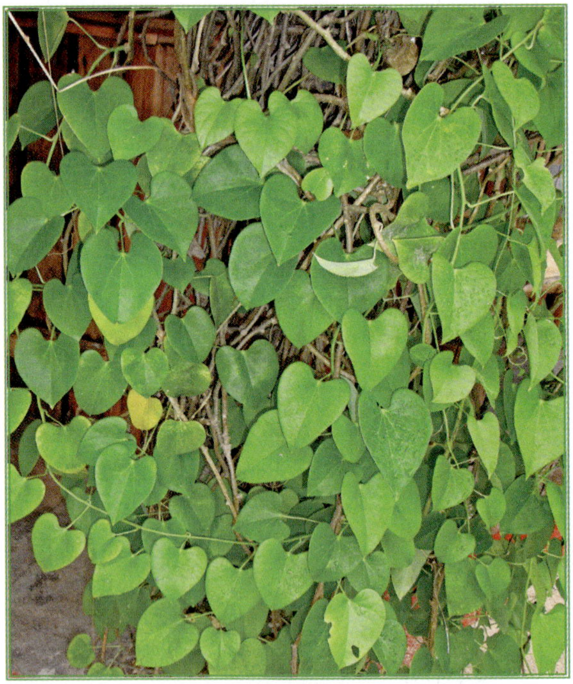

गिलोय

झरसी मूत्रदोषघ्नी वातला पित्तजन्तुनुत्।
मधुरा विरसा तिक्ता शस्तात्यन्तमरोचके।। थोर, झरसी।
सूक्ष्मपत्रा तु झरसी तद्गुणा लघुदीपनी। धाकुटी झरसी।

झरसी मूत्रदोष-नाशक, वातकारक, पित्त व कृमि को नष्ट करने वाली होती है। यह मधुर, विरस (फीकी) व तिक्त होती है। यह अरोचक (भोजन में अरुचि की स्थिति में) अत्यन्त उपयोगी है। इसके अतिरिक्त सूक्ष्म पत्तों वाली झरसी पूर्वोक्त झरसी के समान गुणों से युक्त एवं लघु व अग्निदीपन होती है।

अन्यत्र तु झरसीशाकं प्रकृत्य–

तिक्तं कटूष्णं दोषघ्नं कफवातहरं परम्।
रेचनं दीपनं रुच्यं कृमिशूलव्रणापहम्।।
झरशिरी झरा शुल्या पत्रिका झरपत्रिका। सूक्ष्मपत्रा।
कपित्थपत्रा शकुला जातिचित्रकपत्रिका। स्थूलपत्रेत्यभिधानात्।

अन्य ग्रन्थ में झरसी शाक के विषय में लिखा है- यह तिक्त, कटु, उष्ण, दोषनाशक तथा परम कफवात-नाशक है। यह शाक रेचन (दस्तावर), दीपन व रुचिकर होता है। यह कृमि व शूल को नष्ट करता है तथा व्रण (घाव) को ठीक करता है। झरसी के ही अन्य नाम शिरी, झरा, शूल्या, पत्रिका तथा झरपत्रिका हैं। यही कपित्थपत्रा, शकुला, जातिचित्रपत्रिका व स्थूलपत्रा भी कहलाती है।

कौसुम्भशाकं मधुरं कटूष्णं विण्मूत्रदोषापहमामयघ्नम्। (इन्द्रवज्रा) (रा.नि.-७.१४३)
दृष्टिप्रसादं कुरुते विशेषात् संशीलितं दीप्तिकरं च वह्नेः।। कुसुम्भशाक।

कुसुम्भशाक- मधुर, कटु व उष्ण होता है। यह मलमूत्रदोष-निवारक, रोगनाशक व नेत्रज्योति-वर्धक होता है। यह नित्य सेवन करने से विशेष रूप से अग्निदीपक होता है।

मिश्रेया मधुरा स्निग्धा कटुः कफहरा परा।
वातपित्तोत्थदोषघ्नी प्लीहजन्तुविनाशिनी।। रानसेउप।

मिश्रेया (सौंफ) मधुर, स्निग्ध, कटु एवं अतीव कफनाशक है। यह वातपित्तजन्य दोषों (विकारों) को दूर करती है तथा प्लीहा (तिल्ली) के विकार व कृमियों को नष्ट करती है।

कौसुम्भः कटुकः पाके श्लेष्महृद्दीपनश्च सः। वनकुसुम्भ।

कौसुम्भ शाक पाक में कटु, कफहर व दीपन होता है।

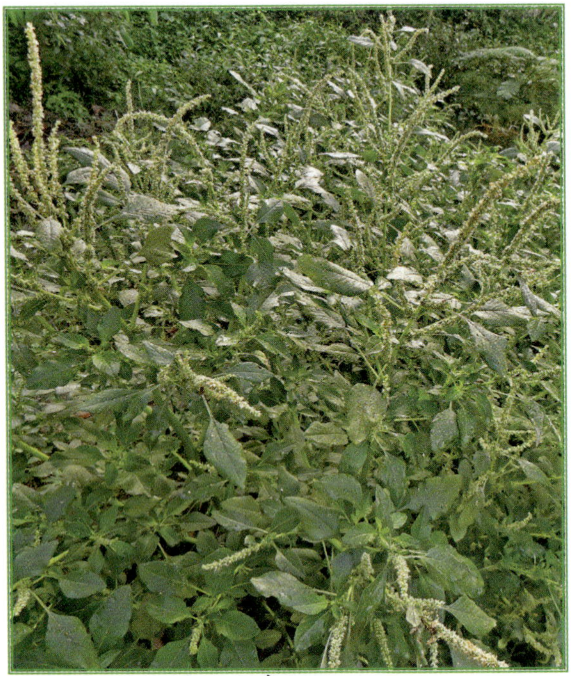

चौलाई

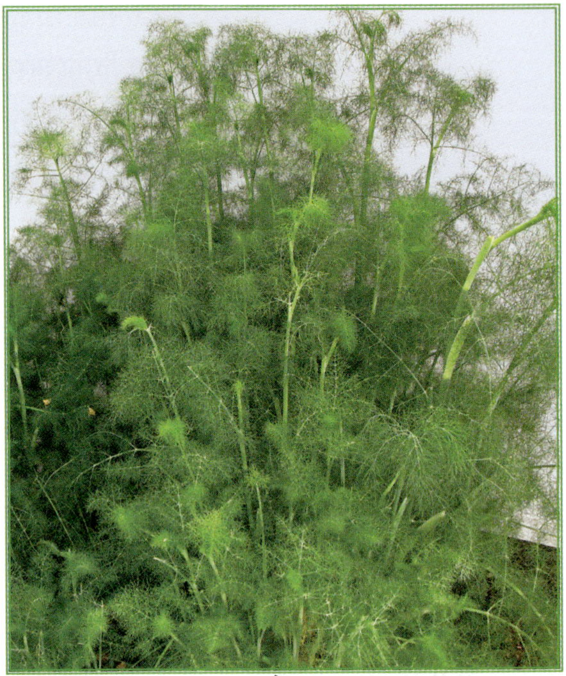

सौंफ

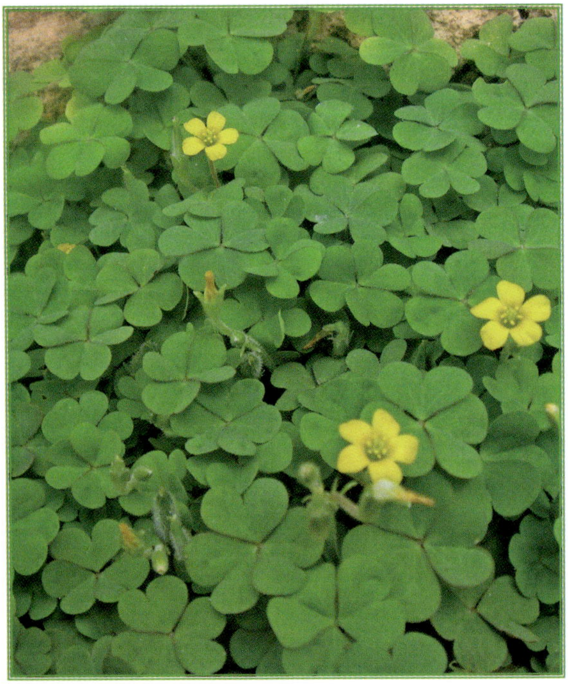

चांगेरी

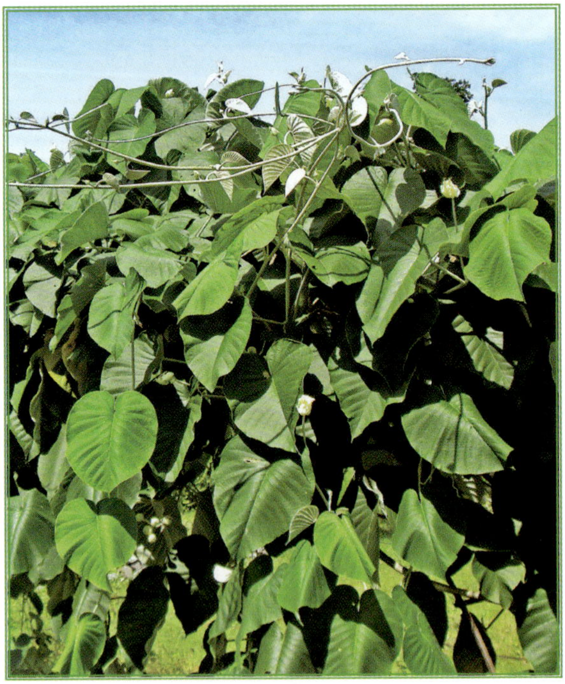

विधारा

शतपुष्पादलं सोष्णं मधुरं गुल्मशूलनुत्।
वातघ्नं दीपनं पथ्यं पित्तकृद् रुचिकारकम्।। सेउप। (रा.नि.-७.१४४)

सौंफ का पत्ता उष्ण व मधुर होता है। यह गुल्महर, शूलनाशक, वातघ्न, दीपन, पथ्य, पित्तकारक व रुचिकारक होता है।

तण्डुलीयकदलं हिममर्श:पित्तरक्तविषकासविनाशि। (स्वागता छन्द)
ग्राहकं च मधुरं च विपाके दाहशोफशमनं रुचिदायि।। तांदुलजा। (रा.नि.- ७.१४५)

तन्दुलीयक (चौलाई) के पत्तों का शाक शीतल होता है। यह अर्श (बवासीर), पित्तरक्त, विष व खाँसी को दूर करता है। तन्दुलीयक ग्राही एवं विपाक में मधुर होता है। यह दाह व सूजन को दूर करने वाला तथा भोजन में रुचि बढ़ाने वाला होता है।

पानीयतण्डुलीयो यस्तत्कञ्चटमुदाहृतम्।
कञ्चटं तिक्तकं रक्तपित्तानिलहरं लघु।। पानीयतांदुलजा। (भा.प्र.नि.-१०.१४)

पानीयतण्डुलीय को कञ्चट भी कहते हैं। कञ्चट तिक्त, रक्तपित्तनाशक व वातहर एवं लघु होता है।

कटूष्णं राजिकापत्रं कृमिवातकफापहम्।
कण्ठामयहरं स्वादु शुक्रहृद् रुचिदायकम्।। मोहरीपत्र। (रा.नि.-७.१४६)

राजिकापत्र कटु और उष्ण होता है। यह कृमि, वात व कफ को हरने वाला, कण्ठरोग-नाशक, स्वादु व शुक्रहर होता है। यह भोजन में रुचि पैदा करता है। राजनिघण्टु में चतुर्थ चरण का पाठ यहाँ उपलब्ध पाठ से भिन्न है, जो इस प्रकार है-'वह्निदीपनकारकम्'। यही पाठ उचित लगता है। यहाँ हस्तलेख में लिपिकर के अनवधान से अगले पद्य का चतुर्थ चरण लिखा गया प्रतीत होता है।

सार्षपं पत्रमत्युष्णं रक्तपित्तप्रकोपकृत्।
विदाहि कटुकं स्वादु शुक्रहृद् रुचिदायकम्।। शिरसपत्र। (रा.नि.-७.१४७)

सरसों के पत्तों का शाक अत्यन्त उष्ण, रक्तपित्त-प्रकोप करने वाला, विदाही, कटु, स्वादु, शुक्रहर व रुचिदायक होता है।

चाङ्गेरीशाकमत्युष्णं कटु रोचन-पाचनम्।
दीपनं कफवातार्श:सङ्ग्रहण्यतिसारजित्।। आवोंती। (रा.नि.-७.१४८)

चांगेरी शाक अति उष्ण, कटु, रोचन, पाचन व दीपन होता है। यह कफ, वात, अर्श, संग्रहणी व अतिसार रोगों को दूर करता है।

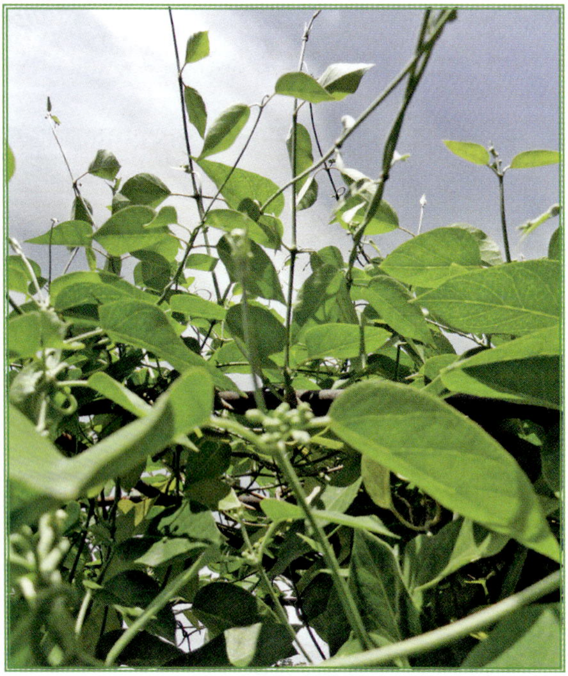

जीवन्ती

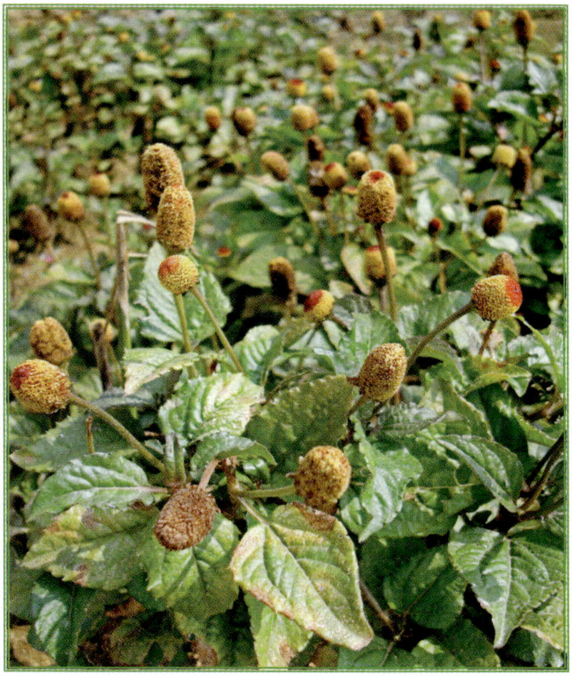

महाराष्ट्री

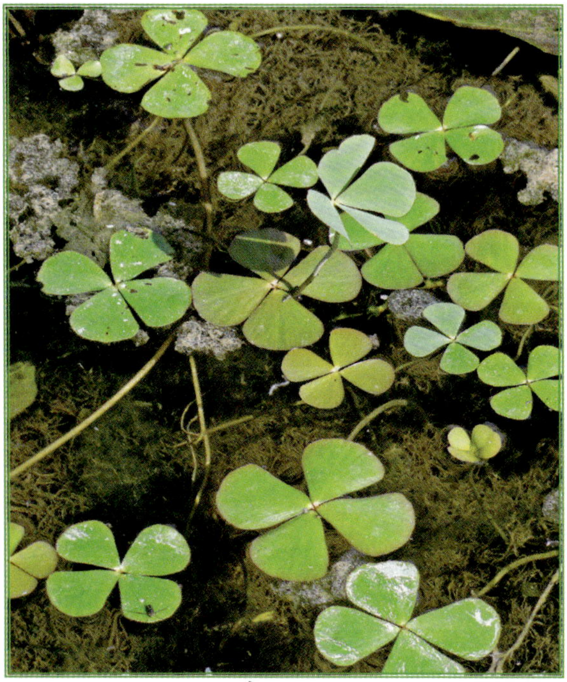

चौपतिया

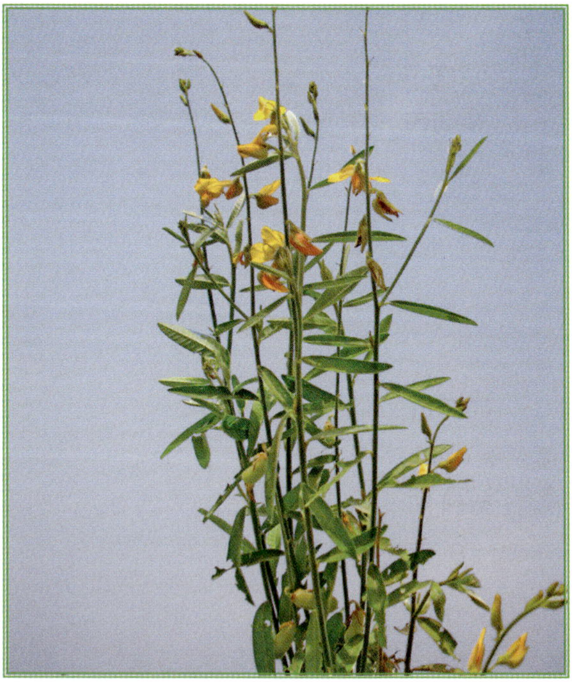

शण

घोला च घोलिका घोलिः कलन्दुष्कंभकारकः।
क्षेत्रजा लवणा रुच्या चाम्ला वातकफापहा ।। सेतीचेघोल।

घोली शाक के ही अन्य नाम घोला व घोलिका हैं। खेत में उत्पन्न हुई यह लवणरस युक्त, रुचिकारक, अम्ल एवं वातकफ-नाशक होती है।

*इस श्लोक के द्वितीय चरण का पाठ हस्तलेख में अस्पष्ट है,वही यहाँ मुद्रित है। परन्तु इसके स्थान में राजनिघण्टु में **'कलन्दुः कवलालुकम्'** -(रा. नि.७.१४९) तथा वैद्यकशब्दसिन्धु (पृ. ४०९) में **'कलन्धूः कवकालुका'** पाठ मिलता है।*

आरण्या घोलिका चाम्ला रूक्षा रुच्यानिलापहा। रानघोल। रा.नि.-७.१५१)

वन्य घोली अम्ल, रूक्ष, रुचिकारक तथा वातनाशक होती है।

पित्तश्लेष्मकरी चान्या सूक्ष्मा जीर्णज्वरापहा।। मलांचीघोल। (रा.नि.-७.१५१)

सूक्ष्म पत्तों वाली दूसरे प्रकार की वन्य घोली पित्तकफ-कारक तथा जीर्णज्वर को दूर करती है।

वर्षाभूवसुकौ वर्ण्यौ कफमान्द्यानिलापहौ। (वह्निमान्द्यानिलापहौ -पाठान्तरम्-आ.३)
पाके रूक्षतरौ गुल्मप्लीहशूलापहारकौ।। घिंटूलि वसु। (रा.नि.-७.१५६)

वर्षाभू एवं वसुक नामक शाक रंग निखारने वाले, कफहर, अग्निमान्द्य-नाशक, वातहर व पाक में रूक्षतर होते हैं। ये गुल्म, प्लीहा-विकार व शूल को दूर करते हैं।

जीवन्ती मधुरा शीता रक्तपित्तानिलापहा ।
क्षयदाहज्वरान् हन्ति कफवीर्यविवर्धिनी ।।
एवमेव बृहत्पूर्वा रसवीर्यबलान्विता ।
भूतविद्राविणी ज्ञेया वेगाद्रसनियामिका ।। हरिणवेलिद्वय ।

जीवन्ती (डोडी) का शाक मधुर, शीतल,रक्तपित्तहर, वातनाशक, क्षय, दाह और ज्वर को नष्ट करता है। यह कफ तथा वीर्य को बढ़ाने वाला होता है। इसी प्रकार बृहत् जीवन्ती भी रस, वीर्य व बल से युक्त, भूत-प्रेत बाधा को दूर करने वाली होती है। यह शीघ्रता से रस (पारद) का नियमन (बंधन) कर देती है। आयुर्वेद में पारे को बाँधने के लिए इसे सर्वाधिक उपयोगी बताया है।

स्वर्णजीवन्तिका वृष्या चक्षुष्या मधुरा तथा ।
शिशिरा वातपित्तासृग्दाहजिद् बलवर्धिनी ।। हेमहरिणवेलि ।

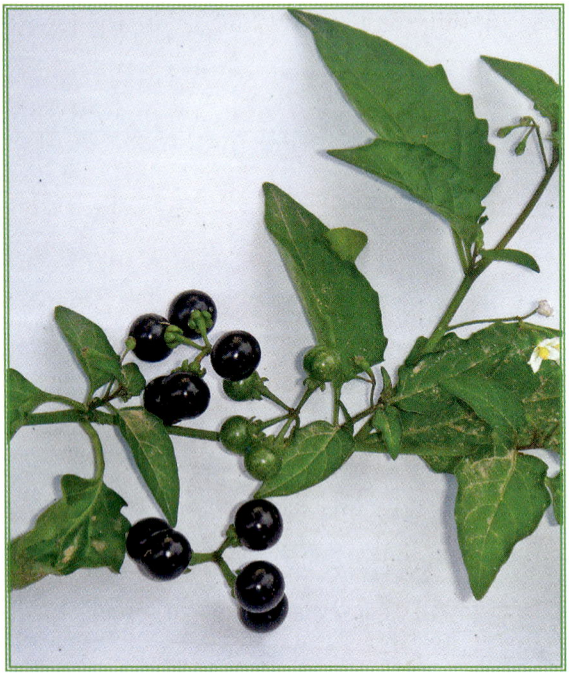

काकमाची

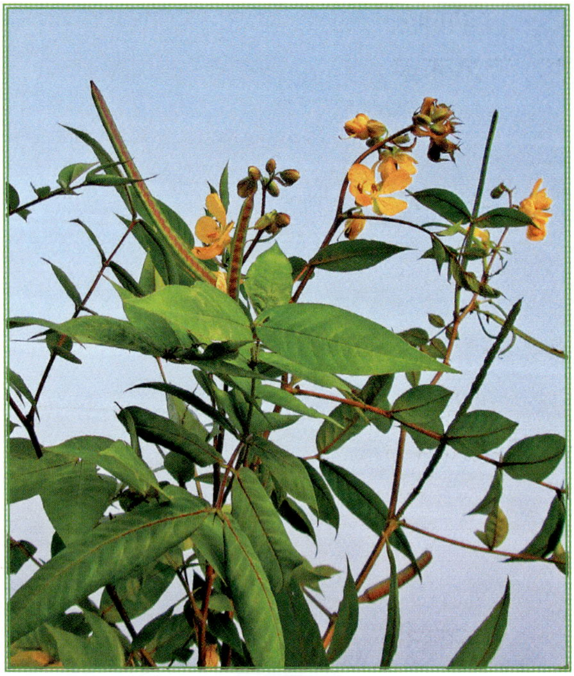

कासमर्द

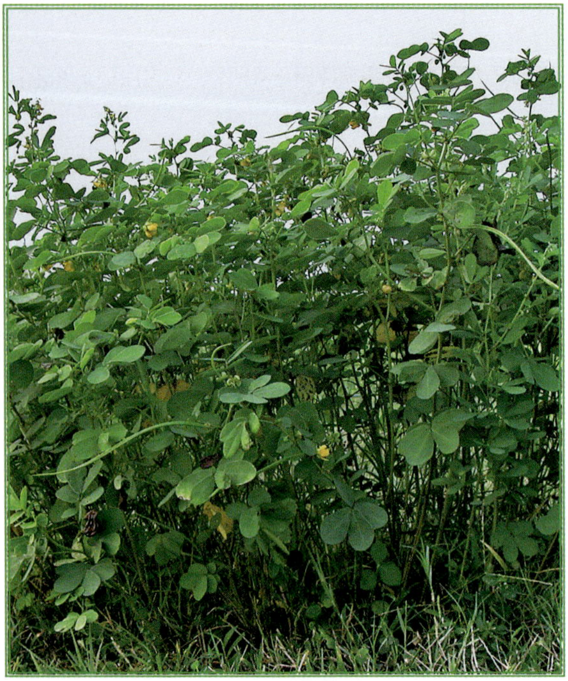

चक्रमर्द

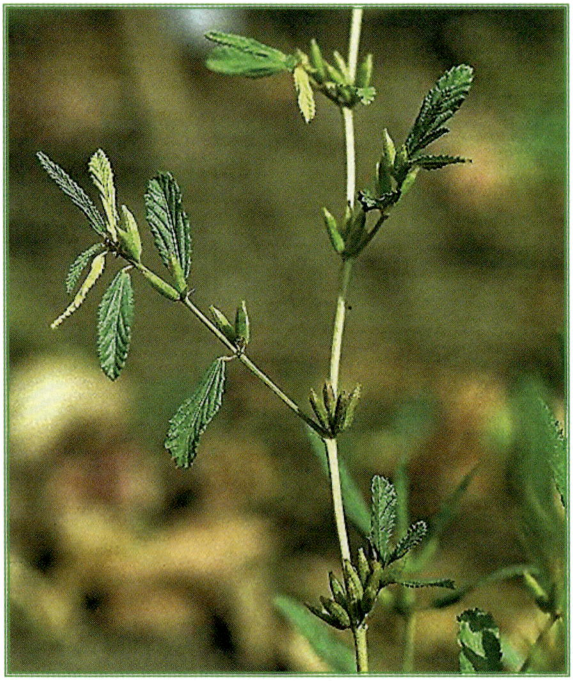

चंचु

स्वर्णजीवन्ती वृष्य, चक्षुष्य तथा मधुर व शीतल होती है। यह वातरक्त, पित्तरक्त एवं दाह को दूर करने वाली तथा बलवर्धक होती है।

वरा शाकेषु जीवन्ती सार्षपस्त्ववरः स्मृतः ।। (अ.हृ.सू.-६.११५)

जीवन्ती शाक सभी शाकों में उत्तम तथा सरसों का शाक सभी शाकों में निकृष्ट माना जाता है।

आखुकर्णी कटूष्णा च कफपित्तहरा सरा।
आनाह-ज्वर-शूलार्त्तिनाशिनी पाचनी परा।। भोपनी । (रा.नि.-३.६८)

आखुकर्णी (मूसाकरनी) कटु, उष्ण, कफपित्तहर एवं सर (दस्तावर) होती है। यह आनाह (अफारा), ज्वरनिवारक व शूलरोगहर तथा परम पाचक होती है।

वत्सादनी तु मधुरा पित्तदाहास्रदोषजित् ।
वृष्या सन्तर्पणी रुच्या विषदोषविनाशिनी ।। वासनी । (रा.नि.-३.१०३)

वत्सादनी (जलजमनी) मधुर, पित्तदाह व रक्तदोष को दूर करने वाली होती है। यह वृष्य, संतर्पण, रुचिकर एवं विषदोष-नाशक होती है।

वृद्धदारुद्वयं गौल्यं पिच्छिलं कफवातकृत्।
बल्यं कासामदोषघ्नं द्वितीयं स्वल्पवीर्यदम्।। दोन्हीफाञ्जी । (रा.नि.-३.१९८)

दोनों प्रकार के **वृद्धदारु (विधारा)** गौल्य (मधुर), पिच्छिल (चिपचिपे), कफवात-कारक, बल्य (बलदायक), खाँसी व आमदोष के नाशक होते हैं। इनमें दूसरा कुछ वीर्यवर्धक होता है।

अत्यम्लपर्णी तीक्ष्णाम्ला प्लीहशूलविनाशिनी ।
वातहृद्दीपनी रुच्या गुल्मश्लेष्मामयापहा ।। आंवटवेलि । (रा.नि.-३.१३०)

अत्यम्लपर्णी तीक्ष्ण व अम्ल होती है। यह प्लीहा व शूल को नष्ट करने वाली, वातहर, दीपन, रुचिकर तथा गुल्म एवं श्लेष्म-रोगों को दूर करती है।

स्यातामुभौ गोक्षुरकौ तु शीतलौ बलप्रदौ तौ मधुरौ च बृंहणौ।
कृच्छ्राश्मरीमेहविदाहनाशनौ रसायनौ तत्र बृहद् गुणोत्तरः।। सरांटेद्वय ।

दोनों प्रकार के **गोखरू** शीतल, बलप्रद, मधुर, बृंहण होते हैं। ये मूत्रकृच्छ्र, अश्मरी (पथरी), प्रमेह व विदाह के नाशक एवं रसायन होते हैं। इन दोनों में बड़ा गोखरू अधिक गुण वाला होता है।

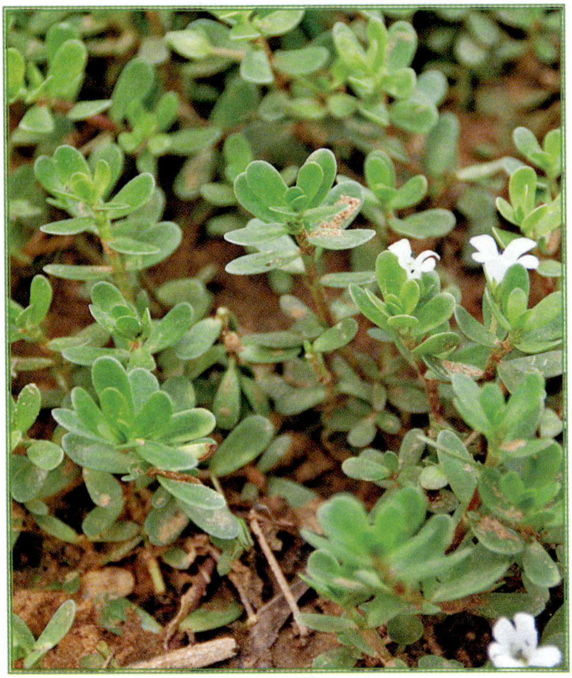

ब्राह्मी

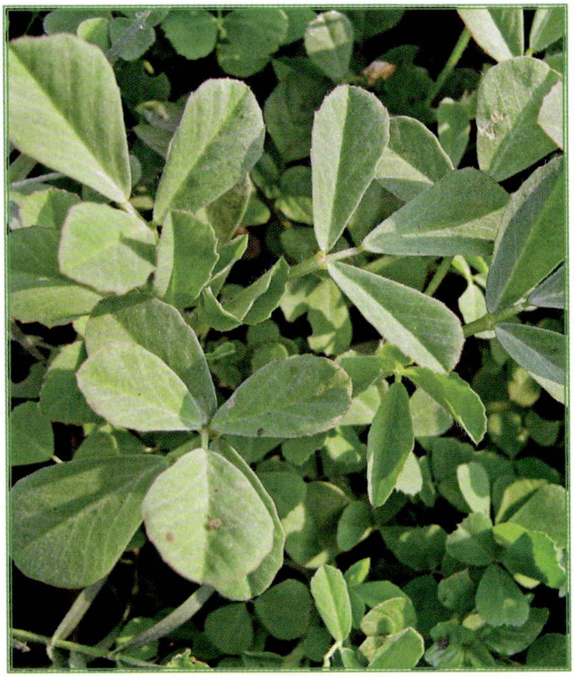

मेथी

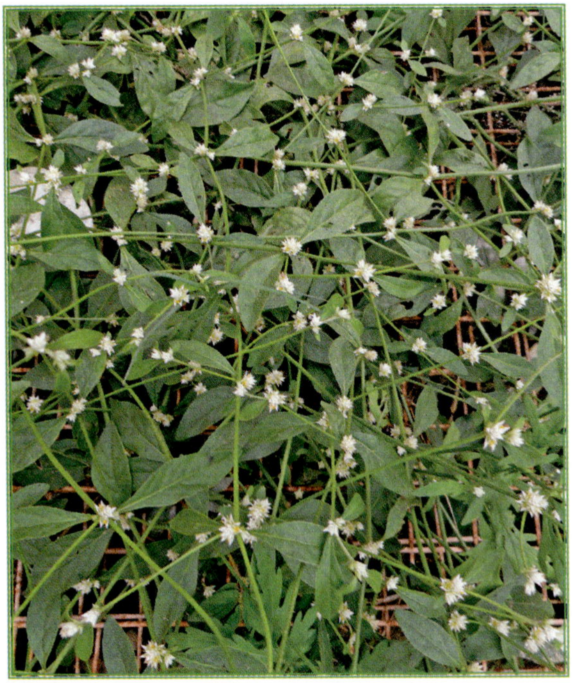

मत्स्याक्षी

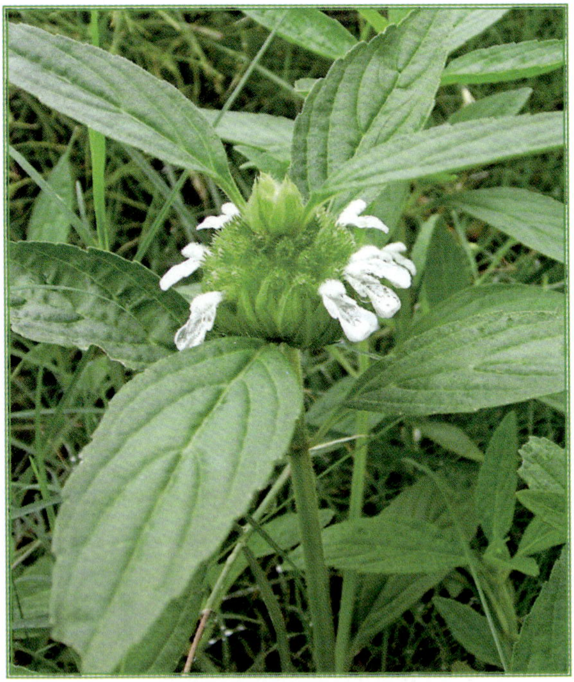

द्रोणपुष्पी (गूमा)

सीतिवारस्तु सङ्ग्राही कषायोष्णस्त्रिदोषनुत्।
मेधारुचिप्रदो दाहज्वरहारी रसायनम्।। कुरदू। (रा.नि.-४.५२)

सीतिवार (सिरियारी/चौपतिया) नामक शाक संग्राही, कषाय, उष्ण व त्रिदोष-नाशक होता है। यह मेधा (बुद्धि) व रुचि को बढ़ाने वाला, दाहज्वर का नाशक एवं रसायन होता है। राजनिघण्टु में - 'शितावरस्तु संग्राही' पाठ है।

शणस्त्वम्लकषायश्च मलगर्भास्त्रपातनः।
वान्तिकृद्वातकफनुज्ज्ञेयस्तीव्रोऽङ्गमर्दजित्।। सण। (रा.नि.-४.७६)

सण अम्ल व कषाय होता है। यह मल, गर्भ व रक्त का पतन कराने वाला होता है। यह वमन-कारक, वातकफ-नाशक व तीक्ष्ण होता है तथा अंगपीड़ा को दूर करता है।

अम्बष्ठा सकषायाम्ला कफकण्ठरुजापहा।
वातामयबलासघ्नी रुचिकृद् दीपनी परा।। आंबाडा। (रा.नि.-४.७९)

अम्बष्ठा (महुया) कषाय, अम्ल, कफ व कण्ठरोग को दूर करती है। यह वातरोग-नाशक, कफहर, रुचिकारक व परम दीपन होती है।

महाराष्ट्री कटुस्तिक्ता कषाया मुखशोधिनी।
व्रण-कीटादि-दोषघ्नी रसदोष-निबर्हिणी।। पिंपलगा। (रा.नि.-४.१०८)

महाराष्ट्री कटु, तिक्त, कषाय व मुख को शुद्ध करने वाली होती है। यह व्रण व कृमि आदि को नष्ट करती है तथा रसदोष-नाशक होती है।

काकमाची कटुस्तिक्ता रसोष्णा कफनाशिनी।
शूलार्शश्शोफदोषघ्नी कुष्ठकण्डूतिहारिणी।। कामोणी। (रा.नि.-४.१३५)

काकमाची कटु, तिक्त, उष्ण एवं कफनाशक होती है। यह शूल, अर्श (बवासीर) व शोफ (सूजन) को दूर करती है तथा कुष्ठ एवं खुजली को नष्ट करती है।

महाचञ्चुः कटूष्णा च कषाया मलशोधिनी।
गुल्म-शूलोदरार्शोऽर्त्तिविषघ्नी च रसायनी।।
क्षुद्रचञ्चुश्च मधुरा कटूष्णा च कषायका।
दीपनी शूलगुल्मार्शश्शमनी च विबन्धकृत्।। चञ्चूद्वय। (रा.नि.-४.१४७-४८)

महाचञ्चु कटु, उष्ण, कषाय और मल को शुद्ध करने वाली होती है। यह गुल्म, शूल, उदररोग, बवासीर व विष को नष्ट करती है एवं रसायन मानी जाती है। क्षुद्रचञ्चु मधुर, कटु, उष्ण, कषाय एवं दीपन होती है। यह शूल,

गुल्म व बवासीर को दूर करती है तथा विबन्ध-कारक होती है।

कासमर्दश्च तिक्तोष्णो मधुरः कफवातनुत्।
अजीर्णकासपित्तघ्नः पाचनः कण्ठशोधनः।। कासवदा। (रा.नि.-४.१७२)

कासमर्द तिक्त, उष्ण, मधुर, कफ एवं वातदोष को नष्ट करता है। यह अजीर्ण कास एवं पित्त को नष्ट करता है तथा पाचन होता है। यह कण्ठ का शोधन करता है।

अजगन्धा कटूष्णा च वातगुल्मोदरापहा।
कर्णव्रणार्त्तिशूलघ्नी पीता चेदञ्जने हिता।। तिलवणी। (रा.नि.-४.१७८)

अजगन्धा (तिलोणी) कटु, उष्ण, वात, गुल्म एवं उदररोगों को नष्ट करने वाली होती है। यह पीने पर कान के घाव व दर्द को नष्ट करती है तथा अञ्जन के लिए उपयोगी होती है।

चक्रमर्दः कटुस्तीव्रो मेदोवातकफापहः।
व्रणकण्डूतिकुष्ठार्त्तिदद्रुपामादिदोषनुत्।। तरवटा। (रा.नि.-४.२००)

चक्रमर्द (चकवड़/ पवाड़) कटु व तीव्र होता है। यह मेद (मोटापा) दूर करने वाला तथा वातकफ-नाशक होता है। यह व्रण, कण्डूति, कुष्ठरोग, दाद व पामा (छोटे दाने वाली खुजली) आदि दोषों को दूर करता है।

द्वीपान्तरसमुत्पन्नस्समहान् दद्रुहा परम्। काण्टेतरवटा।

द्वीपान्तर में उत्पन्न बहुत बड़े आकार का **चक्रमर्द** दद्रु (दाद) का परम शत्रु होता है।

प्रसारिणी गुरूष्णा च तिक्ता वातविनाशिनी। (रा.नि.-५.३८)
अर्शःश्वयथुहन्त्री च मलविष्टम्भहारिणी।। चान्दवेलि। हीलमोचिकेति नामान्तरम्।

प्रसारिणी गुरु, उष्ण, तिक्त तथा वातनाशक होती है। यह अर्श (बवासीर) व सूजन को नष्ट करती है एवं कब्ज को दूर करती है।

ब्राह्मी हिमा कषाया च तिक्ता वातास्रपित्तजित्।
बुद्धिं प्रज्ञां च मेधां च कुर्यादायुःप्रवर्द्धिनी।। ब्राह्मी। (रा.नि.-५.६६)

ब्राह्मी शीतल, कषाय, तिक्त एवं वातरक्त व वातपित्त को दूर करती है। यह प्रज्ञाबुद्धि व मेधाबुद्धि को बढ़ाती है तथा आयुवर्धक होती है। लोकव्यवहार में दक्षता लाने वाली बुद्धि प्रज्ञा कही जाती है तथा शास्त्रीय व्यवहार में दक्षता लाने वाली बुद्धि मेधा कहलाती है।

ब्राह्मी तु सूक्ष्मपत्रान्या स्निग्धपत्रा जलोद्भवा।
ब्राह्मी तिक्ता च सोष्णा च बलवातामदोषजित्।। बांबी। (रा.नि.-५.६७)

(सरा वातामशोफजिद् इति राजनिघण्टु-गतः पाठः, ५.६७)

सूक्ष्म व चिकने पत्तों वाली दूसरे प्रकार की ब्राह्मी जलबहुल स्थान पर होती है। यह तिक्त व उष्ण होती है तथा प्रबल वातदोष व आमदोष (आंव) को नष्ट कर देती है।

चिर्वल्लिका चैव कटुः कषाया जीर्णज्वरे चातिहिता रसायनी। चीवलिघोल।

चिरवल्ली कटु एवं कषाय होती है। यह जीर्णज्वर में अति हितकर मानी जाती है तथा रसायन होती है।

गोलोमिका कटुस्तिक्ता त्रिदोषशमनी हिमा।
मूत्ररोगास्रदोषघ्नी ग्राहिणी दीपनी च सा।। पाथरी। (रा.नि.-५.९७)

महागोलोमिका तद्वत्। कासलीति उत्तरापथे प्रसिद्धा।

गोलोमिका (पाथरी) कटु, तिक्त, त्रिदोषशामक एवं शीतल होती है। यह मूत्ररोग व रक्तदोष को दूर करने वाली, ग्राही एवं दीपन होती है। ये ही गुण महागोलोमिका के होते हैं। यह उत्तरापथ (उत्तर भारत) में 'कासली' नाम से प्रसिद्ध है।

मत्स्याक्षी शिशिरा वृष्या व्रणदोषक्षयापहा। होनगुन्दा।

मत्स्याक्षी शीतल, वृष्य, व्रणदोष एवं क्षयरोग को नष्ट करती है।

द्रोणपुष्पी कटुस्सोष्णा रुच्या वान्तिकफापहा।
अग्निमान्द्यहरा चैव पथ्या वातापहारिणी।।

द्रोणपुष्पी कटु, उष्ण, रुचिकारक एवं वमन तथा कफदोष को दूर करती है। यह अग्निमान्द्य को नष्ट करती है तथा पथ्य मानी जाती है। यह वातनाशक होती है।

तथा– **द्रोणपुष्पीदलं स्वादु रूक्षं गुरु च पित्तजित्।** (भा.प्र.नि.-१०.३४)
भेदनं कामला-शोथ-मेह-ज्वरहरं कटु।। कुम्भा।

द्रोणपुष्पी के पत्ते स्वादु, रूक्ष, गुरु और पित्तनाशक होते हैं। ये मल का भेदन करने वाले तथा कामला, शोथ, प्रमेह एवं ज्वर के नाशक होते हैं। इन का रस कटु (चरपरा) होता है।

सुगन्धिर्वातपित्तघ्नी लघ्वी रुच्या ज्वरे हिता।
व्यञ्जनालङ्कृतिः शीता सार्द्रा कुस्तुम्बरी स्मृता।।
शुष्कं कुस्तुम्बरीपत्रं वातार्शःपित्तगुल्मजित्।। कोथिंबीर।

'लघ्वरुच्या' इति उपलब्धपाठः, 'लघ्वी रुच्या' इति शोधितपाठः ।

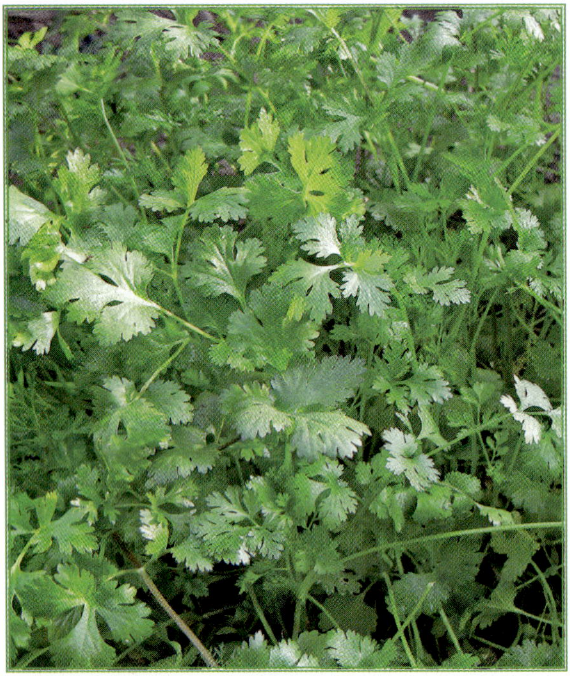

धनिया

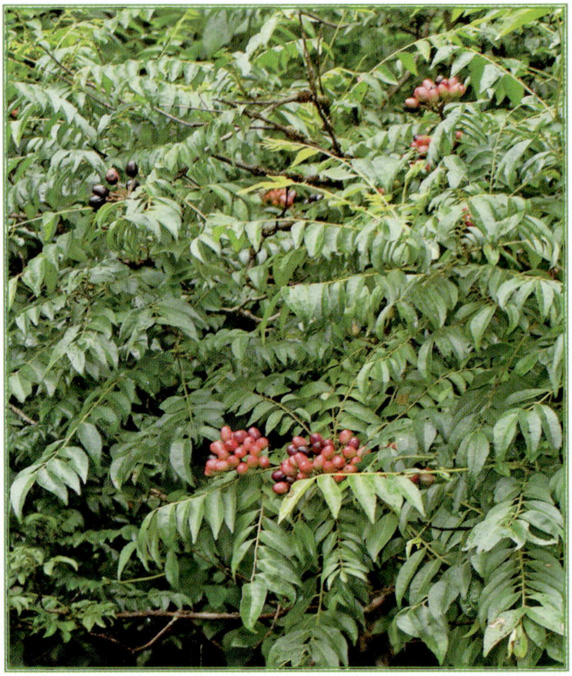

मीठा नीम

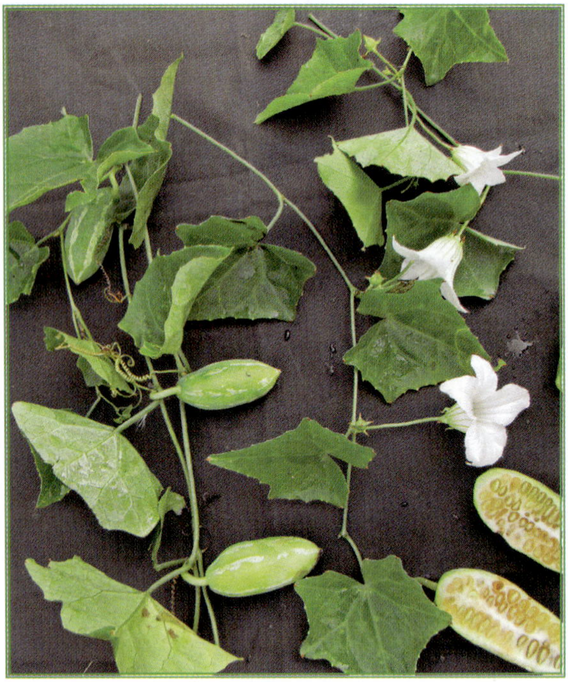

बिम्बी

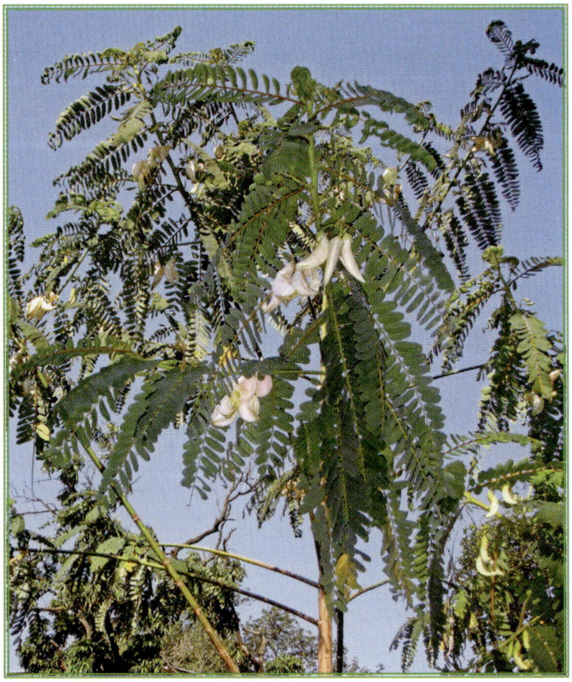

अगस्त्य

सुगन्धि (उत्तम गन्ध को धारण करने वाला) कुस्तुम्बरी **(धनिया)** वातपित्त-नाशक, लघु, रुचिकारक, ज्वर में हितकारी व व्यञ्जनों का अलंकार (व्यञ्जनों को सजाने वाला व स्वादिष्ठ बनाने वाला) होता है। यह आर्द्र (हरित अवस्था में) विशेष रूप से शीतल माना गया है। आजकल भी नाना व्यंजनायें के ऊपर हरे धनिये को काटकर फैलाते हैं ,यह रीति पुराने समय से चली आई है। प्रस्तुत श्लोक में 'व्यंजनालंकृति' विशेषण से इसी तथ्य की ओर संकेत किया है ।

मेथिका कटुरुष्णा च रक्तपित्तप्रकोपिनी।
अरोचकहरा दीप्तिकरी वातघ्नदीपनी।। मेथी।

मेथी को दीपनी भी कहते हैं, यह कटु, उष्ण, रक्तपित्त को प्रकुपित करने वाली, अरोचकहर (भोजन में अरुचि को दूर करने वाली), जठराग्नि को प्रदीप्त करने वाली व वातनाशक होती है।

रुच्यं सुगन्धि कैडर्यपत्रं गरकफानिलान्।
जयेदार्द्रं परं शुष्कं पत्रं बल्यं त्रिदोषनुत्।। कालशाक:, करेपक इति कार्णाटका:।

हरा कैडर्यपत्र (मीठा नीम) रुचिकर व सुगन्धित होता है। यह विष, कफ व वात को नष्ट करता है। सूखा कैडर्यपत्र बलकारक व त्रिदोषनाशक होता है।

'रमणो रामण: कालशाक: कैडर्य इत्यभिधानाद्' इति श्राद्धप्रकरणे प्रयोगपारिजात:।

प्रयोग-पारिजात नामक ग्रन्थ में श्राद्ध-प्रकरण में रमण, रामण, कालशाक व कैडर्य, ये सब पर्यायवाची बताए गये हैं।

गाङ्गेरुकदलं शीतं कषायं मधुरं गुरु ।
मेद:शोफोदरार्शोघ्नं वातलं ग्राहि पिच्छिलम् ।। कारीशाक ।

गांगेरुक के पत्ते शीतल, कषाय, मधुर व गुरु होते हैं। ये मेदोरोग (मोटापा), सूजन, उदररोग व बवासीर का नाश करने वाले होते हैं। ये वातवर्धक, ग्राही तथा पिच्छिल (चिपचिपे) होते हैं।

बल्यं हिमं स्वाद्वगस्त्यं भूतकासत्रिदोषजित् ।
श्रम-वैवर्ण्यजित् पत्रमागस्त्यं नातिशीतलम्।।
नक्तान्धानां हितं न स्यात् तत्स्याच्चातुर्थिकापहम् ।। श्वेतागस्त्यपत्र ।

अगस्त्य बलवर्धक, शीतल, स्वादु, भूतबाधा-नाशक, खाँसी व त्रिदोष का शमन करने वाला होता है। अगस्त्य के पत्ते श्रम (थकान), वैवर्ण्य (त्वचा की मलिनता) को दूर करने वाले व कुछ शीतल गुण वाले होते हैं। ये रतौन्धी वालों के लिए हितकारी नहीं होते हैं। ये चातुर्थिक (चौथे दिन आने वाले ज्वर) को दूर करते हैं।

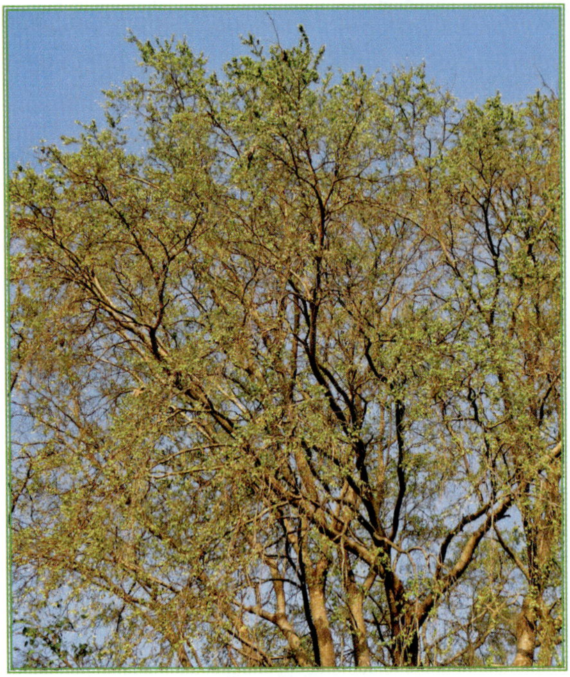
चिरबिल्व

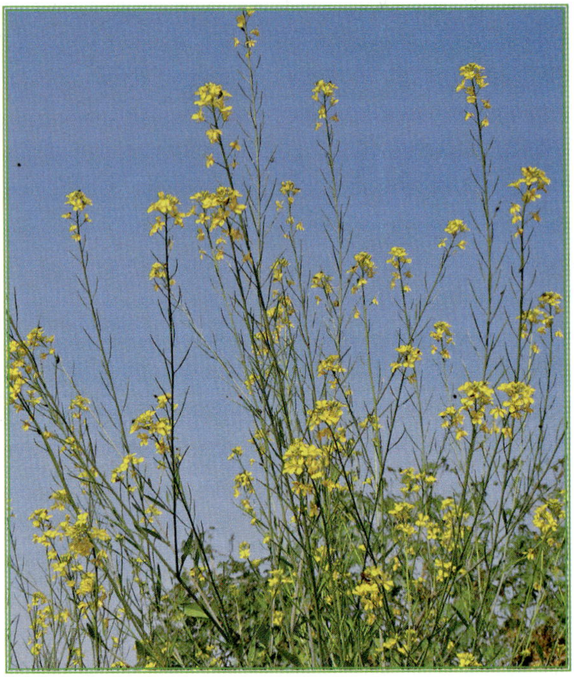
राई

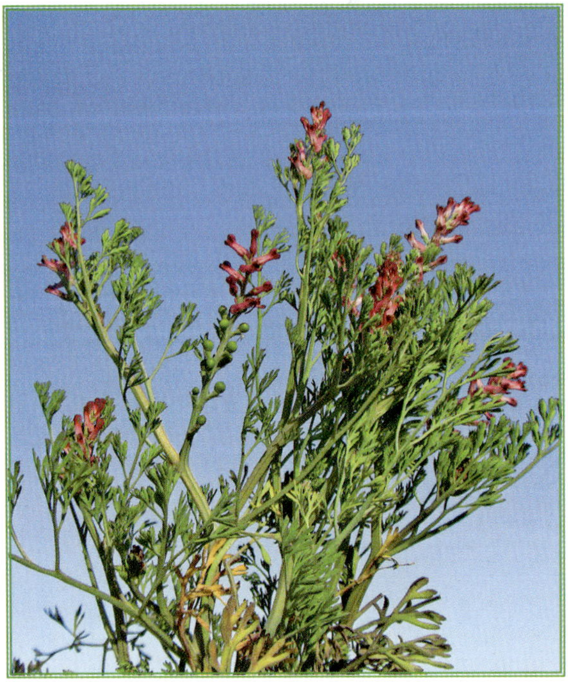
पर्पट

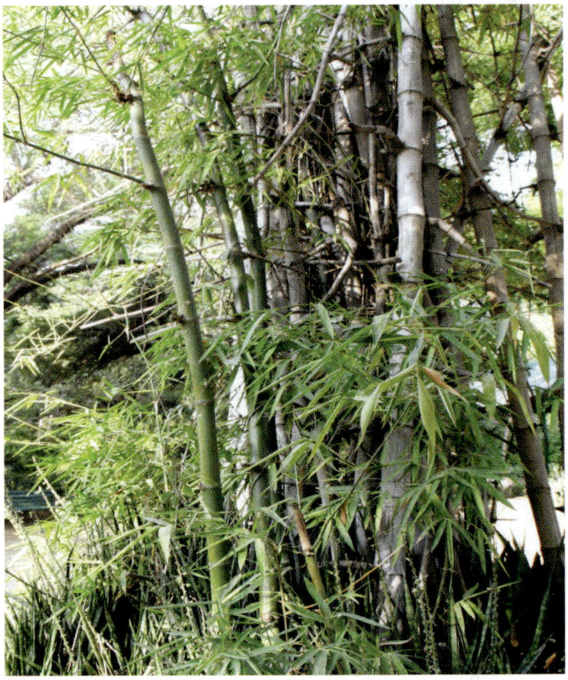
वंश-करीर

रक्तागस्त्यदलं रुच्यं विषवीसर्पकुष्ठजित् ।
तत्पुष्पं सर्वपापघ्नमगस्तिफलमग्निकृत् ।।
अवृष्यं रोचनं रूक्षं वातलं कफपित्तजित् ।। रक्तागस्त्यपत्र ।

लाल अगस्त्य के पत्ते रुचिकर, विष, वीसर्प व कुष्ठ को नष्ट करने वाले होते हैं तथा इसका फूल सभी अनिष्टों को नष्ट करने वाला माना जाता है। इसका फल जठराग्नि-वर्धक होता है। यह अवृष्य, रुचिकर, रूक्ष, वातवर्धक, कफ व पित्त को नष्ट करने वाला होता है।

स्वादु बिम्बीदलं शीतं वातपित्तास्रपित्तजित् ।
कामला-पाण्डु-तृष्णाघ्नं मेद:शुक्रकफप्रदम् ।। बिंबीपत्र ।

बिम्बीपत्र स्वादु, शीतल, वातपित्त व रक्तपित्त नाशक होता है। यह कामला, पाण्डु (पीलिया) व तृष्णा (अधिक प्यास) को दूर करने वाला तथा मोटापा, शुक्र व कफ को बढ़ाता है।

पत्रं सूरणजं तीक्ष्णं रूक्षमुष्णं विकर्षि च।
कृमिश्लेष्मार्शसां पथ्यं तद्वन्नालं सरं गुरु।। सूरणपत्रनालगुणाः ।

सूरणपत्र (जिमीकन्द का पत्ता) तीक्ष्ण, रूक्ष, उष्ण और विकर्षी (शरीर को पतला करने वाला अर्थात् मोटापा घटाने वाला) होता है। यह कृमि, कफ व बवासीर के रोगियों के लिए पथ्य होता है। इसकी डंडी पूर्वोक्त गुणों से युक्त होने के साथ सर (दस्तावर) व गुरु भी होती है।

श्रीवल्ली कटुकाम्ला च वातशोफकफापहा ।
तत्फलं तैललेपघ्नमत्युष्णं रुचिकृत्परम् ।। शीकेकायीपत्रफलगुणाः ।

श्रीवल्ली कटु व अम्ल होती है। यह वातदोष, सूजन व कफदोष को नष्ट करती है। इसका फल तेल के लेप को दूर करता है, अर्थात् शरीर पर लगी तेल की चिकनाई को हटता है। यह अति उष्ण तथा परम रुचिकर होता है।

पट्टशाकस्तु नाडीको नाडीशाकश्च स स्मृतः।
नाडीको रक्तपित्तघ्नो विष्टम्भी वातकोपनः ।। नालीक । (भा.प्र.नि.-१०.१८)

पट्टशाक नाडीक और नाडीशाक ये सब पर्यायवाची हैं। यह रक्तपित्तहर, विष्टम्भी व वातप्रकोप-कारक होता है।

करम्बी शतपर्वा च कथ्यन्ते तद्गुणा अथ।
कलम्बी स्तन्यदा प्रोक्ता मधुरा शुक्रकारिणी।। कलंबी। (भा.प्र.नि.-१०.१९)

करम्बी शतपर्वा भी कही जाती है। यह स्तन्यदायक (स्त्रियों का दूध बढ़ाने वाली), मधुर व शुक्रवृद्धि-कारक कही गई है।

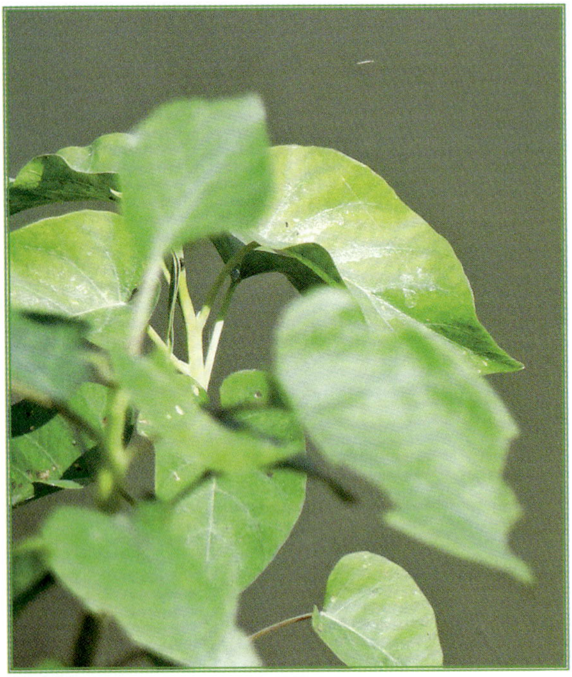

कलम्बी

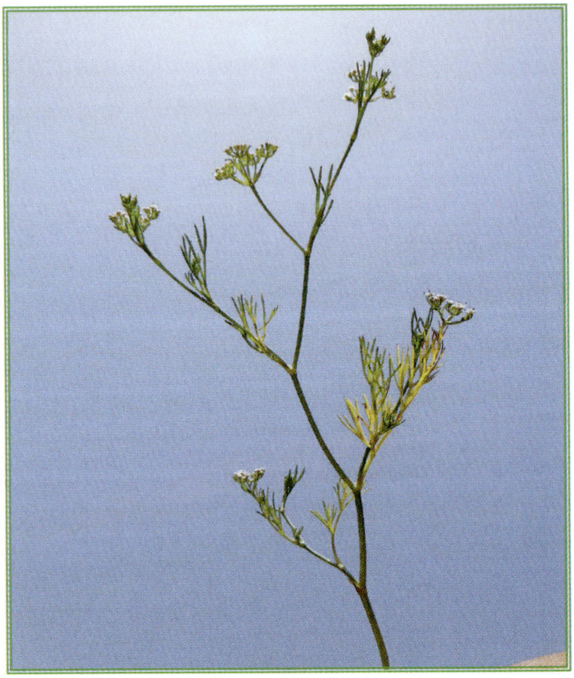

अजवायन

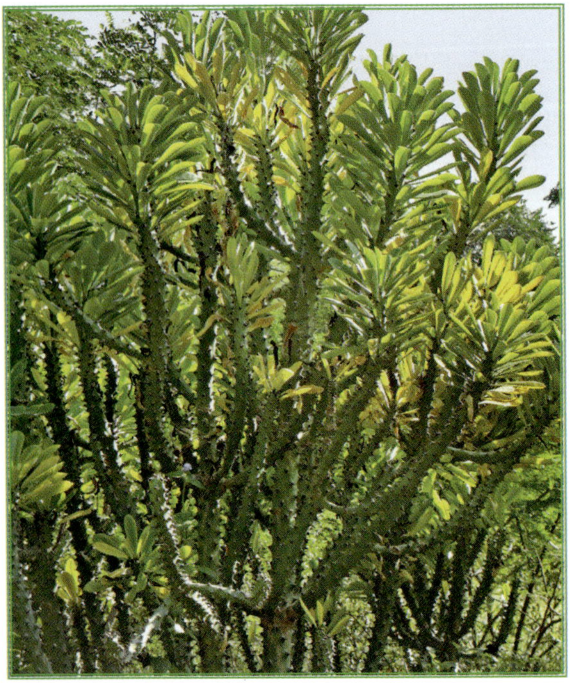

सेहुण्ड

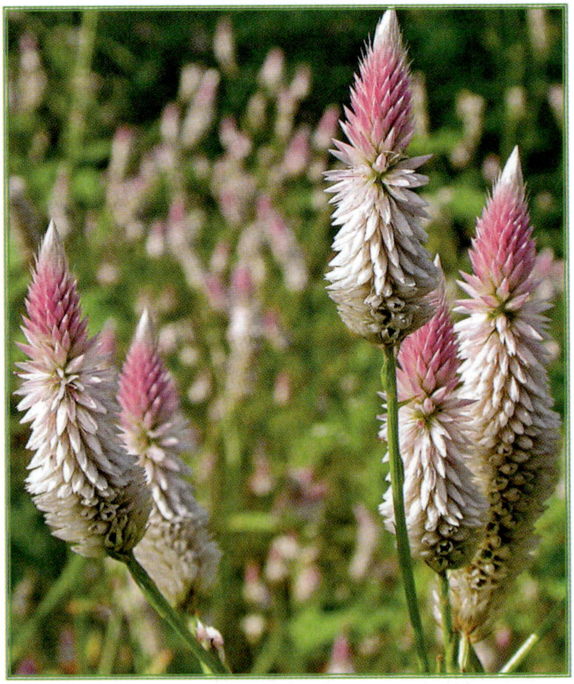

शितिवारक

[१]शीतिवारश्शितिवरस्स्वस्तिकस्सुनिषण्णकः।
श्रीवारकस्सूचिपत्रः पर्णाकः कुक्कुटश्शिखी।।

चाङ्गेरीसदृशः पत्रैश्चतुर्दल इतीरितः।
शाको जलान्विते देशे[२] चतुष्पत्रीति चोच्यते।। (भा.प्र.नि.-१०.२९-३०)

शितिवार, शितिवर, स्वस्तिक,सुनिषण्णक, श्रीवारक, सूचिपत्र, पर्णाक, कुक्कुट, शिखी ये सब पर्यायवाची हैं।यह चांगेरी के समान चार भाग में विभक्त पत्ते वाला होता है, अतः चतुर्दल कहा जाता है। चतुष्पत्री नाम से प्रसिद्ध यह पत्रशाक कमलों से युक्त जलबहुल स्थान में होता है।

सुनिषण्णो हिमो ग्राही मोहदोषग्रहापहः[३]।
अविदाही लघुः स्वादुः कषायो रूक्षदीपनः।।
वृष्यो रुच्यो ज्वरश्वासमेहकुष्ठभ्रमप्रणुत्।। (भा.प्र.नि.-१०.३१)

सुनिषण्ण (शितिवार) शीतल, ग्राही, मोह (मूर्च्छा) और तीन प्रकार के (वात,पित्त व कफ से उत्पन्न) मेदोदोष (मोटापा) व ग्रहबाधा को नष्ट करने वाला, अविदाही, लघु, स्वादु, कषाय, रूक्ष व दीपन होता है। यह वृष्य व रुचिकर होता है तथा ज्वर, दमा, प्रमेह, कुष्ठ व भ्रम (चक्कर) को दूर करता है।

पाचनं लघु रुच्योष्णं पत्रं मूलकजं नवम्।
स्नेहसिद्धं त्रिदोषघ्नमसिद्धं कफपित्तकृत्।। मूलकपत्र। (भा.प्र.नि.-१०.३३)

मूली के नये (कच्चे) पत्ते पाचन, लघु, रुचिकर व उष्ण होते हैं। घी में पकाकर खाने से ये त्रिदोष-नाशक होते हैं। बिना पकाये तो ये पत्ते कफपित्त-कारक होते हैं।

यवानीशाकमाग्नेयं रुच्यं वातकफप्रणुत्।
उष्णं कटु च तिक्तं च पित्तलं लघु शूलहृत्।। वोवापत्र। (भा.प्र.नि.-१०.३५)

यवानी (अजवाइन) के पत्तों का शाक अग्निगुण-प्रधान (जठराग्नि-वर्धक), रुचिकर एवं वातकफहर होता है। यह उष्ण, कटु, तिक्त, पित्तवर्धक व लघु होता है और शूल को नष्ट करता है।

सेहुण्डस्य दलं तीक्ष्णं दीपनं रोचनं हरेत्। (भा.प्र.नि.-१०.३७)
आध्मानाष्ठीलिकागुल्मशूलशोथोदराणि च।। सेर इति भाषया। निवडिङ्ग।

---

१. शितिवारः शीतिवर इति भा.प्र.१०.२९, शितावरी शितावर इति राजनिघण्टौ- ४.५०;

२. अब्जचिते देशे इति पाठान्तरम्- आ.३;

३. मेदोदोषत्रयापहः- भा.प्र.नि.-१०.३१, मेहदोषग्रहापहः- आ.१;

सेहुण्ड का पत्र तीक्ष्ण, दीपन व रोचन होता है। यह अफारा, अष्ठीलिका (वातरोग विशेष, जिसमें वात के प्रभाव से नाभि के नीचे गांठ सी बन जाती है), गुल्म, शूल व सूजन और उदररोगों को भी नष्ट करता है।

पर्पटो हन्ति पित्तास्रं ज्वरतृष्णाकफभ्रमान्।
सङ्ग्राही शीतलस्तिक्तो दाहनुद्वातलो लघुः।। पित्तपापडा। (भा.प्र.नि.-१०.३८)

पित्तपापड़ा पित्तरक्त, ज्वर, प्यास, कफ व चक्कर आदि रोगों को नष्ट करता है। यह संग्राही, शीतल, तिक्त, दाहनिवारक, वातवर्धक और लघु होता है।

रुच्यं चणकशाकं स्याद् दुर्जरं कफवातकृत्।
अम्लं विष्टम्भजनकं पित्तनुद्दन्तशोथकृत्।। चणकपत्र। (भा.प्र.नि.-१०.४५)

चने के पत्तों का शाक रुचिकर, दुर्जर, कफवात-जनक होता है। यह खट्टा, कब्ज करने वाला, पित्तहर एवं दन्तशोथ (मसूड़ों में सूजन) करने वाला होता है।

कलायशाकं भेदि स्याल्लघु तिक्तं त्रिदोषजित्। वाठाण्याचीं पत्रें। (भा.प्र.नि.-१०.४६)

कलाय (मटर) के पत्तों का शाक मल का भेदन करने वाला, लघु, तिक्त एवं त्रिदोष का शमन करने वाला होता है।

कान्ता कफघ्नी चक्षुष्या पथ्या स्वादुकषायका। केना।

कान्ता के पत्तों का शाक कफनाशक, नेत्रहितकारी, पथ्य, स्वादु एवं कषाय (कसैला) होता है।

धन्वन्तरिनिघण्टौ– अग्निदीप्तिकरं श्वेतं शाकूटममलं सरम्।
दुर्नामकृमिमेहघ्नं कफपित्तहरं परम्।। श्वेतम्।

धन्वन्तरि-निघण्टु में कहा है– श्वेतशाकूट के पत्तों का शाक जठराग्नि को प्रदीप्त करने वाला व सर (दस्तावर) होता है। यह दुर्नाम (बवासीर), कृमि व प्रमेह को नष्ट करने वाला एवं विशेष रूप से कफपित्त-नाशक होता है। ये श्वेत शाकूट के गुण हैं, कृष्णशाकूट के गुण निम्न हैं–

कृष्णं तु– दुर्नामकृच्छ्यामलशाकुटं तु मन्दाग्निविण्मूत्रविबन्धहन्तृ। चामकुरा। अलू महाराष्ट्राः।

कृष्ण शाकूट दुर्नाम (बवासीर) रोग का कृन्तन (नाश) करने वाला, मन्दाग्नि को नष्ट करने वाला तथा मल-मूत्र की रुकावट को दूर करने वाला होता है। (दुर्नामरोगं कृन्ततीति दुर्नामकृत्)। यह संक्षेप से पत्रशाकों का विवरण पूरा हुआ।

।। इति संक्षेपतः पत्रशाकानि।।

अथ करीराणि

करीरमाध्मानकरं कषायं स्वादु तिक्तकम्।

करीर (वंशांकुर)– बांस के अंकुर का शाक आध्मान (अफारा) करने वाला व तिक्त होता है।

तथा– **करीरं कटुतिक्ताम्लं कषायं कटुशीतलम्।**
पित्तास्रदाहकृच्छ्रघ्नं रुचिकृत्पर्वनिर्गुणम्।। वंशांकुर।

इसके विषय में और भी कहा है– वंश (बांस) के अंकुर का शाक कटुतिक्ताम्ल, कषाय व कटुशीतल होता है। यह पित्तरक्त, दाह एवं मूत्रकृच्छ्र का नाशक होता है। यह रुचिकर एवं पर्वनिर्गुण होता है।

दीपनाः कफवातघ्नाश्चिरबिल्वाङ्कुरास्सराः।
शतावर्यङ्कुरास्तिक्ता वृष्या दोषत्रयापहाः।।

चिरबिल्वांकुर (करञ्ज के अंकुर) दीपन, कफवातनाशक व सर होते हैं। शतावरी के अंकुर, तिक्त, वृष्य व त्रिदोषनाशक होते हैं।

।। इति करीराणि।।

अग्राणि प्रसिद्धानि

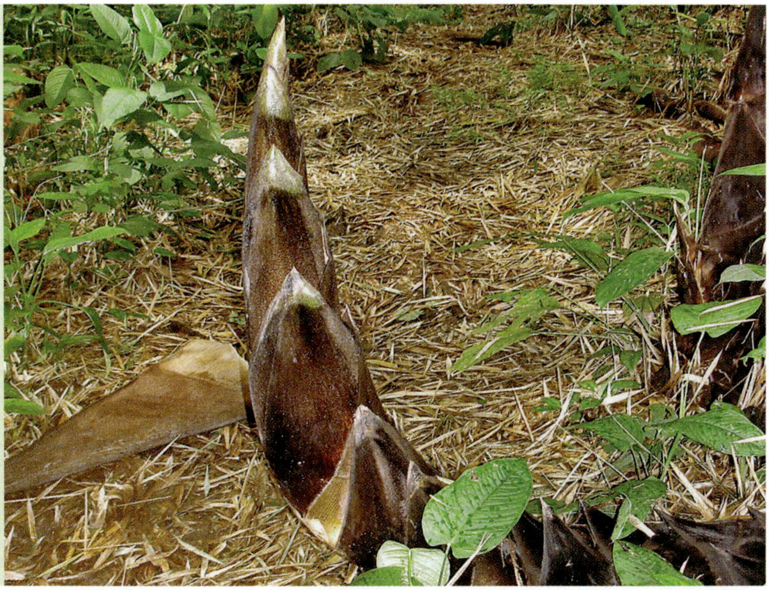

वंशांकुर

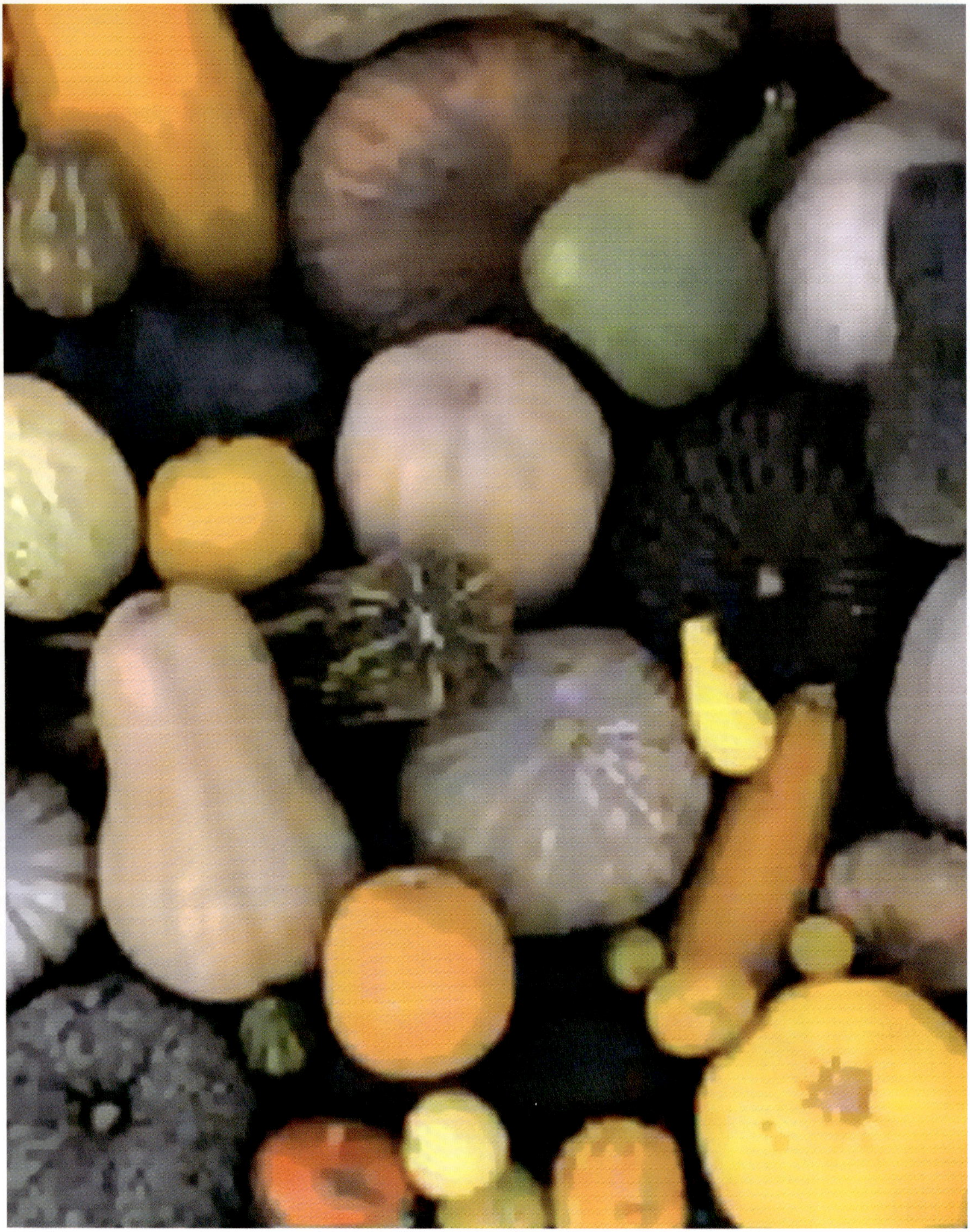

अथ फलशाकानि

मूत्राघातहरं प्रमेहशमनं कृच्छ्राश्मरीच्छेदनं
विण्मूत्रग्लपनं तृषार्त्तिशमनं जीर्णाङ्गपुष्टिप्रदम्।
वृष्यं स्वादुतरं त्वरोचकहरं बल्यं च पित्तापहं (शार्दूलविक्रीडित छन्द)
कूष्माण्डं प्रवरं वदन्ति भिषजो वल्लीफलानां पुनः।। (रा.नि.-७.१६१)

कूष्माण्ड (पेठा)– लता पर लगने वाले फलों में कूष्माण्ड (पेठे) को वैद्य जन सबसे उत्तम बताते हैं। यह मूत्राघात-नाशक, प्रमेह को दूर करने वाला, मूत्रकृच्छ्र व अश्मरी का नाशक, मलमूत्र को ग्लपित (शिथिल) करने वाला, प्यास को शान्त करने वाला, दुर्बल अंगों को पुष्ट करने वाला, वृष्य, स्वादु, अरोचकहर, बलवर्धक एवं पित्तनाशक होता है।

पित्तनुत्तत्र कूष्माण्डं बालं मध्यं कफावहम्।
पक्वं लघूष्णं सक्षारं दीपनं वस्तिशोधनम्।
सर्वदोषहरं हृद्यं पथ्यं चेतोविकारिणाम्।। कूष्माण्डम्। (द्र.सं.-३.२९-३०)

कच्चा पेठा पित्तहर होता है। मध्यम अवस्था वाला पेठा कफकारक होता है। **पका हुआ पेठा** लघु, उष्ण, सक्षार, दीपन, वस्तिशोधन (मूत्राशय को शुद्ध करने वाला), सर्वदोषहर, हृद्य एवं उन्माद, अपस्मार आदि चेतोविकार (मानसिक रोग) वाले लोगों के लिए हितकारी होता है। उन्माद में इसका रस पिलाते हैं, जिससे मल-शुद्धि के उपरान्त नींद आती है।

यहाँ द्वितीय पद्य के अन्तिम चरण में- 'चेतोविकारिणाम्' के स्थान पर हस्तलिखित ग्रन्थ में 'रेतोविकारिणाम्' पाठ है। उसके स्थान पर यहाँ चक्रपाणिदत्त विरचित 'द्रव्यगुणसंग्रह' के आधार पर 'चेतोविकारिणाम्' पाठ रखा है। यही उचित भी है। 'द्रव्यगुणसंग्रह' के टीकाकार शिवदाससेन ने भी यही पाठ मानते हुए व्याख्या की है– 'चेतोविकारा अपस्मारादयः'। 'भावप्रकाश-निघण्टु' में भी कूष्माण्ड को चेतोविकारहारी बताया है– 'वस्तिशुद्धिकरं चेतोरोगहृत् सर्वरोगजित्'– (भा.प्र.नि.-१०.५५)

डङ्गरी शीतला रुच्या दाहपित्तास्रदोषजित्।
शोषहृत्तर्पणी गौल्या जाड्यहा मूत्ररोधनुत् ।। (रा.नि.-७.१९८)

तथा– **बालं डङ्गरिकाफलं सुमधुरं शीतं च पित्तापहं**
तृष्णादाहनिबर्हणं च रुचिकृत् सन्तर्पणं पुष्टिदम् । (शार्दूलविक्रीडित छन्द)
वीर्योन्मेषकरं लघु प्रबलदं[1] भ्रान्तिश्रमध्वंसनं
पक्वं चेत्कुरुते तदेव मधुरं तृड्दाहरक्तं गुरु ।। देवडांगर ।

---

१. 'लघु प्रबलदं' इत्यस्य स्थाने 'बलप्रदमिदं' इति राजनिघण्टौ- ६.१९९;

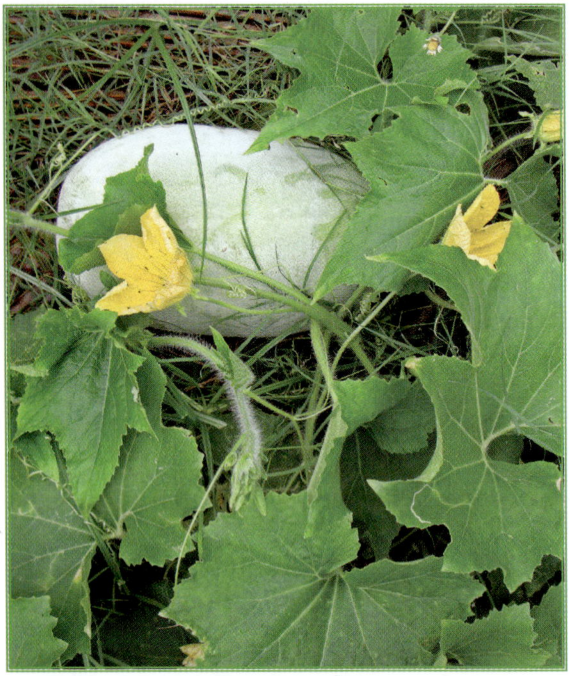

कूष्माण्ड (पेठा)

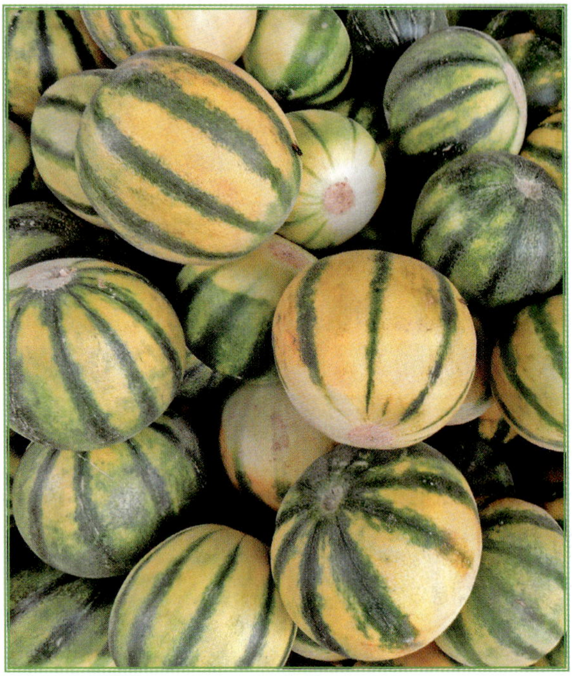

खरबूजा

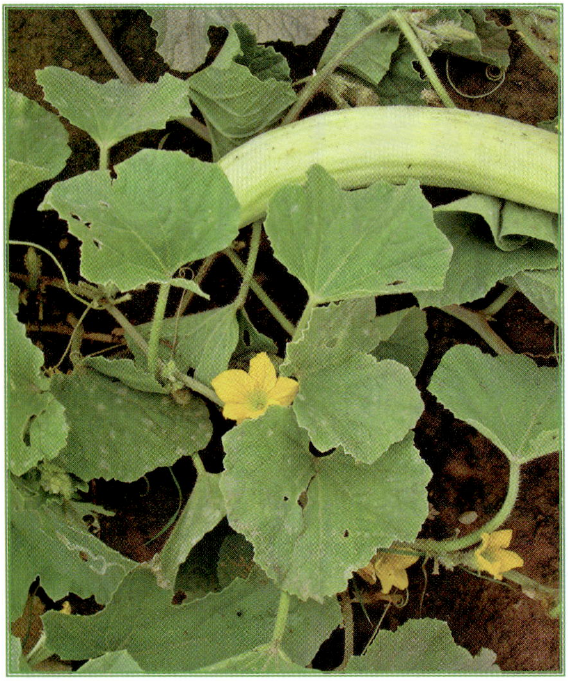

ककड़ी

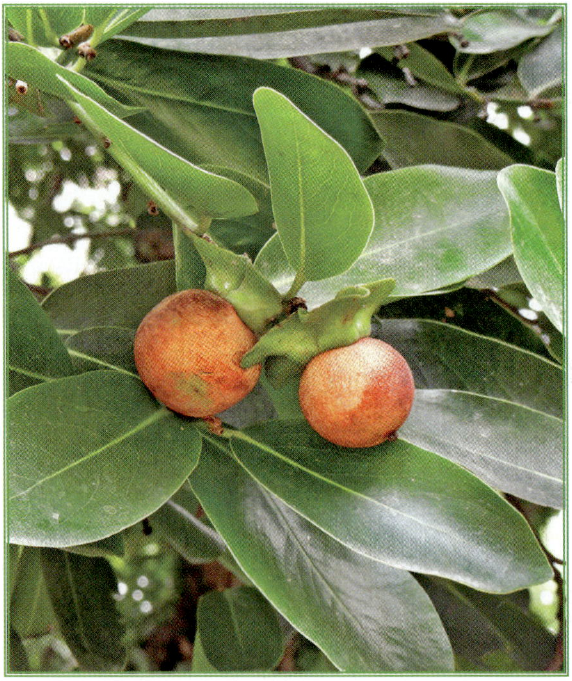

तेंदु

डंगरी शीतल, रुचिकर, दाह (जलन) व पित्तरक्त को दूर करने वाली होती है । यह क्षयरोग को नष्ट करने वाली, तर्पणी, गौल्या (मधुर), जडतानाशक व मूत्र की रुकावट को दूर करती है। इसके विषय में और भी कहा है– डंगरिका का कच्चा फल सुमधुर, शीतल, पित्तहर, तृष्णा व दाह का शमन करने वाला , रुचिकारक, सन्तर्पण व पुष्टिप्रद होता है। यह वीर्यवर्धक, लघु व बलप्रद होता है तथा चक्कर एवं थकान को दूर करता है। परिपक्व अवस्था वाला यही फल मधुर व गुरु होता है तथा प्यास, दाह व रक्तविकार को पैदा करता है।

वृष्यं दाहश्रमविशमनं मूत्रवृद्धिं च दत्ते
पित्तोन्मादापहरणकरं षड्भुजं वीर्यकारि। (मन्दाक्रान्ता छन्द)
तिक्तं बाल्ये तदनु मधुरं किञ्चिदम्लं च पाके (रा.नि.-७.२०१)
निष्पक्वं चेत्तदमृतसमं तर्पणं पुष्टिदायि ।। षड्भुजाकर्कटी, मालवे प्रसिद्धा ।

षड्भुजा कर्कटी (खरबूजा) वृष्य, दाह व थकान को दूर करने वाली एवं मूत्रवृद्धि-कारक होती है। यह पित्तोन्माद को दूर करती है तथा वीर्यवृद्धि करनेवाली है। यह अपक्व अवस्था में तिक्त रस वाली, मध्यम अवस्था में मधुर एवं प्रौढ़ अवस्था में कुछ खट्टी होती है। पूर्ण रूप से पकने पर यह तर्पण व पुष्टि करने वाली होती है।

कर्कटी मधुरा शीता तिक्ता च कफपित्तजित् ।
रक्तदोषहरा पक्वा मूत्ररोधार्त्तिनाशिनी ।। (रा.नि.-७.२०३)

ककड़ी मधुर शीतल, तिक्त एवं कफपित्त को दूर करने वाली होती है। पक्व (पकी हुई) कर्कटी रक्तदोषहर तथा मूत्रावरोध रोग को नष्ट करने वाली होती है।

किञ्च– **मूत्रावरोध-शमनं बहुमूत्रकारि कृच्छ्राश्मरी-प्रमथनं विनिहन्ति पित्तम् ।** (वसन्ततिलका)
वान्तिश्रमघ्नबहुदाहनिवारि रुच्यं श्लेष्मापहं लघु च कर्कटिकाफलं स्यात्।। काकडी।
(रा.नि.-७.२०४)

इसके विषय में और भी कहा है– यह मूत्रावरोध-नाशक, बहुमूत्रकारी, मूत्रकृच्छ्र व अश्मरी का नाशक तथा पित्तहर होती है। यह वान्तिनाशक, थकान को दूर करने वाली, अतिदाह-निवारक, रुचिकर, कफनाशक व लघु होती है।

त्रपुसस्य फलं रुच्यं मधुरं शिशिरं गुरु।
श्रमपित्तविदाहार्त्तिवान्तिहृद् बहुमूत्रदम्।। तौसीकाकडी, कोङ्कणे प्रसिद्धा। (रा.नि.-७.२०६)

त्रपुस का फल– इसे कोंकण प्रदेश में तौसी काकड़ी कहते हैं, यह रुचिकारक, मधुर, शीतल व गुरु होती है। यह श्रम, पित्त, विदाह एवं वमन को दूर करती है तथा अधिक मात्रा में मूत्रजनक होती है।

एर्वारुकं पित्तहरं सुशीतलं मूत्रामयघ्नं मधुरं रुचिप्रदम्। (रा.नि.-७.२०८)
सन्तापमूर्च्छापहरं च तृप्तिदं वातप्रकोपाय घनं सुसेवितम्।। मळायांचे वालुक।

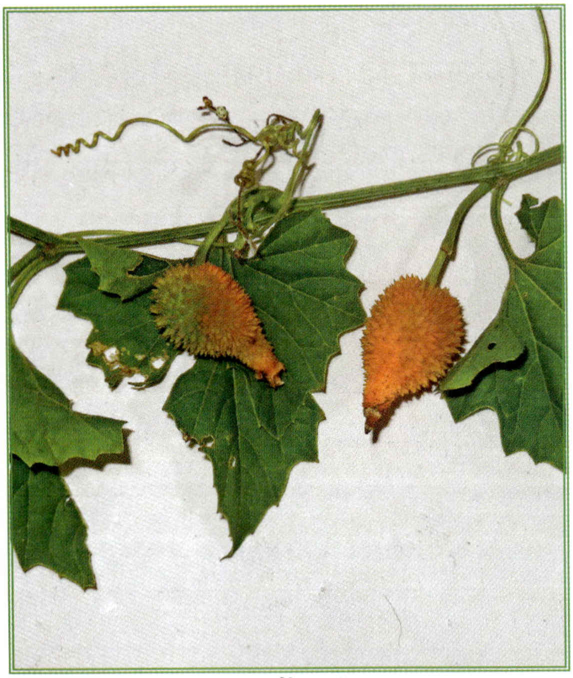

कर्कोटकी

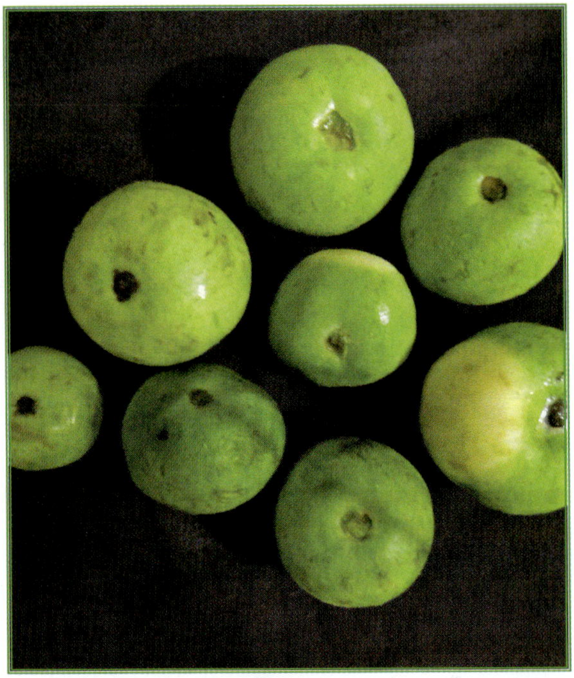

टिण्डा

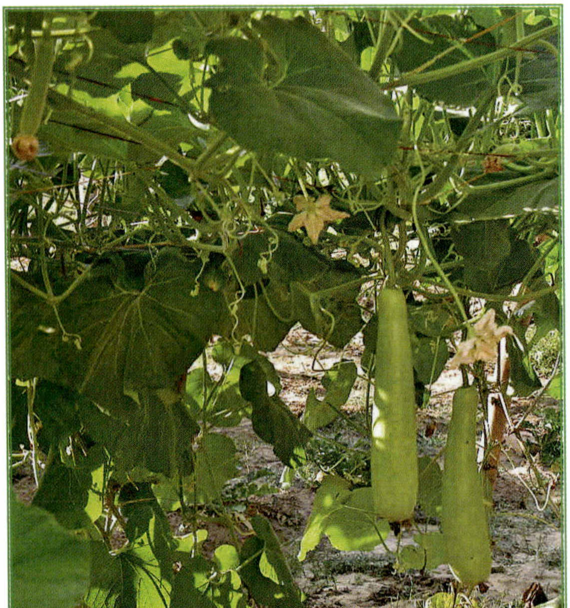

लौकी

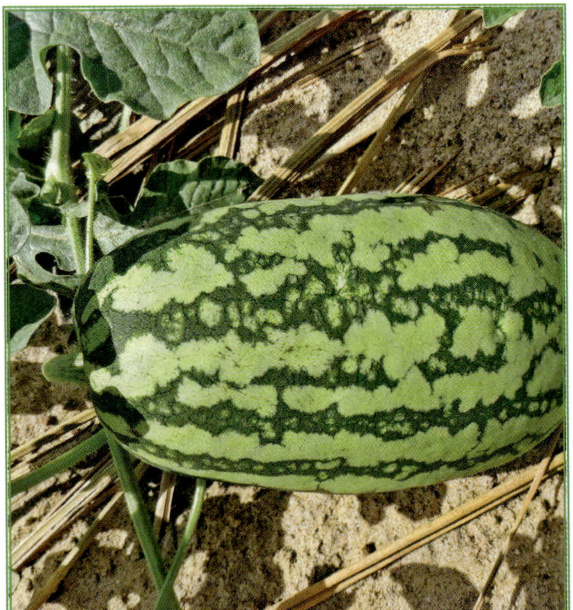

तरबूज

एर्वारुक (खरबूजा) पित्तहर, अति शीतल, मूत्ररोग-नाशक, मधुर व रुचि-कारक होता है। यह सन्ताप (जलन) व मूर्च्छा को दूर करने वाला एवं तृप्तिप्रद होता है। अतिमात्रा में सेवन करने पर यह वातप्रकोप कर देता है।

वालुकी मधुरा शीताध्मानहृच्च श्रमापहा। शारदचिर्भिट। (रा.नि.-७.२१०)

बालुकी (फूट) मधुर, शीतल, आध्मानहर (अफारा हरने वाली) तथा थकान को दूर करती है।

बाल्ये तिक्ता चिर्भिटी किञ्चिदम्ला गौल्योपेता दीपिनी सा च पाके।
शुष्का रूक्षा श्लेष्मवातारुचिघ्नी जाड्यघ्नी सा रोचनी दीपिनी च।। भेलसेद। (रा.नि.-७.२१६)

कच्ची चिर्भटी (कचरी) तिक्त होती है। पकने पर यह कुछ अम्ल व गौल्य (माधुर्य) से युक्त हो जाती है एवं पाक में दीपन होती है। सूखने पर यह रूक्ष हो जाती है तथा कफ, वात व अरुचि को दूर करती है। सूखी कचरी जाड्यहर तथा रोचन व दीपन होती है। सूखी कचरी की चटनी भी बनाई जाती है तथा छोंक कर व्यञ्जन के रूप में भी इसका उपयोग किया जाता है।

श्लोक में इसका जो रोचन व दीपन गुण बताया है, वह जनसामान्य में सुविदित है। हस्तलिखित ग्रन्थ में इस पद्य के तृतीय चरण के आरम्भ में 'शुक्लातिक्ता' पाठ है। इसके स्थान पर राजनिघण्टु के आधार पर 'शुष्का रूक्षा' पाठ रखा है। यही उचित व संगत पाठ है।

मृगाक्षी कटुका तिक्ता पाकेऽम्ला वातनाशिनी।
पित्तकृत्पीनसहरा दीपनी रुचिकृत्परा।। सेन्दणी। (रा.नि.-७.१८०)

मृगाक्षी चिर्भिट से कुछ बड़े आकार की काले रंग की कचरिया होती है। यह देखने में मृग के नयन जैसी लगती है, अत एव इसका नाम मृगाक्षी है। यह कटु, तिक्त, पाक में अम्ल तथा वातनाशक होती है। मृगाक्षी पित्तकर, जुकाम को दूर करने वाली, दीपनी तथा परम रुचिकर होती है।

चीनकर्कटिका रुच्या शिशिरा पित्तनाशिनी।
मधुरा तृप्तिदा हृद्या दाहशोषापहारिणी।। पटोलसदृश वालुक। (रा.नि.-७.२१४)

चीनकर्कटिका रुचिकारक, शीतल, पित्तनाशक, मधुर, तृप्तिदायक, हृद्य (मनभावन), दाह व शोष को दूर करने वाली होती है।

डिण्डिशो रुचिकृद्भेदी पित्तश्लेष्मापहः स्मृतः।
सुशीतो वातलो रूक्षो मूत्रलश्चाश्मरीहरः।। दिंडसें।

डिण्डिश (टींडशी) रुचिकर, मल का भेदन करने वाला व पित्तकफ-नाशक माना जाता है। यह अति शीतल, वातवर्धक, रूक्ष, मूत्रल तथा अश्मरी (पथरी) का नाशक होता है।

कुम्भतुम्बी समधुरा शिशिरा पित्तनाशिनी।
गुरुस्सन्तर्पणी रुच्या वीर्यपुष्टिबलप्रदा।। गोरक्षतुंवी। (रा.नि.-७.१६३)

कुम्भतुम्बी (घटतुल्य गोल लौकी/तुम्बा, जिसका साधु लोग जलपात्र बनाते हैं) मधुर, शीतल व पित्तनाशक होती है। यह गुरु, सन्तर्पणी, रुचिकर तथा वीर्य, पुष्टि व बल को बढ़ाती है।

तुम्बी समधुरा स्निग्धा पित्तघ्नी गर्भपोषकृत्।
वृष्या वातप्रदा चैव बलपुष्टिविवर्धिनी।। दूधभोंपला। (रा.नि.-७.१६६)

तुम्बी (लम्बी लौकी) मधुर, स्निग्ध, पित्तनाशक व गर्भ को पुष्ट करने वाली होती है। यह वृष्य, वातकारक एवं बलपुष्टि-वर्धक होती है।

भूतुम्बी कटुकोष्णा च सन्निपातापहारिणी।
दन्तार्गलं दन्तशोथं धनुर्वातं च नाशयेत्।। भोंयतुंबी। (रा.नि.-७.१६८)

भूतुम्बी कटु, उष्ण एवं सन्निपातहारक होती है। यह दन्तार्गल, दन्तशोथ एवं धनुर्वात (धनुषबाय=टिटनेस) को नष्ट करती है।

कलिङ्गो मधुरश्शीतो दाहपित्तश्रमापहः।
वृष्यस्सन्तर्पणो बल्यो वीर्यपुष्टिविवर्धनः।। कलिङ्गडे। (रा.नि.-७.१७०)

कलिंग (तरबूज) मधुर, शीतल, दाह, पित्त व थकान को दूर करने वाला होता है। यह वृष्य, संतर्पण, बल्य, वीर्यवर्धक व पुष्टिकारक होता है।

खर्बुजं मूत्रलं बल्यं कोष्ठशुद्धिकरं गुरु।
स्निग्धं स्वादुतरं शीतं वृष्यं पित्तानिलापहम्।।
तेषु यच्चाम्लमधुरं सक्षारं च रसाद्भवेत्।
रक्तपित्तकरं तत्तु मूत्रकृच्छ्रकरं परम्।। खर्बूज।

खरबूजा मूत्रल, बल्य, कोष्ठशुद्धिकर (पेट को साफ करने वाला) होता है। यह गुरु, स्निग्ध, अति स्वादु, शीतल, वृष्य व पित्तवात-नाशक होता है। खरबूजों में रस की दृष्टि से जो अम्लमधुर (खटमिट्ठा) व खारा होता है, वह रक्तपित्तकारक एवं परम मूत्रकृच्छ्र-जनक होता है।

हस्तिकोशातकी स्निग्धा मधुराध्मानवातकृत्।
वृष्या कृमिहरा चैव व्रणसंरोपणी परा।। (रा.नि.-७.१७४)

हस्तिकोशातकी स्निग्ध, मधुर, आध्मानजनक (अफारा करने वाली) व वातकारक होती है। यह वृष्य, कृमिहर और विशेष रूप से घाव भरने वाली होती है।

तथा – **कोशातकी राजपदप्रपूर्वा मदात्यये पित्तगदे च युक्ता।** (उपजाति छन्द)
श्रमे क्लमे मेहभगन्दरे च व्रणेषु पित्तेष्वपि नित्यपथ्या।। पारसादोडका।

राजकोशातकी मदात्यय (अधिक नशे की अवस्था) व पित्तरोग में उपयोगी होती है। यह श्रम (थकान), क्लम (बिना आयास के हुई थकान), प्रमेह, भगन्दर, व्रण व पित्तरोगों में नित्य ही पथ्य मानी गई है।

शिराकोशातकी पित्तशमनी क्षुत्तृषापहा।
मेहे हिता सदा पथ्या पित्तच्छर्दिविनाशिनी।। शिरादोडका।

शिराकोशातकी (धारीदार तोरी) पित्त को शान्त करने वाली, भूख व प्यास का निवारण करने वाली तथा प्रमेहरोग में हितकर होती है। यह सदा पथ्य होती है तथा पित्तहर एवं वमन-निवारक होती है।

फलानि माषवद्विद्यात् काकाण्डोलात्मगुप्तयोः। कुहिरीद्वय।

काकाण्डोला (कुहिरी) व आत्मगुप्ता (कौंच) के फल माष (उड़द) के समान जानने चाहिए- अर्थात् इन फलों के गुण उड़द के गुणों वाले होते हैं। उड़द पुष्टिकर, शुक्रवर्धक व वाजीकर माना जाता है, उसी प्रकार ये भी समझने चाहिए।

पटोली स्वादुपित्तघ्नी रुचिकृज्ज्वरनाशिनी।
बलपुष्टिकरा पथ्या ज्ञेया दीपनपाचनी।। पटोली। (रा.नि.-७.१७६)

पटोली (परवल) स्वादु, पित्तनाशक, रुचिकर व ज्वरहर होती है। यह बलवर्धक, पुष्टिकारक, पथ्य, दीपन व पाचन होती है।

तथा – **पटोलपत्रं पित्तघ्नं नालं तस्य कफापहम्।**
फलं त्रिदोषशमनं मूलं च स्याद्विरेचनम्।। चतुरङ्गपरवरें। (रा.नि.-७.१७७)

पटोलपत्र (परवल के पत्ते) पित्तनाशक होते हैं। परवल की नाल (डंडी) कफनाशक होती है और इसके फल त्रिदोष-शामक होते हैं। परवल का मूल विरेचक (दस्तावर) होता है।

चिचिण्डो वातपित्तघ्नो बल्यः पथ्यो रुचिप्रदः।
शोषिणोऽतिहितः किञ्चिद् गुणैर्न्यूनः पटोलतः।। पटवलेम् ।

चिचिण्ड वातपित्त-नाशक, बल्य, पथ्य, रुचिप्रद तथा क्षयरोग वाले के लिए अति हितकर होता है। यह पटोल से कुछ कम गुणों वाला होता है।

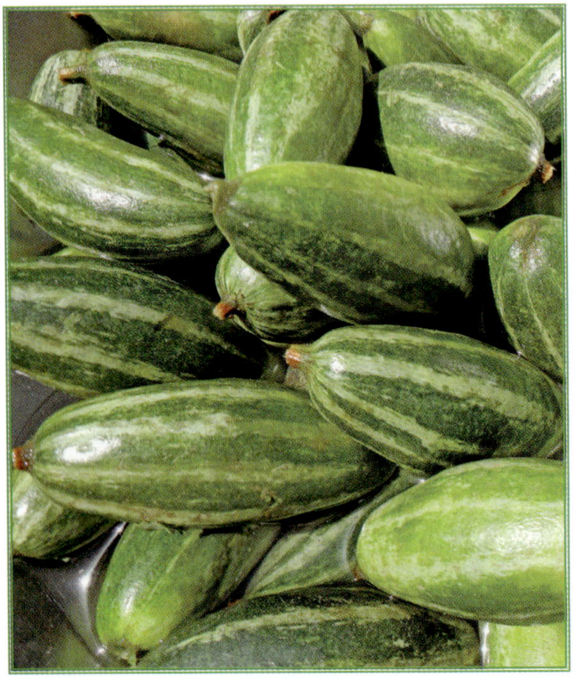

परवल

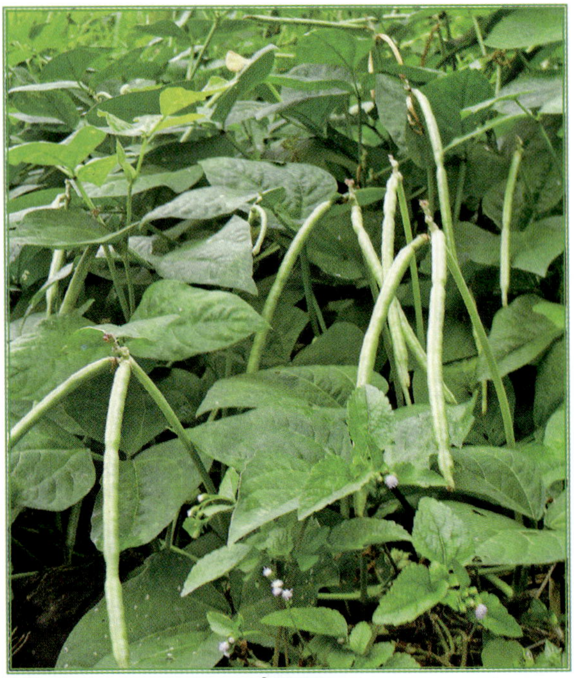

लोबिया

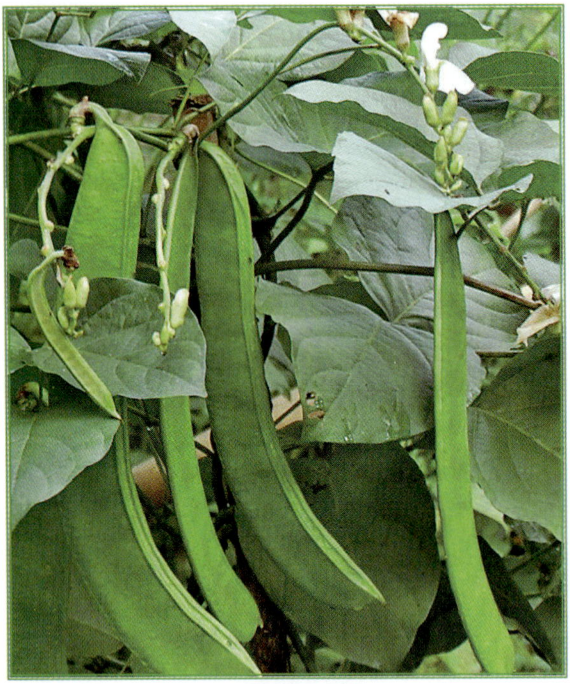

असिशिम्बी

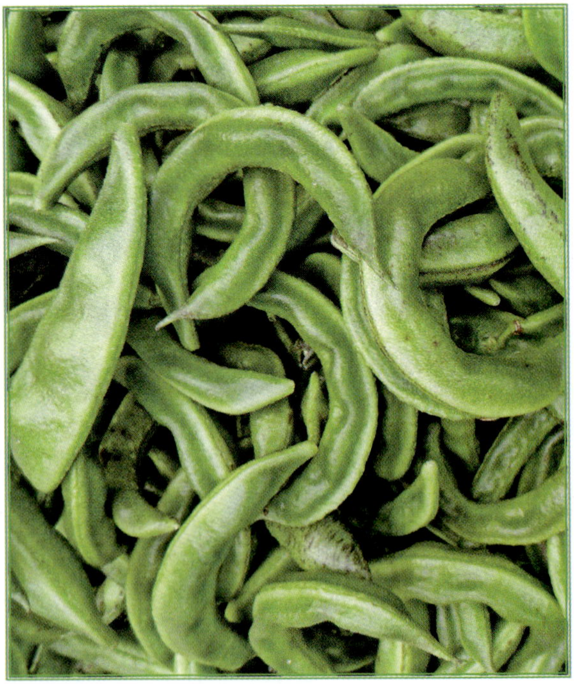

सेम

असिशिम्बी तु मधुरा कषाया श्लेष्मपित्तजित्।
व्रणदोषापहन्त्री च शीतला रुचिदायिनी।। खड्गशिंबी। (रा.नि.-७.१८४)

असिशिम्बी (बड़ी सेम) मधुर, कषाय व कफपित्तहर होती है। यह व्रणदोष-निवारक, शीतल व रुचिप्रद मानी गई है।

निष्पावौ द्वौ हरिच्छुभ्रौ कषायमधुरौ रसे।
कण्ठशुद्धिकरौ मेध्यौ दीपनौ रुचिकारकौ।।
सङ्ग्राहि समवीर्यं स्यादीषच्छ्रेष्ठं द्वितीयकम्। दोन्हीघेवडे। (रा.नि.-७.१९३)

हरे व श्वेत दोनों प्रकार के निष्पाव कषाय व मधुर रसवाले होते हैं। ये कण्ठ की शुद्धि करने वाले, मेध्य (मेधा को बढ़ाने वाले), दीपन और रुचिकारक होते हैं। इनमें दूसरा संग्राही व समवीर्य होने से पहले की अपेक्षा कुछ श्रेष्ठ माना जाता है।

अलसान्द्रफलं स्वादु कषायं कफवातजित्।
विष्टम्भ्यरुच्यं रुच्यं च वह्निमान्द्यकरं गुरु।। चयवलीच्या सेगा।

अलसान्द्र (लोबिया) का फल स्वादु, कषाय, कफवातहर, विष्टम्भी, अरुचिकर, रुच्य व जठराग्नि को मन्द करने वाला और गुरु होता है।

रूक्षातिपित्तकृद् गुर्वी वातला गौरवाकुची।
तिक्ता नोदरिणां पथ्या ग्रहण्यर्शोविकारिणाम्।। वाकुची, गोबारी।

गौर वाकुची (सफेद बावची) रूक्ष, अतिपित्त-कारक, गुरु और वातवर्धक होती है। यह तिक्त होती है तथा उदररोग, ग्रहणीरोग व अर्श रोग वालों के लिए हितकर नहीं मानी जाती है।

शीतं शिग्रुफलं वृष्यं पिच्छिलं श्लेष्मलं गुरु।
दीपनं वातपित्तघ्नं वर्ण्यं दुर्नाममेहजित्।। शिग्रुफलं श्वेतम्।

शिग्रु (सहजन) का फल शीतल, वृष्य, पिच्छिल, कफवर्धक व गुरु होता है। यह दीपन, वातपित्त-नाशक, वर्ण्य (रंग निखारने वाला) तथा दुर्नाम (बवासीर) एवं प्रमेह का नाश करने वाला होता है।

शिग्रु रक्तं कटु स्निग्धं स्वादु तीक्ष्णं हिमं गुरु।
चक्षुष्यं स्तन्यकृद् वृष्यं बृंहणं वस्तिशोधनम्।।
मेदोगुल्मोदर-श्वास-वैस्वर्यकृमिशोफजित्।। रक्तशिग्रु।

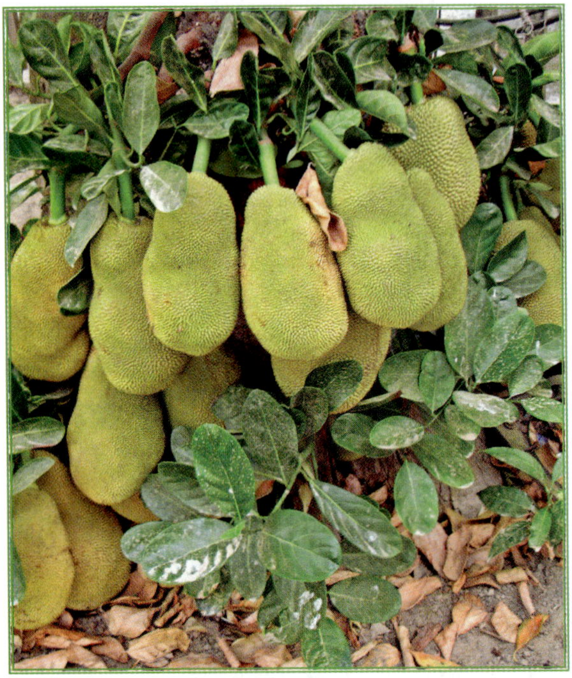

कटहल

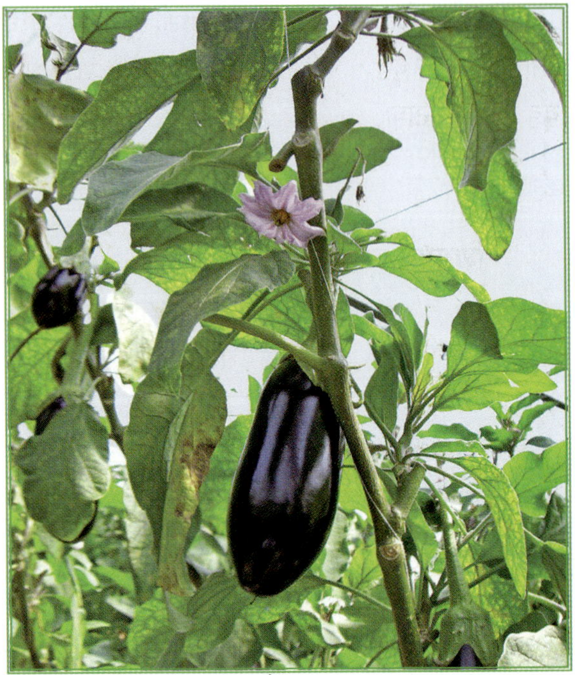

बैंगन

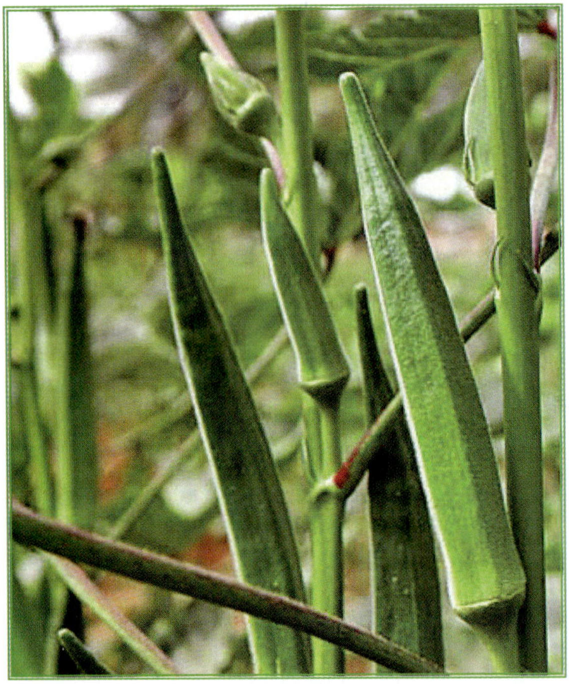

भिण्डी

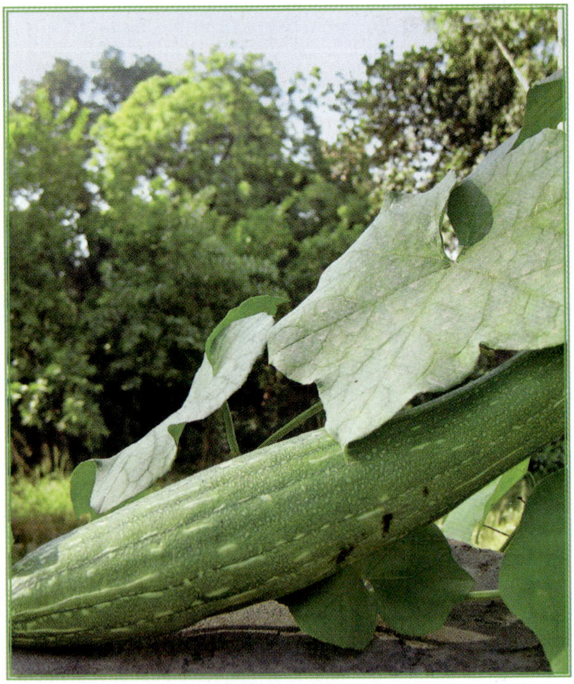

घिया तोरई

लाल शिग्रु कटु, स्निग्ध, स्वादु, तीक्ष्ण व शीतल तथा गुरु होता है। यह नेत्रों के लिए हितकारी, स्तन्यकर (महिलाओं के दूध में वृद्धि करने वाला), वृष्य, बृंहण तथा वस्तिशोधक (मूत्राशय का शोधन करने वाला) होता है। यह चर्बी (मोटापा), गुल्म, उदररोग, दमा, वैस्वर्य (स्वरभंग), कृमिरोग व सूजन को दूर करता है।

वातादिदोषनुद्बल्यं मूलं तस्योष्णमग्निकृत्। शिग्रुमूलम्।

शिग्रुमूल वातादि दोषों को नष्ट करने वाला, बल्य, उष्ण तथा जठराग्नि को दीप्त करने वाला माना जाता है।

शिग्रुपुष्पं गुरु हिमं पित्तश्लेष्मकृमिप्रणुत्।
चक्षुष्यं शुक्रलं रुच्यं बृंहणं दीपनं सरम्।।

शिग्रु का फूल गुरु, शीतल, पित्त, कफ व कृमियों का नाश करने वाला होता है। यह नेत्र-हितकारी, शुक्रवर्धक, रुचिकर,बृंहण, दीपन व सर (दस्तावर) होता है।

।। इति शिग्रुः ।।

आगस्त्यं तरुणं रुच्यं बालं पित्तकफकृमीन्।
हन्ति चक्षुर्व्रणे शस्तं मध्यमं कुसुमं लघु।। अगस्त्यफलपुष्पगुणाः।

अगस्त्य का पूर्ण विकसित फूल रुचिकर होता है एवं प्रारम्भिक अवस्था वाला अविकसित फूल पित्तकफ व कृमियों को नष्ट करता है। मध्यम अवस्था वाला फूल नेत्र के घाव को ठीक करने में प्रशस्त माना जाता है व लघु होता है।

पनसस्य फलं बालं कषायं मधुरं गुरु।
मेदःश्लेष्मकरं बल्यं तृड्दाहानिलपित्तजित्।।
लवणादियुतं रुच्यं मध्यपक्वं तथा गुरु। फणस अपक्व।

पनस (कटहल) का बाल (अविकसित/कच्चा) फल कषाय, मधुर तथा गुरु होता है। यह चर्बी व कफ को बढ़ाने वाला व बल्य (बलवर्धक) होता है। यह प्यास, दाह एवं वातपित्त को दूर करता है। लवण आदि के साथ सेवन किया गया कटहल रुचिकर होता है। अधपका कटहल गुरु होता है।

पनसं मधुरं सुपिच्छिलं गुरु हृद्यं बलवीर्यवृद्धिदम्। (वियोगिनी छन्द)
श्रमदाहविशोषनाशनं रुचिकृद् ग्राहि च दुर्जरं परम्।। पक्वपनस।

पका हुआ पनस (कटहल) मधुर, सुपिच्छिल (बहुत चिपचिपा), गुरु, हृद्य तथा बल व वीर्य को बढ़ाने वाला होता है। यह थकान, दाह व क्षयरोग को दूर करता है तथा रुचिकर, ग्राही व परम दुर्जर (गरिष्ठ) होता है।

ईषत्कषायमधुरं तद्बीजं वातलं गुरु।
तत्फलस्य विकारघ्नं रुच्यं त्वग्दोषनाशनम्।।

पनस के बीज कुछ कषाय-मधुर, वातवर्धक व गुरु होते हैं। ये पनस फल से होने वाले अजीर्ण आदि विकारों के भी निवारक, रुचिकर और चर्मरोग-नाशक होते हैं।

तथा – **मज्जा पनसजो वृष्यो वातपित्तकफावहः।** पनसबीज।
विशेषात्पनसं वर्ज्यं गुल्मिभिर्मन्दवह्निभिः।।

पनस के बीज की गिरी वृष्य व वातपित्तकफ-कारक होती है। पनस के विषय में यह तथ्य विशेष रूप से ध्यान योग्य है कि गुल्म (वायुगोला) व मन्दाग्नि वालों को इस गरिष्ठ फल के सेवन से बचना चाहिए।

अथ पनसावर्त्तः

पनसस्यातिपक्वस्य मज्जा कटविभावितः।
घर्मशुष्कमिमं प्राहुः पनसावर्त्तमित्यथ ।।
तद्गुणाः फलवत् किञ्चिल्लघुतागुणयोगतः।। फनस पोली।

बहुत पके हुए कटहल की मज्जा (गुद्दा) को चटाई पर फैलाकर व धूप में सुखाने से पनसावर्त्त बनता है। इसके गुण भी फल के समान होते हैं, परन्तु शोषण गुण के सम्पर्क से पनसावर्त्त में कुछ लघुता आ जाती है।

लकुचः क्षुद्रपनसो लकुजो डहुरित्यपि।
आमं लकुचमुष्णं च गुरु विष्टम्भकृत्तथा।।
मधुरं च तथाम्लं च दोषत्रितयरक्तकृत्।
शुक्राग्निनाशकं चापि नेत्रयोरहितं स्मृतम्।।
सुपक्वं तत्तु मधुरमम्लं चानिलपित्तकृत्।
कफवह्निकरं रुच्यं वृष्यं विष्टम्भकं च तत्।। वडहर।

क्षुद्रपनस को लकुच, लकुज और डहु भी कहते हैं। यह बड़हल नाम से भी प्रसिद्ध है। कच्चा लकुच उष्ण, गुरु तथा विष्टम्भकारी (उदर में मल व वात का अवरोधक) होता है। यह मधुर व खट्टा होता है। यह तीनों दोषों को बढ़ाने वाला तथा रक्तपित्त-जनक होता है। यह शुक्र व जठराग्नि का नाशक और नेत्रों के लिए अहितकर होता है। अच्छी प्रकार से पका हुआ लकुच मधुर, अम्ल, वातपित्त-वर्धक, कफ व जठराग्नि को बढ़ाने वाला, रुच्य, वृष्य व विष्टम्भक होता है।

तुण्डी तु मधुरा पित्तश्वासकासकफापहा।
असृग्ज्वरहरा रम्या कासजिद् गृहबिम्बिका।। गोडतोण्डली।

तुण्डी (मधुरबिम्बी) मधुर होती है तथा पित्त, श्वास, खाँसी व कफ को दूर करती है। रम्या (महेन्द्रवारुणी, बड़ा गड़तुम्बा) असृक्निवारक व ज्वरहर होती है। गृहबिम्बिका कासजित् (खाँसी को दूर करने वाली) होती है। रम्या का प्रसिद्ध पर्यायवाची महेन्द्रवारुणी है– महेन्द्रवारुणी रम्या चित्रवल्ली महाफला, (रा.नि.-३.७३)

तिक्ता स्वादुहिमा बिम्बी वातपित्तास्रशोफजित्।
छर्दिनी कामला-पाण्डु-श्वास-शोफज्वरापहा।। कडुतोंडली।

बिम्बी तिक्त, स्वादु व शीतल होती है। यह वातपित्त, अस्र (रक्तविकार) व सूजन को दूर करती है। यह वमन-कारक होती है तथा कामला, पीलिया, दमा, क्षय व ज्वर को दूर करती है।

कारवल्ली सुतीक्ष्णोष्णा दीपनी कफवातजित्।
अरोचकहरा चैव रक्तदोषकरी च सा।।

तथा– **कारवेल्लं सकटुकं दीपनं कफपित्तजित्।**
तिक्तं रुच्यं ज्वरश्वासकासगुल्महरं लघु।।

कारवल्ली सुतीक्ष्ण, दीपनी, कफ व वात को दूर करने वाली होती है। यह अरोचक-निवारक तथा रक्तदोष-कारक होती है। कारवेल्ल (करेला) कुछ चरपरेपन के साथ तिक्तरस वाला होता है। यह दीपन, कफपित्त-नाशक, रुचिकर, ज्वर, दमा, खाँसी तथा गुल्मरोग का नाशक और लघु होता है।

तथा – **महावल्ली बद्धविट्का स्वाद्वी गुर्व्यग्निपित्तजित्।**
श्वेतवल्ली विषहरा प्रसूतिक्लेशनाशिनी।।

तथा – **तीक्ष्णोष्णं दोषजिद् बल्यं कारवेल्लं विषापहम्।**
प्रसेकश्वासकासार्शःकृमिकुष्ठज्वराञ्जयेत् ।। कारली।

महावल्ली जिसे श्वेतवल्ली भी कहते हैं, यह मल बाँधने वाली, स्वादु, गुरु, जठराग्नि को मन्द करने वाली व पित्तहर होती है। यह विषहर तथा प्रसवपीडा को दूर करने वाली होती है। इसके बारे में और भी कहा है– करेला तीक्ष्ण, उष्ण, दोषहर, बलवर्धक तथा विष-निवारक होता है। यह प्रसेक (लार टपकना), दमा, खाँसी व बवासीर, कृमि, कुष्ठ और ज्वर को नष्ट करता है।

कर्कोटकी कटूष्णा च तिक्ता विषविनाशिनी।
वातघ्ना पित्तहृच्चैव दीपनी रुचिकारिणी।। करटोली।

कर्कोटकी कटु, उष्ण, तिक्त व विष-विनाशक होती है। यह वातपित्तहर, दीपनी व रुचिकर होती है।

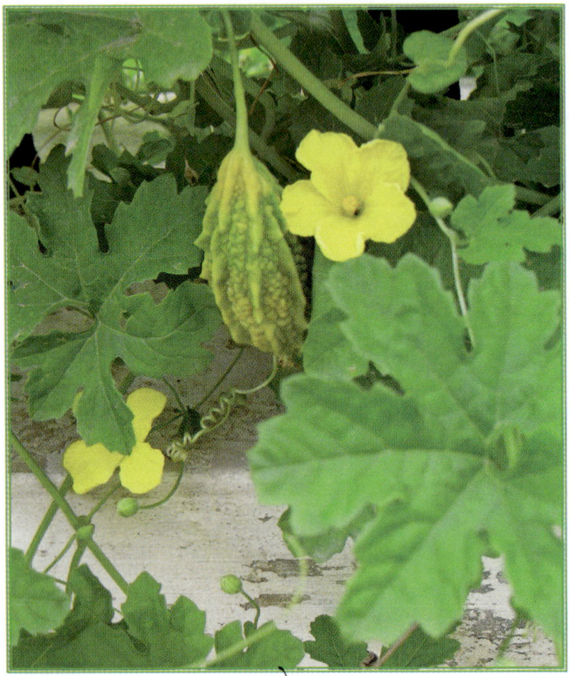

करेला

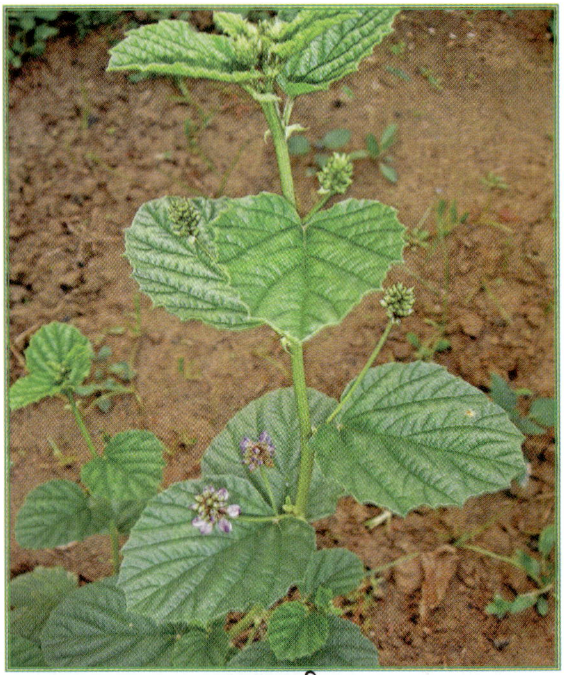

बाकुची

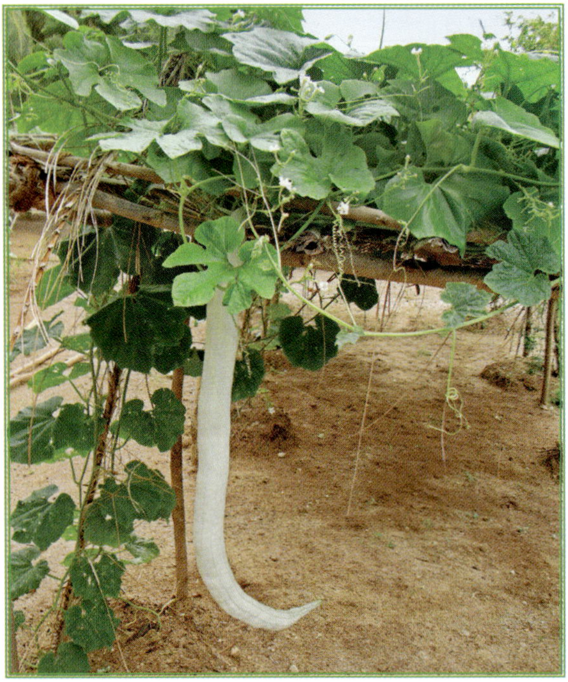

चिचिण्डा

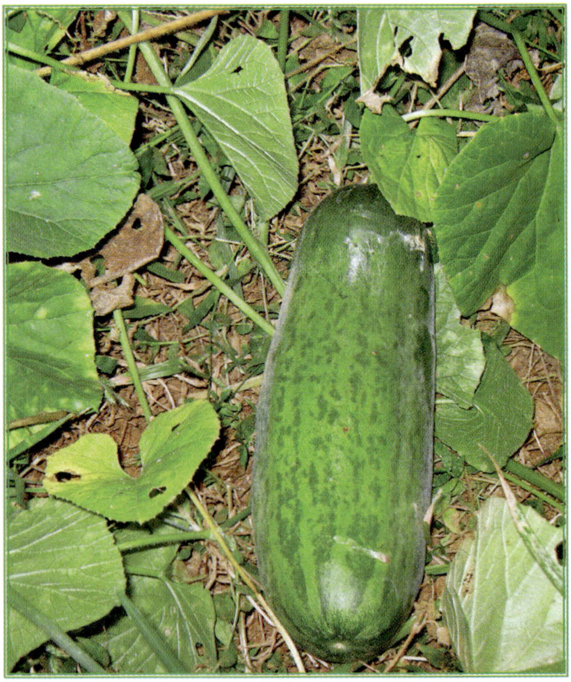

खीरा

कडहुञ्ची कटूष्णा च तिक्ता च रुचिकारिणी।
दीपनी योनिदोषघ्नी गर्भस्त्रावविषापहा।। कडहुञ्ची।

कडहुञ्ची कटु, उष्ण, तिक्त व रुचिकर होती है। यह दीपनी, योनिदोष को दूर करने वाली, गर्भस्त्राव-निवारक तथा विषहर होती है।

स्वादुपाकरसं शीतं पिच्छिलं वातपित्तजित्।
श्लेष्मलं सृष्टविण्मूत्रमनक्ष्यं गुरु बृंहणम्।।
स्थौल्यं वृष्यं कृमिकरं महन्महतिकाफलम्।। थोरवांगे।

बड़ी महतिका का फल पाकरस में स्वादु, शीतल व पिच्छिल होता है। वातपित्त-नाशक, कफवर्धक, अधिक मलमूत्र का जनक, गुरु व बृंहण होता है। यह स्थौल्य (मोटापा) बढ़ानेवाला, वृष्य व कृमिजनक होता है।

कोमलं नीलवृन्ताकं मधुरं बृंहणं गुरु।
पित्तघ्नं प्रीणनं जाड्यं विष्टम्भि कफवातकृत्।। नीलवृन्ताक।

नीलवृन्ताक (नीला बैंगन) कोमल, मधुर, बृंहण तथा गुरु होता है। यह पित्तनाशक, प्रीणन (तृप्तिकर), जड़ताकारक तथा विष्टम्भी और कफ-वात करने वाला होता है।

त्रिदोषशमनं पथ्यं सुस्वादु कटु दीपनम्।
सर्वव्याधिहरं हृद्यमुष्णं वार्त्ताकिकाफलम्।। डोरलीवांगीं।

वार्त्ताकिका फल त्रिदोष-नाशक, पथ्य, स्वादु, कटु व दीपन होता है। यह सभी प्रकार के रोगों को नष्ट करने वाला, हृद्य तथा उष्ण होता है। श्लोक में 'वार्त्ताकिकाफलम्' के स्थान पर हस्तलिखित ग्रन्थ में 'कार्त्तारिकाफलम्' पाठ लिखा है, जो कि अशुद्ध है।

रुच्यं स्वर्यं ज्वरश्वासकासार्शस्सर्वरोगजित्।
हृद्यं कटु रसे पाके क्षुद्रं वार्त्ताकिकाफलम्।। सूक्ष्मवांगीं।

क्षुद्र वार्त्ताकिका फल रुचिकर, स्वर के लिए हितकारी, ज्वर, दमा, खाँसी, बवासीर व सब प्रकार के रोगों को दूर करता है। यह हृद्य तथा रस व पाक में कटु होता है।

चित्रफला कण्टकिनी महती कट्फला तथा।
मिश्रवर्णफला नीलफला रक्तफला तथा।।
शाकश्रेष्ठा वृत्तफला नृपप्रियफला तथा।
वार्त्ताकी कटुका रुच्या मधुरा पित्तनाशिनी।।

बलपुष्टिकरी हृद्या गुरुर्वातेषु निन्दिता।। सर्ववांगीं।

वार्त्ताकी को चित्रफला, कण्टकिनी, महती, कट्फला, मिश्रवर्णफला, नीलफला, रक्तफला, शाकश्रेष्ठ, वृत्तफला तथा नृपप्रियालफला भी कहते हैं, अर्थात् ये सब इसी के नाम हैं। यह कटु, रुचिकर, मधुर व पित्तनाशक होती है। यह बलवर्धक, पुष्टिकारक, हृद्य, गुरु व वातरोगों में निन्दित मानी जाती है।

बालं पथ्यं त्रिदोषघ्नं मध्यमं पित्तवर्धनम्।
पक्वं श्लेष्मकरं विद्यात् समस्तं बृहतीफलम्।। डोरली।

सर्वविध बृहतीफल के गुण इस प्रकार हैं– यह कच्चा पथ्य व त्रिदोष-नाशक माना जाता है। अधपका पित्तवर्धक तथा पका हुआ कफवर्धक होता है।

विज्ञेया श्वेतबृहती वातश्लेष्मविनाशिनी। श्वेतडोरली।

श्वेत बृहती फल वात व कफ का नाश करने वाला माना जाता है।

कण्टकारी कटूष्णा च दीपनी श्वासकासनुत्।
प्रतिश्यायार्त्तिदोषघ्नी कफवातज्वरार्त्तिनुत्।। रिङ्गणी।

कण्टकारी कटु, उष्ण, दीपन, दमा व खाँसी को नष्ट करने वाली तथा जुकाम व अंगों की पीड़ा आदि दोषों को दूर करने वाली होती है। यह कफहर, वातनाशक व ज्वर में हितकर होती है।

लवण-मरिच-चूर्णेनावृतं रामठाढ्यं दहन-वदनपक्वं कञ्चुकान्तं नितान्तम्। (मालिनी छन्द)
हरति पवनसङ्घं श्लेष्महन्तृ प्रसिद्धं जठरभरणयोग्यं चारुभोज्यं भरित्रम्।। (सु.नि.-१९.६)

अन्यत्र – **वृन्ताकं पित्तलं किञ्चिदङ्गारपरिपाचितम्।**
कफमेदोऽनिलामघ्नमत्यर्थं लघु दीपनम्।
तदेव हि गुरु स्निग्धं सतैलं लवणान्वितम्।। भरीत। (भा.प्र.नि.-९.८१-८२)

बैंगन का भुर्ता– नमक व मिर्च के चूर्ण से युक्त, हींग मिश्रित बैंगन को छिल्के के साथ जलती आग में पकाकर (भूनकर) सेवन करना चाहिए, इस प्रकार तैयार यह भरित्र (भुर्ता) बड़ा स्वादिष्ठ व पेटभर खाने लायक होता है। यह समस्त वातविकारों का निवारक तथा कफनाशक के रूप में प्रसिद्ध रुचिकर भोज्य है।

अन्यत्र– अंगारों पर पकाया हुआ वृन्ताक (बैंगन) कुछ पित्त-वर्धक होता है। यह कफ, मेद (चर्बी), वातरोग व आमदोष (आंव) को नष्ट करता है तथा अत्यन्त लघु व दीपन होता है। वही तेल व लवण के साथ पकाने पर गुरु तथा स्निग्ध होता है।

अपरं श्वेतवृन्ताकं कुक्कुटाण्डसमं भवेत्।
तदर्शस्सु विशेषेण हितं हीनं च पूर्वतः।। श्वेतवृतान्क।

सफेद बैंगन पूर्वोक्त से भिन्न होता है, जो आकार में लगभग मुर्गी के अण्डे जितना बड़ा होता है। यह बवासीर में विशेष हितकर माना जाता है तथा पूर्वोक्त बैंगन से कुछ कम गुण वाला होता है।

भेण्डा त्वम्लरसा सोष्णा ग्राहिका रुचिकारिका। भेण्डी। (रा.नि.-४.१५८)

भिण्डी अम्लरस वाली, उष्ण,ग्राही तथा रुचिकारक होती है।

टिप्पणी- भिण्डी के ये गुण राजनिघण्टु में बताए हैं। वहाँ इसके अन्य ग्यारह नाम इस प्रकार गिनाए हैं– भिण्डा भिण्डातिका भिण्डो भिण्डकः क्षेत्रसम्भवः। चतुष्पदः चतुष्पुण्ड्रः सुशाकश्चाम्लपत्रकः।। करपर्णो वृत्तबीजो भवेदेकादशाह्वयः।।

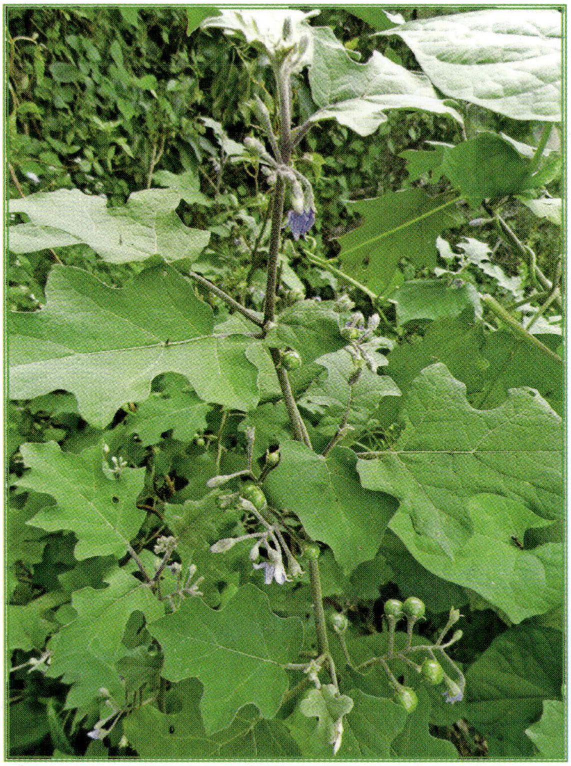

बड़ी कटेरी

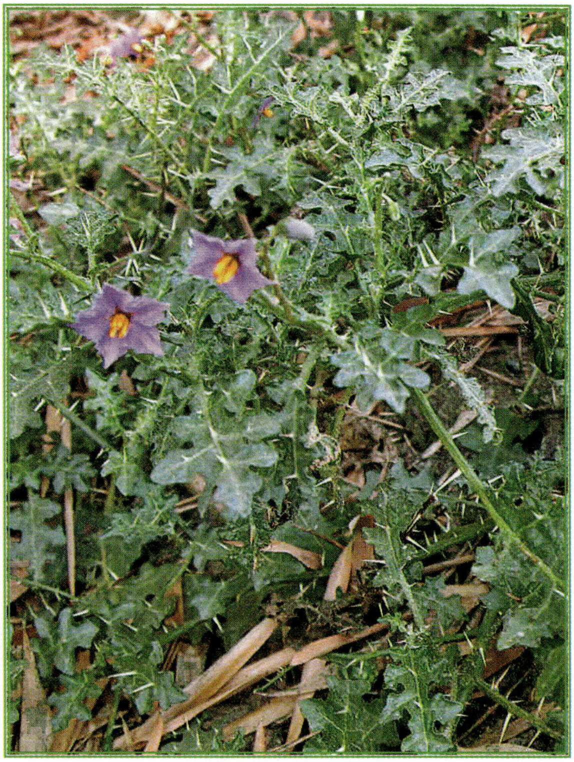

छोटी कटेरी

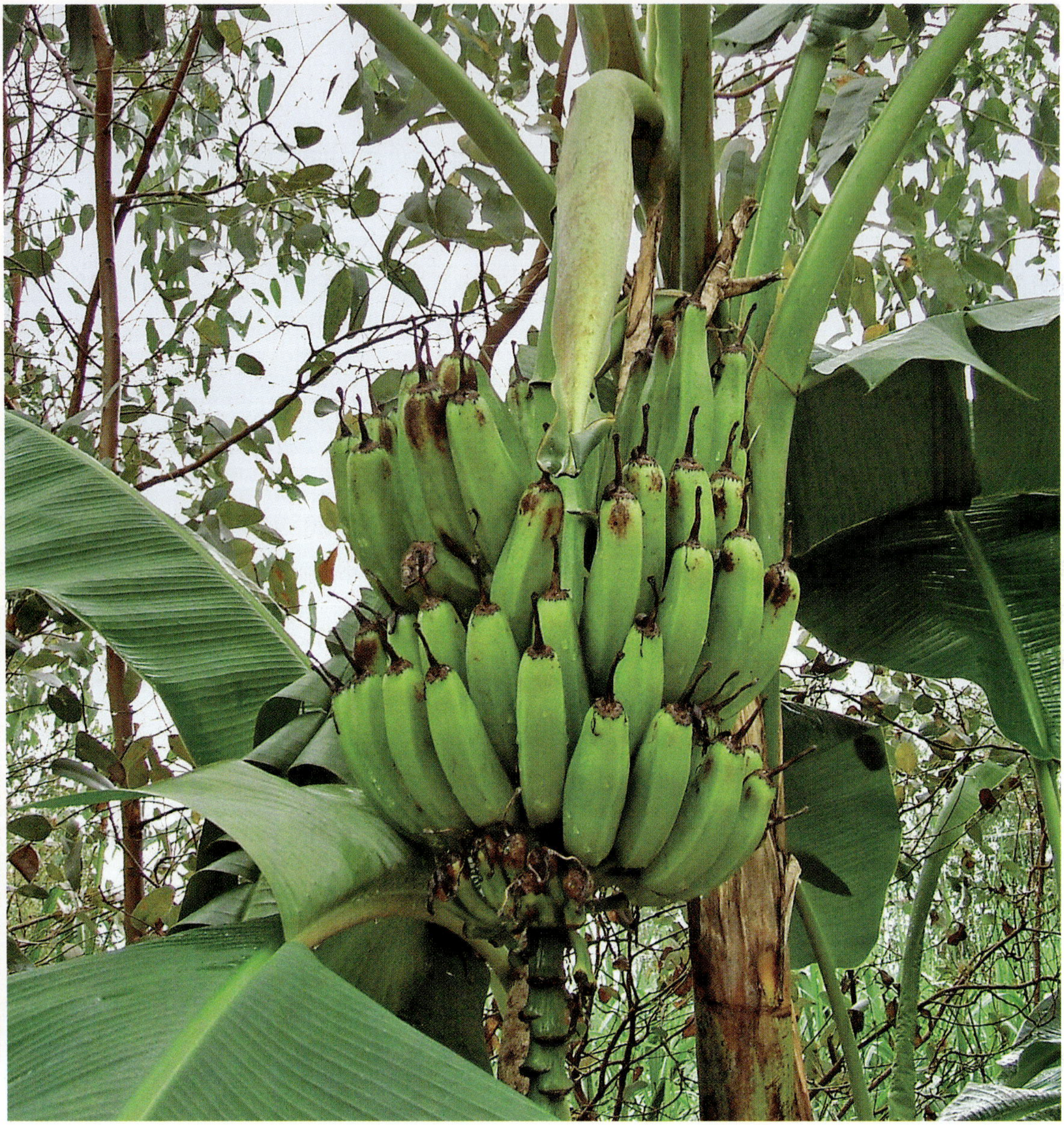

Botanical name » *Musa sapientum* Kuntze.
Syn-*M. paradisiaca* Linn.

Family » Musaceae **English name »** Banana

Sanskrit name » कदली

Hindi name » केला

अथ कदली

तत्र – बालं फलं मधुरमल्पतया कषायं पित्तापहं शिशिररुच्यमथापि नालम्। (वसन्ततिलका छन्द)
पुष्पं तदप्यनुगुणं कृमिहारि कन्दं पर्णं च शूलशमनं कदलीभवं स्यात्।। (रा.नि.-११.३८)

कच्चा केला थोड़ा मधुर व कषायरस वाला होता है। इसका नाल पित्तनाशक, शीतल व रुचिकर होता है। इसका फूल भी नाल के समान गुण वाला होता है। इसका कन्द कृमिहर तथा पत्ता शूल (दर्द) का शमन करने वाला होता है।

किञ्च– रम्भापक्वफलं कषायमधुरं बल्यं च शीतं तथा
पित्तास्त्रप्रविमर्दनं गुरुतरं पथ्यं न मन्दानले।
सद्यः शुक्रविवृद्धिदं क्लमहरं[1] तृष्णापहं कान्तिदं (शार्दूलविक्रीडित छन्द)
दीप्ताग्नौ सुखदं कफामयकरं सन्तर्पणं जर्जरम्।। (रा.नि.-११.३९)

केले का पका हुआ फल कषाय-मधुर, बलकारक व शीतल होता है। यह पित्तरक्त-नाशक व अति गुरु होता है। यह मन्दाग्नि वाले के लिए पथ्य (हितकर) नहीं होता है। यह शीघ्र ही शुक्रवृद्धि करने वाला, क्लमहर (इन्द्रियों व मन की थकान दूर करने वाला), प्यास को मिटाने वाला व कान्तिप्रद होता है। तेज जठराग्नि वालों के लिए यह सुखद परन्तु अधिक मात्रा में खाने से कफरोग-जनक होता है। बहुत अधिक पका केला सन्तर्पण (तृप्तिकारक) होता है।

महारम्भाफलं शीतं तुष्टिपुष्टिकरं गुरु।
रक्तपित्तहरं वृष्यं तीव्राग्नीनां प्रशस्यते।। महाकदली।

महारम्भाफल (बड़ा केला) शीतल, तुष्टि व पुष्टि करने वाला तथा गुरु होता है। यह रक्तपित्तहर, वृष्य व तीव्र जठराग्नि वालों के लिए उत्तम भोज्य माना जाता है।

स्यात्काष्ठकदली रुच्या रक्तपित्तहरा हिमा।
गुरुर्मन्दाग्निजननी दुर्जरा मधुरा परा।। कटकेली।

काष्ठकदली रुचिकर, रक्तपित्तहर तथा शीतल होता है। यह गुरु, मन्दाग्नि कारक, दुर्जर (कठिनता से पचने वाला) व परम मधुर होता है।

सुवर्णमोचा मधुरा हिमा च स्वल्पाशने[2] दीपनकारिणी च। (उपजाति छन्द)
तृषापहा दाहविमोचनी च कफापहा वृष्यकरी गुरुश्च।। (रा.नि.-११.४१)

---

१. प्रस्तुत पद्य के तीसरे चरण में 'क्लमहर' के स्थान पर हस्तलेख में 'कृमिहरं' पाठ मिलता है, यह उचित नहीं है, क्योंकि केले जैसा सघन मधुरता वाला पदार्थ कृमिहर नहीं हो सकता, अतः इसके स्थान पर राजनिघण्टु के अनुसार यहाँ 'क्लमहर' पाठ स्वीकार किया है।

२. प्रस्तुत पद्य के द्वितीय चरण में हस्तलेखगत पाठ- बल्याशने है, जबकि राजनिघण्टु में स्वल्पाशने पाठ है, अर्थ की दृष्टि से यही उचित है। अतः राजनिघण्टु के आधार पर यहाँ इसे ही स्वीकार किया है।

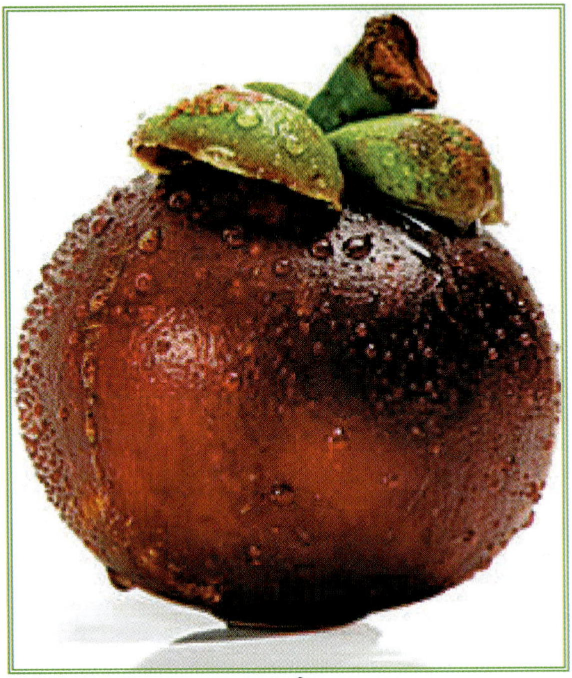

अम्लवेतस

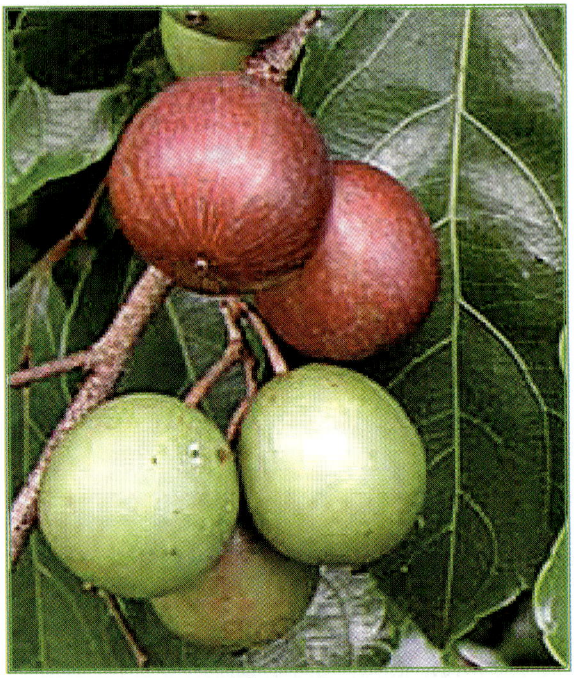

पानी आंवला

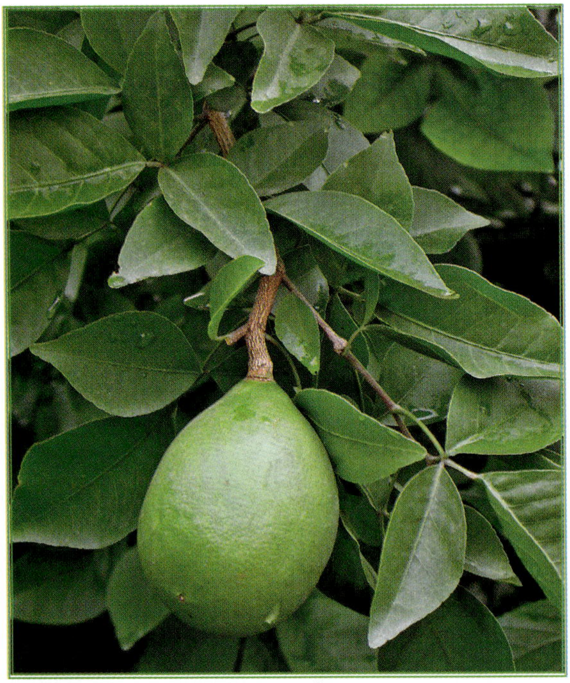

बिल्व (बेल)

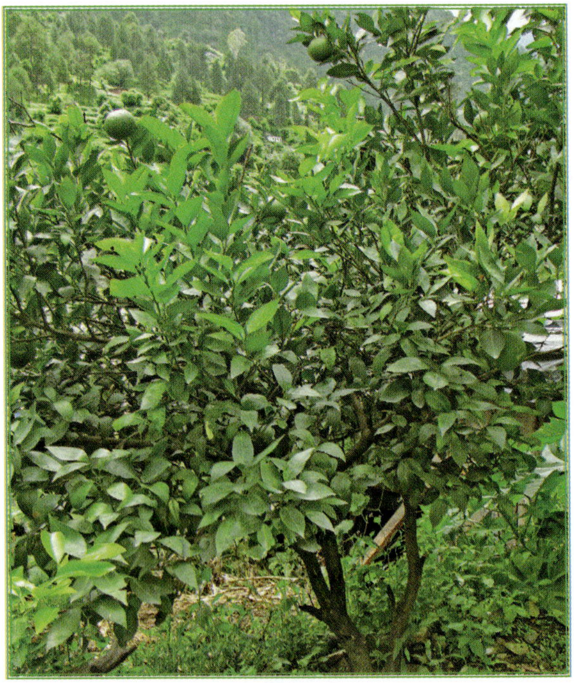

निम्बू

तथा– **क्षुद्रं रम्भाफलं शीतं स्वादुपाकरसं गुरु।**
पित्तप्रदरदाहघ्नं वृष्यं नात्यर्थदीपनम्।। सोनकेली।

सुवर्णमोचा मधुर व शीतल होती है, अल्प मात्रा में खाने पर दीपनकरी होती है। यह प्यास को मिटाने वाली, दाह को दूर करने वाली, कफनाशक, वृष्य तथा गुरु होती है। तथा– छोटा केला शीतल एवं रस व पाक में मधुर तथा गुरु होता है। यह पित्त, प्रदर, दाह, क्षयरोग को नष्ट करने वाला, वृष्य तथा कुछ दीपन होता है।

गिरिकदली हिममधुरा बलवीर्यविवृद्धिदायिनी रुचिरा।
तृट्-पित्त-दाह-शोष-प्रशमनकरी दुर्जरा च गुरुः।। बनकदली। (रा.नि.-११.४३)

गिरिकदली (पहाड़ी केला) शीतल, मधुर, रुचिकर तथा बल-वीर्यवृद्धिकर होता है। यह प्यास, पित्त, दाह, क्षयरोग को दूर करता है तथा गुरु होने से दुर्जर (पचने में कठिन) होता है।

कृष्णं रम्भाफलं रुच्यं कषायमधुरं तथा।
मेहं पित्तं तृषां हन्ति बृंहणं वातलं लघु।। कालकेलि। (कै.नि.-१.२९०)

काला केला रुचिकर व कषायमधुर होता है। यह प्रमेह, पित्त, व तृषा का निवारक, बृंहण, वातवर्धक व लघु होता है।

सुगन्धा कृष्णरम्भा च शैलरम्भा यथोत्तरम्।
निन्दिताः फलमासां तु कषायं मधुरं गुरु।। (कै.नि.-१.२९१)

सुगन्धा, कृष्णरम्भा और शैलरम्भा नामक केले उत्तरोत्तर निन्दित माने गये हैं। इनके फल कषाय, मधुर तथा गुरु होते हैं।

रम्भाफलत्वक्कटुका तिक्ता पित्तहरा लघुः।

रम्भाफल (केले) का छिल्का कटु, तिक्त, पित्तनाशक व लघु माना जाता है।

।। इति कदलीगुणाः।।

करमर्दस्सतिक्ताम्लो बालो दीपनदाहकः।
पक्वस्त्रिदोषशमनोऽरुचिघ्नो विषनाशनः।। करवंदें।

कच्चा करमर्द (करौंदा) तिक्त व अम्लरस वाला होता है तथा जठराग्निदीपन व दाहजनक होता है। परिपक्व करौंदा त्रिदोषशामक, अरुचिनिवारक व विषनाशक होता है।

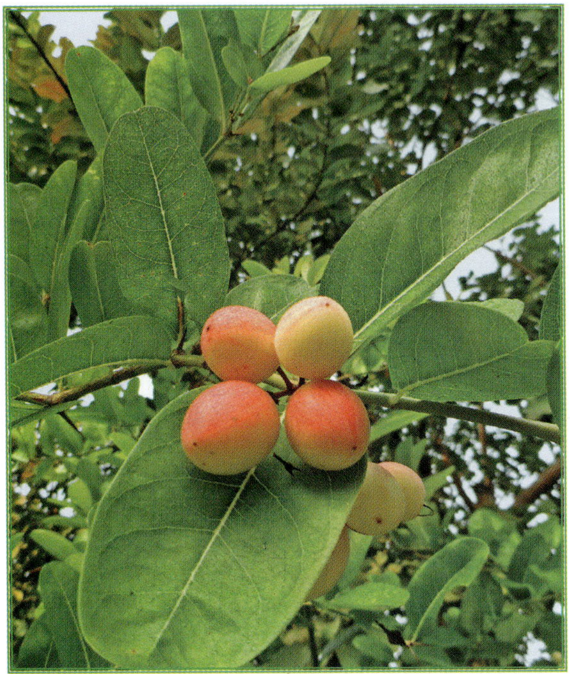

करौंदा

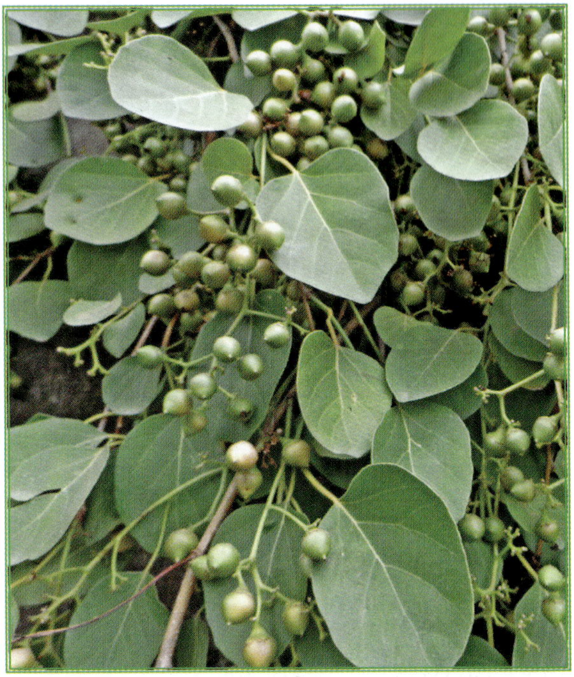

लिसोढ़ा

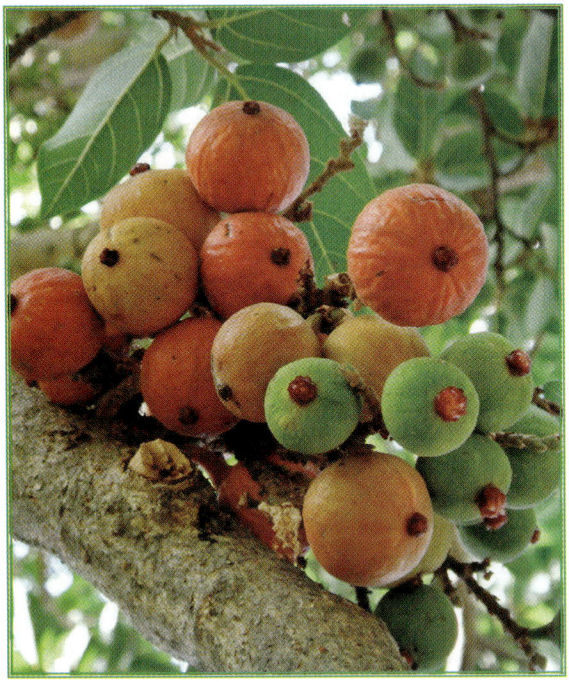

गूलर

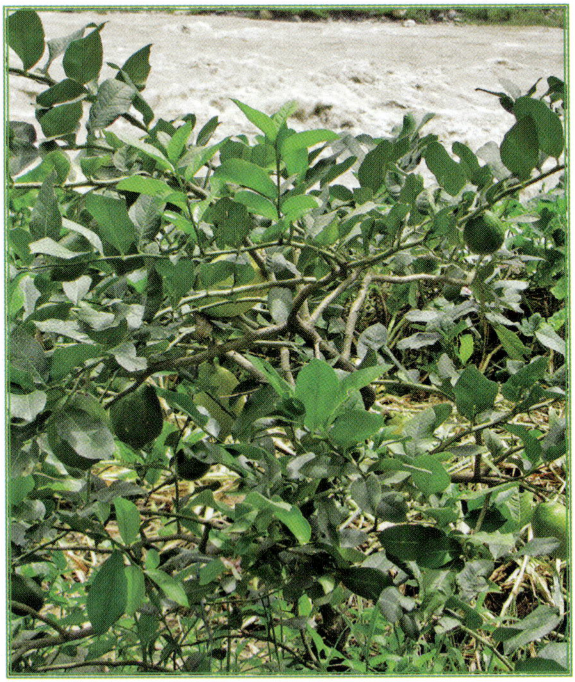

जम्बीरी निम्बू

कषायमधुरो रूक्षस्तिन्दुकश्श्लेष्मकारकः।
संग्राही दुर्जरो जिह्वाजाड्यकारी जडो गुरुः।। टेंभरू।

तिन्दुक (टेम्भरु) कषाय-मधुर, रूक्ष व कफकारक होता है। यह संग्राही, दुर्जर (कठिनाई से पचने वाला), जीभ में जड़ता पैदा करने वाला, जड़ तथा गुरु होता है।

अश्वत्थवृक्षस्य फलानि [१]पक्वान्यतीव हृद्यानि सुशीतलानि। (उपजाति छन्द)
निहन्ति पित्तं सह शोणितेन दाहं तृषां छर्दिमरोचकं च।। पिंपरे। (रा.नि.-११.११५)

अश्वत्थ (पीपल) के पके फल हृदय के लिए अतीव हितकर व प्रिय होते हैं। ये बहुत शीतल गुणवाले होते हैं। अतः रक्तपित्त, दाह, तृषा तथा छर्दि (उल्टी) को दूर करते हैं। ये अरुचि को भी नष्ट करते हैं।

औदुम्बरं फलमतीव सुशीतलं च सद्यो निवारयति शोणितपित्तमुग्रम्।
पथ्यं विषे विषमपित्तशिरोविकारे नासाप्रवृत्तरुधिरे च विशेषतस्तु।। (वसन्ततिलका छन्द)

उदुम्बर (गूलर) के फल अतीव शीतल होते हैं। ये प्रचण्ड रक्तपित्त को शीघ्र ही नष्ट कर देते हैं। ये विष, विषमपित्त, शिरोविकार (शिर के रोग) और नाक से खून बहने के रोग (नकसीर) में विशेष रूप से पथ्य माने जाते हैं।

तथा– **औदुम्बरं कषायं स्यात् पक्वं तु मधुरं हिमम्।** (ध.नि.-५.८०)
कृमिकृत् पित्तरक्तघ्नं मूर्च्छादाहतृषापहम्।। उंवरें। (रा.नि.-११.१२८)

उदुम्बर के फल के विषय में अन्यत्र भी कहा गया है- उदुम्बर का फल कषाय होता है, पकने पर यह मधुर व शीतल गुण वाला होता है। यह कृमि-जनक, पित्तरक्तघ्न, मूर्च्छा, दाह व तृषा का निवारक होता है।

मुष्ककः कटुकोऽम्लश्च रोचनः पाचनः परः।
प्लीहगुल्मोदरार्त्तिघ्नो द्विधा तुल्यगुणान्वितः[२]।। मोंखें। (रा.नि.-११.२०६)

मुष्कक (मोखा) कटु, अम्ल, परम रोचन व पाचन होता है। यह प्लीहा के विकार, गुल्म व उदररोगों का नाशक होता है। कच्चे व पके मुष्कक के गुण समान ही होते हैं।

श्लेष्मातकः कटुहिमो मधुरः कषायः स्वादुश्च पाचनकरः कृमिशूलहारी। (वसन्ततिलका छन्द)
आमास्रदोष-मलरोध-बहुव्रणार्त्ति-विस्फोट-शान्तिकरणः कफकारणश्च।। (रा.नि.-११.२०१)

---

१. प्रथम चरण के अन्त में हस्तलिखित ग्रन्थ में 'पथ्यानि' पाठ उपलब्ध है, परन्तु राजनिघण्टु में 'पक्वानि' पाठ है, उचित होने से इसे ही यहाँ मूल पाठ के रूप में स्वीकार किया है।
२. यह श्लोक केवल आ. १ हस्तलेख में ही उपलब्ध हुआ है।

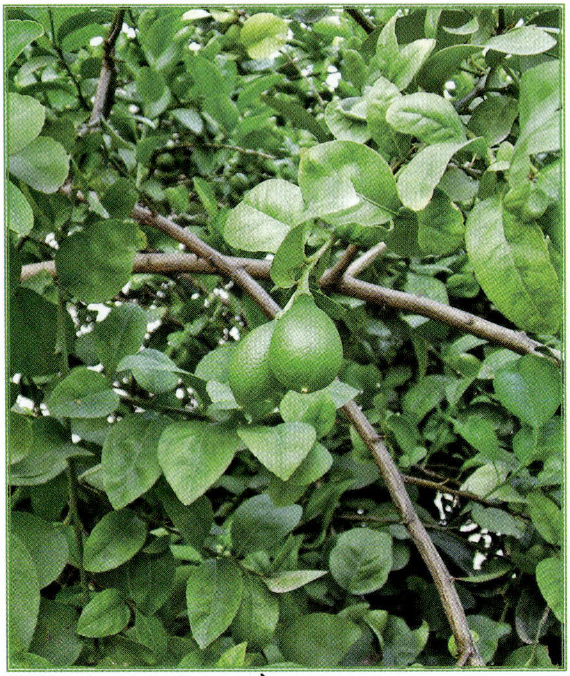

बिजौरा नींबू

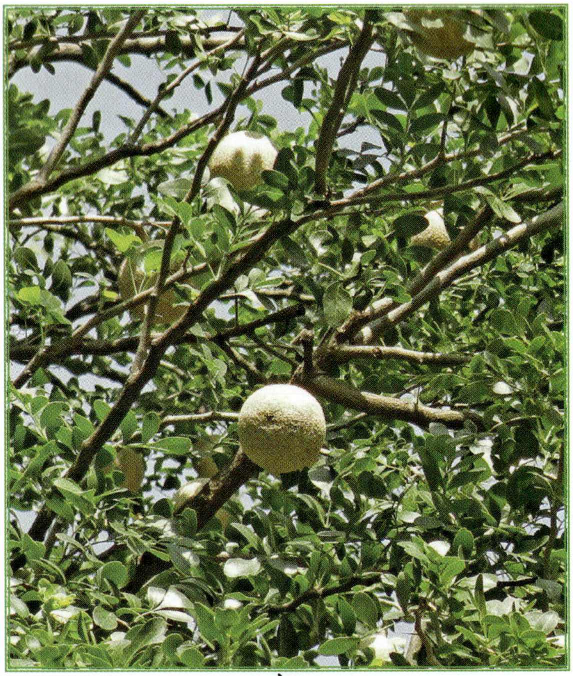

कैंथ

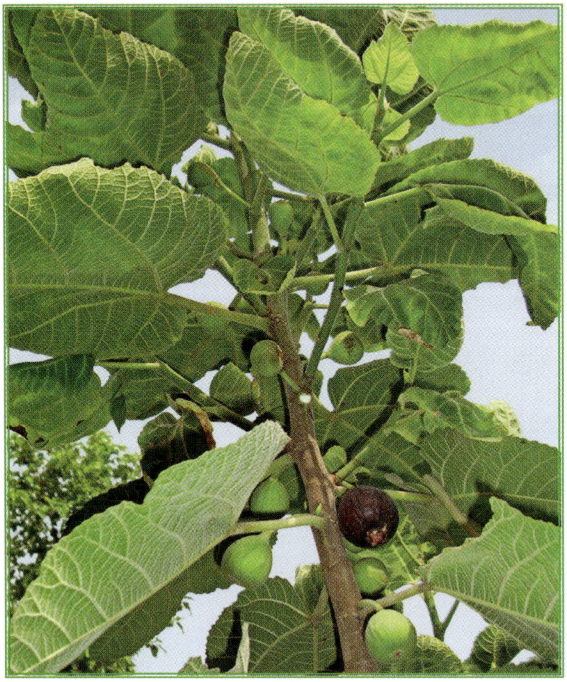

अंजीर

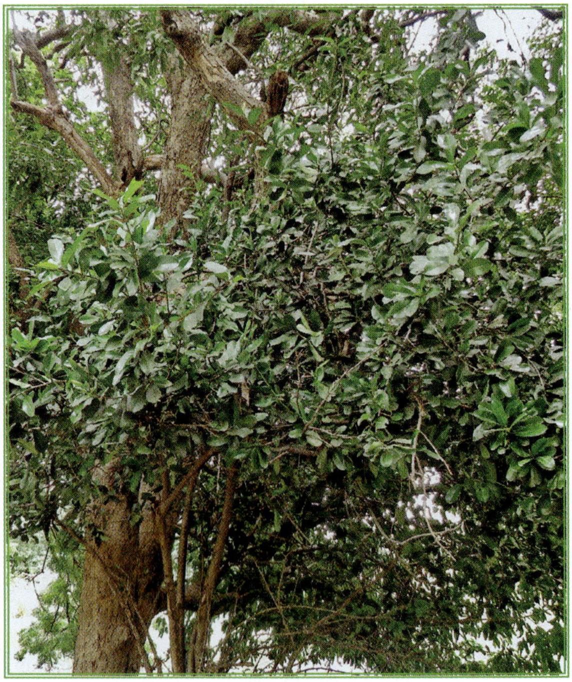

खिरनी

श्लेष्मातक (लिसोड़ा) कटु, शीतल, मधुर, कषाय, स्वादु, पाचनकर व कृमि तथा शूल को नष्ट करने वाला होता है। यह आम (आंव), अस्रदोष (रक्तज विकार), कब्ज, व्रण पीड़ा एवं विस्फोट (फोड़ों) को शान्त करने वाला तथा कफकारक होता है। यहाँ यह अवधेय है कि कच्चा लिसोड़ा कफहर परन्तु पकने पर मधुर होने से कफकर होता है। यह तथ्य भावप्रकाश निघण्टु (आम्रादिवर्ग- १०८) में स्पष्ट रूप से उल्लिखित है।

तथा– **केश्यस्सतिक्तो रूक्षोष्णो मधुरस्तुवरः कटुः।**
विष-वीसर्प-विस्फोट-व्रण-पित्तकफप्रणुत्।।
फलं तु मधुरं तिक्तं शीतलं वातलं लघु।
कषायं कटुकं पाके ग्राहि पित्तकफास्रजित्।।
तत् पक्वं मधुरं स्निग्धं श्लेष्मलं शीतलं गुरु।
विष्टम्भि बृंहणं रूक्षं वातपित्तकफास्रजित्।। भोंकरें सेलवंटी। (कै.नि.-१.६१४-१६)

श्लेष्मातक के विषय में अन्यत्र भी कहा है- यह केश्य (केशों के लिए हितकर), तिक्त, रूक्ष, उष्ण, मधुर, तुवर (कषाय) व कटु होता है। यह विष, वीसर्प, विस्फोट (फोड़ा), व्रण व कफ का नाशक होता है।

इसका फल मधुर, तिक्त, शीतल, वातवर्धक व लघु होता है। यह कषाय, पाक में कटु व ग्राही होता है तथा पित्त, कफ एवं रक्तविकार को नष्ट करता है। पका हुआ श्लेष्मातक (लिसोड़ा) मधुर, स्निग्ध, कफवर्धक, शीतल व गुरु होता है। यह विष्टम्भी, बृंहण, रूक्ष, वात, पित्त, कफ व अस्र (रक्तविकार) को दूर करने वाला होता है।

भूकर्बुदारो मधुरः कृमिदोषनिवारणः।
वातप्रकोपनः किञ्चिच्छीतलः स्वर्णमारकः।। गोधणी। (रा.नि.-११.२०३)

भूकर्बुदार (छोटा लिसोड़ा) मधुर, कृमिहर व वात को कुपित करने वाला होता है। यह कुछ शीतल तथा स्वर्णमारक (स्वर्णभस्म बनाने में उपयोगी) होता है।

इस श्लोक से पहले राजनिघण्टु में निम्न श्लोक है–

भूकर्बुदारकश्चान्यः क्षुद्रश्लेष्मातकस्तथा।
भूशेलुर्लघुशेलुश्च पिच्छिलो लघुपूर्वकः।।
लघुशीतः सूक्ष्मफलो लघुभूतद्रुमश्च सः। (रा.नि.-११.२०२)

इसे पढ़ने पर ऊपर वाले श्लोक की संगति ठीक लग जाती है।

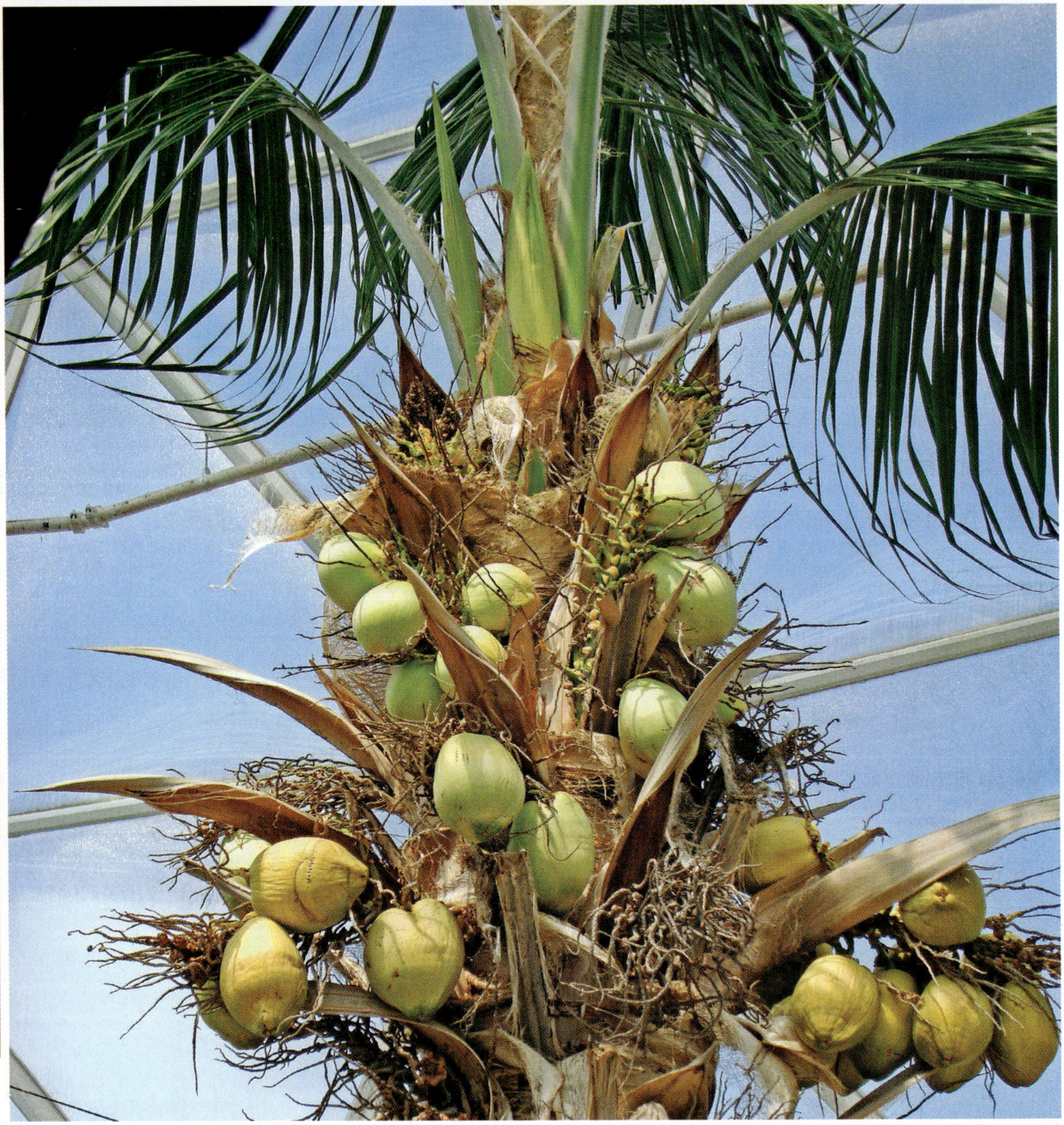

Botanical name » *Cocus nucifera* Linn.
Family » Arecaceae **English name »** Coconut
Sanskrit name » नारिकेलः
Hindi name » नारियल

अथ नारिकेलः

नारिकेलो गुरुः स्निग्धः शीतः पित्तविनाशनः।
अर्धपक्वस्तृषा-शोष-शमनो दुर्जरः परम्।। नारेल। (रा.नि.-११.४९)

नारियल गुरु, स्निग्ध, शीतल व पित्त-विनाशक होता है। आधा पका नारियल तृषा एवं क्षयरोग का शमन करने वाला व परम दुर्जर (कठिनता से पचने वाला) होता है।

मधुरं मधुनारिकेलमुक्तं शिशिरं दाहतृषार्त्तिपित्तहारि।
बलपुष्टिकरं च कान्तिमग्र्यां कुरुते वीर्यविवर्धनं च रुच्यम्।। (रा.नि.-११.५३)

मधुनारियल मधुर व शीतल कहा गया है। यह दाह, तृषा के कष्ट व पित्त को दूर करता है। यह बलपुष्टि-कारक, कान्तिप्रद, वीर्यवर्धक व रुचिकर होता है।

किञ्च– **माध्वीकं नारिकेलीफलमतिमधुरं दुर्जरं जन्तुकारि**
स्निग्धं वातातिसारश्रमशमनमथ ध्वंसनं वह्निदीप्तेः। (स्रग्धरा छन्द)
आमश्लेष्मप्रकोपं जनयति कुरुते चारु कान्तिं बलं च (रा.नि.-११.५४)
स्थैर्यं देहस्य दत्ते घनमदनकलावर्धनं पित्तनाशि।। मोह कोङ्कणे प्रसिद्धः।

इसी के विषय में पुनः कहा गया है- **माध्वीक** (मधुनारियल) अति मधुर, दुर्जर (कठिनता से पचने वाला), कृमिकारी, स्निग्ध होता है। यह वात, अतिसार तथा थकान को दूर करता है। गुरु होने से यह जठराग्नि को मन्द करता है। यह आमदोषकर व कफप्रकोप-कारक होता है। मधुनारियल देह को सुन्दर, कान्तिसम्पन्न, बलवान् एवं दृढ़ बनाता है तथा कामशक्ति-वर्धक व पित्तनाशक होता है।

कर्बूरं नारिकेलस्य स्निग्धं गुरु च दुर्जरम्।
दाहविष्टम्भदं रुच्यं बलवीर्यविवर्धनम्।। खोंबरें। (रा.नि.-११.५१)

नारियल का कर्बूर (सूखी गिरी, खोपरा) स्निग्ध, गुरु और दुर्जर होता है। यह दाह व विष्टम्भ करने वाला, रुचिकर एवं बलवीर्य-वर्धक होता है।

।। इति नारिकेलः।।

पूगं गुरु हिमं रूक्षं कषायं कफपित्तहृत्।
मोहनं दीपनं रुच्यमास्यवैरस्यनाशनम्।।
आर्द्रं तद् गुर्वभिष्यन्दि वह्निदृष्टिहरं स्मृतम्।
स्विन्नं दोषत्रयच्छेदि दृढमध्यं तदुत्तमम्।। पूगीफल। (भा.प्र.नि.-७.५०-५१)

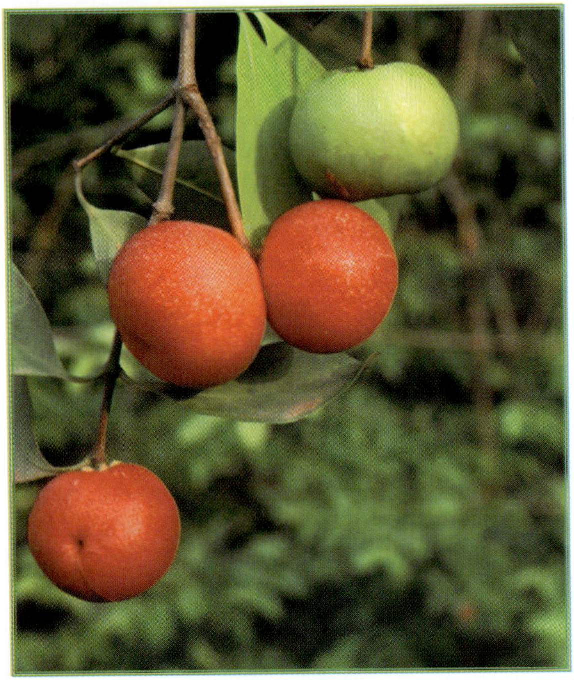

वृक्षाम्ल

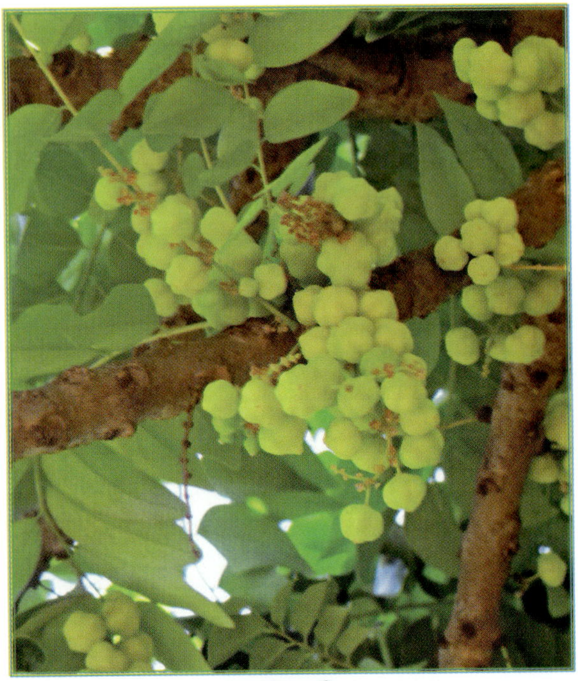

लवली

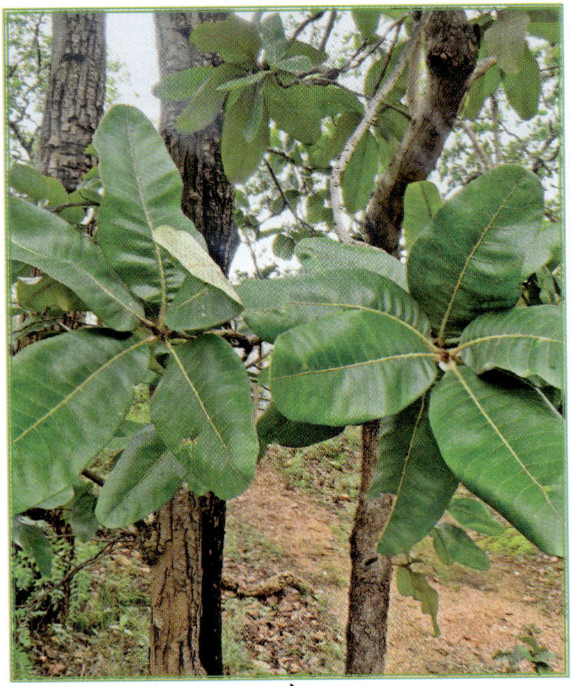

चिरौंजी

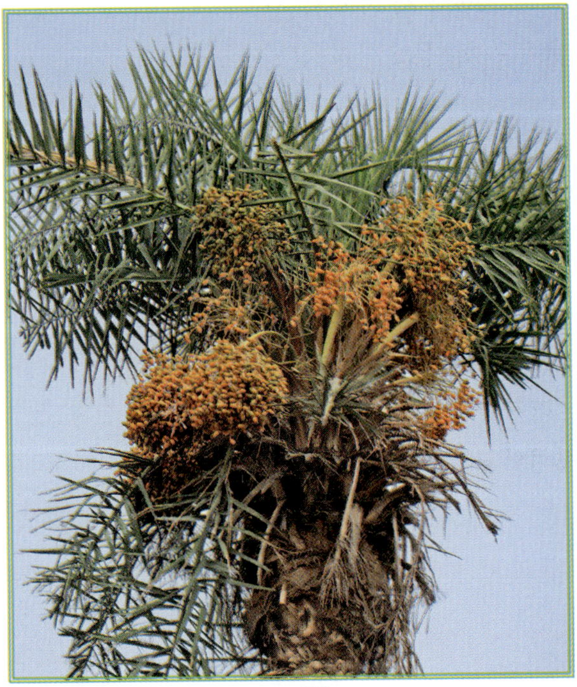

खर्जूरी

सुपारी गुरु, शीतल, रूक्ष, कषाय तथा कफपित्तहर होती है। यह मोहन (मोहकारक), दीपन, रुचिकर तथा मुख की विरसता (विकृत स्वाद) को दूर करती है। पेड़ से कच्ची अवस्था में ली गई सुपारी गुरु, अभिष्यन्दी, जठराग्नि व दृष्टि को मन्द करने वाली होती है। उबाली (पकाई) हुई सुपारी त्रिदोष-नाशक होती है। जो सुपारी दृढमध्य अर्थात् बीच वाले भाग में दृढ़ होती है, वह उत्तम मानी जाती है।

सिन्दोलं कफवातपित्तशमनं रक्तातिसारापहं
पामाकुष्ठभगन्दरामशमनं तीव्राश्मरीभेदनम्।
हृद्रोगेषु हितं सदा बलकरं कायाग्निसन्दीपनं (शार्दूलविक्रीडित छन्द)
कासक्षीणविरेचने ज्वरगदे शस्तं च सिन्दीफलम्।। सिन्दोली।

सिन्दोल (सिन्दीफल) कफ, वात व पित्त का शमन करने वाला, रक्तातिसार (खूनी दस्त) को दूर करने वाला, पामा (खुजली), कुष्ठ, भगन्दर आदि रोगों का निवारक तथा बहुत बढ़ी अश्मरी (पथरी) का नाशक होता है। यह हृदय रोगों में हितकारी, सदा बलकर व कायाग्नि (जठराग्नि) का संदीपन करता है तथा खाँसी में, विरेचन (जुलाब) से आई दुर्बलता में व ज्वरपीडा में प्रशस्त माना जाता है।

ईषत्कषाय-मधुरा वातपित्तनिबर्हिणी।
बल्या वृष्या च हृद्या च विशेषादुत्तती गुरुः।। उत्तती।

उत्तती (खारिक, महापरिवत) कुछ कषाय-मधुर, वातपित्त का नाश करने वाली, बल्य, वृष्य तथा हृद्य होती है। यह विशेष रूप से गुरु होती है।

खर्जूरो रक्तपित्तं शमयति मधुरः स्वादुपाकेऽतिशीत-
स्तृष्णाशोषापहन्ता विषममदरुजाश्वासहिध्मापनोदी।
स्निग्धो वृष्यो बलासं जनयति सुतरां सेवितश्चाग्निहन्ता (स्रग्धरा छन्द)
रुच्यो हृद्यो नितान्तं श्रमजनितरुजं हन्ति सन्तर्पणेन।। खर्जूर।

खजूर रक्तपित्त को शान्त करने वाला, मधुर, स्वादु, पाक में अति शीतल होता है। यह तृष्णा (प्यास) व क्षयरोग, विषम मदरोग व दमा तथा हिध्मा (हिक्का/हिचकी) को दूर करता है। यह स्निग्ध, वृष्य, बलास (कफ) को पैदा करने वाला तथा नित्य खाने पर जठराग्नि का नाश करने वाला होता है। यह अति रुचिकर एवं अति हृद्य होता है तथा सन्तर्पण होने के कारण थकानजनित पीड़ा को दूर करता है।

दाहघ्नो मधुरोऽस्रपित्तशमनस्तृष्णार्तिशोफापहः[१]
स्निग्धः श्वासकफश्रमोदयहरः सन्तर्पणः पुष्टिदः।
वह्नेर्मान्द्यकरो गुरुर्विषहरो हृद्यश्च दत्ते बलं (शार्दूलविक्रीडित छन्द)
स्निग्धो वीर्यविवर्धनश्च कथितः पिण्डाख्यखर्जूरकः।। पेंडखर्जूर। (रा.नि.-११.६३)

---

१. 'शोफापहः' इत्यस्य स्थाने '०दोषापहः' इति मुद्रितराजनिघण्टुसंवादी पाठः।

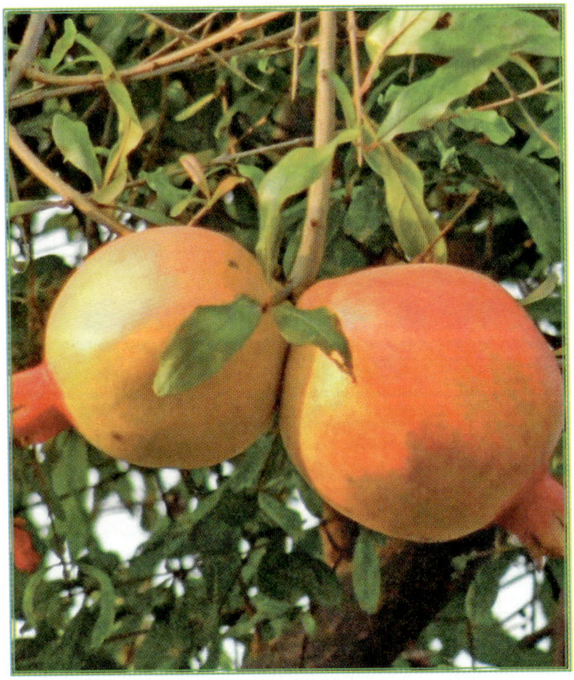

अनार

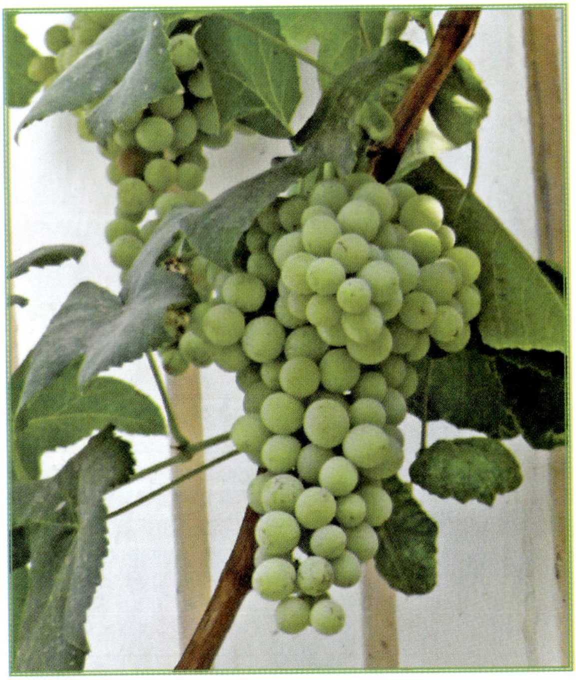

द्राक्षा (अंगूर)

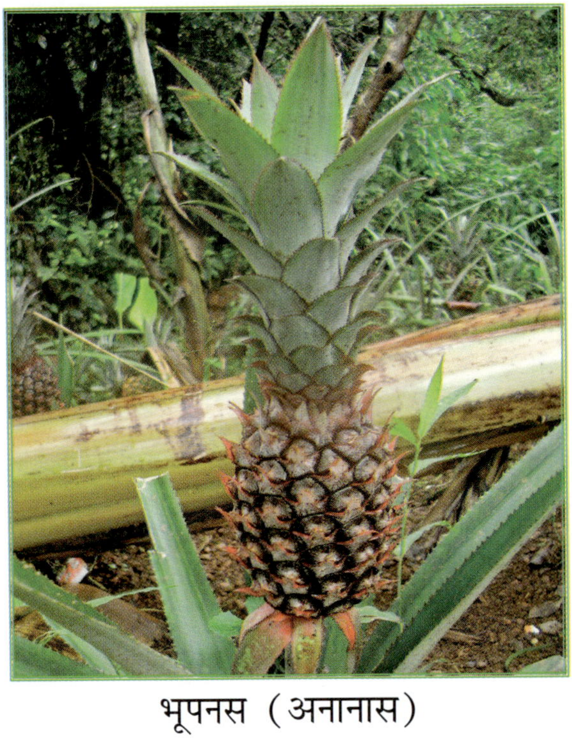

भूपनस (अनानास)

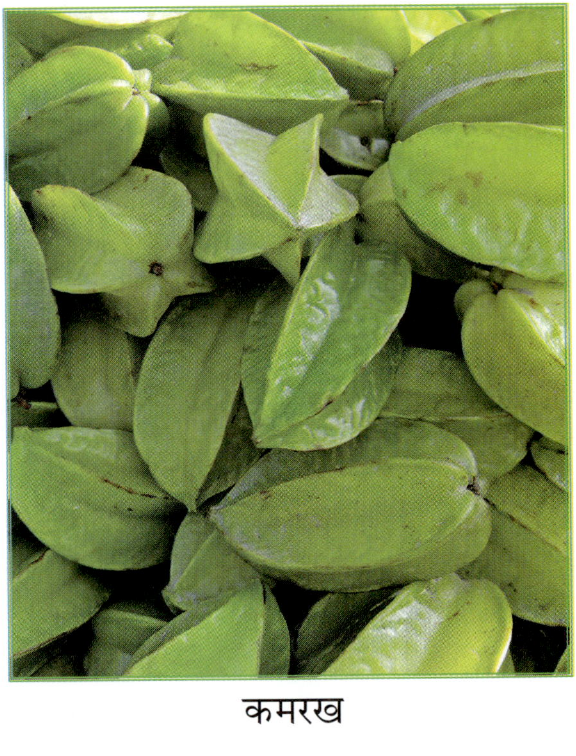

कमरख

पिण्ड खजूर दाहनाशक, मधुर, रक्तपित्त-शामक तथा तृष्णा के कष्ट व सूजन को हरने वाला होता है। यह स्निग्ध होता है तथा दमा, कफ व थकान को हरता है तथा सन्तर्पण व पुष्टिकारक होता है। यह जठराग्नि को मन्द करने वाला, गुरु, विषनाशक, हृद्य, बलदायक, स्निग्ध व वीर्यवर्धक कहा गया है।

दाडिमं मधुरमम्लकषायं कासवातकफपित्तविनाशि। (स्वागता छन्द)
ग्राहि दीपनकरं च लघूष्णं शीतलं श्रमहरं रुचिदायि।।
दाडिमं द्विविधमीरितमार्यैरम्लमेकमपरं मधुरं च। (स्वागता छन्द)
तत्र वातकफहारि किलाम्लं तापहारि मधुरं लघु पथ्यम्।। दाडिम (रा.नि.-११.७५-७६)

दाडिम (अनार) मधुर, अम्ल व कषाय रस वाला होता है। यह खाँसी, वात, पित्त व कफदोष को नष्ट करता है तथा ग्राही, दीपन, लघु, उष्ण, शीतल, थकान को दूर करने वाला और रुचिदायक होता है। प्राचीन आर्यजनों ने दाडिम (अनार) दो प्रकार का बताया है– एक खट्टा व दूसरा मीठा। खट्टा अनार वातकफहर होता है तथा मीठा अनार तापहारी, लघु व पथ्य होता है।

द्राक्षातिमधुराम्ला च शीतपित्तर्त्तिदाहजित्।
मूत्ररोधहरा रुच्या वृष्या सन्तर्पणी परा।। द्राक्षें। (रा.नि.-११.१०१)

द्राक्षा (मुनक्का, दाख) अति मधुर, कुछ अम्ल तथा शीतल होती है। यह शीतपित्त तथा दाह को नष्ट करती है और मूत्र की रुकावट को दूर करती है। यह रुच्य, वृष्य तथा परम सन्तर्पणी होती है।

गोस्तनी मधुरा शीता हृद्या च मदहारिणी। (मदहर्षिणी आ.१, मदहर्षणा आ.२,३)
दाहमूर्च्छाज्वरश्वासतृष्णाहृल्लासनाशिनी।। गोस्तनी। (मदहर्षणी– रा.नि.-११.१०४)

गोस्तनी (बड़ी मुनक्का) मधुर, शीतल, हृद्य व मदनिवारक होती है। यह दाह, मूर्च्छा, ज्वर, दमा , प्यास व हृल्लास (उबकाई) को दूर करती है।

अञ्जसा मधुराम्ला च रसाला रुचिकारिणी।
शिशिरा श्वासहृल्लासनाशिनी जनवल्लभा।। द्वीपद्राक्षे।

अंजसा (अंजीर) मधुराम्ल, रसाला (रसदार), रुचिकर व शीतल होता है। यह दमा व हृल्लास (उबकाई) का नाशक व जनप्रिय होता है।

द्राक्षाबालफलं कटूष्णविशदं पित्तास्रकोपप्रदं
मध्यं चाम्लरसं दशान्तरगतं रुच्यं च वह्निप्रदम्।
पक्वं चेन्मधुरं तथाम्लसहितं तृष्णास्रपित्तापहं (शार्दूलविक्रीडित छन्द)
पक्वं शुष्कतमं श्रमार्त्तिशमनं सन्तर्पणं पुष्टिदम्।। (रा.नि.-११.१०६)

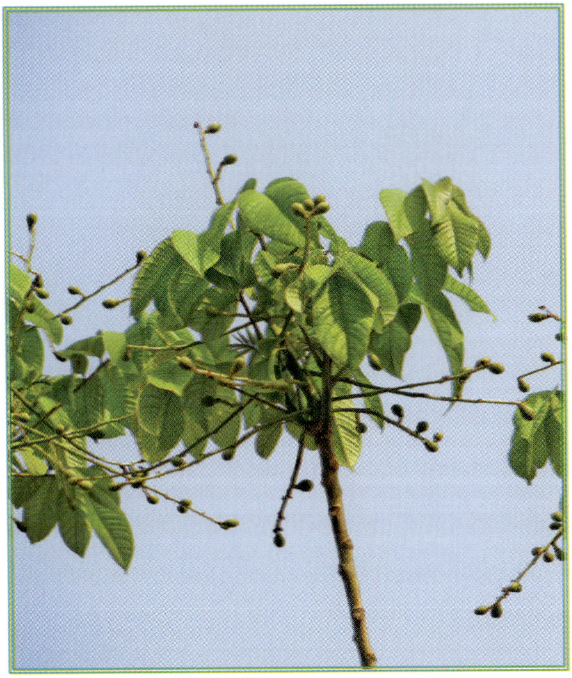

आम्रातक

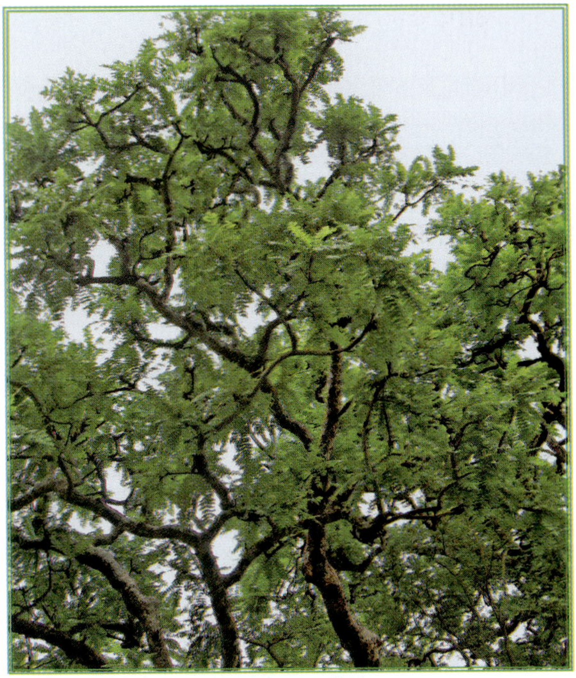

शल्लकी

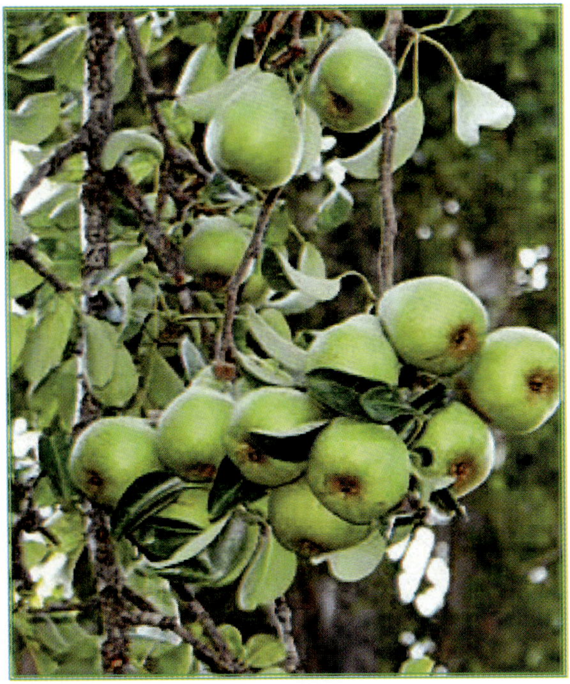

नाशपाती

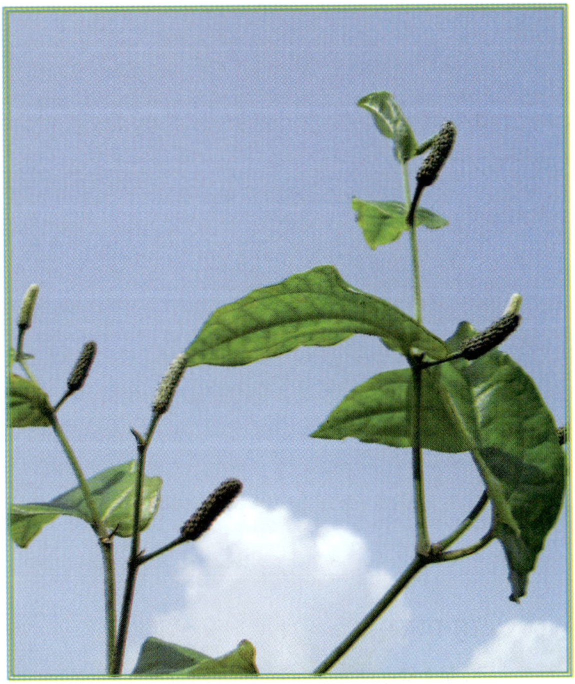

पिप्पली

अपि च– **शीता पित्तास्रदोषं दमयति मधुरा स्निग्धपाकातिरुच्या**
चक्षुष्या श्वासकासश्रमविषशमनी शोफतृष्णाज्वरघ्नी। (स्रग्धरा छन्द)
दाहाध्मानभ्रमादीनपनयति परा तर्पणी पक्वशुष्का (रा.नि.-११.१०७)
द्राक्षा संक्षीणवीर्यानपि मदनकलाकेलियुक्तान् विधत्ते।। द्राक्षा, भव्यमिति नामान्तरम्।

द्राक्षाबालफल/ कच्चा अंगूर (वर्त्तमान काल में अंगूर नाम से प्रसिद्ध कच्ची द्राक्षा अर्थात् दाख) कटु, उष्ण, विशद, पित्त एवं रक्तपित्त करने वाली होती है। बाल अवस्था से अगली दशा को प्राप्त हुई अर्थात् अधपकी द्राक्षा अम्लरस युक्त होती है तथा रुचिकर व जठराग्नि-वर्धक होती है। पकी द्राक्षा कुछ अम्लता के साथ मधुर होती है तथा तृष्णाहर व रक्तपित्तनाशक मानी जाती है। पकने पर सुखाई दाख (मुनक्का) थकान दूर करने वाली, सन्तर्पण व पुष्टिदायक होती है।

मुनक्का' पकने पर सुखाई गई यह दाख (मुनक्का) शीतल, रक्तपित्त-दोष का दमन करने वाली होती है। यह मधुर, पाक में स्निग्ध, अति रुचिकर तथा नेत्रहितकारी होती है। यह दमा, खाँसी, थकान व विष को दूर करती है तथा सूजन, तृष्णा व ज्वर को नष्ट करती है। मुनक्का दाह, आध्मान व भ्रम आदि को दूर करती है एवं परम सन्तर्पणी होती है। यह क्षीणवीर्य पुरुषों को भी मदनकलाकेलि से युक्त- अर्थात् रतिशक्ति-सम्पन्न कर देती है।

आमं भूपनसं रुच्यं कफपित्तकरं गुरु।
अन्नप्ररोचकं हृद्यं श्रमक्लमनिबर्हणम्।।
पक्वं तु पित्तहृत् स्वादु रसमातपदोषनुत्।। अनानस।

कच्चा भूपनस (अनानास) रुचिकर, कफ-पित्त को बढ़ाने वाला तथा गुरु होता है। यह अन्न में रुचि पैदा करने वाला व हृद्य होता है तथा थकान व क्लान्ति का नाशक होता है। पका हुआ अनानास पित्तहर, स्वादु तथा लू (तापाघात) के प्रभाव को दूर करता है।

कर्मारकोऽम्ल उष्णश्च वान्तिहृत् पित्तकारकः।
पक्वस्तु मधुराम्लः स्यात् बलपुष्टिरुचिप्रदः।। कमरख। (रा.नि.-११.१०९)

कच्चा कर्मारक (कमरख) अम्ल व उष्ण होता है। यह वमनरोग-नाशक तथा पित्तकारक होता है। पका हुआ कमरख मधुराम्ल होता है। यह बलवर्धक, पुष्टिकर व रुचिप्रद होता है।

अमृतफलं लघु वृष्यं सुस्वादु त्रीन् हरेद्दोषान्। (आर्या छन्द)
देशेषु मुद्गलानां बहुलं तल्लभ्यते लोकैः।। अमृतफल। (भा.प्र.नि.-७.१२७)

अमृतफल (नाशपाती) लघु, वृष्य व सुस्वादु होता है। यह वात, पित्त व कफ, इन तीनों दोषों का हरण करने वाला होता है। यह मुगलों के देश में बहुलता से पाया जाता है।

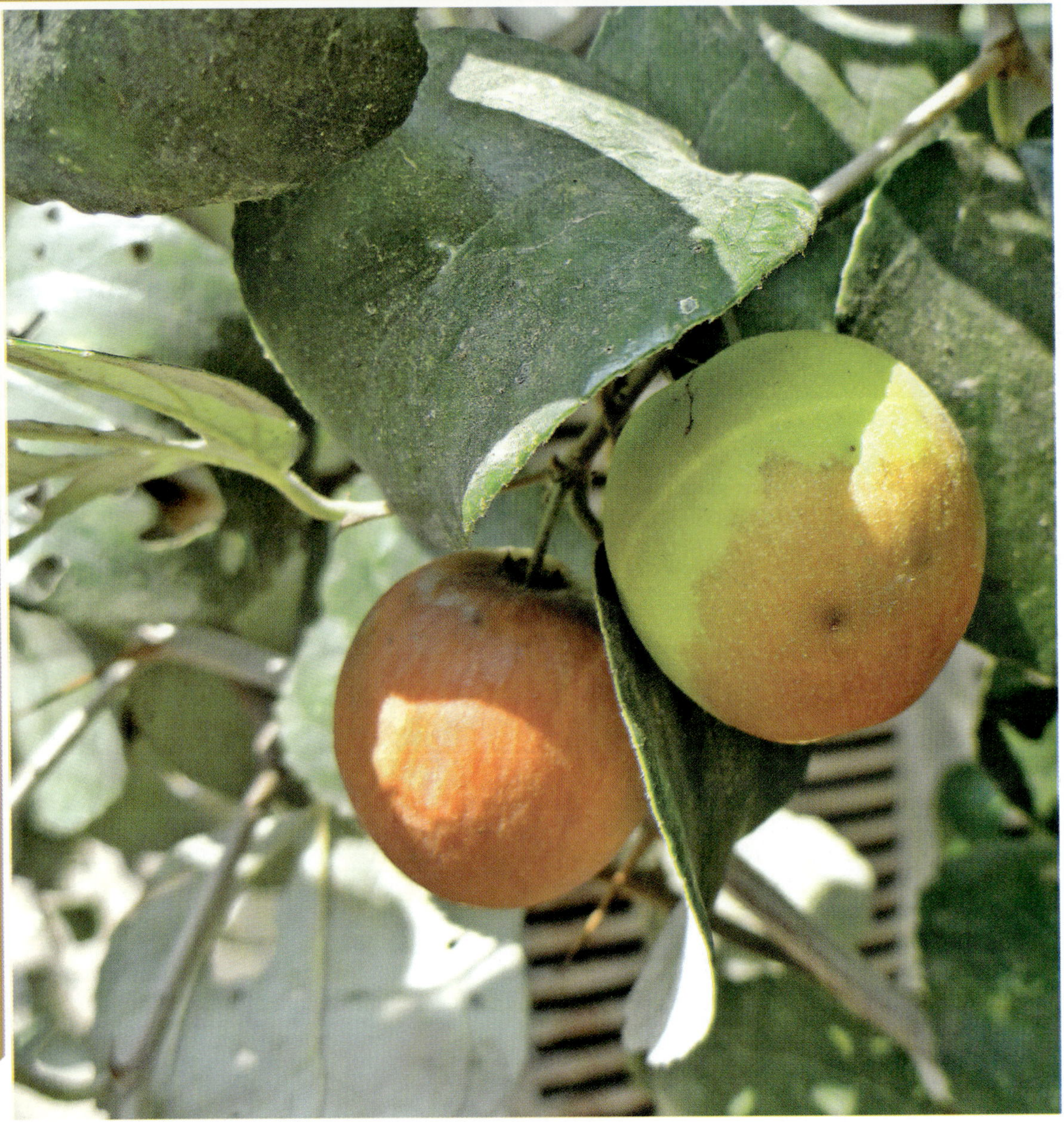

Botanical name » *Zizyphus jujuba* Lam.
Syn-*Z. mauritiana* Lam.

Family » Rhamnaceae **English name »** Common Jujube

Sanskrit name » बदरम्

Hindi name » बेर

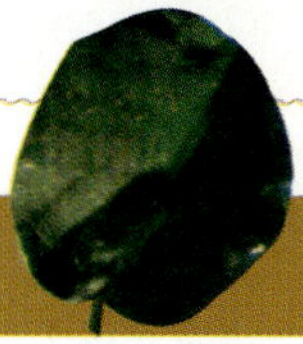

अथ बदराणि

बदरं मधुरं कषायमम्लं परिपक्वं मधुराम्लमुष्णमेव। (रा.नि.-११.१३८)
कफकृत् पवनातिसाररक्तश्रमशोषार्त्तिविनाशनं च रुच्यम्।। इति साधारण्येन।

बेर के गुण– परिपक्व बदर (बेर) मधुर, अम्लकषाय (खट्टा-कषैला), मधुराम्ल (खट्टा-मीठा) व उष्ण होता है। यह कफकारक तथा वातनाशक होता है। पका बेर अतिसार, रक्तविकार, थकान व क्षयरोग को नष्ट करता है तथा रुचिकर होता है। ये सामान्य बेर के गुण हैं। अब विशिष्ट प्रकार के बेर के गुण बताए जा रहे हैं–

राजबदरस्सुमधुरः शिशिरो दाहार्त्तिपित्तवातहरः। (आर्या छन्द)
वृष्यश्च वीर्यवृद्धिं कुरुते शोषश्रमान् हरति।। रायबोरें। (रा.नि.-११.१४१)

राजबदर मधुर व शीतल होता है। यह दाहपीडा, पित्त तथा वात को नष्ट करने वाला, वृष्य, वीर्यवृद्धि-कारक तथा क्षयरोग-नाशक एवं थकान को दूर करता है।

भूबदरी मधुराम्ला कफवातविकारहारिणी पथ्या।
दीपनपाचनकर्त्री किञ्चित्पित्तास्रकारिणी रुच्या।। भूबदरी। (रा.नि.-११.१४३)

भूबदरी अर्थात् **झरबेर** मधुराम्ल (खट्टा-मीठा), कफ व वात के विकारों का नाशक, पथ्य तथा दीपन व पाचन होता है। यह रुचिकर तथा कुछ रक्तपित्त-कारक होता है।

लघुबदरं मधुराम्लं पक्वं कफवातनाशनं रुच्यम्।
स्निग्धं च जन्तुकारकमीषत्पित्तार्त्तिदाहशोषघ्नम्।। क्षुद्रबदरम्। (रा.नि.-११.१४५)

लघुबदर (छोटा बेर) पकने पर खटमिट्ठा होता है। यह कफवात-विकारनाशक तथा रुचिकारक होता है। यह स्निग्ध, कृमिजनक व कुछ पित्तशामक होता है तथा दाह व क्षयरोग को दूर करने में भी कुछ प्रभावकारी माना जाता है।

पत्रं तु बादरं लेपे ज्वरदाहविनाशनम्।
त्वचा विस्फोटशमनी बीजं नेत्रामयापहम्।। बदरपत्रादिगुणाः। (रा.नि.-११.१३९)

बदरी (बेर) के पत्तों का लेप करने पर ये ज्वर व दाह को दूर करते हैं। इसकी त्वचा (छाल) विस्फोटों (फोड़ों) का शमन करती है तथा इसके बीज नेत्ररोगों को दूर करते हैं।

बीजपूरफलमम्लकटूष्णं श्वासकासशमनं पवनघ्नम्। (स्वागता छन्द)
कण्ठशोधनकरं लघु हृद्यं दीपनं च रुचिकृत्पचनं च।। (रा.नि.-११.११४८)

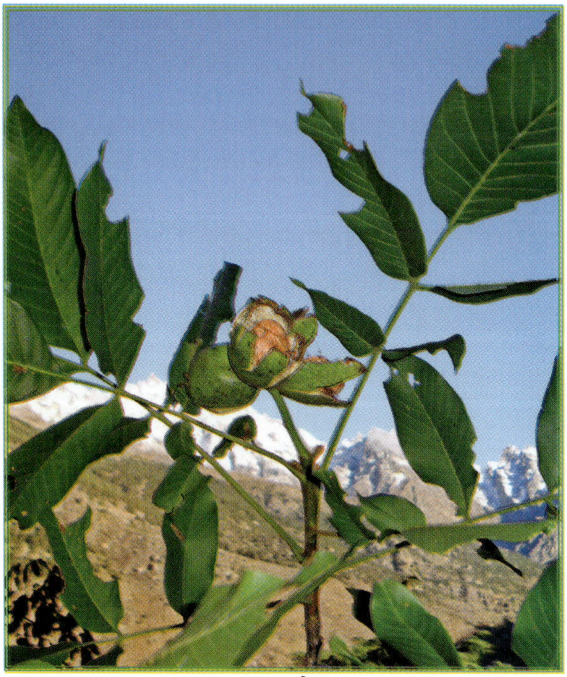

अखरोट

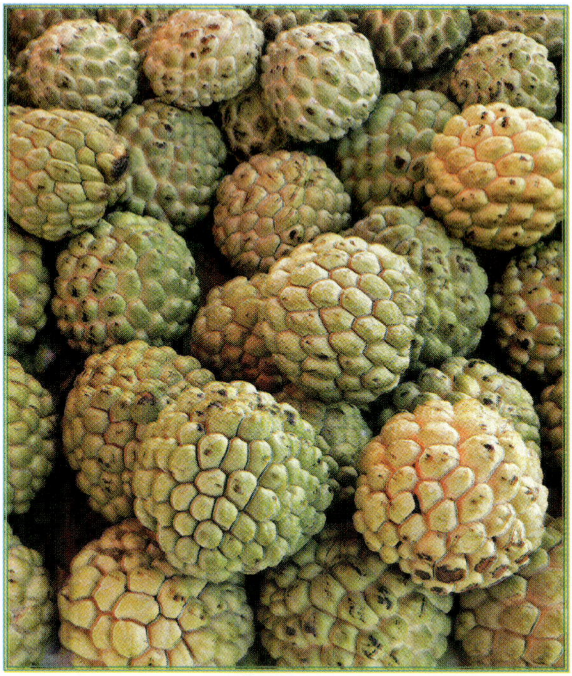

सीताफल

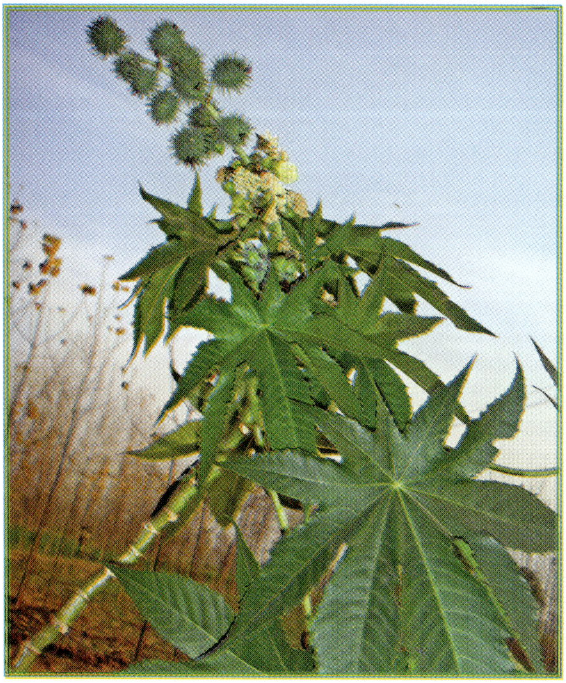

एरण्ड

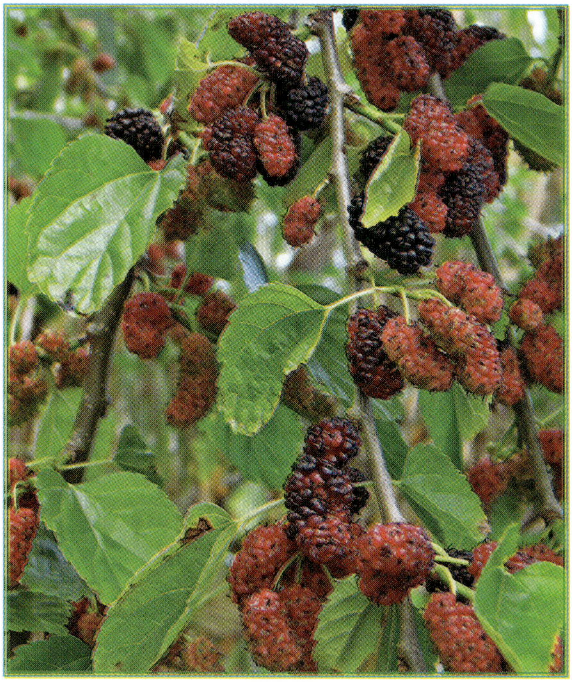

शहतूत

किञ्च– बालं पित्तमरुत्कफप्रदमलं मध्यं च तादृग्विधं
पक्वं वर्णकरं च हृद्यमथ तत् पुष्णाति पुष्टिं बलम्।
शूलाजीर्णविबन्धमारुतकफश्वासार्त्तिमन्दाग्निजित् (शार्दूलविक्रीडित छन्द)
कासारोचकशोफशान्तिदमिदं स्यान्मातुलुङ्गं सदा।। (रा.नि.-११.१४९)

बीजपूर (बिजौरा निम्बू) अम्ल, कटु व उष्ण होता है। यह दमा व खाँसी का शमन करने वाला तथा वातनाशक होता है। यह कण्ठ की शुद्धि करने वाला, लघु, हृद्य, दीपन, पाचन व रुचिकर होता है।

किञ्च– इसके विषय में और भी कहा है– **कच्चा मातुलुङ्ग (बिजौरा निम्बू)** वात, पित्त, कफ को अतिमात्रा में बढ़ाता है। अधपका बिजौरा निम्बू भी ऐसा ही होता है। पका बिजौरा निम्बू रंग निखारने वाला एवं हृद्य होता है। यह पाचन व दीपन होने के कारण आहार-पाचन में सहायक होते हुए बल व पुष्टि को बढ़ाता है। यह शूल, अजीर्ण, विबन्ध (कब्ज), वात, कफ, दमा व मन्दाग्नि को नष्ट करता है तथा कास, अरोचक एवं शोफ (सूजन) का निवारण करता है।

त्वक् तिक्ता दुर्जरा स्यात् कृमिकफपवनध्वंसिनी स्निग्धमुष्णं
मूलं पित्तप्रकोपप्रशमनमखिलारोचकघ्नं च गौल्यम्। (स्रग्धरा छन्द)
वातार्त्तिघ्नं कटूष्णं जठरगदहरं केसरं दीप्यमम्लं
बीजं तिक्तं कफार्शःश्वयथुशमकरं बीजपूरस्य पथ्यम्।। माहोलुङ्ग। (रा.नि.-११.१५०)

बीजपूर (बिजौरा निम्बू) का छिल्का तिक्त (कड़ुआ) व दुर्जर होता है। यह कृमिहर, वातकफ-नाशक, स्निग्ध व उष्ण होता है। इसका मूल पित्त-प्रकोप का प्रशमन करने वाला व समस्त प्रकार के अरोचक का निवारक एवं गौल्य (मधुर) होता है। इसका केसर (पुष्प-केसर) वातपीडा-नाशक, कटु, उष्ण व उदररोगहर होता है तथा दीप्य (जठराग्नि-दीपन) व अम्ल होता है। इसका बीज तिक्त होता है, वह कफ, अर्श, सूजन का निवारक एवं पथ्य माना जाता है।

अम्लः कटूष्णो वनबीजपूरो रुचिप्रदो वातविनाशनश्च। (उपजाति छन्द)
स्यादामदोषकृमिनाशकारी कफापहः श्वासनिषूदनश्च।। वनमाहोलुङ्ग। (रा.नि.-११.१५३)

वन में होने वाला बिजौरा निम्बू अम्ल, कटु, उष्ण, रुचिप्रद व वातनाशक होता है। यह आमदोषनाशक, कृमिहर, कफहारक तथा दमा को नष्ट करने वाला होता है।

मधुकर्कटी मधुरा शिशिरा दाहनाशिनी।
त्रिदोषशमनी रुच्या वृष्या च गुरुदुर्जरा।। मधुकाकडी। (रा.नि.-११.१५५)

चकोतरा' मधुकर्कटी को हिन्दी में चकोतरा कहते हैं, यह मधुर, शीतल व दाहनाशक होता है। यह त्रिदोष का शमन करने वाला, रुचिकर, वृष्य व गुरु तथा दुर्जर माना जाता है।

नारङ्गं मधुरं चाम्लं गुरूष्णं चैव रोचनम्। नारङ्ग।
वातामकृमिशूलघ्नं बल्यं श्रमहरं परम्।। (रा.नि.-११.१७२)

संतरा' नारंग फल (संतरा) मधुर, अम्ल, गुरु, उष्ण तथा रोचन (रुचिकारक) होता है। यह वात, आम, कृमि व शूल को हरने वाला व बल्य होता है। यह थकान को दूर करने में विशेष प्रभावकारी माना जाता है।

निम्बूफलं प्रथितमम्लरसं कटूष्णं गुल्मामवातहरमग्निविवृद्धिकारि। (वसन्ततिलका छन्द)
चक्षुष्यमेतदथ कासकफार्त्तिकण्ठ-विच्छर्दिहारि परिपक्वमतीव रुच्यम्।। निम्बू। (रा.नि.-११.१७४)

निम्बू- बहुत अम्ल रसवाले फल के रूप में प्रसिद्ध है। इसमें कुछ अंश में कटु (चरपरा) रस भी होता है। यह उष्ण गुण वाला होता है। निम्बू गुल्म, आम (आंव) व वातविकार को नष्ट करता है एवं जठराग्नि को बढ़ाता है। यह नेत्रहितकारी होता है तथा खाँसी, कफरोग, कण्ठरोग व वमन को हरता है। पका निम्बू अतीव रुचिकारक माना जाता है।

जम्बीरस्य फलं रसेऽम्लमधुरं वातापहं पित्तकृत्
पथ्यं पाचनरोचनं बलकरं वह्नेर्विवृद्धिप्रदम्।
पक्वं चेन्मधुरं कफार्त्तिशमनं पित्तास्रदोषापनुद् (शार्दूलविक्रीडित छन्द)
वर्ण्यं वीर्यविवर्धनं च रुचिकृत् पुष्टिप्रदं तर्पणम्।। जम्बीर। (रा.नि.-११.१७६)

जम्बीर (जम्बीरी) का फल अम्ल रसवाला, मधुर, वातहर व पित्तकर होता है। यह पथ्य, पाचन, रोचन, बलकारक एवं जठराग्नि-वर्धक होता है। पका हुआ जम्बीर मधुर, कफरोग का शमन करने वाला व रक्तपित्तदोष-निवारक होता है। यह रंग निखारने वाला, वीर्यवर्धक, रुचिकर, पुष्टिप्रद व तृप्तिकर होता है।

मधुरो मधुजम्बीरः शिशिरः कफपित्तनुत्।
शोषघ्नस्तर्पणो वृष्यः श्रमघ्नः पुष्टिकारकः।। साखरनिम्बू। (रा.नि.-११.१७८)

मधुजम्बीर (शर्बती निम्बू) मधुर, शीतल व कफपित्त-नाशक होता है। यह क्षयरोगहर, तर्पण, वृष्य, थकान को दूर करने वाला और पुष्टिकारक होता है।

अम्लवेतफलं चोष्णं तीक्ष्णं स्निग्धं च दीपनम्।
बद्धमूलानपि व्याधीन् भिन्द्याद् वज्रं गिरीनिव।।
सशूलानाहविष्टम्भान् जयेद्वातकफामयान्।
अम्लवेतसमम्लं च तीक्ष्णोष्णं भेदनं लघु।।
दीपनं पाचनं हृद्यं कफपित्तास्रदूषणम्।
रूक्षं विण्मूत्रदोषघ्नं हृद्रोगाध्मानशूलजित्।।

हिध्मानाहानिलश्वासकासशूलवमिप्रणुत्।
द्रवीभवत्यजामांसं मलवस्त्रं सितं भवेत्।।
चणकाम्लोपमं स्वादु साम्लं स्यादग्निदीपनम्।। अम्लवेतस। (कै.नि.-१.३२१-२४)

अम्लवेतस (अम्लबेत) का फल उष्ण, तीक्ष्ण, स्निग्ध व दीपन होता है। यह बद्धमूल रोगों को भी उसी प्रकार नष्ट कर देता है, जैसे वज्र (बिजली) पर्वतों को नष्ट करता है। यह शूलसहित आनाह (अफारा) व विष्टम्भ (मल एवं वात के अवरोध) को दूर करता है। यह वात व कफ के रोगों का नाश करता है। अम्लवेतस अम्ल, तीक्ष्ण, उष्ण, भेदन, लघु, दीपन, पाचन, हृद्य तथा कफ, पित्त व रक्त को दूषित करता है।

यह रूक्ष, मल व मूत्र के दोषों को नष्ट करने वाला, हृद्रोग, अफारा व शूल को दूर करने वाला तथा हिध्मा (हिचकी), आनाह (अफारा), वात, दमा, खाँसी, शूल व वमन का नाशक होता है। यह (अम्लवेतस) बकरे-बकरी के मांस को गला देता व मलिन वस्त्र को शुद्ध कर देता है। यह हरे चने के पत्तों की अम्लता के समान स्वादु व साम्ल (अम्लरस युक्त) होता है एवं जठराग्नि को बढ़ाता है। भावप्रकाश (आम्रादि वर्ग-१४४) में अम्लवेतस का गलाने वाला गुण इन शब्दों में प्रस्तुत किया है- लोहसूचीद्रवत्वकृत् अर्थात् अम्लवेतस लोहे की सूई को भी गला देता है।

साराम्लमामवातघ्नं कफपित्तकरं गुरु। साराम्ल।

साराम्ल (वृक्षाम्लभेद) आमवात-नाशक व कफपित्त-कारक एवं गुरु होता है।

चौरं स्वादु कषायाम्लं रूक्षं गुर्वास्यशोधनम्।
विशदं रोचनं हृद्यं शीतलं ग्राहि वातलम्।।
छर्द्यसृक्कफपित्तघ्नं विष्टम्भाध्मानबन्धनुत्। चोरनिम्बू।

चोरनिम्बू स्वादु (मधुर), कषाय व अम्ल रस युक्त होता है। यह रूक्ष, गुरु तथा मुखशोधन-कारक, विशद, रुचिकर, हृद्य, शीतल, ग्राही व वातवर्धक होता है। यह छर्दि (उल्टी), असृक् (रक्तविकार), कफ व पित्त का नाशक, तथा विष्टम्भ, आध्मान (अफारा) व कब्ज का निवारक होता है।

कपित्थो मधुराम्लश्च कषायस्तिक्तशीतलः।
वृष्यः पित्तानिलं हन्ति संग्राही व्रणनाशनः।।

किञ्च– **कपित्थमाममम्लोष्णं कफघ्नं ग्राहि वातलम्।**
दोषत्रयहरं पक्वं मधुराम्लरसं गुरु।। कंवीठ। (रा.नि.-११.१८२-८३)

कपित्थ (कैंथ) मधुर, अम्ल, कषाय व तिक्त रस से युक्त तथा शीतल होता है। यह वृष्य एवं पित्त-वात नाशक होता है। यह संग्राही होता है तथा घाव को ठीक करता है। किञ्च– कच्चा कपित्थ (कैंथ), अम्ल, उष्ण, कफनाशक, ग्राही तथा वातवर्धक होता है। पका कैंथ मधुराम्ल, त्रिदोष-निवारक तथा गुरु होता है।

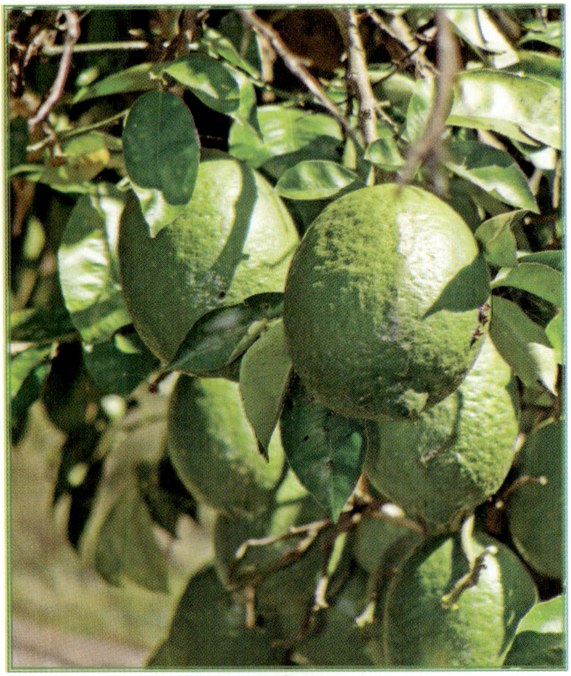

चकोतरा

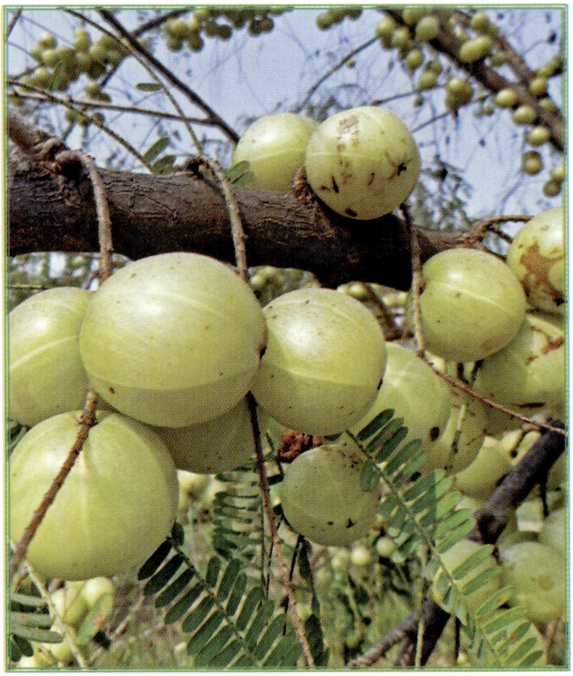

आंवला

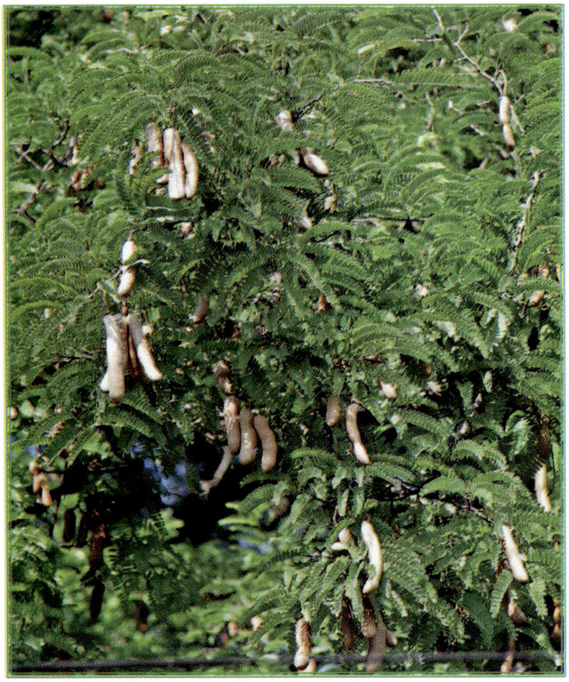

इमली फल

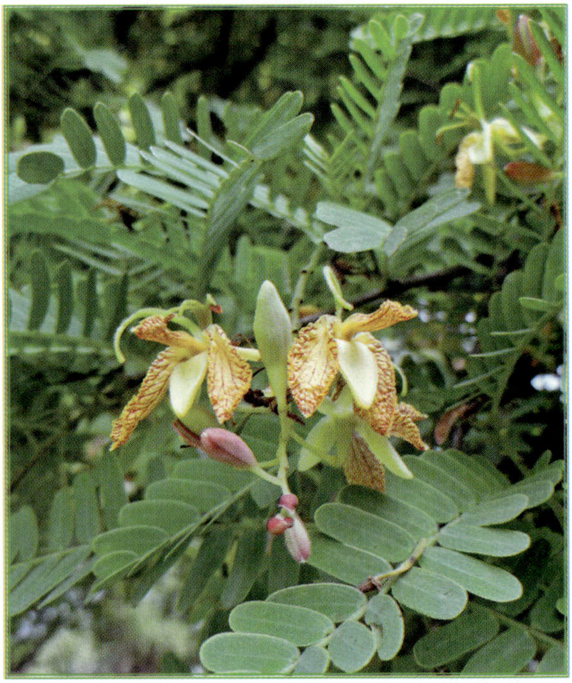

इमली

आमलकं कषायाम्लं मधुरं शीतलं लघु।
दाहपित्तवमीमेहशोषघ्नं[१] च रसायनम्।। आवला। (रा.नि.-११.१५८)

आमलक (आँवला) कषायाम्ल (कसैला-खट्टा), मधुर, शीतल व लघु होता है। यह दाह, पित्त, छर्दि (उल्टी), प्रमेह व क्षयरोग का नाशक और रसायन होता है।

काष्ठधात्रीफलं स्वादु कषायं कटुकं तथा।
शीतं पित्तास्रदोषघ्नं पूर्वोक्तमधिकं गुणैः।। काष्ठावला। (रा.नि.-११.१६१)

काष्ठधात्रीफल (काष्ठ आँवला) स्वादु (मधुर), कषाय व कटु रस युक्त होता है। यह शीतल होता है एवं पित्त व अस्रदोष (रक्त विकार) का नाशक होता है। पूर्वोक्त आँवला गुणों में इससे बढ़कर होता है।

प्राचीनामलकं रुच्यमुष्णं गुरु मलापहम्।
वातघ्नं पित्तकफहृत् पक्वं तुवरपीलुवत्।। पाणीआवला। (कै.नि.-१.२५२)

प्राचीनामलक (पानी आँवला) रुचिकर, उष्ण, गुरु व मल को दूर करने वाला होता है। पका हुआ प्राचीनामलक तुवरपीलु (कषाय रस वाले पीलुफल) के समान, वातनाशक व कफपित्तहारी होता है।

लवलीफलमस्रार्शः[२]-कफपित्तहरं गुरु।
विशदं रोचनं रूक्षं स्वाद्वम्लतुवरं रसे।। रायआवला। (भा.प्र.नि.-६.८०)

लवलीफल (हरफारेवड़ी) रक्तविकार एवं अर्श का निवारक, कफपित्तहारी एवं गुरु होता है। यह विशद, रोचन व रूक्ष होता है तथा रस में मधुर, अम्ल व कषाय होता है।

चारः पित्तकफास्रघ्नः तत्फलं मधुरं गुरु।
स्निग्धं सरं मरुत्पित्तदाहज्वरतृषापहम्।।
प्रियालमज्जा मधुरो वृष्यः पित्तानिलापहः।
हृद्योऽतिदुर्जरः स्निग्धो विष्टम्भी चामवर्धनः।। चारोळ्या। (भा.प्र.नि.-६.८४-८५)

चार (चिरौंजी) पित्त, कफ, एवं रक्तविकार को दूर करती है तथा इसका फल मधुर व गुरु होता है। यह स्निग्ध, सर (दस्तावर), वातपित्त, दाह, ज्वर और तृषा को दूर करता है। प्रियाल (चिरौंजी) की मज्जा (गिरी) मधुर, वृष्य व पित्तवात-नाशक होती है। यह हृदय के लिए प्रिय व हितकर होती है। यह स्निग्ध, अति दुर्जर, विष्टम्भी व आम (आंव) को बढ़ाने वाली होती है।

---

१. 'शोषघ्नं' के स्थान पर राजनिघण्टु में 'शोफघ्नं' पाठ है, परन्तु यहाँ 'शोषघ्नं' पाठ ही उचित है।

२. भावप्रकाश-निघण्टु में 'अस्रार्शः' के स्थान पर 'अश्मार्शः' पाठ है। यह अपपाठ प्रतीत होता है; क्योंकि भावमिश्र की 'गुणमाला' आम्रादि वर्ग, पृ.-३५८ में भी इस पद्य में 'अस्रार्शः' पाठ ही है। 'अश्मार्शः' पाठ मानने पर अर्थ की अस्पष्टता भी बनी रहती है, वहाँ भावप्रकाश के अनुवादकों द्वारा 'अश्म' शब्द से 'पथरी' अर्थ लेना चिन्त्य है।

क्षीरिकायाः फलं वृष्यं बल्यं स्निग्धं हिमं गुरु।
तृष्णा-मूर्च्छा-मद-भ्रान्ति-क्षय-दोषत्रयास्रजित्।। खिरणी। (भा.प्र.नि.-७.८८)

क्षीरिका (खिरनी) का फल वृष्य, बल्य, स्निग्ध, शीतल तथा गुरु होता है। यह प्यास, मूर्च्छा, मद, भ्रान्ति व क्षय को दूर करता है तथा त्रिदोष व रक्तविकार का शमन करता है।

आम्रातकं कषायाम्लमामं हृत्कण्ठकर्षणम्।
पक्वं तु मधुराम्लाढ्यं स्निग्धं किञ्चित्कफापहम्।। आंबाडें। (रा.नि.-११.१७०)

कच्चा आम्रातक (आमड़ा) कषायाम्ल, हृदय व कण्ठ में खिंचाव पैदा करने वाला होता है। पका आम्रातक तो मधुराम्ल, स्निग्ध व कुछ कफनाशक होता है।

चिञ्चात्यम्ला भवेदामा पक्वा तु मधुराम्लिका।
वातघ्नी पित्तदाहास्र-कफदोषप्रकोपिनी।। (रा.नि.-११.१६३)

तथा– **अम्लिकायाः फलं त्वाममत्यम्लं लघु पित्तकृत्।**
पक्वं तु मधुराम्लं स्याद् भेदि विष्टम्भवातजित्।। (रा.नि.-११.१६४)
पक्वचिञ्चाफलरसो मधुरोऽम्लो रुचिप्रदः।
शोफपाककरो लेपे व्रणदोष-विनाशनः।। (रा.नि.-११.१६५)
चिञ्चापत्रं तु शोफघ्नं रक्तदोषव्यथापहम्।
तस्याः शुष्कत्वचः क्षारः शूलमन्दाग्निनाशनः।। इति चिञ्चा। (रा.नि.-११.१६६)

कच्ची चिञ्चा (इमली) अति अम्ल होती है, पकी हुई तो मधुराम्ल होती है। इमली वातनाशक होती है। यह पित्त, दाह, अस्र (रक्तविकार) व कफदोष का प्रकोप करती है।

कच्ची इमली अति अम्ल, लघु व पित्तकर होती है। पकी इमली मधुराम्ल, मल का भेदन करने वाली, विष्टम्भ व वात को नष्ट करने वाली होती है। पकी इमली का रस मधुर-अम्ल व रुचिकारक होता है। यह सूजन वाले फोड़े आदि पर लगाने से उसे पका देता है तथा व्रणदोष को दूर करता है। इमली के पत्ते शोफनाशक व रक्तदोष-निवारक व पीडाहर होते हैं। इमली के पेड़ की सूखी छाल का क्षार शूल व मन्दाग्नि का नाशक होता है।

'दीपनं गुरु संग्राहि स्निग्धं बैल्वं तु कोमलम्'। (रा.नि.-११.१९१)
तदेव पक्वं विज्ञेयं मधुरानुरसं गुरु।
कटुतिक्तकषायोष्णं संग्राहि च त्रिदोषजित्।। (रा.नि.-११.१९२)

काञ्जिके संस्थितं बिल्वमग्निसन्दीपनं परम्।
हृद्यं रुचिकरं प्रोक्तम् आम-वात-विनाशनम्।। बिल्वफल। (कै.नि.-१.२४)

कोमल बिल्वफल अर्थात् कच्चा बेल का फल दीपन, गुरु, संग्राही व स्निग्ध होता है। पका बिल्व फल मधुरानुरस (खाने के पश्चात् मधुरता की प्रतीति करवाने वाला) व गुरु होता है। यह कटु, तिक्त, कषाय, उष्ण, संग्राही व त्रिदोष-शामक होता है। कैयदेव-निघण्टु के अनुसार– काञ्जी में रखा बिल्वफल अत्यधिक क्षुधावर्धक होता है । यह हृदय को प्रिय, रुचिकर व आमवात का नाशक होता है।

सल्लकी तिक्तमधुरा कषाया ग्राहिणी परा।
कुष्ठास्त्र-कफवातार्शो-व्रणदोषार्त्तिनाशिनी।। सालफल। (रा.नि.-११.१९५)

सल्लकी (सलाई फल) तिक्त, मधुर, कषाय व अत्यधिक ग्राही होता है। यह कुष्ठ, अस्त्र (रक्तविकार), कफ, वात, अर्श, व व्रणदोष को नष्ट करता है।

कार्कटं तु फलं रुच्यं कषायं दीपनं परम्।
कफपित्तहरं ग्राहि चक्षुष्यं लघु शीतलम्।। काकडे। (रा.नि.-११.१९९)

कार्कट फल रुचिकारक, कषाय व परम दीपन होता है। यह कफपित्तहर, ग्राही, नेत्रहितकारी, लघु तथा शीतल होता है।

जम्बूः कषायमधुरा श्रमपित्तदाह–कण्ठार्त्तिदोषशमनी कृमिदोषहन्त्री। (वसन्ततिलका छन्द)
श्वासातिसारकफकासविनाशिनी च विष्टम्भदा त्वपि च रोचनपाचनी च। जांबूल। (रा.नि.-११.२५)

जामुन का फल कषाय तथा मधुर, थकान व पित्तदाह को दूर करने वाला, कण्ठ की पीड़ा के दोष को नष्ट करने वाला व कृमियों का नाश करने वाला होता है। यह दमा, अतिसार, कफ व खाँसी को नष्ट करता है तथा कब्ज करने वाला एवं रोचन व पाचन होता है।

विकण्टकः कषायः स्यात् कटू रूक्षो रुचिप्रदः। (रा.नि.-११.२१३)
दीपनः कफहारी च वस्त्ररङ्ग-विधायकः।। हंसीफल, वारतोंडे इति नामान्तरम्।

विकण्टक कषाय, कटु, रूक्ष एवं रुचिप्रद होता है। यह दीपन व कफहारी होता है तथा वस्त्रों को रंगने के काम आता है।

स्वादुपाक्यार्द्रमरिचं वातहृत्कफकृद् गुरु। आर्द्रमरीच।

आर्द्र मरिच पाक में मधुर, वातनाशक, कफकारक तथा गुरु होती है।

करीरः कटुकस्तीक्ष्णः छेद्युष्णो भेदनो जयेत्।
दुर्नाम-कफ-वाताम-गर-शोफ-कृमिव्रणान्।।
तस्य पुष्पं तु तुवरं वातकृत्कफपित्तजित्।
फलं तिक्तं कषायोष्णं कटुकं रसपाकयोः।।
विकाशि मधुरं रूक्षं संग्राहि कफपित्तजित्। नेपतीं। (कै.नि.-१.३७८-८०)

करीर (कैर, टींट) कटु, तीक्ष्ण, छेदी, उष्ण व भेदन होता है। यह दुर्नाम (बवासीर), कफवात व आम (आंव) का नाशक तथा विष, सूजन, कृमि व व्रण को दूर करने वाला होता है। करीर का फूल कषाय, वातकारक व कफपित्त-नाशक होता है। करीर का फल (टींट) तिक्त, कषायोष्ण तथा रस व पाक में कटु होता है। यह विकाशी, मधुर, रूक्ष, संग्राही व कफपित्तहर होता है।

फाम्पटस्य फलं तिक्तं श्लेष्मलं कृमिनाशनम्।
पित्तलं गुरु विष्टम्भि रुच्यं चोष्णं परं स्मृतम्।। फांवटें।

फांपट का फल तिक्त, कफवर्धक व कृमिनाशक होता है। यह पित्तकारक, गुरु, विष्टम्भी, रुचिकर और अति उष्ण होता है।

जीवन्ती फलमत्यर्थं मधुरं बृंहणं गुरु। दोडी। (कै.नि.-१.१०१)

जीवन्ती (डोडी) का फल अति मधुर, बृंहण व गुरु होता है।

एरण्डफलमत्युष्णं गुल्मशूलानिलापहम्।
यकृत्प्लीहोदरार्शोघ्नं कटुकं दीपनं परम्।। एरण्डफल। (भा.प्र.नि.-३.६५)

एरण्ड का फल अति उष्ण होता है। यह गुल्म (वायुगोला), शूल व वातदोष का नाशक होता है। यह यकृत्, प्लीहा, उदररोग व बवासीर को नष्ट करने वाला तथा कटुक (चरपरा) व परम दीपन होता है।

तूतं गुरु सरं चाम्लमामं तद्रक्तपित्तलम्।
उष्णं पक्वं तु मधुरं शीतं पित्तानिलापहम्।। तूत। (कै.नि.-१.४९०)

तूत (शहतूत) गुरु, सर (दस्तावर) व अम्ल होता है। कच्चा तूत रक्तपित्त-वर्धक व उष्ण होता है। पका तूत मधुर, शीतल तथा पित्तवात को दूर करता है।

कर्कटं तुवरं साम्लं गुरूष्णं रक्तपित्तलम्।
सरं वातहरं श्लेष्महृत्पक्वं नास्रपित्तलम्।। मृगलेण्डिक

कर्कट (क्षुद्र धात्री, छोटा आँवला) कषाय, अम्ल, गुरु, उष्ण व रक्तपित्त-जनक होता है। यह सर, वातहर व कफनाशक होता है। पकने पर यह रक्तपित्त-कारक नहीं होता है।

तोदनं लघु संग्राहि साम्लोष्णं वह्निपित्तकृत्।
स्निग्धं पक्वं तु मधुरं कषायं कफवातजित्।। तोरणें ।

तोदन लघु, संग्राही, अम्ल, उष्ण, जठराग्नि-दीपन व पित्तवर्धक होता है। पका तोदन स्निग्ध, मधुर, कषाय व कफवातहर होता है

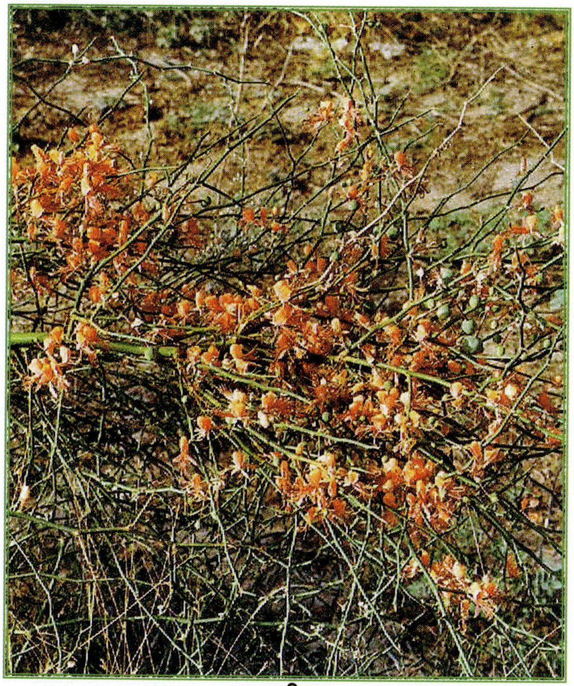

करीर

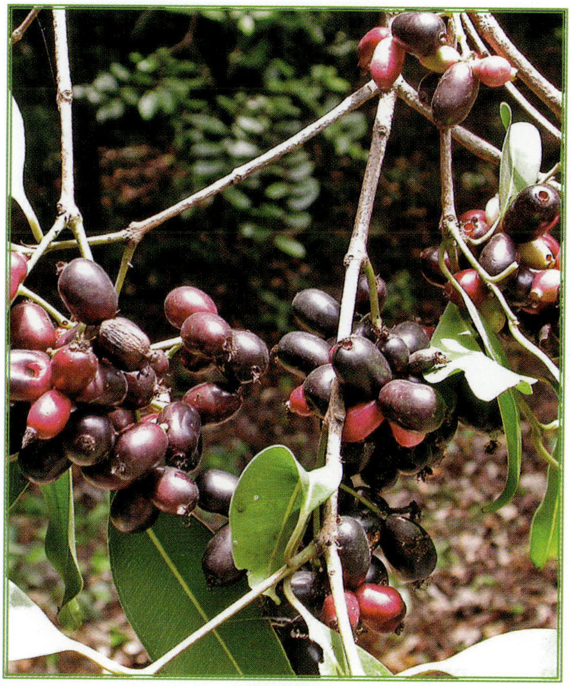

जामुन

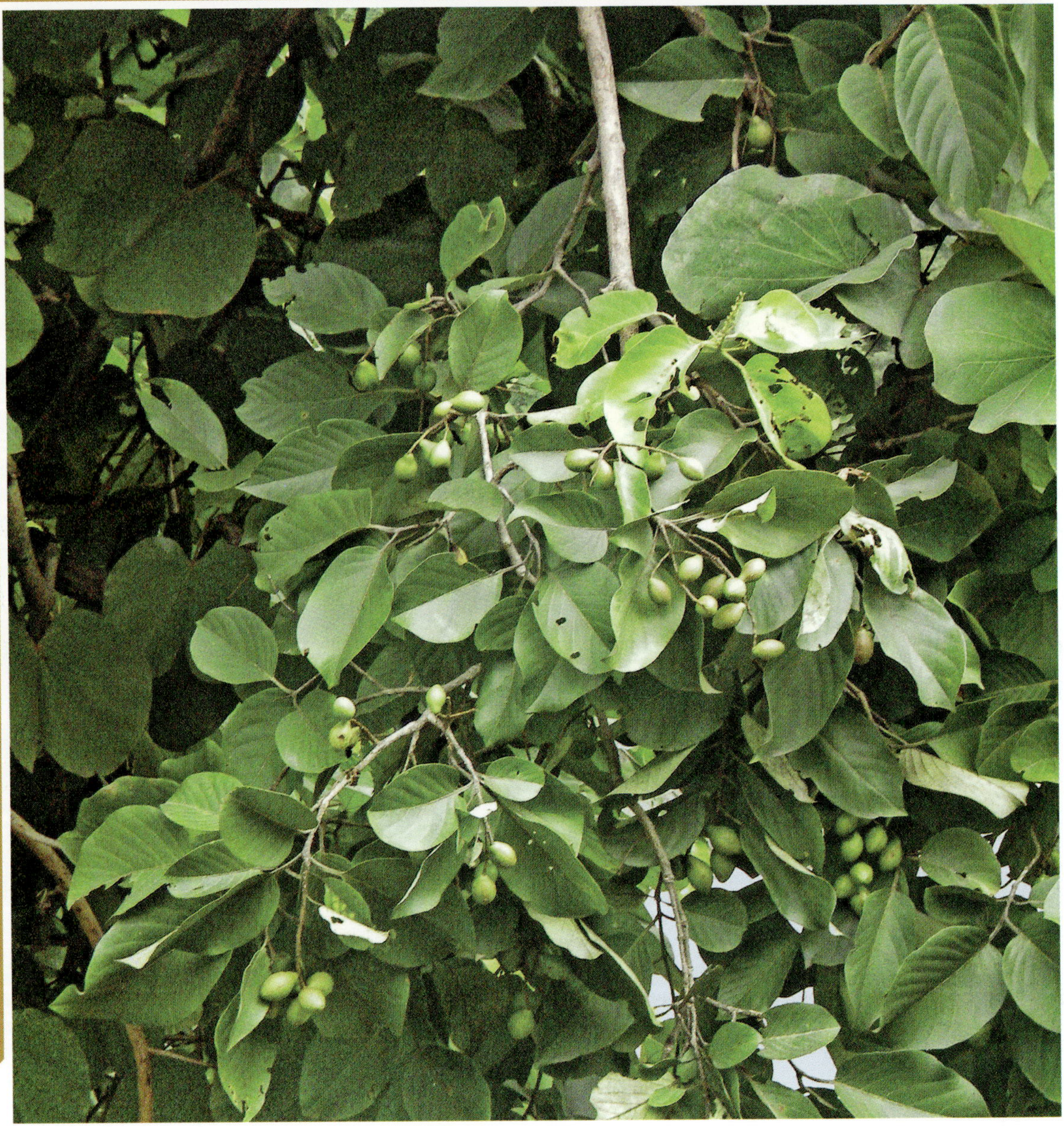

Botanical name » *Terminalia chebula* (Gaertn.) Retz.
Family » Combretaceae
English name » Black myrobalan
Sanskrit name » हरीतकी
Hindi name » हरड़

अथ हरीतकी-प्रकरणम्

विजया रोहिणी चैव पूतना चामृताभया।
जीवन्ती चेतकी चेति नाम्ना सप्तविधा स्मृता।। (रा.नि.-११.२१९)
अलाबुनाभिर्विजया सुवृत्ता रोहिणी स्मृता।
स्वल्पत्वक् पूतना ज्ञेया स्थूलान्या सामृता मता।।
पञ्चास्त्रा चाभया ज्ञेया जीवन्ती स्वर्णवर्णभाक्।
त्र्यस्त्रां तु चेतकीं विद्यादित्यासां रूपलक्षणम्।। (रा.नि.-११.२२०-२१)

हरीतकी (हरड़)– हरीतकी सात प्रकार की होती है– **विजया**, रोहिणी, पूतना, अमृता, अभया, जीवन्ती और चेतकी। ये इसके नाम व प्रकार हैं।

अलाबु (लौकी) की तरह नाभि वाली विजया तथा अच्छी प्रकार से गोलाकार हरीतकी **रोहिणी** कहलाती है।

थोड़े छिल्कों वाली **पूतना** कही जाती है एवं जो स्थूल (मोटी) होती है, वह **अमृता** मानी जाती है। पाँच धारियों (किनारियों) वाली **अभया** तथा सुनहरे रंग वाली **जीवन्ती** नाम से जानी जाती है। तीन धारियों (किनारियों) वाली हरीतकी को चेतकी जानना चाहिए। इस प्रकार ये इनके रूप व लक्षण हैं।

विन्ध्याद्रौ विजया हिमाचलभवा स्याच्चेतकी पूतना
सिन्धौ स्यादथ रोहिणी तु विजया जाता प्रतिष्ठानके।
चम्पायाममृताभया च जनिता देशे सुराष्ट्राह्वये (शार्दूलविक्रीडित छन्द)
जीवन्तीति हरीतकी निगदिता सप्तप्रभेदा बुधैः।। (रा.नि.-११.२२२)

विजया नामक हरीतकी विन्ध्यपर्वत पर पाई जाती है तथा चेतकी हिमालय के क्षेत्र में पाई जाती है। पूतना नामक हरीतकी सिन्धुदेश में तथा रोहिणी व विजया प्रतिष्ठानक (पैंठण-मध्यप्रदेश) में होती हैं। चम्पादेश में अमृता व अभया पाई जाती है। सुराष्ट्र में जीवन्ती नामक हरीतकी होती है। इस प्रकार विद्वानों ने इन सातों भेदों के उत्पत्ति स्थान बताए हैं।

सर्वप्रयोगे विजया च रोहिणी क्षतेषु लेपेषु तु पूतनोदिता।
विरेचने स्यादमृता गुणाधिका जीवन्तिका स्यादिह जीर्णरोगजित्।। (रा.नि.-११.२२३)

विजया व रोहिणी सभी प्रयोगों में काम आती है। चोट, घाव आदि पर लेपन करने के लिए **पूतना** का उपयोग किया जाता है। विरेचन में अमृता अधिक गुणकारी मानी गई है। जीर्ण (पुराने) रोगों को दूर करने में जीवन्तिका कारगर होती है।

स्याच्चेतकी सर्वरुजापहारिका नेत्रामयघ्नामभयां वदन्ति।
इत्थं यथायोगमियं प्रयोजिता ज्ञेया गुणाढ्या न कदाचिदन्यथा।। (रा.नि.-११.२२४)
चेतकी च धृता हस्ते यावत्तिष्ठति देहिनः।
तावद्विरिच्यते वेगात्प्रभावान्नात्र संशयः।। (रा.नि.-११.२२५)
सप्तानामपि जातीनां प्रधानं विजया स्मृता।
सुखप्रयोगसुलभा सर्वव्याधिषु शस्यते।। (रा.नि.-११.२२६)
'क्षिप्ताप्सु निमज्जति या सा ज्ञेया गुणवती भिषग्वर्यैः'। (रा.नि.-११.२२७)

चेतकी सभी रोगों का निवारण करने वाली मानी जाती है। **अभया** नेत्ररोगों को दूर करने वाली कही जाती है। इस प्रकार यथायोग्य (जिस रोग में जो भेद उपयोगी है, उसके अनुसार) इनका प्रयोग अतीव गुणकारी होता है। इनका प्रयोग कभी भी अन्यथा (निष्फल) नहीं होता है। जब तक चेतकी नामक हरड़ को मनुष्य अपने हाथ में पकड़े रखता है तब तक उसके प्रभाव से उसे वेगपूर्वक विरेचन (दस्त) होता रहता है। इसमें कोई संदेह नहीं है।

उपरोक्त सातों प्रकार की हरीतकी में विजया प्रमुख मानी गई है। यह सरलता से सुलभ व सुखपूर्वक प्रयोग योग्य होती है तथा सभी रोगों में उत्तम मानी जाती है।

भिषग्वरों को वही हरड़ गुणवती व श्रेष्ठ समझनी चाहिए, जो पानी में डालने पर डूब जाती है।

कालयोगात् स्वयं पक्वा निपतेद्या महीतले।
नवा स्निग्धायता वृत्ता गुर्वी क्षिप्ता तथाम्भसि।।
निमज्येद्या तथैकस्मिन् फले चैव द्विकर्षता।
सर्वदा गुणकृत्सा तु ततोऽन्या तु विवर्जिता।। (कै.नि.-१.२३१-३२)
जन्तुजग्धां दावदग्धां जले पङ्के स्थितां पुनः।
ऊषरे चास्थितां भिन्नां वर्जयेत्तु हरीतकीम्।। (कै.नि.-१.२३४)

जो समय के प्रभाव से पकने पर स्वयं भूमि पर गिर गई हो तथा नई (ताजा), स्निग्ध, आयत (लम्बी), वृत्त (गोलाकार व गुर्वी (भारी) हो एवं जल में डालने पर डूब जाने वाली हो, जिसके एक फल में दो कर्ष (दो तोले) भार हो, वह हरड़ सदा गुणकारी होती है।

इनसे विपरीत लक्षणों वाली हरीतकी ग्रहण करने योग्य नहीं होती है। इसी प्रकार कीड़े लगी, जली, पानी में भीगी, कीचड़ में स्थित, ऊषर (क्षारयुक्त भूमि) में स्थित व कटी-फटी हरड़ भी ग्राह्य नहीं होती है।

स्वाद्वम्लभावात् पवनं कटुतिक्ततया कफम्।
कषायमधुरत्वाच्च पित्तं हन्ति हरीतकी।। (कै.नि.-१.२२७-२८)

हरीतकी मधुर व अम्ल होने से वात को तथा कटु व तिक्त होने से कफ को नष्ट करती है। यह कषाय-मधुर होने से पित्तदोष का नाश करती है।

मज्जत्वक्स्नायुमांसास्थिस्थिताः पञ्चाभयोद्भवाः।
स्वादुकट्वम्लतिक्ताख्याः कषायाः क्रमशो रसाः।।
पथ्यो मज्जा च चक्षुष्यो वातपित्तहरो गुरुः।। (कै.नि.-१.२२८-२९)

अभया (हरीतकी) के पाँच अंगों में पाँच रस होते हैं, जैसे- मज्जा में मधुर, छिल्के में कटु, स्नायु (रेशे) में अम्ल, मांस (गुद्दे) में तिक्त तथा अस्थि (गुठली) में कषाय रस होता है। इसकी मज्जा पथ्य, नेत्रहितकारी, वातपित्त-नाशक व गुरु होती है।

हरति प्रसभं व्याधीन् भूयस्तकति यद्वपुः।
हरीतकीति सा प्रोक्ता तकतिर्दीप्तिवाचकः।। (रा.नि.-११.२२८)

हरीतकी का निर्वचन (व्याख्यान) इस प्रकार है- जो हर लेती है समग्र रोगों को तथा तकति- चमका देती है देह को, उसे हरीतकी कहते हैं। इस प्रकार 'हर' व 'तक' से मिलकर हरीतकी पद बना है। यहाँ 'तक' यह अंश तकति कृया से लिया गया है, जो दीप्तिवाचक है।

हरीतकी तु तृष्णायां हनुस्तम्भे गलग्रहे।
शोषे नवज्वरे क्षीणे गुर्विण्यां नैव शस्यते।। (रा.नि.-११.२२९)

हरीतकी किन अवस्थाओं में त्याज्य है- प्यास लगने पर, हनुस्तम्भ (जबड़े की जकड़न) में, गले के रोगों में, क्षयरोग व नये ज्वर में, दुर्बलता में तथा गर्भावस्था में हरड़ त्याज्य होती है।

अध्वातिखिन्नो बलवर्जितश्च तनुकृशो लङ्घनकर्षितश्च। (उपजाति छन्द)
पित्ताधिको गर्भवती च नारी विमुक्तरक्तस्त्वभयां न खादेत्।। (भा.प्र.नि.-१.१३५)

जो व्यक्ति मार्ग चलने से अति खिन्न (बहुत थका हुआ) है, तथा बलहीन, दुबला-पतला, उपवास से कृश है, जो पित्त की अधिकता वाला है एवं रक्तमोक्षण कर चुका है, उसे हरड़ नहीं खानी चाहिए। गर्भवती नारी के लिए भी हरड़ का सेवन वर्जित है।

यह पद्य भोजनकुतूहल के अनन्तशयन ग्रन्थमाला संस्करण में नहीं है, परन्तु पूना स्थित 'आनन्द आश्रम' से उपलब्ध तीन हस्तलेखों में से दो में यह पद्य विद्यमान है। अतः यहाँ प्रस्तुत किया है।

हिमाद्रिजायाश्च हिमाद्रिजाया गुणान् समग्रान् यदि वेद वेदः।
धन्वन्तरिर्यत्र तरिर्न देवो भवे भवेद् भूरिभवो भवोऽपि।। (उपजाति छन्द)

गुणान्तराणि ग्रन्थान्तरतोऽवधेयानि।

हिमाद्रिजा (हिमालय पर उत्पन्न हरीतकी) व हिमाद्रिजा (हिमालय की पुत्री पार्वती) के अपार गुणों को पूर्णरूप

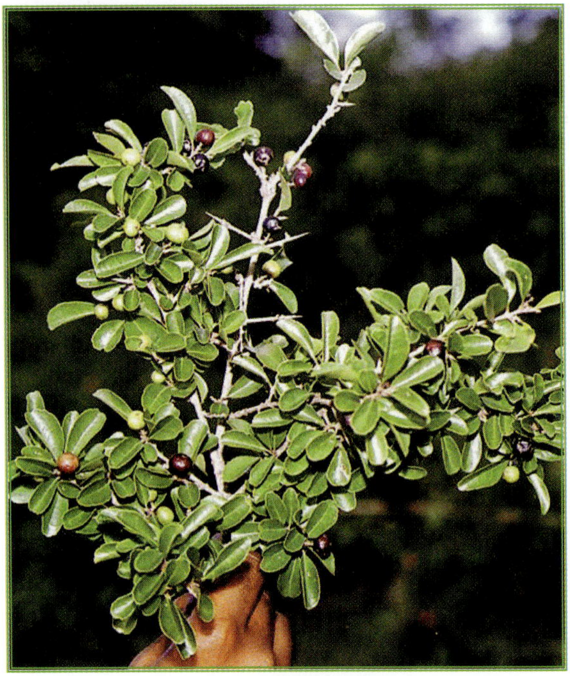

विकंकत

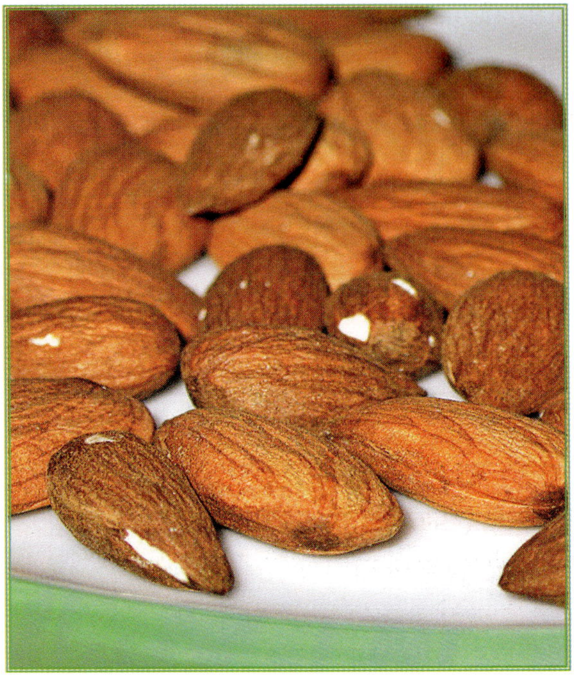

बादाम

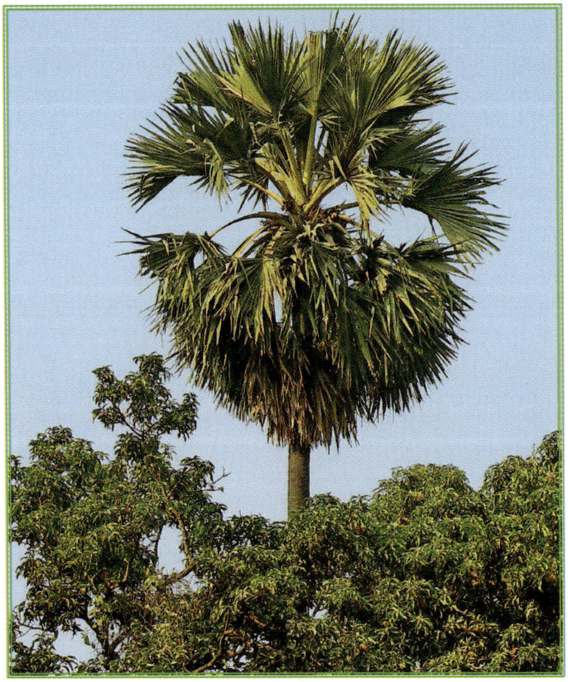

ताड़

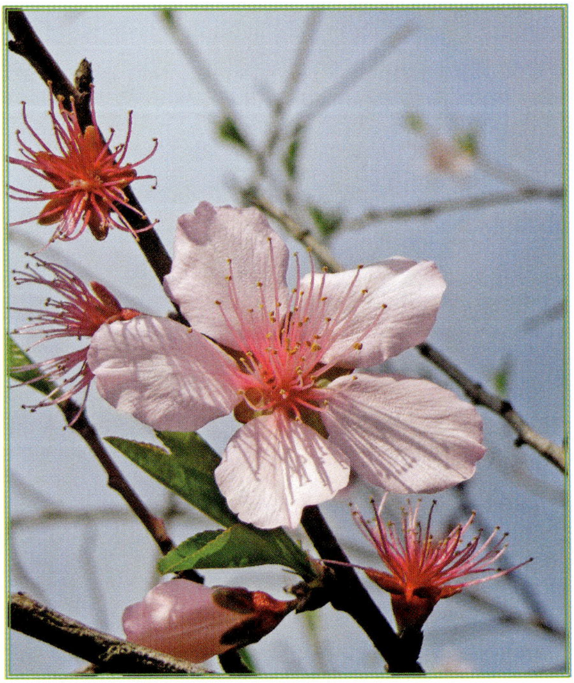

बादाम के पुष्प

से वेद भी शायद ही जान पाए, यदि इस के लिए धन्वन्तरि तरि (नौका) न बने और भूरिभव (अमित ऐश्वर्य वाले) भव (भगवान् शंकर) तरि (नौका) न बने। भाव यह है कि इन दोनों के अपार गुणों को जानने के लिए वैद्य व भक्तों को धन्वन्तरि एवं भगवान् शंकर की ही शरण में जाना पड़ता है।

।। इति हरीतकीप्रकरणम्।।

अक्षं कषायं मधुरं पाके पित्तकफापहम्।
उष्णवीर्यं हिमस्पर्शं केश्यं वैस्वर्यजन्तुजित्।।
चक्षुष्यं भेदनं रूक्षं लघु कासविनाशनम्।
अक्षमज्जा मदकरः कफमारुतनाशनः।। व्याहडे। (कै.नि.-१.२४३-४४)

अक्ष (बहेड़ा) कषाय रस वाला होता है, परन्तु पाक में मधुर होता है। यह पित्तकफ-नाशक, उष्णवीर्य, हिमस्पर्श (स्पर्श करने में शीतल), केश्य (केशों के लिए हितकारी), वैस्वर्य (स्वर की विकृति, गला बैठना आदि रोग) को दूर करने वाला तथा कृमिनाशक होता है। यह नेत्रहितकारी, भेदन, रूक्ष, लघु व खाँसी को दूर करने वाला होता है। बहेड़े की मज्जा (गिरी) मदकर (नशाकारक) और कफवातहर होती है।

आक्षोटकं सरं स्निग्धं मधुरं रसपाकयोः।
गुरूष्णं बृंहणं वृष्यं बल्यं विष्टम्भि रोचनम्।
हृद्यं क्षयास्रपवनदाहघ्नं कफपित्तलम्।। अकरोटें। (कै.नि.-१.३७५-७६)

आक्षोटक (अखरोट) सर (दस्तावर), स्निग्ध, रस व पाक में मधुर होता है। यह गुरु, उष्ण, बृंहण, वृष्य, बल्य, कब्ज करने वाला व रुचिकर होता है। यह हृदय को प्रिय, क्षय, रक्तवात, दाह का निवारक एवं कफपित्त-वर्धक होता है।

वाताम[१] उष्णस्सुस्निग्धो वातघ्नश्शुक्रकृद् गुरुः।
वाताममज्जा मधुरो वृष्यः पित्तानिलापहः।।
स्निग्धोऽम्लकफकृच्चेष्टो रक्तपित्तविकारिणाम्। **वदाम।** (भा.प्र.नि.-६.१२४)

वाताम (बादाम) उष्ण, सुस्निग्ध, वातनाशक, शुक्रवर्धक व गुरु होता है। वाताम की मज्जा मधुर, वृष्य व पित्तवात का नाश करने वाली होती है। यह स्निग्ध, अम्ल व कफकारक होती है तथा रक्तपित्त विकार वालों के लिए इष्ट मानी गई है।

१. *यह पद्य भावप्रकाश-निघण्टु से उद्धृत है , परन्तु मुद्रित भावप्रकाश-निघण्टु में 'वाताद' पाठ है , जबकि यहाँ 'वाताम' पाठ है। इन दोनों में कौन-सा मूल पाठ है और कौन-सा आगन्तुक पाठ, यह विचारणीय है। हमारे विचार से 'वाताम' मूल पाठ होना चाहिए, क्योंकि भाषा में प्रचलित 'बादाम' शब्द इसी के निकट है।*

सेवं समीरपित्तघ्नं बृंहणं कफकृद् गुरु।
रसे पाके च मधुरं शिशिरं रुचिशुक्रकृत्।। सेव। (भा.प्र.नि.-७.१२५)

सेव का फल वातपित्तनाशक,बृंहण, कफकारक व गुरु होता है। यह पाक व रस में मधुर, शीतल, रुचिकारक व शुक्रवर्धक होता है।

फलं तालस्य मधुरं गुरु स्निग्धं हिमं सरम्[१]।
विष्टम्भि बृंहणं वृष्यं तर्पणं कफमांसकृत्।। (कै.नि.-१.४७४)

सरं विष्टम्भीति विशेषणद्वयं संग्रहणीकरत्वं बोधयति।

ताल (ताड़) का फल मधुर, गुरु, स्निग्ध, शीतल व सर होता है। यह (विष्टम्भी) कब्ज करने वाला, बृंहण, वृष्य, तर्पण तथा कफ व मांस को बढ़ाने वाला होता है। यहाँ सर और विष्टम्भी इन दो परस्पर विरोधी गुणों से सूचित होता है कि यह संग्रहणी-जनक है।

'बीजं स्वादु रसे पाके मूत्रलं वातपित्तजित्'।। (कै.नि.-१.४७५)
पक्वं तालफलं पित्त-श्लेष्मरक्तविवर्धनम्।
दुर्जरं बहुमूत्रं च तन्द्राभिष्यन्दशुक्रलम्।।
तालमज्जा तु तरुणः किञ्चिन्मदकरो लघुः।
श्लेष्मलो वातपित्तघ्नः सस्नेहमधुरस्सरः।। (कै.नि.-१.४७६-७७)
तालजं तरुणतोयमतीव प्राणिनां मदविकारकरं तु। (स्वागता छन्द)
अम्लभावमुपयाति यदा तत् पित्तकृत्पवनदोषहरं च।। तालगुणाः। (कै.नि.-१.४७८)

इसका बीज रस व पाक में मधुर, बहुमूत्रकारी तथा वातपित्तहर होता है। पका हुआ ताल का फल पित्त व कफरक्त को बढ़ाने वाला होता है। यह दुर्जर,बहुमूत्रकर, तन्द्राजनक, अभिष्यन्दी तथा शुक्रवर्धक होता है।

तरुण अवस्था वाले ताल की ताजा मज्जा (गिरी) कुछ मदकारक, लघु व कफवर्धक होती है। यह वातपित्तनाशक, सस्नेह (चिकनाई युक्त), मधुर व सर होती है। ताल का ताजा पानी प्राणियों में अतीव मदजनक (नशा करने वाला) कहा गया है। यह खट्टा हो जाने पर पित्तवर्धक व वातहर बन जाता है। *यहाँ विद्यमान ताल-विषयक सभी पद्य किञ्चित् परिवर्त्तन के साथ भावप्रकाश-निघण्टु , आम्रवर्ग-(५३-५५) में भी उपलब्ध हैं।*

सीताफलं सुमधुरं शीतलं पित्तनाशनम्।
सुपक्वं रुचिकृद्वान्ते हितं न कफकृत्परम्।। सीताफलम्।

सीताफल सुमधुर, शीतल व पित्तनाशक होता है। सुपक्व सीताफल रुचिकारक व वमन में हितकर होता है। यह मधुर होने से कफकारक तो होता है पर अति कफकारक नहीं होता है।

---

१. *यहाँ प्रथम पंक्ति किञ्चित् परिवर्त्तन के साथ कैयदेव-निघण्टु से ली है।*

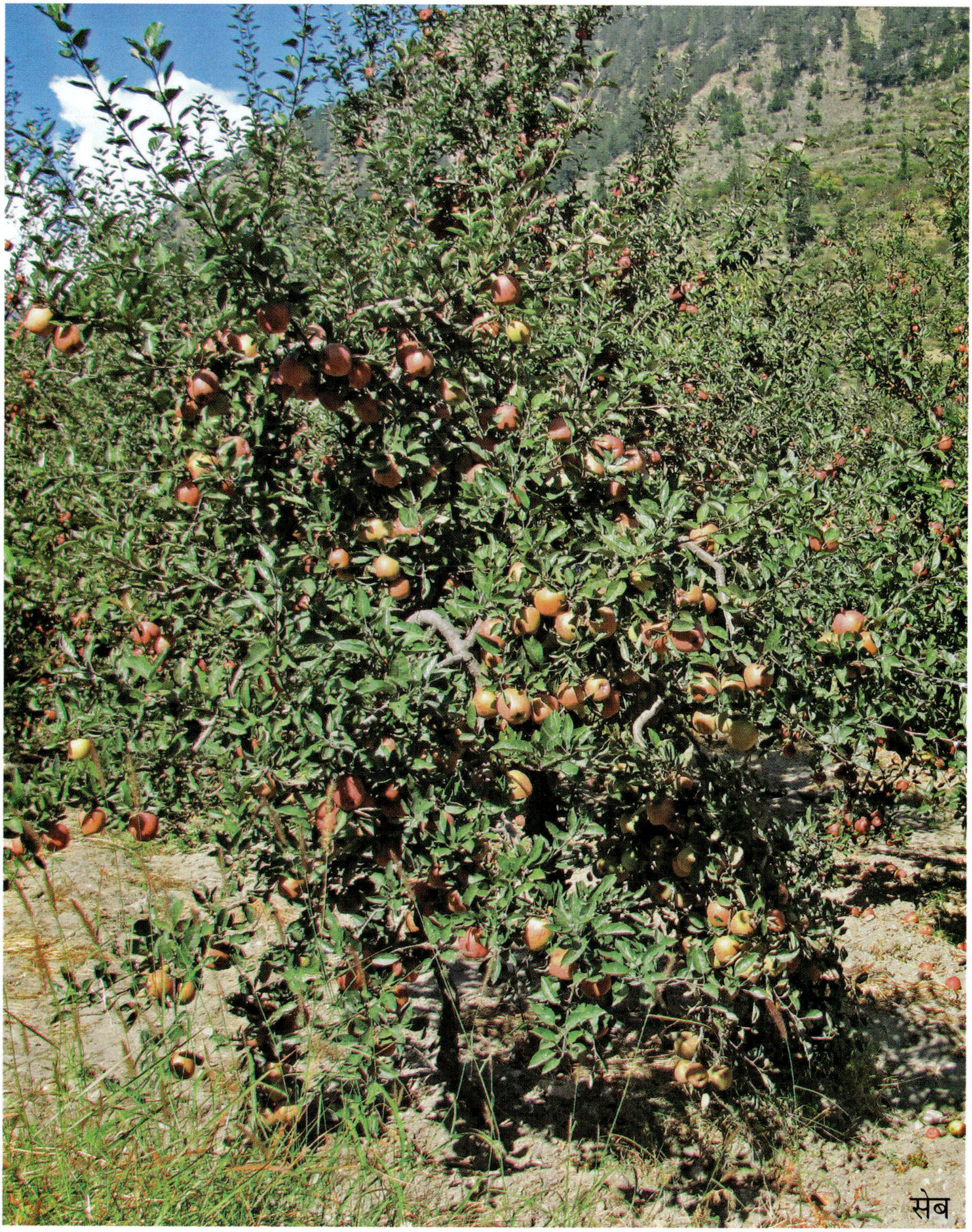

सेब

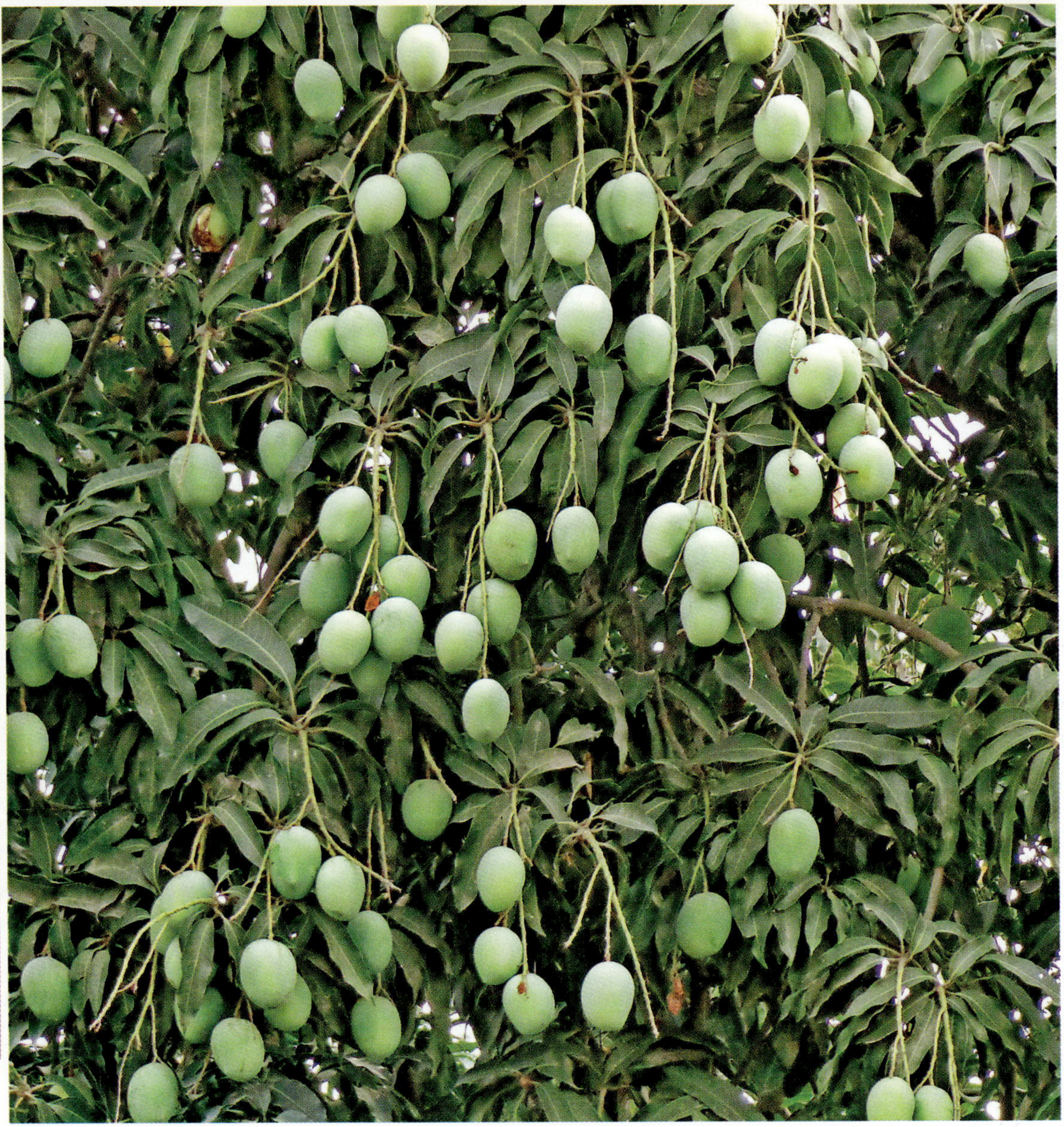

Botanical name » *Mangifera indica* Linn.
Family » Anacardiaceae **English name »** Mango
Sanskrit name » आम्रम्
Hindi name » आम

अथाम्रप्रकरणम्

आम्रः कषायाम्लरसः सुगन्धिः कण्ठामयघ्नोऽग्निकरश्च बालः। (उपजाति छन्द)
पित्तप्रकोपानिलरक्त-दोषप्रदः कटुत्वादरुचिप्रदश्च ।। वालाम्बा। (रा.नि.-११.१२)

कच्चा आम कषाय व अम्ल रस वाला, सुगन्धित, कण्ठरोग-नाशक एवं क्षुधा-वर्धक होता है। यह पित्तप्रकोप-कारक, वात व रक्तदोष को बढ़ाने वाला तथा कटु होने से अरुचिप्रद होता है।

अपिच– **बालं पित्तानिलकफकरं तच्च बद्धास्थि तादृक्**
पक्वं दोषत्रितयशमनं सुष्ठु पुष्टिप्रदं च। (मन्दाक्रान्ता छन्द)
दत्ते धातुप्रचयमधिकं तर्पणं कान्तिकारि
ख्यातं तृष्णाप्रशमनमथो साहकारं फलं स्यात्।। (रा.नि.-११.१३)
ते च त्रिविधाः। राजाम्र-महाराजाम्र-रसालाम्रभेदात्।

कच्चे आम के विषय में और भी कहा गया है- कच्चा आम पित्त, वात व कफ का जनक होता है, गुठली पड़ने पर भी यह उक्त गुणों वाला ही होता है। पकने पर आम त्रिदोष-शामक, सम्यक् पुष्टिप्रद होता है। यह अति धातुवर्धक (रस, रक्तादि धातुओं को विशेष रूप से बढ़ाने वाला), तर्पण व कान्तिकारक होता है। आम्रफल तृष्णाशामक (प्यास को शान्त करने वाले के) रूप में प्रसिद्ध है।

राजाम्र, महाराजाम्र व रसालाम्र भेद से (राजनिघण्टु में) आम तीन प्रकार के कहे गये हैं-

राजाम्राः कोमलास्सर्वे कट्वम्लाः पित्तदाहकाः।
सुपक्वाः स्वादु-माधुर्याः पुष्टि-वीर्य-बलप्रदाः।।
तत्राम्रेषु त्रिषु प्रोक्तं साम्यमेव रसोच्चयात्।
गुणाधिक्यं तु विज्ञेयं पर्यायादुत्तरोत्तरम्।। (रा.नि.-११.२०-२१)

सभी राजाम्र कोमल, कट्वम्ल, व पित्तदाह को करने वाले होते हैं। अच्छे प्रकार से पकने पर ये स्वादिष्ठ एवं मधुर हो जाते हैं तथा पुष्टि, वीर्य व बल बढ़ाते हैं। उपर्युक्त तीनों प्रकार के आम्र फलों में सामान्यत: एक जैसे गुण होते हैं; परन्तु तीनों में क्रमश: रस की मात्रा अधिक होने से उत्तरोत्तर उन्हीं गुणों की अधिकता जाननी चाहिए।

किञ्च– **बालं राजफलं कफास्रपवनश्वासार्त्तिपित्तप्रदं**
मध्यं तादृशमेव दोषबहुलं भूयः कषायाम्लकम्।
पक्वं चेन्मधुरं त्रिदोषशमनं तृष्णाविदाहश्रम- (शार्दूलविक्रीडित छन्द)
श्वासारोचकमोचकं गुरु हिमं वृष्यं च चूताह्वयम्।। (रा.नि.-११.२२)

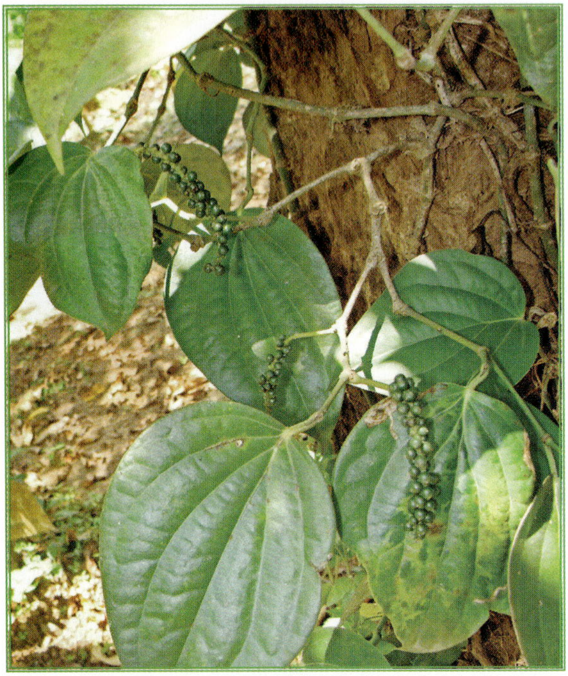
मरिच

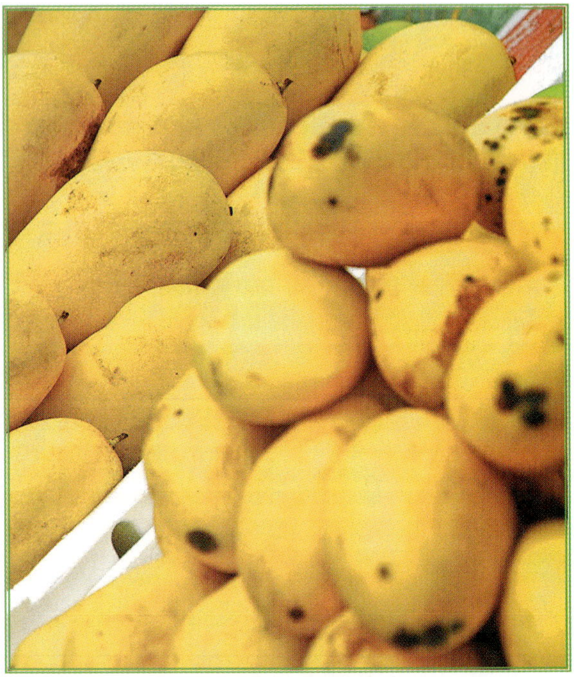
पका आम

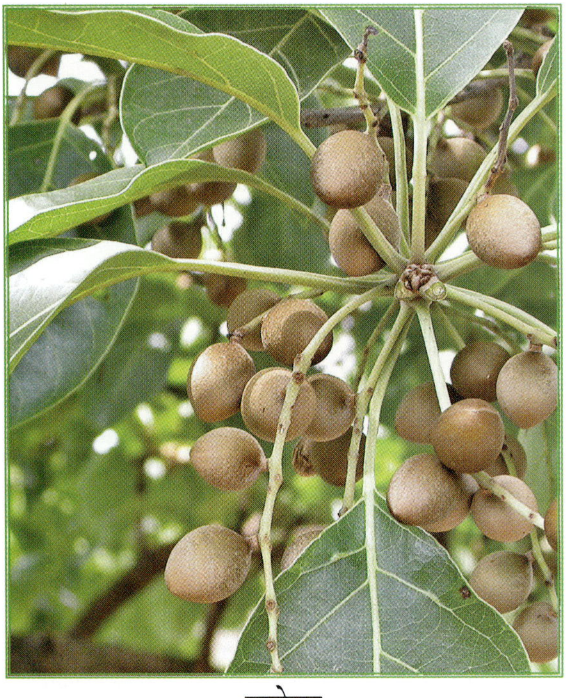
बहेड़ा

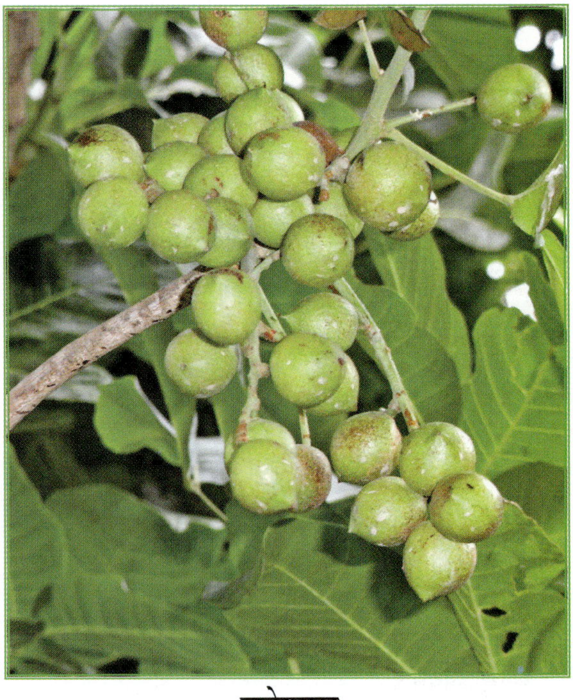
कोशाम्र

कच्चा राजफल (आम) कफजनक, रक्तवातवर्धक, श्वासरोगकारक व अति पित्तवर्धक होता है। यह अधपका भी उसी प्रकार दोषबहुल होता है तथा कच्चे आम से कुछ अधिक कषायाम्ल होता है। पकने पर यह मधुर, त्रिदोषशामक व तृष्णा, विदाह, थकान, श्वासरोग तथा अरुचि का नाशक होता है। पकने पर माधुर्य के कारण यह गुरु, शीतल व वृष्य हो जाता है।

आम्रत्वचा कषाया च मूलं सौगन्धि तादृशम्।
रुच्यं संग्राहि शिशिरं पुष्पं तु रुचिदीपनम्।। (रा.नि.-११.२३)

आम का छिल्का कषाय तथा मूल कषाय एवं सुगन्धित होता है। ये दोनों रुचिकर, संग्राही तथा शीतल होते हैं। आम का फूल रुचिकर व दीपन होता है।

अतिसारहरं पित्तप्रमेहकफनुत् परम्।
असृग्दुष्टिहरं शीतं रुचिकृद् ग्राहि वातलम्[१]।। (भा.प्र.नि.-७.२)

आम का फूल अतिसार को दूर करने वाला तथा पित्त, प्रमेह व कफ का परम नाशक होता है। यह असृग्दुष्टिहर (रक्तविकार को दूर करने वाला), शीतल, रुचिकर, ग्राही व वातवर्धक होता है।

आम्रमामं त्वचाहीनमातपेऽतीव शोषितम्।
अम्लं स्वादु कषायं स्याद् भेदनं कफवातजित्।। (भा.प्र.नि.-७.४)

छिल्का उतारकर धूप में सुखाया हुआ कच्चा आम अम्ल, स्वादु, कषाय, भेदन एवं कफवात-नाशक होता है।

पक्वं तु मधुरं वृष्यं स्निग्धं बलसुखप्रदम्।
गुरु वातहरं हृद्यं वर्ण्यं शीतमपित्तलम्[२]।। (भा.प्र.नि.-७.५)

पका हुआ आम मधुर, वृष्य, स्निग्ध, सुखद व बलप्रद होता है। यह गुरु, वातहर, हृद्य, रंग निखारने वाला व शीतल होता है तथा पित्त नहीं बढ़ाता है।

कषायानुरसं वह्निश्लेष्मशुक्रविवर्धनम्।
तदेव वृक्षसम्पक्वं गुरु वातहरं परम्।
मधुराम्लरसं किञ्चिद् भवेत्पित्तप्रकोपनम्।। (भा.प्र.नि.-७.६)

---

१. 'वातलम्' इति भावप्रकाशमनुसृत्य शोधितः पाठः, हस्तलेखे तु 'शीतलम्' इति लभ्यते। यह पद्य किञ्चित् परिवर्त्तन के साथ भावप्रकाशनिघण्टु से लिया गया है। ऊपर के श्लोक में पुष्प का प्रकरण है , अतः ग्रन्थकार ने भावप्रकाश के इस पद्य में 'आम्रपुष्पम्' शब्द को हटाकर प्रकारान्तर से विन्यास किया है।

२. बलसुखप्रदम् इति भावप्रकाशानुसारितया शोधितः पाठः, अत्र हस्तलेखेषु उपलब्धपाठस्तु गुरु बलप्रदम् इति, स चाग्राह्यः, उत्तरार्द्धे गुरुशब्दोपस्थितेः पुनरुक्त्यापत्तेः।

पेड़ पर पका आम कुछ कषायानुरस (सेवन करने के उपरान्त कसैला लगने वाला), जठराग्नि, कफ व शुक्र को बढ़ाने वाला होता है। यही पेड़ पर पका हुआ यदि मधुराम्ल (खटमिट्ठा) हो तो, कुछ पित्तप्रकोप करने वाला होता है।

आम्रं कृत्रिमपक्वं यत् तद्भवेत्पित्तनाशनम्।
रसस्याम्लस्य हानेश्च माधुर्याच्च विशेषतः।। (भा.प्र.नि.-७.७)

घास या भूसे आदि में दबाकर कृत्रिमरूप से पकाया हुआ आम पित्तनाशक होता है, क्योंकि इसमें अम्लता कम हो जाती है व मधुरता विशेष रूप से बढ़ जाती है।

चूषितं तत्परं रुच्यं बलवीर्यकरं लघु। (भा.प्र.नि.-७.८)
शीतलं शीघ्रपाकि स्याद् वातपित्तहरं परम्।। ('सरम्' इति भावप्रकाशानुसारी पाठः)

चूसकर सेवन किया हुआ आम परम रुचिकर, बलवीर्य-वर्धक, लघु, शीतल व शीघ्रपाकी (शीघ्र पचने वाला) होता है एवं विशेष रूप से वातपित्तहर माना जाता है।भावप्रकाश में ' परम्' के स्थान पर 'सरम्' पाठ है। यही उचित है, क्योंकि आम का 'सर' गुण अनुभवसिद्ध है।

तद्रसो गालितो बल्यो गुरुर्वातहरस्सरः।
अहृद्यस्तर्पणोऽतीव बृंहणः कफवर्धनः।। (भा.प्र.नि.-७.९)

वस्त्रादि से छानकर तैयार किया हुआ **आम का रस** बल्य, गुरु तथा वातहर व सर (मलसारक) होता है। यह अहृद्य, तर्पण, अति बृंहण व कफवर्धक होता है। यहाँ वस्त्रगालित आम्ररस को अहृद्य (हृदय के लिए हानिकारक) बताने के पीछे इसका कफवर्धक होना ही कारण प्रतीत होता है। कफवर्धक होने से यह खून को गाढा कर हृदयरोग का कारण बन सकता है। सुश्रुत-सूत्रस्थान- ४६.१५३ में पके आम को हृद्य बताया है। इसी प्रकार 'सहकाररसो हृद्यः' (धन्वन्तरिनिघण्टु-५.७, कैयदेवनिघण्टु-१.३४२) ऐसा कहते हुए निघण्टुकारों ने आम्ररस को हृद्य माना है।

तस्य खण्डं गुरु परं रोचनं चिरपाकि च।
मधुरं बृंहणं बल्यं शीतलं वातनाशनम्।। (भा.प्र.नि.-७.१०)

उसी (कृत्रिम पक्व आम) को खण्ड-खण्ड बनाकर खाया जाय तो वह गुरु, परम रोचन व चिरपाकी (देर से पचने वाला) होता है तथा मधुर, बृंहण, बल्य, शीतल व वातनाशक होता है।

तथा– **वातपित्तहरं रुच्यं बृंहणं बलवर्धनम्।**
वृष्यं वर्णकरं स्वादु दुग्धयुग्गुरु शीतलम्।। (भा.प्र.नि.-७.११)

दूध के साथ सेवित आम वातपित्त-नाशक, रुचिकर, बृंहण व बलवर्धक होता है। यह वृष्य, वर्ण्य (रंग निखारने वाला), स्वादु, गुरु व शीतल होता है।

मन्दानलत्वं विषमज्वरं च रक्तामयं बद्धगुदोदरं च। (उपजाति छन्द)
आम्रातियोगो नयनामयं च करोति तस्मादति तानि नाद्यात्।। (भा.प्र.नि.-७.१२)

आम के अति सेवन से जठराग्नि की मन्दता, विषमज्वर, रक्तरोग, बद्धगुदोदर (अत्यन्त मलावरोध), उदररोग व नेत्ररोग हो जाते हैं। अतः इसका अति सेवन नहीं करना चाहिए।

पक्वस्य सहकारस्य कटविस्तारितो रसः।
घर्मशुष्को मुहुर्दत्त आम्रातक इति स्मृतः।।
आम्रावर्त्तस्तृषाच्छर्दिवातपित्तहरस्स्मृतः।
रुच्यस्सूर्यांशुभिः पाकाल्लघुश्च स हि कीर्त्तितः।। आम्रपोली। (भा.प्र.नि.-७.१५-१६)

पके हुए आम का चटाई पर फैलाया हुआ गाढ़ा रस, जो बार-बार धूप में सुखाने से घनीभूत हो जाय, वह आम्रातक /आम्रावर्त्त (अमावट) कहलाता है। आम्रावर्त्त (अमावट) तृषा, वमन व वात-पित्त का शमन करने वाला कहा गया है। सूर्य के ताप से इसका पाक होने से यह रुचिकर व लघु माना गया है।

आम्रबीजं कषायं स्याल्लघ्वतीसारनाशनम्।
ईषदम्लं च मधुरं तथा हृदयदाहनुत्।।
आम्रस्य पल्लवं रुच्यं कफपित्तविनाशनम्। (भा.प्र.नि.-७.१७-१८)

आम का बीज (गुठली) कषाय, लघु व अतिसार का नाश करने वाला होता है। यह कुछ अम्ल, मधुर व हृदय की जलन को दूर करने वाला होता है। आम का पत्ता रुचिकर तथा कफपित्तनाशक होता है।

सन्तर्पणो यः सकलेन्द्रियाणां बलप्रदो वृष्यतमश्च हृद्यः। (उपजाति छन्द)
स्त्रीषु प्रहर्षं प्रचुरं ददाति फलाधिराजः सहकार एव।। (सु.नि.-१७.२३)

जो सकल इन्द्रियों का सन्तर्पण करने वाला, बलप्रद, अति वृष्य, हृद्य एवं प्रचुर कामशक्ति-वर्धक होता है, वह सहकार (आम) ही वस्तुतः फलों का राजा है।

।। इत्याम्रप्रकरणम्।।

कोशाम्रमम्लमनिलापहरं कफार्त्ति-पित्तप्रदं गुरु विदाहि विशोफकारि। (वसन्ततिलका)
पक्वं भवेन्मधुरमीषदपारमम्लं पट्वादियुक् च रुचिदीपनपुष्टिबल्यम्[१]।। कोशाम्र, आबसोल।
(रा.नि.-११.१५)

१. इस पद्य के चतुर्थ चरण के आरम्भ में 'कण्डूतियुक् च' ऐसा पाठ हस्तलिखित ग्रन्थ में मिलता है, यह असंगत है। इसके स्थान पर मुद्रित राजनिघण्टु में 'पट्वादियुक्त' पाठ मिलता है। इसमें भी वाक्यरचनागत त्रुटि है, जिससे सम्यक् अर्थसंगति नहीं हो पाती है। अतः हमने 'पट्वादियुक् च' ऐसा शोधित पाठ स्वीकार किया है।

कोशाम्र (कोशम्भ) अम्ल, वातनाशक, कफरोग-कारक व पित्तवर्धक होता है। यह गुरु, विदाही एवं सूजन करने वाला होता है। पका हुआ कोशाम्र थोड़ा मधुर पर अत्यधिक अम्ल होता है। पटु (लवण) आदि रोचन द्रव्यों के साथ सेवन करने पर यह रुचिकर, दीपन, पुष्टिकर व बलवर्धक होता है।

पिण्डारं शीतलं बल्यं पित्तघ्नं रुचिकारकम्।
पाके लघु विशेषेण विषशान्तिकरं स्मृतम्।। पिण्डारें। (भा.प्र.नि.-१०.८५)

पिण्डार फल शीतल, बल्य, पित्तनाशक तथा रुचिकर होता है। यह पाक में लघु तथा विशेष रूप से विष का शमन करने वाला माना जाता है।

वातकुम्भफलं ग्राहि कफवातप्रकोपनुत्।
तदेव पक्वं मधुरं पित्तघ्नं रोचनं गुरु।। पोपया।

वातकुम्भफल (पपीता) ग्राही तथा कफवात के प्रकोप को दूर करने वाला होता है। यह पकने पर मधुर, पित्तनाशक, रोचक व गुरु होता है। इस पद्य में द्वितीय चरण के अन्त में '-नुत्' के स्थान पर '-नम्' पाठ उपलब्ध होता है, जो गुणों की दृष्टि से अनुचित है। अत: यहाँ औचित्यानुरोध से पाठशोधन किया गया है।

अथ साधारण्येन फलगुणाः –

फलेषु परिपक्वं यद् गुणवत्तदुदाहृतम्।
बिल्वादन्यत्र विज्ञेयमामं तद्धि गुणाधिकम्।। (भा.प्र.नि.-७.१५१)
'फलतुल्यगुणं सर्वं मज्जानमपि निर्दिशेत्'। (भा.प्र.नि.-७.१५२)
फलं हिमादिदुर्वातव्यालकीटादिदूषितम्।।
अकालजं कुभूजं च पाकातीतं न भक्षयेत्।। (भा.प्र.नि.-७.१५३)

अब साधारण रूप से फलों के गुण बताते हैं- फलों में जो पका हुआ हो, वही श्रेष्ठ कहा गया है। यह बात बिल्वफल को छोड़कर समझनी चाहिए, क्योंकि बिल्व फल कच्चा ही अधिक गुणों वाला होता है। जिस फल के जो गुण होते हैं, वही उसकी मज्जा (गिरी) के भी समझने चाहिए।

जो फल हिमपात आदि से अथवा दुर्वात (आँधी) आदि से दूषित हो तथा सर्प, कीटादि से दूषित हो, उसका सेवन नहीं करना चाहिए। इसी प्रकार अकालज (बिना मौसम के पैदा हुए), निन्दित भूमि पर उत्पन्न तथा पाकातीत (पकने के बाद बहुत समय तक रखे, बासी, गले-सड़े) फल का भी सेवन नहीं करना चाहिए।

।। इति फलवर्गः।।

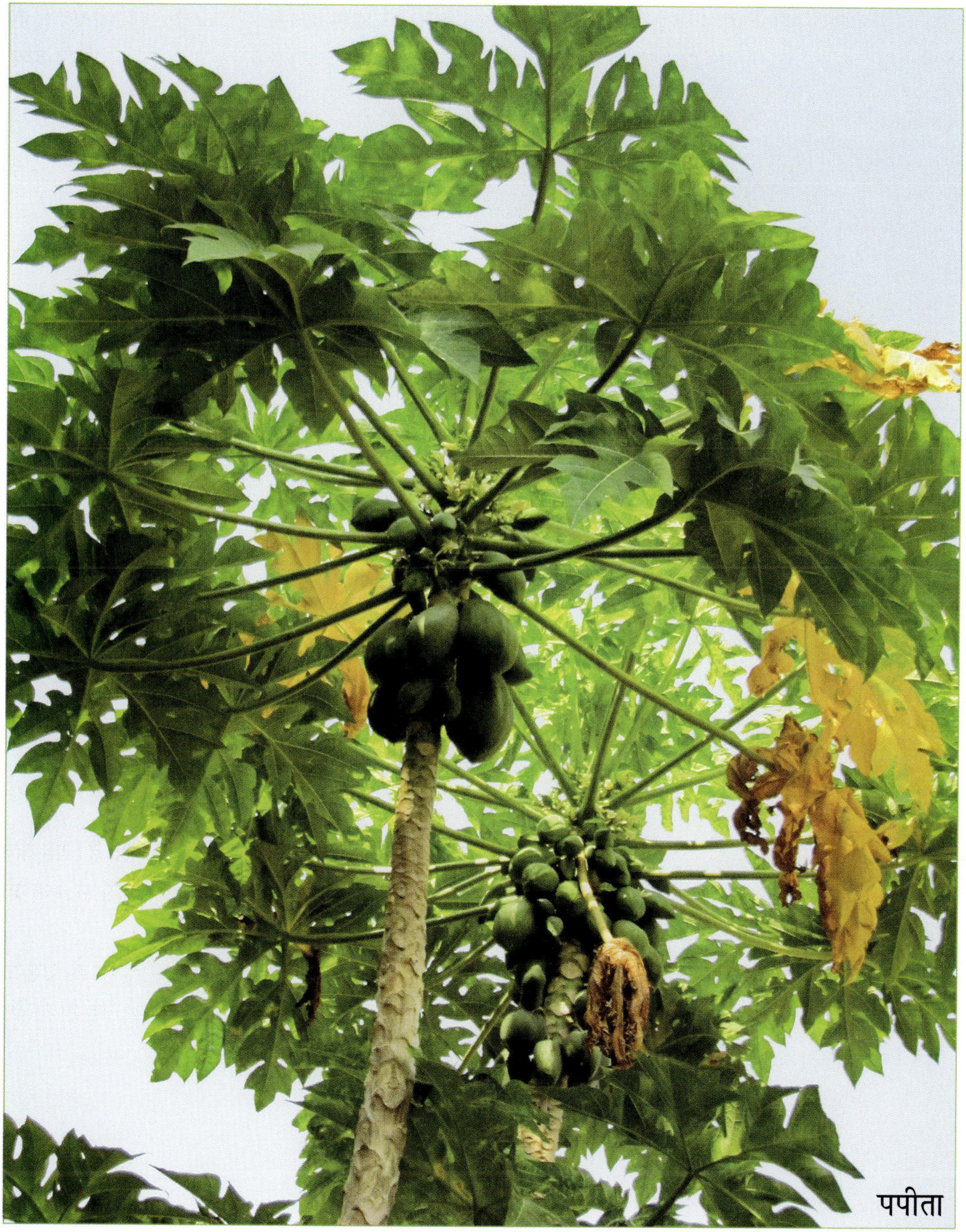

पपीता

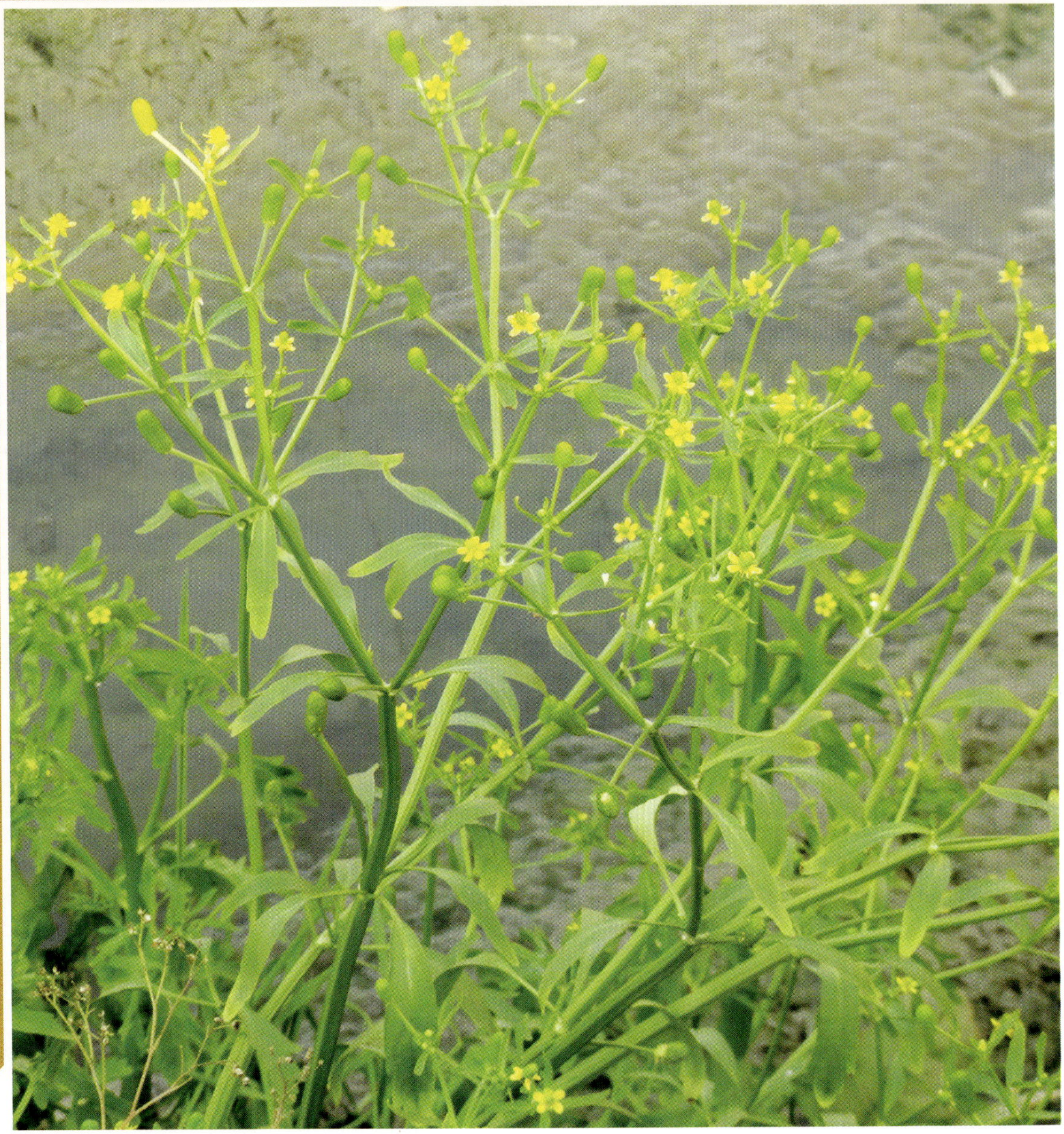

Botanical name » *Ranunculus sceleratos* Linn.
Family » Rununculaceae
English name » Celery leaved crow foot
Sanskrit name » काण्डीर
Hindi name » जलधनिया

अथ काण्डीरः

अथ काण्डीरः (नाल या तने का शाक)

काण्डीरः कटुतिक्तोष्णः सरो दृष्टिव्रणार्त्तिनुत्।
लूत-गुल्मोदर-प्लीह-शूल-मन्दाग्नि-नाशनः।। काण्डवेलि। (रा.नि.-३.१४४)

काण्डीर का शाक कटु, तिक्त-उष्ण, सर (दस्तावर) तथा नेत्रव्रण व घावों को दूर करने वाला होता है। यह लूत (लिङ्गलूत नामक रोग), गुल्म, उदररोग, प्लीहा, शूल व मन्दाग्नि को नष्ट करने वाला होता है।

रुच्यं रूक्षं ग्राहि वृष्यं वातलं वह्निसादनम्।
ईषत्कषायं स्वाद्वस्रपित्तप्रदरमेहजित्।।
प्रोक्तं रम्भागर्भकाण्डं श्लेष्मलं वह्निसादनम्। बालदण्ड।

कदलीगर्भकाण्ड (केले के तने के अन्दर वाला दण्ड) का शाक रुचिकर, रूक्ष, ग्राही, वृष्य, वातवर्धक तथा जठराग्नि को मन्द करने वाला होता है। यह कुछ कषाय व मधुर होता है तथा रक्तपित्त, प्रदर एवं प्रमेह को दूर करने वाला होता है। यह कफवर्धक तथा मन्दाग्निकारक होता है।

तीक्ष्णोष्णं सार्षपं नालं वातश्लेष्मव्रणापहम्।
कटु कृमिहरं कण्डूकुष्ठघ्नं रुचिकारकम्।। सर्षपनाल। (भा.प्र.नि.-७.९०)

सरसों के नाल का शाक तीक्ष्ण, उष्ण, वात, कफ व व्रण को नष्ट करने वाला होता है। यह कटु, कृमिहर, खुजली व कुष्ठ को दूर करने वाला एवं रुचिकारक होता है।

भृङ्गच्छल्ली कटूष्णा च तिक्ता रोचनदीपनी। भोवरसालि। (रा.नि.-७.४७)

भृङ्गच्छल्ली (भ्रमरछल्ली) कटु (चरपरी), तिक्त (कड़वी), उष्ण व रोचन-दीपन (रुचिकारक व जठराग्नि-वर्धक) होती है।

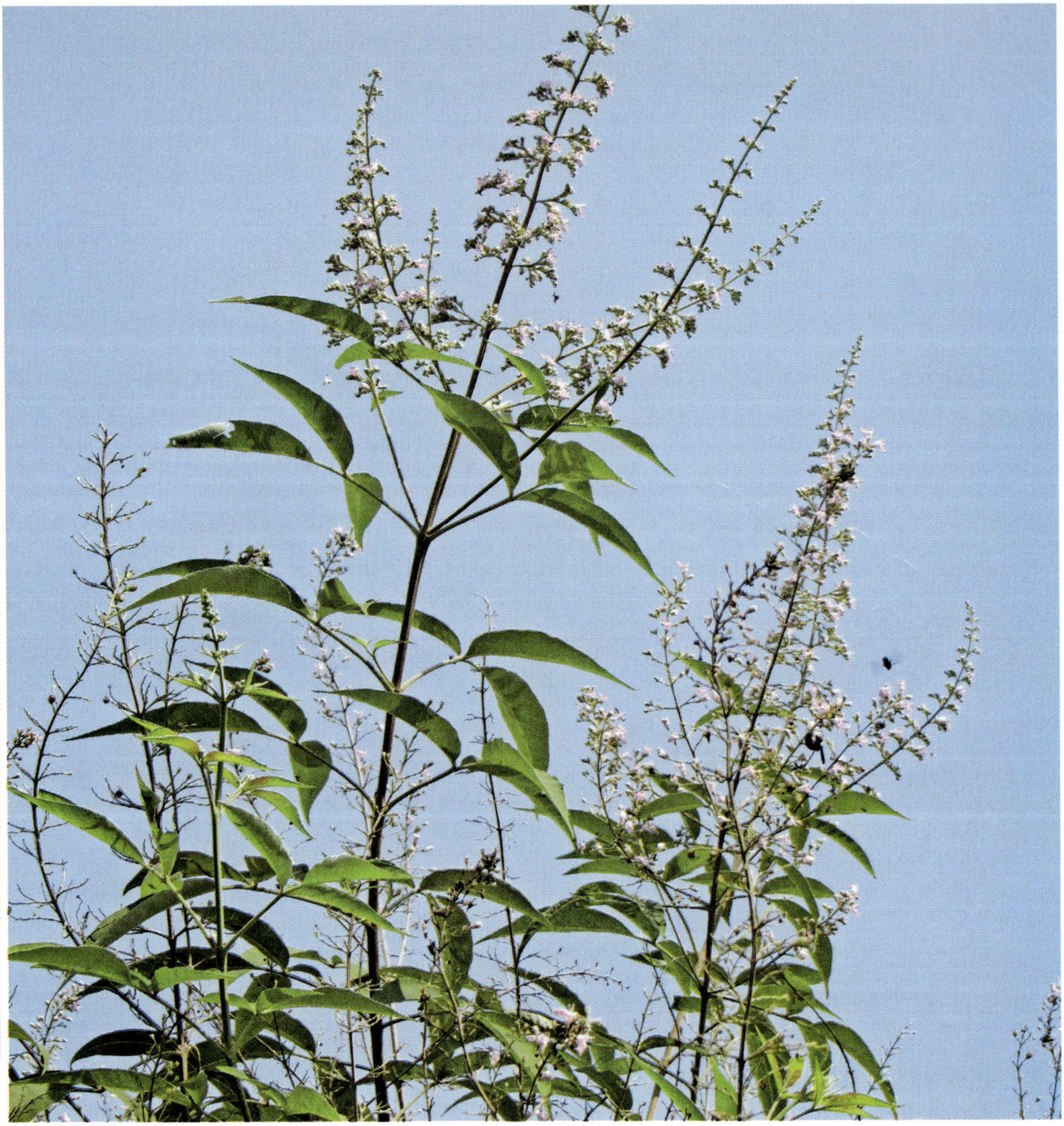

Botanical name » *Vitex negundo* Linn.
Family » Verbenaceae
English name » Five leaved chaste tree
Sanskrit name » निर्गुण्डी
Hindi name » सम्भालू

अथ पुष्पाणि

निहन्याद् बिल्वजं पुष्पमतीसारं तृषां वमिम्। बिल्वपुष्पम्।

बिल्व का फूल अतिसार, प्यास और वमन को नष्ट करता है।

श्रीपर्णीकुसुमं शीतं तिक्तं संग्राहि वातलम्।
कषायं मधुरं पाके पित्तास्रासृग्दरापहम्।। श्रीपर्णीपुष्पम्।

श्रीपर्णी (गम्भारी) का फूल शीतल, तिक्त (कड़वा), संग्राही व वातवर्धक होता है। यह पाक में कषाय व मधुर होता है तथा रक्तपित्त, असृग्दर (रक्तप्रदर) रोग का नाश करता है।

पाटलाकुसुमं हृद्यं कषायमधुरं हिमम्।
हिध्माकफातिसारघ्नं शोषघ्नं वारिवासनम्।। पाटलीपुष्पें।

पाटल (गुलाब) का फूल हृद्य, कषाय-मधुर व शीतल होता है। यह हिध्मा, कफ, अतिसार व क्षयरोग का नाशक तथा जल को सुगन्धित करने वाला होता है।

निर्गुण्डिपुष्पं तिक्तोष्णं कृमिवातकफापहम्।
गुल्मप्लीहारुचिं कुष्ठं कण्डूं शोफं जयेत्कटु।। निर्गुण्डीपुष्पें। (कै.नि.-१.१३०)

निर्गुण्डी (संभालू) का फूल तिक्त (कड़वा), कटु (चरपरा) व उष्ण होता है। यह कृमि, वात व कफ का नाशक एवं गुल्म, प्लीहा, अरुचि, कुष्ठ, खुजली व सूजन का निवारक होता है।

पुष्पमाखुविषं हन्यात् कपित्थस्य विशेषतः। कावठफूल। (कै.नि.-१.४१८)

कपित्थ (कैंथ) का फूल विशेष रूप से आखुविष (चूहे के जहर) को नष्ट करता है।

माधूकं मधुरं शीतमहृद्यं बृंहणं गुरु।। माधूकपुष्प। (कै.नि.-१.४५८)

मधूक (महुए) का फूल शीतल, मधुर, अहृद्य, बृंहण तथा गुरु होता है। यह वचन कुछ परिवर्त्तन के साथ कैयदेव-निघण्टु से लिया है। वहाँ उपलब्ध **'तत्पुष्पं मधुरं'** के स्थान पर ग्रन्थकार ने **'माधूकं मधुरं'** पाठ दिया है।

शाल्मलीपुष्पशाकं तु घृतसैन्धवसाधितम्।
प्रदरं नाशयत्याशु दुस्साध्यं च न संशयः।।
रसे पाके च मधुरं कषायं शीतलं गुरु।
कफपित्तास्रजिद् ग्राहि वातलं च प्रकीर्त्तितम्।। शाल्मलीपुष्प। (भा.प्र.नि.-७.५१-५२)

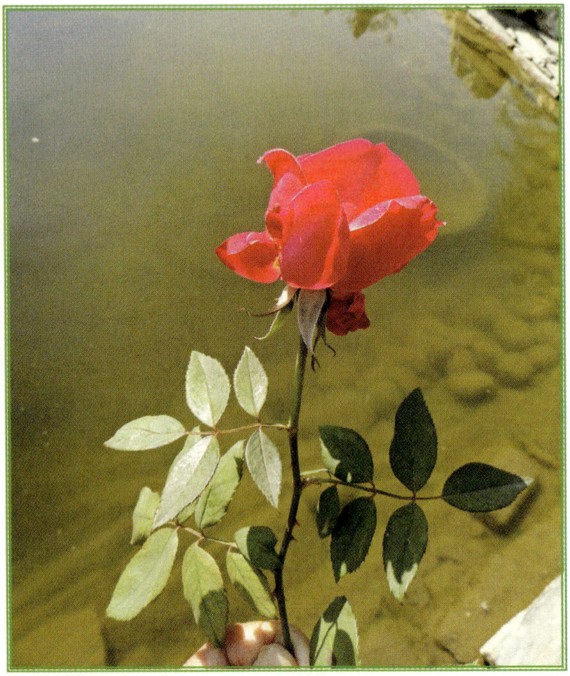

गुलाब

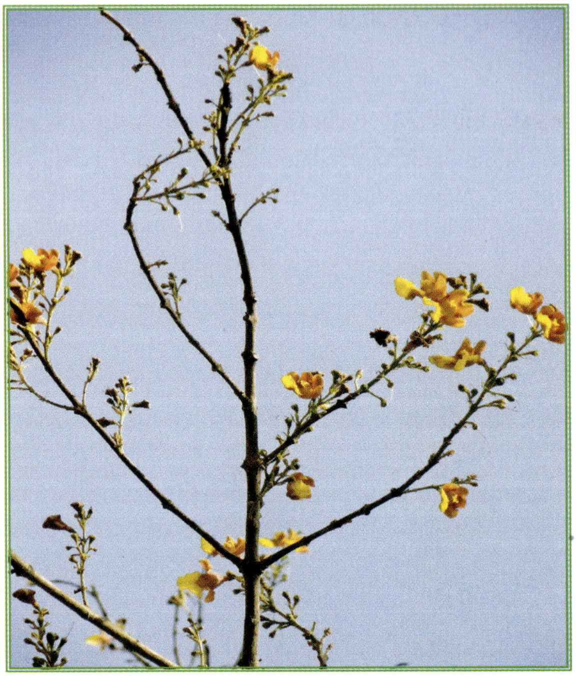

गम्भारी

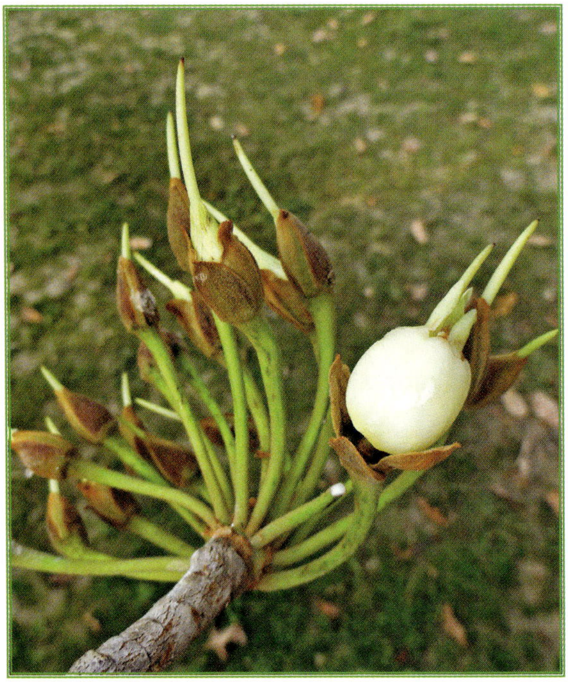

महुवा

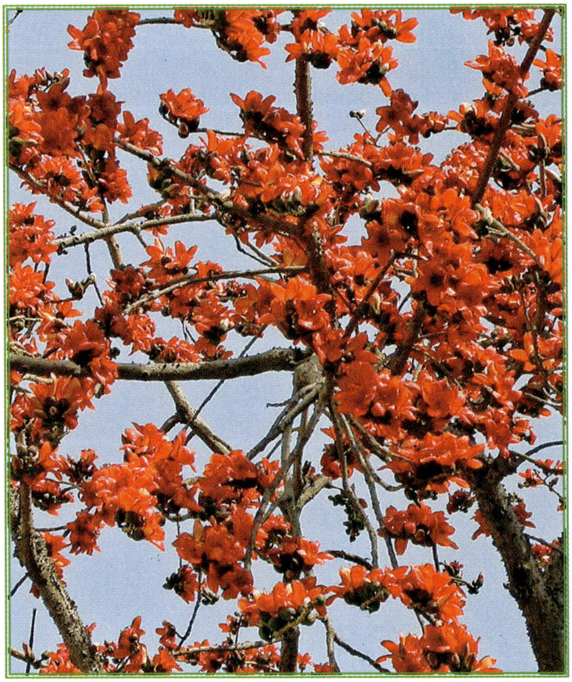

सेमल

सेमल के फूलों का शाक- घी व सैंधा नमक के साथ पकाया हुआ शाल्मली (सेमल) के फूलों का शाक दु:साध्य प्रदर (लिकोरिया) रोग को भी नष्ट कर देता है, इसमें संशय नहीं है। शाल्मली पुष्प पाक व रस में मधुर, कषाय, शीतल व गुरु होता है। यह कफ व पित्तास्र को दूर करने वाला, ग्राही व वातवर्धक कहा गया है।

।। इति पुष्पाणि।।

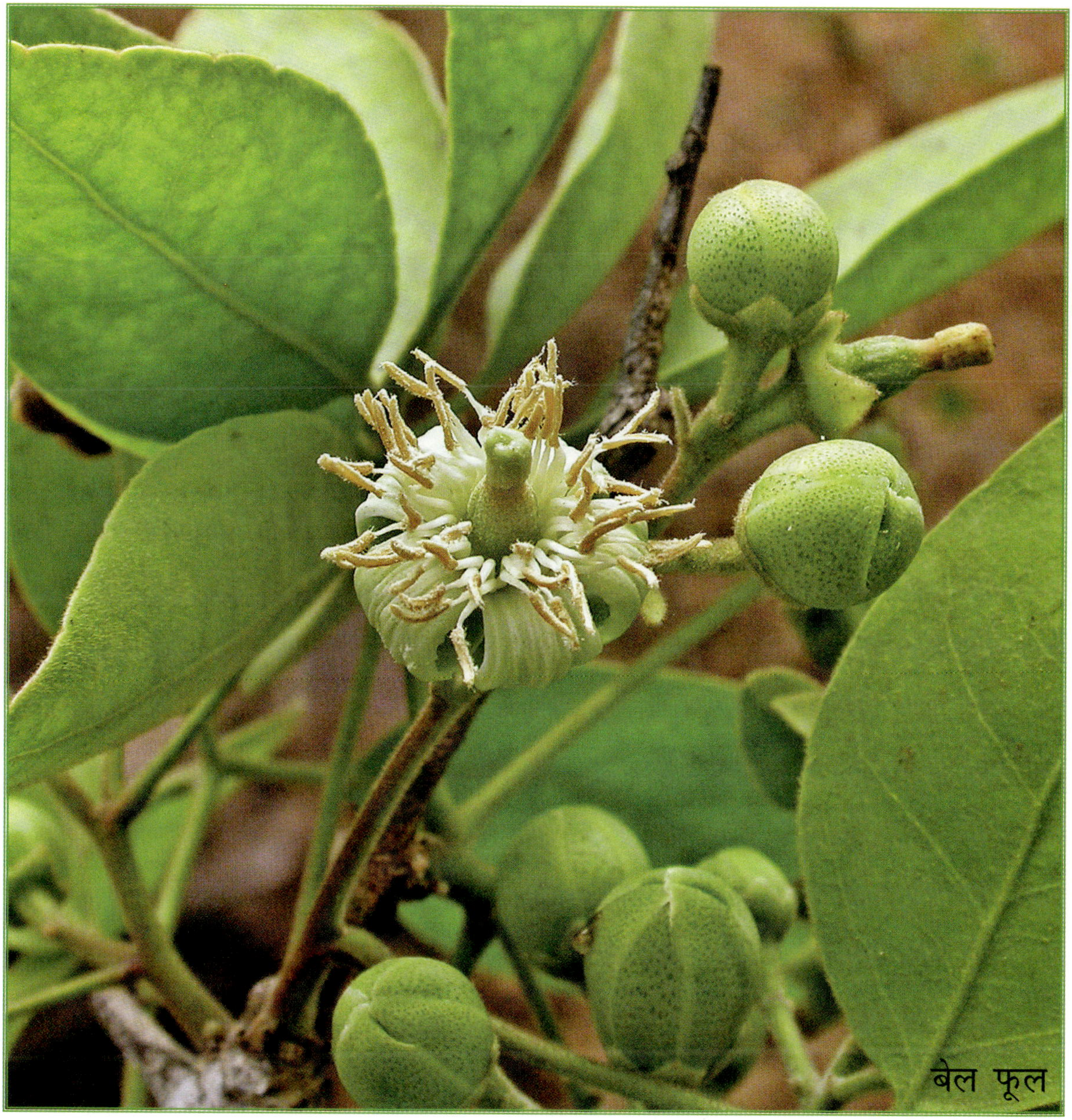

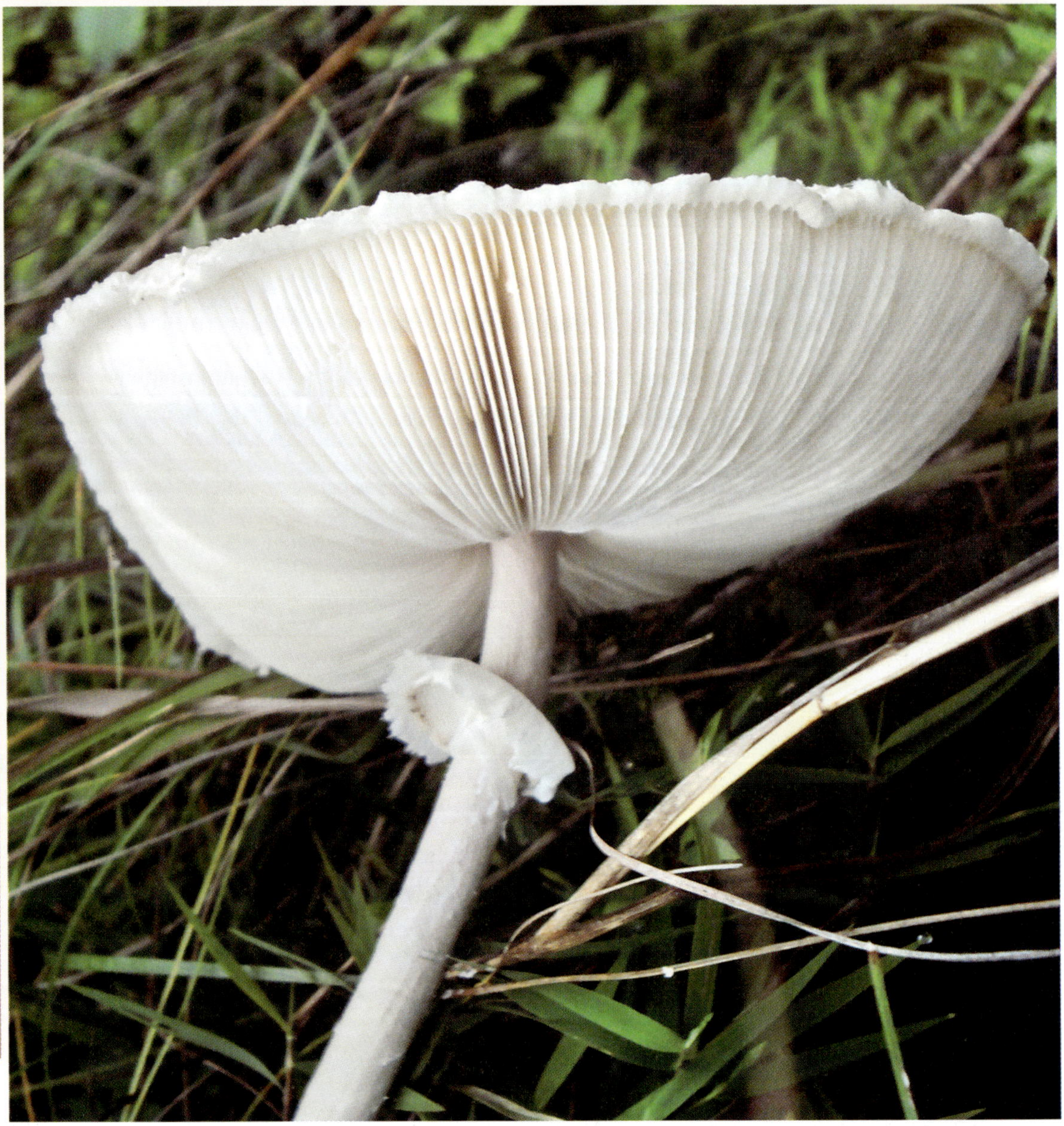

Botanical name » *Agaricus campestris* Linn.
Family » Agaricaceae
English name » Common mushroom

Sanskrit name » कवकम्
Hindi name » छत्रक (मशरूम)

अथ कवकम्

भूस्फोटं कवकं छत्रं भूमिच्छत्रं शिलीन्ध्रकम्।

भूस्फोट, कवक, छत्र, भूमिच्छत्र, शिलीन्ध्रक ये सभी कवक अर्थात् मशरूम के पर्यायवाची हैं।

'क्षितिगोमयकाष्ठेषु वृक्षादिषु च तद्भवेत्'। (भा.प्र.नि.-१०.११९)

यह भूमि, गोबर, लकड़ी व वृक्षादि पर उत्पन्न होते हैं।

सर्वे संस्वेदजाश्शीता दोषला: पिच्छिलाश्च ते।
गुरवश्छर्द्यतीसार-ज्वर-श्लेष्मामयप्रदा:।। (भा.प्र.नि.-१०.१२०)

सभी संस्वेदज (वृष्टिकाल में संस्वेदन से उत्पन्न होने वाले मशरूम) शाक, दोषवर्धक व पिच्छिल होते हैं। ये गुरु, छर्दि (उल्टी), अतिसार, ज्वर व कफरोग पैदा करने वाले होते हैं।

इस पद्य के प्रथम चरण के अन्त में **'शीता:'** के स्थान पर हमारे विचार से **'शाका:'** पाठ होना चाहिए। क्योंकि 'शाक' शब्द के बिना यहाँ वाक्य साकांक्ष (अधूरा) रहता है। इसके पीछे दूसरा कारण यह है कि ये शाक शीतल नहीं होते हैं। ऐसा लगता है कि बहुत पहले हस्तलिखित ग्रन्थ में अनवधान से **शाका:** के स्थान पर **शीता :** लिखा गया और वही पाठ गतानुगतिकतया अभी तक चल रहा है। किसी प्राचीन हस्तलिखित पुस्तक के आधार पर इसकी जानकारी की जा सकती है।

इस प्रकार के कुछ दोष मलयाल लिपि के हस्तलिखित ग्रन्थों के कारण भी हुए हैं। क्योंकि मलयाल लिपि में 'क' और 'त 'की लिखावट मिलती-जुलती है। वहाँ 'त' के स्थान पर 'क ' और 'क' के स्थान पर 'त' की भ्रान्ति से इस प्रकार के पाठ दोष बहुलता से देखने में आते हैं। यहाँ भी– शाका:-शाता:- शीता: , इस प्रकार से पाठभ्रंश हुआ प्रतीत होता है।

श्रेष्ठाश्शुचिस्थलीकाष्ठवंशगोव्रजसम्भवा: ।
नातिदोषकरास्ते स्यु: शेषास्तेभ्यो विगर्हिता:।। (भा.प्र.नि.-१०.१२२)

'भूकन्दस्त्वतिदोषल:' (अ.सं.सू.- ७.१६७) इति वाग्भट:। भूकन्दो भूस्फोट: कवक इति यावत्।'

वे संस्वेदज (मशरूम) अच्छे होते हैं, जो स्वच्छ स्थान, लकड़ी, बांस, गोबर आदि पर उत्पन्न होते हैं, क्योंकि वे अधिक दोष-जनक नहीं होते। अन्यत्र (अपवित्र स्थानों पर) होने वाले मशरूम तो निन्दित होते हैं। वाग्भट का कथन है कि भूकन्द (मशरूम) तो अतीव दोषकर होता है।

।। इति कवकानि।।

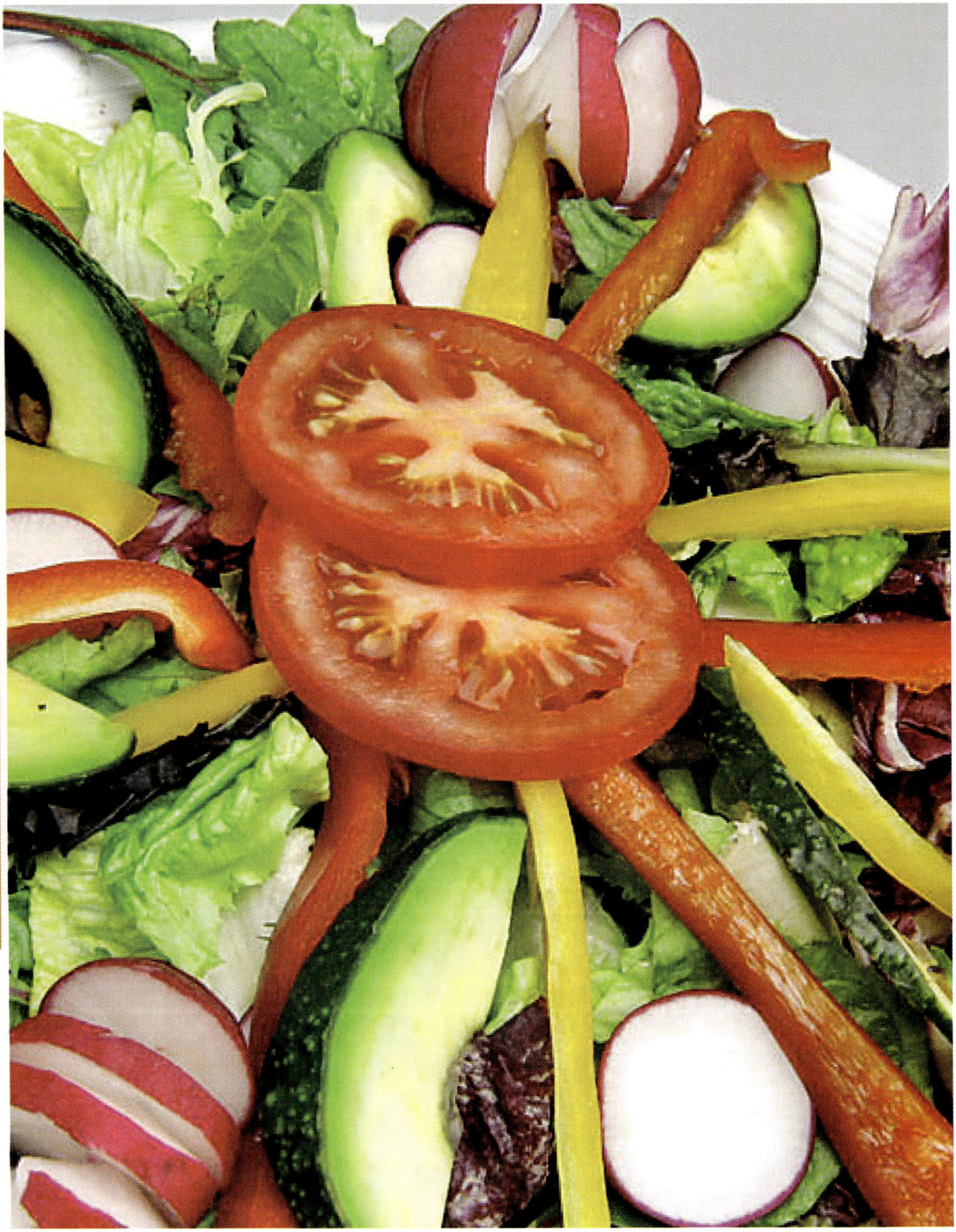

अथ हारीतप्रकरणम् (सलाद का प्रकरण)

*इस प्रकरण में हारीत, **हरित, हारीतक व हरितक**- ये शब्द सलाद के लिए प्रयुक्त हुए हैं। यहाँ भोजन के साथ व्यञ्जन के रूप में लिए जाने वाले विविध प्रकार के हरितक का वर्णन किया है। संस्कृत में सलाद के लिए 'हरितक' शब्द का प्रयोग होता है, क्योंकि इसमें हरित (ताजे), बिना पकाये/कच्चे भोज्य पदार्थों का प्रयोग किया जाता है। हरीतक के लिए अष्टाङ्गहृदय में 'शालन' शब्द का प्रयोग भी मिलता है- **शालनं हरीतकम्** (अष्टाङ्गहृदय, सूत्र- १०६, आयुर्वेदरसायन व्याख्या) प्रस्तुत ग्रन्थ 'भोजन-कुतूहल' में ग्रन्थकार ने हारीत-प्रकरण में विस्तार से सुरुचिपूर्ण व विविध प्रकार के स्वादिष्ठ हरितकों का विवेचन उनके गुण-धर्म के साथ प्रस्तुत किया है-*

रुच्यं चूतफलोद्भूतं हारीतं वातजिद् गुरु।
पित्तश्लेष्मकरं वह्निमान्द्यकारि विकारि च।। आम्रहरीतकम्।

आम का सलाद- कच्चे आम के फल से बना हारीत (सलाद) रुचिकर, वातनाशक व गुरु होता है। यह पित्तकफ-वर्धक, जठराग्नि को मन्द करने वाला व विकार-जनक होता है।

स्थौल्यकान्तिकरं बैम्बं हरितं वातपित्तजित्। तोण्डल्याचें।

बिम्बीफल (कुन्दरू) से बना हरित (सलाद) स्थौल्यकर (मोटापा बढ़ाने वाला) कान्तिवर्धक व वातपित्तहर होता है।

हरितं मूलकोद्भूतं लघूष्णं स्वादु पाकतः।
गुल्म-शूल-क्षयहरं रुच्यं दोषहरं परम्।। मूलकहरित।

मूली का सलाद- मूली से बना हुआ हरित (सलाद) लघु, उष्ण व पाक में मधुर होता है। यह गुल्म, शूल व क्षयरोग का नाशक, रुचिकर तथा विशेष रूप से त्रिदोषहर होता है।

रुच्यग्निकृत् कृमिश्लेष्मकुष्ठजित्कारवेल्लकम्।। कारल्यांचे।

करेले का सलाद- करेले से बना हरित (सलाद) रुचिकर व जठराग्नि-वर्धक होता है। यह कृमि, कफ व कुष्ठ को नष्ट करता है।

रम्भाकाण्डकृतं दाहपित्तास्रघ्नं कफप्रदम्।
कषायकटुतिक्तोष्णं रूक्षं गुर्वग्निसादनम्।। वातघ्नं च। रम्भाकाण्डजम्।

केले का सलाद- केले के काण्ड (तने के आन्तरिक कोमल भाग) से बना हारीत (सलाद) दाह व पित्तरक्त का नाशक एवं कफप्रद होता है। यह कषाय, कटु, तिक्त, उष्ण, रूक्ष, गुरु व मन्दाग्नि करने वाला माना जाता है।

रुच्यं सुगन्धं कैडर्यपत्रजं सर्वदोषनुत्। कृष्णनिम्बस्य।

कढ़ी पत्ते का सलाद- कैडर्य (मीठा नीम, कढ़ी पत्ता) से बना हारीत (सलाद) रुचिकर, सुगन्धित व सभी दोषों को दूर करता है। राजनिघण्टु (९.१४) में कैडर्य के गुण इस प्रकार वर्णित हैं- **कैडर्यः कटुकस्तिक्तः कषायः**

शीतलो लघुः। सन्तापशोषकुष्ठास्त्रकृमिशूलविषापहः।। अर्थात् कैडर्य (कृष्ण निम्ब) कटु, तिक्त, कषाय, शीतल व लघु होता है। यह सन्ताप (दाह) शोषरोग, कुष्ठ, रक्तपित्त, कृमि, शूल एवं विष का निवारक होता है।

शृङ्गवेरं सलवणं स्तम्भशोफानिलापहम्।
जिह्वाजाड्यहरं वृष्यं रोचनं दीपनं लघु।।

अदरक का सलाद-१. नमक युक्त अदरक का हारीत (सलाद) स्तम्भ (शरीर की जकड़न), सूजन व वात का नाशक होता है। यह जीभ की जडता को मिटाने वाला, वृष्य, रोचन, दीपन व लघु होता है।

जम्बीराक्तं सलवणं हरितं शृङ्गवेरजम्।
रुच्यं श्लेष्मानिलप्लीहकण्ठरोगहरं परम्।।

अदरक का सलाद-२. जम्बीर (निम्बू) के रस से युक्त व सैंधा नमक मिला अदरक का हरित (सलाद) परम रुचिकर होता है। यह कफ, वात, प्लीहा के विकार एवं कण्ठरोगों को दूर करता है।

आर्द्रकं सगुडं बल्यं वातश्लेष्मघ्नमग्निदम्।
आर्द्रचिञ्चाफलैर्युक्तं दीपनं कफकोपनम्।। बालार्द्रकस्य।

अदरक का सलाद-३. गुड़ सहित कच्ची अदरक का हरित बल्य, वातकफ का नाशक तथा जठराग्निवर्धक होता है। यही ताजा इमली के साथ बनाया जाय तो दीपन व कफ को प्रकुपित करने वाला होता है।

श्रैङ्गवेरं त्रिदोषघ्नं शोफ-गुल्म-क्षयापहम्।
शूलानाहार्शसां पथ्यं वृष्यं बल्यं रुचिप्रदम्।। प्रौढार्द्रकस्य।

अदरक का सलाद-४. परिपक्व अदरक का सलाद त्रिदोषघ्न होता है। यह सूजन, गुल्म व क्षयरोग को हरने वाला होता है तथा शूल, अफारा व बवासीर के रोगियों के लिए पथ्य माना जाता है। यह वृष्य, बल्य व रुचिकर होता है।

कुष्ठे पाण्ड्वामये कृच्छ्रे रक्तपित्ते व्रणे ज्वरे।
दाहे निदाघे शरदि नैव पूजितमार्द्रकम्[१]।। (भा.प्र.नि.-१.५२)

कुष्ठ, पीलिया, मूत्रकृच्छ्र, रक्तपित्त, व्रण (घाव होने पर) ज्वर व दाह में तथा ग्रीष्म व शरद् ऋतु में अदरक का सेवन उत्तम नहीं होता है।

गजकर्णीकन्दभवं तीक्ष्णोष्णं शीतिकापहम्।
कटुकं कफवातघ्नं विषवीसर्पकुष्ठनुत्।
प्रशस्यते पाण्डुशोफकृम्यानाहव्रणार्शसाम्।। गजकर्णीभवम्।

---

१. यह श्लोक भोजनकुतूहल के आनन्दाश्रम से उपलब्ध हस्तलेख-आ.-१, में विद्यमान है। पूर्व संस्करणों में यह पद्य नहीं हैं।

गजकर्णी (हथकन) का सलाद- गजकर्णी के कन्द का हारीत तीक्ष्ण, उष्ण, शीतिका-निवारक होता है। यह कटु,कफ व वात को नष्ट करने वाला तथा विष व वीसर्प एवं कुष्ठ का निवारण करने वाला होता है। यह पीलिया, सूजन, कृमि, अफारा, व्रण व बवासीर आदि में प्रशस्त माना जाता है।

कूष्माण्डखण्डसम्भूतं सूक्ष्मं हरितकं जयेत्।
वातपित्तामयान् सर्वान् पीनसघ्नं रुचिप्रदम्।। कूष्माण्डजम्।

पेठे का सलाद- कूष्माण्ड (पेठे) के पतले-पतले खण्ड करके बनाया हारीत (सलाद) वात व पित्त के रोगों को नष्ट करने वाला, जुकाम दूर करने वाला तथा रुचिप्रद होता है।

असिशिम्बेश्च फलकं कोमलं सूक्ष्मखण्डितम्।
अग्निमान्द्यकरं किञ्चिद् वातघ्नं हरितं कृतम्।। खरशिंबीकृतम्।

बड़ी सेम का सलाद- असिशिम्बी (बड़ी सेम) की कोमल फली को सूक्ष्म खण्डों में काटकर बनाया हारीत (सलाद) जठराग्नि को मन्द करने वाला व कुछ वातनाशक होता है।

वृन्ताकं खण्डितं सूक्ष्मं शृङ्गबेराम्लमिश्रितम्।
भावितं हिङ्गुमरिचैः पटुयुग्वातदोषनुत्।। वृन्ताकस्य।

बैंगन का सलाद- १. बैंगन के छोटे व पतले टुकड़ों को (निम्बू आदि की) खटाई व अदरक के साथ मिलाकर तैयार किया तथा हींग व काली मिर्च से भावित (मिश्रित) एवं पटुयुग् (लवण मिश्रित) हरित (सलाद) वातदोष को दूर करता है।

कफहरमरुचिघ्नं बालवृन्ताकजातं,
क्षयभवविकृतिघ्नं पित्तजिच्छर्करात्यम् । बालवृन्ताकस्य। (मालिनी छन्द)

बैंगन का सलाद- २. कच्चे बैंगन को शक्कर मिलाकर बनाया हारीत कफहर, अरुचिनाशक, क्षयरोगजन्य विकारों को दूर करने वाला एवं पित्तहर होता है।

माकन्दिकायाश्शकलैस्सुसूक्ष्मैश्शलक्ष्णैस्सुसम्भारसुसंयुतैश्च। (उपजाति छन्द)
जयेदवश्यं कफजान् विकारान् मान्द्यं कृशानोरतिमारुतं च।। माइणीमूलजम्।

माकन्दिका का सलाद- माकन्दिका (माइणी) के छोटे-छोटे अच्छे टुकड़ों से उत्तम मसाले मिलाकर बनाया हारीत (सलाद) कफजन्य रोग व जठराग्नि की मन्दता को निश्चित रूप से दूर कर देता है। यह विशेष रूप से वातप्रकोप को भी नष्ट करता है। माकन्दी पत्र शाक है। इसका वर्णन रानजिघण्टु, मूलकादि वर्ग-४२-४३ श्लोक में उपलब्ध है।

पारेवतफलैः पक्वैः कृतं हरितकं बलम्।
करोति, दीपयत्यग्निं सुसम्भारं रुचिप्रदम्।। उत्ततीभवम्।

पारेवत का सलाद- पके हुए पारेवत फलों से बनाया सुसम्भार (अच्छे मसालों से युक्त) हरितक (सलाद) बलकारक, जठराग्नि को प्रदीप्त करने वाला व रुचिप्रद होता है। पारेवत एक फल वृक्ष है। इसका फल मधुर, वृष्य, कृमिहर व वात-नाशक माना जाता है। इसका वर्णन राजनिघण्टु, आम्रादि वर्ग- ८७-८८श्लोक में उपलब्ध है।

तोयमागधिकोद्भूतं हरितं नीरसं कटु।
तृष्णाग्निजननं सातिसारश्लेष्मविनाशनम्।। जलपिंपलीभवम् ।

जलपीपल का सलाद- तोयमागधिक (जलपीपल) से बना हुआ हारीत नीरस व कटु होता है। यह प्यास व भूख बढ़ाने वाला तथा अतिसार व कफ का नाशक होता है।

कदलीफलसम्भूतच्छल्लिभिः खण्डशः कृतैः।
सूक्ष्मं हरितकं सर्वसम्भारैर्वातपित्तजित्।। कादलछल्लिजम्।

कदलीफल का सलाद- केले के फल के काटे हुए गोलाकार छल्लों को पुनः सूक्ष्म रूप में काटकर सब सम्भारों (मसालों) के साथ बनाया हरितक (सलाद) वातपित्त-नाशक होता है।

सारिवा-हरित-मूल-खण्डितैर्निर्मितं हरितकं समीरणम्। (रथोद्धता छन्द)
हन्ति सर्वकफजान् महागदान् पित्तमत्यनलवृद्धिकारणम्[१] **।।** वनमाइणमूलजम्।

सारिवामूल-हरितक- सारिवा के ताजे मूल के टुकड़ों से बनाया हरितक (सलाद) वातनाशक होता है। यह सभी कफज महारोगों को नष्ट करता है, पित्तविकार को भी हरता है तथा विशेष रूप से जठराग्नि की वृद्धि करता है।

त्रपुसाज्जातहरितं नानाविधकफामयान्।
करोति कृच्छ्रदोषार्तिं सम्भारसहितं जयेत्।। सर्ववालुकानाम्।

खीरे का सलाद (त्रपुस-हरितक)- त्रपुस (खीरे) से बनाया गया हारीत (सलाद) नाना प्रकार के कफ रोग पैदा करता है। यह संभार (मसाले) के साथ सेवन करने पर कृच्छ्रदोष (मूत्रकृच्छ) की पीड़ा को दूर करता है।

महाबदरसम्भूतं साम्लं हरितकं जयेत्।
मन्दाग्निं वातरोगं च शिरोरोगैककारणम्।। महाबदरजम्।

बड़े बेर का सलाद- महाबदर (बड़े बेर) से खटाई मिलाकर बनाया हुआ हरितक (सलाद) मन्दाग्नि व वातरोग को नष्ट करता है। यह शिरोरोगों का कारण भी बनता है।

हरीतकं परं हृद्यं स्वादु कोशातकीभवम्।
फलोर्ध्वदंष्ट्रसम्भूतं निःशेषव्याधिदोषजित्।। दोडक्याचें।

---

१. भोजनकुतूहल के अब तक मुद्रित दोनों संस्करणों में इस पद्य में गम्भीर पाठदोष है। वहाँ 'पित्त' के स्थान पर 'पीत' व 'अनल' के स्थान पर 'अनिल' छपा है, इससे अर्थ का अनर्थ हो गया। प्रस्तुत संस्करण में हस्तलेख -आ. १, के आधार पर पाठशोधन किया है।

तोरी का सलाद- कोशातकी (तोरी) से बनाया हुआ हरितक (सलाद) हृदय के लिए प्रिय व हितकर होता है। तोरी के ऊपरी भाग पर उभरी धारियों (किनारियों) से बना हरीतक सभी व्याधियों व दोषों को दूर करता है।

पथ्यं पटोलहरितं क्षाराम्ल-लवणान्वितम्।
कफपित्तहरं रुच्यं किञ्चिद् गुरु समीरजित्।। पटोलभवम्।

परवल का सलाद- क्षार अम्ल व लवण से युक्त पटोल (परवल) का हरित पथ्य होता है। यह कफपित्त-नाशक, रुचिकर, थोड़ा भारी एवं वातनाशक होता है।

।। इति हरितप्रकरणम्।।

अथोपदंशाः (अथ लवणशाकाः)

तत्र– **स्वाद्वम्लं विशदं हृद्यं तीक्ष्णोष्णं भक्तरोचनम्।**
स्निग्धं सुगन्धं नारङ्गं बल्यं श्लेष्मानिलकृमीन्।।
जयेदरुचिसप्लीहश्रमान् गुर्वग्निकृत्सरम्। नारङ्गम्।

नारंग-उपदंश (चटनी)- नारंगी से निर्मित उपदंश (चटनी) स्वादु, अम्ल, विशद, हृद्य, तीक्ष्ण, उष्ण व भोजन में रुचि पैदा करने वाली होती है। यह स्निग्ध, सुगन्धित व बलकारक होती है तथा कफ-वातहर व कृमिनाशक होती है। यह अरुचि, प्लीहा के विकार व थकान को नष्ट करती है तथा गुरु, जठराग्निवर्धक व दस्तावर होती है।

जाम्बीरं स्यादम्लतीक्ष्णं सुगन्धं दन्तहर्षणम्।
रोचनं दीपनं भक्तपाचनं मुखशोधनम्।।
तृष्णाशूलकफोत्क्लेशच्छर्दिश्वासकृमिप्रणुत्।
वातश्लेष्मविबन्धघ्नं वर्ण्यं बलकरं परम्।। जाम्बीरम्।

जाम्बीर-उपदंश- जाम्बीर (जम्बीरी से बना) उपदंश खट्टा, तीक्ष्ण, सुगन्धित, व दन्तहर्षकारक (दाँतों को खट्टा करने वाला) होता है। यह रोचन, दीपन, भक्तपाचन (खाए भात अथवा भोजन को पचाने वाला) व मुखशोधक होता है

यह प्यास, शूल, कफोत्क्लेश, छर्दि (उल्टी), दमा व कृमियों को नष्ट करता है। यह वातकफ एवं कब्ज का नाशक होता है एवं रंग को निखारने वाला तथा परम बलवर्धक होता है।

मधुरो मधुजम्बीरः शिशिरः कफपित्तजित्।
पुष्टिकृत्तर्पणो वृष्यः श्रमतृड्दाहदोषजित्।। मधुजम्बीरभवम्। (ध.नि.-५.१४)

मधु जम्बीर-उपदंश- मीठे जम्बीर से बना उपदंश शीतल, मधुर, कफ व पित्त को दूर करने वाला होता है। यह पुष्टिकारक, तर्पण व वृष्य होता है तथा थकान, प्यास व दाह को दूर करता है।

अम्लं कटूष्णं निम्बूकं गुल्फश्लेष्मामवातजित्।
वर्ण्यं रुच्यग्निकृत्पक्वं कण्ठरुक्च्छर्दिकासजित्।।
बालं त्रिदोषास्रकरं मध्यं तादृग्विधं भवेत्। निम्बू।

निम्बूक-उपदंश- निम्बू (से बना उपदंश) अम्ल, कटु व उष्ण होता है। यह गुल्म, कफ व आमवात को दूर करता है। पका हुआ निम्बू रंग निखारता है, भोजन में रुचि पैदा करता है व भूख बढ़ाता है। यह कण्ठरोग, छर्दि (उल्टी) व खाँसी को दूर करता है। कच्चा निम्बू त्रिदोष व अस्र (रक्तविकार) करने वाला तथा अधपका निम्बू भी ऐसा ही होता है।

त्वक् तिक्ता कटुका स्निग्धा मातुलुङ्गस्य वातजित्।
श्लेष्मघ्नी कृमिजिद् गुर्वी देहे सौगन्ध्यकारिणी।।
बृंहणं मधुरं मांसं वातपित्तहरं गुरु।
शीतलं श्लेष्मलं वातभ्रमतृड्दाहनाशनम्।।
लघु तत्केसरं कासश्वासहिध्मामदात्ययान्।
हन्ति शोफानिलश्लेष्मविबन्धच्छर्द्यरोचकान्।।
गुल्मोदरार्शश्शूलानि मन्दाग्नित्वं च नाशयेत्।। महालुङ्ग।

मातुलुंग (निम्बू) का छिल्का तिक्त, कटु, स्निग्ध व वातनाशक होता है। यह कफ व कृमियों का निवारक व गुरु होता है। यह शरीर में सुगन्ध पैदा करता है। मातुलुंग का मांस (गुद्दा) बृंहण, मधुर, वातपित्तहर व गुरु होता है। यह शीतल व कफकारक होता है तथा वातजन्य भ्रम, तृषा और दाह का नाश करता है।

मातुलुंग (निम्बू) का केसर (फूल) लघु होता है, यह खाँसी, दमा, हिध्मा (हिक्का) व मदात्यय को नष्ट करता है तथा सूजन, वातकफजन्य कब्ज, छर्दि (उल्टी) व अरुचि को भी दूर करता है। यह गुल्म, उदररोग, अर्श, शूल व मन्दाग्नि को नष्ट करता है।

सहकारफलं बालं कषायाम्लं कफप्रणुत्।
वातपित्तहरं रूक्षं पीनसारुचिकृद् गुरु।। बालाम्र।

कच्चा आम का फल कषायाम्ल व कफनाशक होता है। यह वातपित्तहर, रूक्ष व भारी होता है तथा जुकाम व अरुचि पैदा करता है।

क्षुद्राम्रं बालमम्लोष्णं कटु पाके समीरजित्।
कफपित्तहरं रुच्यं कटूष्णं रक्तशोषणम्।। क्षुद्राम्रम्।

कच्चा क्षुद्राम्र अम्ल, उष्ण, पाक में कटु तथा वायुनाशक होता है। यह कफपित्तहर, रुचिकारक, कटु, उष्ण व रक्तशोषक होता है।

लवणाम्रफलं रुच्यं दीपनं वातनाशनम्।
श्रमक्लमहरं हृद्यं मदमूर्च्छाप्रलापजित्।। लवणाम्रफलम्।

लवणाम्र फल रुचिकारक, दीपन, वातनाशक, श्रम (शरीर की थकान) व क्लम (इन्द्रियों की थकान) को दूर करने वाला तथा हृदयप्रिय होता है। यह मद, मूर्च्छा व प्रलाप (नींद में बड़बड़ाने के रोग) को दूर करता है।

माचिकाम्ला कषायोष्णा कण्ठ्या वातबलासजित्।
रुच्याग्निदीपनी वर्ण्या व्रणे कण्ठामये हिता।। आंबाडें।

माचिका अम्ल, कषाय, उष्ण, कण्ठ्य (कण्ठ के लिए हितकारी), वात व कफ को दूर करने वाली, रुचिकर, अग्निदीपन व वर्ण्य (रंग निखारने वाली) होती है। यह व्रण व कण्ठरोगों में हितकर होती है।

हृद्यं तिक्तं ज्वरश्वासकासकण्डूतिकुष्ठजित्।
कफपित्तारुचीन् हन्ति वातलं कटुकीफलम्।। सोंडेकाई।

कटुकी फल हृद्य व तिक्त होता है। यह ज्वर, दमा, खाँसी व खुजली को दूर करता है तथा कफपित्त व अरुचि को नष्ट करता है एवं वातजनक होता है।

पित्तलं गुरु विष्टम्भि पक्वं कटुकिकाफलम्। पक्वसोडेकाई।

पका कटुकी का फल पित्तकारक, गुरु व कब्ज करने वाला होता है।

अलर्कस्तिक्ततीक्ष्णोष्णः शोफानिलकफकृमीन्।
प्लीह-गुल्म-श्वास-कास-कण्डू-दुर्नाम-पीनसान्।।
हिक्काऽरुच्यान्त्रशूलार्शोमदोल्वणविषान् जयेत्।
अलर्क, मूलसोंडेकाई। गोरखरिंगणीति महाराष्ट्रः।

अलर्क तिक्त, तीक्ष्ण व उष्ण होता है। यह सूजन, वात, कफ, कृमि, प्लीहा, गुल्म, दमा, खाँसी, खुजली, दुर्नाम (बवासीर) तथा पीनस को नष्ट करता है। यह हिचकी, अरुचि, आन्त्रशूल, बवासीर, मद, व तीव्र विष को दूर करता है।

अक्षकस्य फलं तिक्तं कषायं कफवातजित्।
वीसर्प-व्रण-गुल्माम-रक्तातीसार-मेहजित्।। व्याहडे।

अक्षक (बहेड़ा) का फल तिक्त, कषाय, कफ व वात को नष्ट करने वाला होता है। यह विसर्प, व्रण, गुल्म, आमदोष, रक्तविकार, अतिसार व प्रमेह को दूर करता है।

कषायतिक्तं कतकं फलं शीतं सरं लघु।
पित्तास्रमेहतृट्शोष-विषवाताक्षिरोगजित्।।

पक्वं तु कतकं तिक्तकषायं स्वादु पिच्छिलम्।
चक्षुष्यं दीपनं श्लेष्मपित्ततृड्विषमेहजित्।। चिंलबीज।

कतकफल (निर्मली फल) कषाय, तिक्त, शीतल, सर व लघु होता है। यह पित्तास्र (पित्तरक्त), प्रमेह, तृषा, क्षय, विष, वात व नेत्ररोगों को दूर करता है। पका हुआ कतक तो तिक्तकषाय, स्वादु व पिच्छिल (चिपचिपा) होता है। यह नेत्रों के लिए हितकारी, अग्निदीपन होता है एवं कफ, पित्त, तृषा, विष व प्रमेह को दूर करता है।

बालं बैल्वं लघु ग्राहि स्निग्धं तिक्तं कषायकम्।
वातश्लेष्मज्वरच्छर्दि-हिध्मातीसार-गुल्मजित्।।
तीक्ष्णं पित्तकरं तत्र पक्वं तत् स्वादु पिच्छिलम्।
दुर्जरं दोषलं ग्राहि स्निग्धोष्णं पूतिमारुतम्।। बिल्वफल।

कच्चा बिल्वफल लघु, ग्राही, स्निग्ध, तिक्त तथा कषाय होता है। यह वात, कफ, ज्वर, छर्दि (उल्टी) हिध्मा, अतिसार, व गुल्म को नष्ट करता है। पका बिल्वफल तीक्ष्ण, पित्तकारक, स्वादु तथा पिच्छिल होता है। यह दुर्जर (कठिनता से पचने वाला), दोषवर्धक, ग्राही, स्निग्ध व उष्ण होता है तथा दुर्गन्धियुक्त अपानवायु को उत्पन्न करता है।

धात्री पथ्यासमगुणा कषायाम्ला रसायनम्।
मधुरानुरसा शीता केश्या वृष्या त्रिदोषहा।।
रक्तास्रपित्तदृग्दाहहृत् कण्ठ्या त्वक्प्रसादिनी।
विबन्धाध्मान-विष्टम्भ-वान्ति-श्रमहरा सरा ।।
निहन्याद् वातमम्लत्वात् पित्तं मधुरपाकतः।
कफं रूक्षकषायत्वात् सर्वेभ्योऽप्यधिका च सा।। आवलें।

धात्री/आँवला पथ्या (हरड़) के समान गुणों वाला, कषायाम्ल तथा रसायन होता है। यह मधुरानुरस, शीतल, केश्य, वृष्य व त्रिदोषनाशक होता है। यह रक्तविकार, रक्तपित्त तथा दृग्दाह (नेत्रों की जलन) को दूर करता है व कण्ठ के लिए हितकारी होता है। यह त्वचा को निखारता है और कब्ज, अफारा, विष्टम्भ, वान्ति (उल्टी) व थकान को दूर करता है तथा दस्तावर होता है।

यह अम्लरस के कारण वातदोष को दूर करता है। पाक में मधुर होने से पित्त को नष्ट करता है, रूक्ष व कषाय होने से कफ को नष्ट करता है। इस प्रकार त्रिदोषशामक होने से (फलों में) सर्वोत्तम माना जाता है।

कषायतिक्तं रोचिष्णु सुगन्धि गुरु शीतलम्।
श्लेष्मघ्नं पित्तहृद् रुच्यं कोमलं सल्लकीफलम्।। सालफलें।

सल्लकी फल (सलाई) कषाय, तिक्त, रुचिकर, सुगन्धित, गुरु व शीतल होता है। यह कफनाशक, पित्तहर व रुचिकारक व मृदु गुण वाला होता है।

तिक्तं कटूष्णं पफणं दीपनं कफवातजित्।
हन्ति गुल्मं कृमीन् शूलमर्श:कोष्ठामयव्रणान्।। फांपटें।

पफण तिक्त, कटु, उष्ण, दीपन एवं कफवात-नाशक होता है। यह गुल्म, कृमि, शूल, बवासीर, उदर रोग व घावों को दूर करता है।

श्लेष्मातकफलं स्वादु कटुकं गुरु पिच्छिलम्।
वातघ्नं श्लेष्मलं कण्ठ्यं केश्यं वर्ण्यं विषापहम्।।
महाशेलुफलं तद्वद् दीपनं श्लेष्मवातजित्।
पित्तकृच्छ्लेष्मलं रुच्यं वृष्यं कोष्ठकृमिप्रणुत्।। भोंकरें।

श्लेष्मातक (लिसोड़े) का फल स्वादु, कटु, गुरु व पिच्छिल होता है। यह वातनाशक, कफकारी, कण्ठ व केशों के लिए हितकारी, वर्ण निखारने वाला तथा विषनिवारक होता है। महाशेलुफल (बड़ा लिसोड़ा) भी उसी के समान दीपन, कफवात-नाशक, पित्तकर, श्लेष्मल (चिपचिपाहट युक्त), रुचिजनक व वृष्य होता है तथा उदरकृमियों को नष्ट करता है।

पाके रसे कटुस्तिक्त: कषायो रक्तदूषण:।
रूक्षो रुच्य: श्लेष्मकृमीन् हन्ति वंशकरीरक:।। वंशांकुर।

वंशाङ्कुर (बांस का अंकुर) कषाय होता है तथा पाक व रस में कटु एवं तिक्त होता है। यह रक्त को दूषित करने वाला, रूक्ष, रुचिकर, कफनाशक व कृमिहर होता है।

शीता तिक्ता कटुस्स्वाद्वी रुच्या ग्राह्यल्पवातकृत्।
माकन्द्यक्ष्याग्निकृद् बल्या रक्तपित्तविसर्पजित्।।
तृट्कफारुचिपित्तघ्नी शीता त्वेषा गुणाधिका। मायणीमूल।

माकन्दी शीतल, तिक्त, कटु, स्वादु, रुचिकर, ग्राही तथा कुछ वातकारक होती है। यह नेत्रज्योति व जठराग्नि को बढ़ाने वाली, बलदायक होती है तथा रक्तपित्त व विसर्प को दूर करती है। यह तृषा, कफ, अरुचि व पित्त का नाश करने वाली होती है। इसे शीतल करके सेवन करने से अधिक लाभ होता है।

तिक्ता कटूष्णा भ्रमरी रोचनी दीपनी लघु:।। भोंवरिसालि।

भ्रमरी (भ्रमरछल्ली) तिक्त, कटु, उष्ण, रोचन, दीपन व लघु होती है।

।। इत्युपदंशा:।।

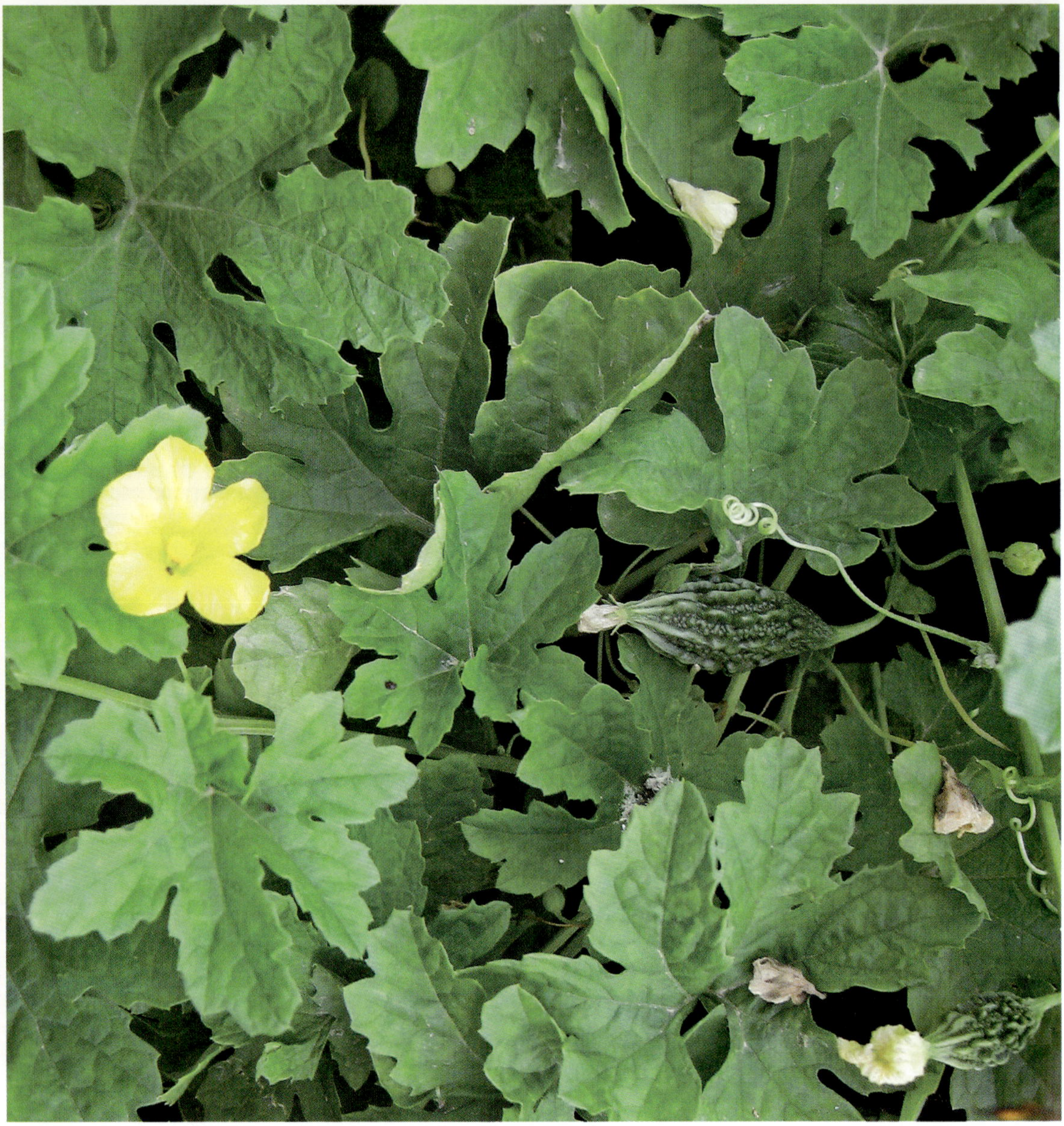

Botanical name » *Momordica charantia* Linn.
Family » Cucurbitaceae
English name » Bitter gourd
Sanskrit name » कारवेल्लक
Hindi name » करेला

अथ कर्चर्यः

चिर्भिटस्य फलं शुष्कं स्नेहभृष्टं कटूत्कटम्।
अत्यम्बुपानदोषघ्नं सुगन्धि रुचिकृल्लघु ।। चिभट।

कचरी- चिरभिट (कचरी) का सूखा फल जो स्नेह (तेल या घी) में भुना होता है, वह कटु तथा उत्कट होता है। यह विशेष रूप से अधिक जल पीने से उत्पन्न दोष को नष्ट करता है तथा सुगन्धित, रुचिकारक व लघु होता है।

कासराख्यफलं शुष्कं भृष्टं वा पक्वमेव वा।
दीपनं रोचनं तिक्तं कट्वम्लं पित्तलं विदुः ।। कढोंची।

कासर नामक फल सूखने पर अथवा स्नेह (घी या तेल) में भूनने पर अथवा भिन्न प्रकार से पकाने पर दीपन, रोचन, तिक्त, कटु, अम्ल व पित्तकारक होता है।

कारवल्लीशुष्कफलं कासघ्नं वर्ध्मवृद्धिजित्। कारवल्ली।

सूखा कारवल्ली फल (करेला) कासहर (खाँसी दूर करने वाला) एवं वर्ध्मवृद्धि (अण्डकोषवृद्धि / हर्निया) का नाशक होता है।

बृहतीद्वयसम्भूतं फलं शुष्कं सुपाचितम्।
भृष्टं वाग्निकरं वातपित्तलं कफवातजित्।। डोरली। रिङ्गणी

दोनों बृहतियों का सूखा फल जो अच्छी प्रकार से पकाया हुआ या भुना हुआ हो, वह जठराग्निवर्धक, वातपित्त-कारक एवं कफवात-नाशक होता है।

शुष्कवार्त्ताकफलजा तैलभृष्टा रुचिप्रदा। वार्त्ताकफलजा।

सूखे वार्त्ताक (बैंगन) के फल से बनी व तेल में भुनी कचरी रुचिप्रद होती है।

शमीफलं तु संशुष्कं वातघ्नं शूलगुल्मजित्।। शमीच्या सेंगा।

सूखा शमीफल (झींझ) वातनाशक तथा शूल व गुल्म को दूर करने वाला होता है।

श्वेतारिमेदसम्भूतं फलं शुष्कं प्रमेहजित्। हिंवराच्या सेंगा।

श्वेत अरिमेद का सूखा फल प्रमेहनाशक होता है।

परिशुष्कं सर्वशाकं कार्श्यविष्टम्भवातकृत्। सर्वशुष्कशाकगुणाः।

सुखाकर प्रयोग में लाए जाने वाले सभी शाक कृशताजनक, विष्टम्भकारक व वातवर्धक होते हैं।

।। इति कर्चरीप्रकरणम्।।

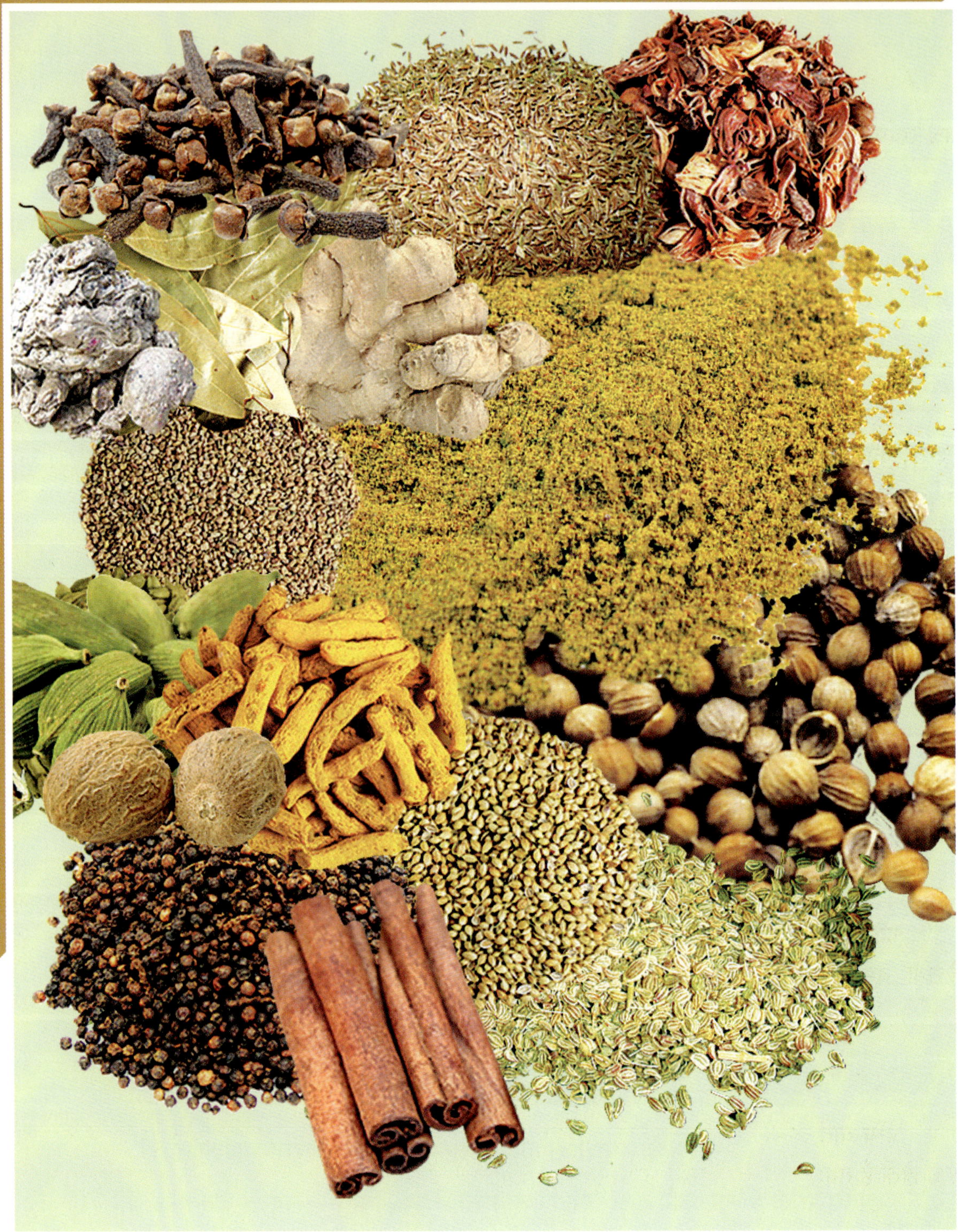

अथ सम्भाराः (मसाले)

तत्र सर्षपगुणाः शिम्बीधान्येषूक्ताः।

एला तिक्तोष्णकटुका लघ्वी वातकफापहा।
श्वासाङ्गमर्द-हृल्लास-मूत्रकृच्छ्र-विषप्रणुत्।।
मुखवैरस्यजिद् वृष्या हृद्या गर्भविरोधिनी।
दीपनी पाचनी मेध्या व्रणार्शःकण्डुकासजित्।। एला।

इनमें सरसों के गुण तो शिम्बीधान्य के प्रसंग में कहे जा चुके हैं। यहाँ एला आदि के गुण वर्णित किये जा रहे हैं–

एला (इलायची) तिक्त, उष्ण, कटु व लघु होती है। यह वात व कफ को नष्ट करती है तथा दमा, अंगमर्द (शरीर की जकड़न अथवा टूटन) को दूर करती है। यह हृल्लास (उबकाई) मूत्रकृच्छ्र व विष का निवारण करती है। यह मुख के वैरस्य (खराब स्वाद) को नष्ट करती है तथा वृष्य व हृद्य होती है एवं गर्भ के लिए हानिकारक मानी जाती है। यह दीपन, पाचन व मेध्य होती है तथा व्रण, बवासीर, खुजली एवं खाँसी को दूर करती है।

यवानी कटुतिक्तोष्णा वातश्लेष्मद्विजामयान्।
हन्ति गुल्मारुची शूलं दीपयत्याशु चानलम्।। वोंवा। (धन्वन्तरिकोष)

यवानी (अजवायन) कटु, तिक्त व उष्ण होती है। यह वात, कफ तथा दन्तरोगों को नष्ट करती है। यह गुल्म, अरुचि व शूल को दूर करती है तथा जठराग्नि को दीप्त करती है।

जीरकं कटुकं रुच्यं दीपनं पाचनं लघु।
सुगन्धि मेध्यं श्लेष्मघ्नमुष्णं छर्द्यतिसारजित्।।
गुल्मशूलोदराध्मानकृमिदन्तामयापहम्। जीरें।

जीरा कटु (चरपरा), रुचिकर, दीपन, पाचन व लघु होता है। यह सुगन्धित, मेध्य, कफनाशक व उष्ण होता है तथा वमन, अतिसार, गुल्म, शूल, उदररोग, अफारा, कृमि व दन्तरोगों को नष्ट करता है।

हिङ्गु वातकफानाह-शूलघ्नं पित्तकोपनम्।
कटुपाकं सरं रूक्षं प्लीहानाहान्त्रवृद्धिजित्।। हिङ्गु।

हींग वात, कफ, अफारा व शूल को नष्ट करती है तथा पित्त को कुपित करती है। यह पाक में कटु, सर, रूक्ष होती है तथा प्लीहा के विकार, अफारा व आन्त्रवृद्धि को दूर करती है।

शताह्वा कटुका स्निग्धा तिक्ता श्लेष्मातिसारनुत्।
ज्वरनेत्रव्रणघ्नी च वस्तिकर्मणि शस्यते ।। थोरसेउपा। (रा.नि.-४.१३)

शताह्वा (बड़ी सौंफ) कटु, स्निग्ध व तिक्त होती है। यह कफ व अतिसार को नष्ट करती है तथा ज्वर व नेत्र के घावों को दूर करती है तथा वस्तिकर्म (एनिमा) में प्रशस्त मानी गई है।

शुण्ठी कटूष्णा तिक्ता च कफशोफानिलापहा।
शूल-बद्धोदरानाह-श्वास-श्लीपद-हारिणी ।। शुण्ठी। (रा.नि.-६.२६)

शुण्ठी कटु, उष्ण व तिक्त होती है। यह कफ, सूजन व वातदोष को दूर करती है तथा शूल बद्धोदर (कब्ज), अफारा, दमा तथा श्लीपद (फीलपांव/हाथीपांव) को भी दूर करती है।

मरीचं कटुतिक्तोष्णं लघु श्लेष्मविनाशनम्।
समीरकृमिहृद्रोगहरं च रुचिकारकम्।। मरीच। (रा.नि.-६.३२)

काली मिर्च कटु, तिक्त, उष्ण व लघु होती है। यह कफ, वात, कृमि व हृदयरोग को दूर करती है एवं रुचिकारक होती है।

मरीचं क्षुपजं रुच्यं दोषलं सर्वरोगकृत्।
विशेषतः प्रमेहार्शोविकारेषु न शस्यते।।
बृहन्मरीचं क्षुपजं ततोऽप्यल्पान्तरं गुणैः। मिरसेङ्गा।

क्षुपज (पौधे पर लगी हरी व लाल) मिर्च रुचिकर, त्रिदोषजनक व सर्वरोगकारक होती है। विशेष रूप से यह प्रमेह, बवासीर आदि विकारों में हानिकारक होती है। क्षुपज (पौधे पर लगने वाली हरी व लाल) बड़े आकार की मिर्च के गुण लगभग पहले वाली क्षुपज मिर्च के समान ही होते हैं। इनके गुणों में बहुत थोड़ा-सा अन्तर होता है।

श्लेष्मला स्वादुशीतार्द्रा गुर्वी स्निग्धा च पिप्पली।
सा शुष्का विपरीतातः स्निग्धा वृष्या रसे कटुः।।
स्वादुपाकानिलश्लेष्मकासश्वासापहा परा ।। पिंपली।

आर्द्र (सरस अथवा अशुष्क) पिप्पली कफवर्धक, स्वादु, शीतल, गुरु व स्निग्ध होती है। यह सूखी हो तो इससे विपरीत गुण वाली अर्थात् स्निग्ध, वृष्य व रस में कटु होती है। यह पाक में स्वादु होती है तथा वात, कफ, खाँसी व दमा को विशेष रूप से नष्ट करती है।

सैन्धवं लवणं वृष्यं चक्षुष्यं वह्निदीपनम्।
त्रिदोषशमनं पूतं व्रणदोषविबन्धनुत्।।

सैन्धवं द्विविधं प्रोक्तं सितरक्तविभेदतः।
रसवीर्यविपाकेषु गुणाढ्यं तु सितं शिवम्।। सैन्धव। (रा.नि.-६.८९-९०)

सैन्धा लवण वृष्य, नेत्रहितकारी व जठराग्नि को दीप्त करने वाला होता है। यह त्रिदोष-शामक, पूत (शुद्ध) होता है तथा व्रणदोष व विबन्ध (मल व वायु के अवरोध) को दूर करता है। सैन्धव लवण सफेद व लाल रंग के भेद से दो प्रकार का होता है। इन दोनों में रस, वीर्य व विपाक की दृष्टि से सफेद रंग वाला अधिक गुण युक्त व हितकर होता है।

गाढादिलवणं शुभ्रं पृथ्वीजं गढदेशजम्।
गढोत्थं च महारम्भं साम्भरं सम्भरोद्भवम्।।
गाढोत्थं लवणं तूष्णमीषदम्लं मलापहम्।
दीपनं कफवातघ्नमर्शोघ्नं कोष्ठशोधनम्।। गाढलवणम्। (रा.नि.-६.९८-९९)

साम्भरं सम्भरदेशे प्रसिद्धम्।

गाढादि लवण (गाढ शब्द आदि में है जिसके ऐसा लवण) शुभ्र, पृथ्वीज (भूमि से उत्पन्न), गढदेशज (गढ नामक स्थान में होने वाला), गढोत्थ (गढ से उत्पन्न), महारम्भ, साम्भर या सम्भरोद्भव, इन नामों से जाना जाता है। (राजस्थान की साम्भर झील में उत्पन्न लवण के ये नाम जानने चाहिए)

गाढोत्थ लवण उष्ण, थोड़ा खट्टा, मलनाशक, दीपन, कफवात व बवासीर को नष्ट करने वाला तथा आमाशय को शुद्ध करने वाला होता है। (राजस्थान प्रदेश के अन्तर्गत) 'सम्भर' नामक स्थान में उत्पन्न होने के कारण यह साम्भर लवण कहलाता है।

सामुद्रं लघु हृद्यं च पलितास्रदपित्तदम्।
विदाहि कफवातघ्नं दीपनं रुचिकृत् परम्।। सामुद्रलवणम्। (रा.नि.-६.१०१)

सामुद्र (समुद्र जल से बनने वाला) नमक लघु व हृद्य होता है। यह पलितकारक (बालों को सफेद करने वाला), रक्तदोष-कारक व पित्तवर्धक होता है। यह विदाही, कफवात-नाशक, दीपन व परम रुचिकर होता है।

द्रोणेयं लवणं पाके नात्युष्णमविदाहि च।
भेदनं स्निग्धमीषच्च शूलघ्नं चाल्पपित्तलम्।। डोणीचें लवण। (रा.नि.-६.१०३)

हस्तलेखे तु अम्लपित्तलम् इति पाठोऽस्ति, स तु राजनिघण्टुमाश्रित्य अल्पपित्तलम् इत्येवं रूपेण शोधितः।
(रा.नि.-२.५०)

द्रोणेय नमक पाक में अत्युष्ण नहीं होता तथा दाह भी नहीं करता है। यह भेदन, कुछ स्निग्ध, शूलनाशक तथा कुछ पित्तवर्धक होता है।

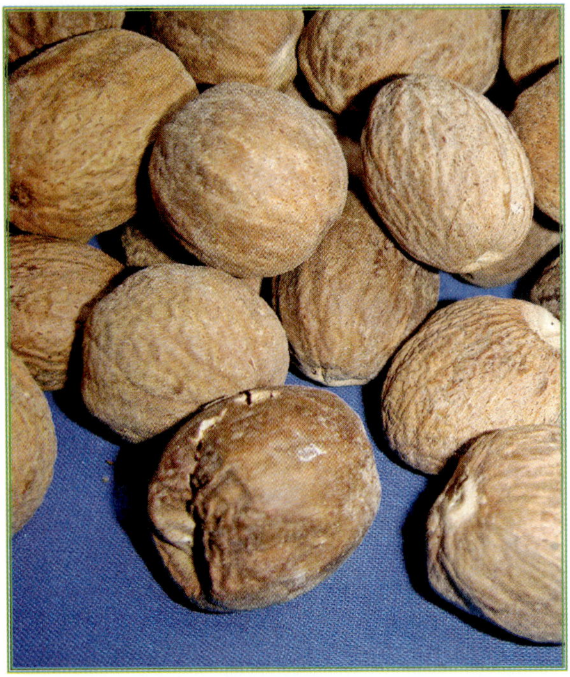

जायफल

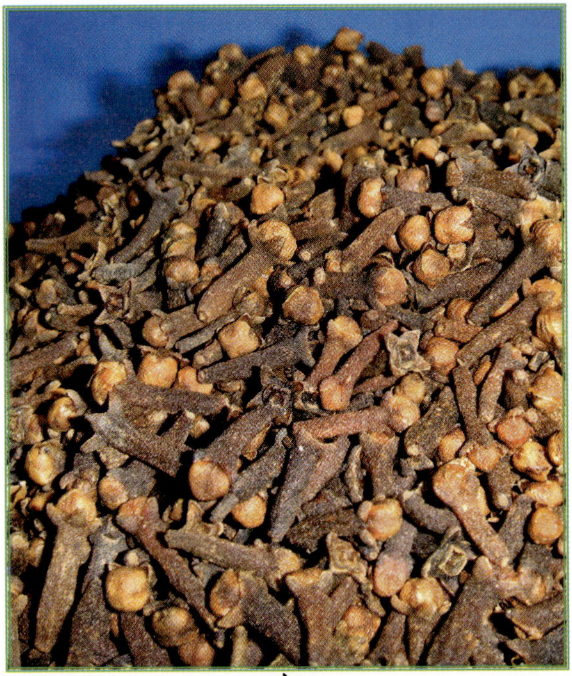

लौंग

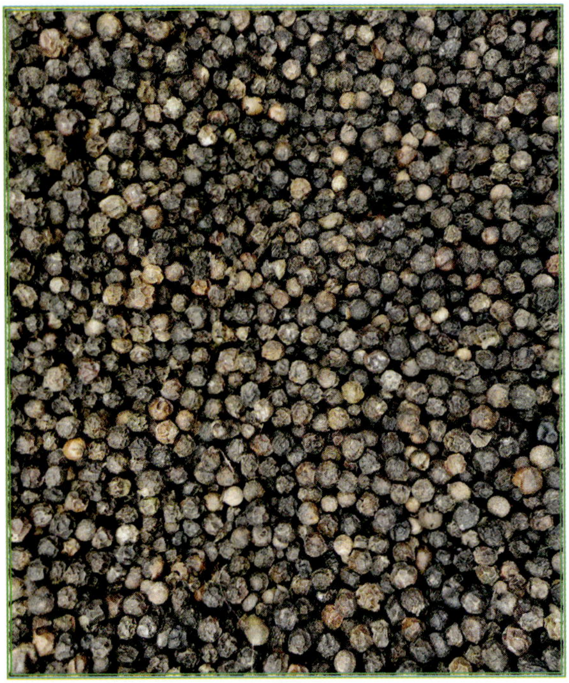

मरिच

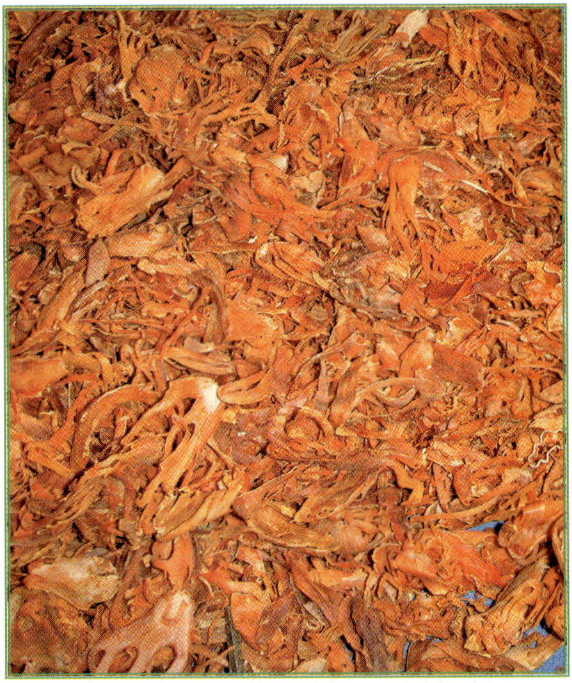

जावित्री

औषरं च कटु क्षारं तिक्तं वातकफापहम्।
विदाहि पित्तकृद् ग्राहि मूत्रसंशोषकारि च।। आटुकलवण। (रा.नि.-६.१०५)

औषर (ऊषर भूमि में होने वाला) नमक कटु, खारा, तिक्त व कफदोष-नाशक होता है। यह विदाही, पित्तकारक, ग्राही व मूत्रसंशोषकारी (मूत्र को सुखाने वाला अर्थात् कम करने वाला) माना जाता है।

रोमकं तीक्ष्णमत्युष्णं कटु तिक्तं च दीपनम्।
दाहशोषकरं ग्राहि पित्तकोपकरं परम्।। वाफे सुकलें लवण। (रा.नि.-६.१०७)

रोमक नामक नमक तीक्ष्ण, अत्युष्ण, कटु, तिक्त तथा दीपन होता है। यह दाह व क्षयरोग पैदा करने वाला, ग्राही एवं परम पित्तप्रकोप-कारक होता है।

।। इति सम्भारेषु लवणानि।।

त्वचं तु कटुकं शीतकफकासविनाशनम्।
शूलामशमनं[1] चैव कण्ठशुद्धिकरं लघु।। तज। (रा.नि.-६.१७२)

त्वच (तज) कटु, शीतल व लघु होता है। यह कफहर व खाँसी को नष्ट करने वाला होता है। यह शूल व आम दोष का शमन करने वाला और परम कण्ठशुद्धि-कारक होता है।

पत्रकं लघु तीक्ष्णोष्णं[2] कफवातविषापहम्।
वस्तिकण्डूतिदोषघ्नं मुखमस्तकशोधनम्।। पत्रज। (रा.नि.-६.१७५)

पत्रक (तेजपात) लघु, तीक्ष्ण व उष्ण होता है तथा कफवात व विष को नष्ट करता है। यह वस्ति (मूत्राशय सम्बन्धी) दोष एवं खुजली को दूर करता है तथा कफहर होने से मुख व मस्तिष्क का शोधन करता है।

यह पद्य मूलतः राजनिघण्टु का है, परन्तु हस्तलेख में अग्रिम श्लोक का उत्तरार्ध ही इसका उत्तरार्ध भी बना दिया है। यह लिपिकर का प्रमाद प्रतीत होता है। हमने इस श्लोक का उत्तरार्ध भाग राजनिघण्टु के अनुसार कर दिया है।

---

१. शुक्लाम०- रा.नि., आनन्दाश्रम-संस्करण पृ. ७९, शुक्राम०- रा.नि. चौखम्बा-संस्करण पृ.१६९, शूलाम०- आ.१,२,३, शमनेत्युत्तरपददर्शनात् 'शूलाम०' इत्येव पाठो युक्तो भाति, शुक्लामपाठश्च प्रमादजन्यः प्रतीयते। भावप्रकाशकृतापि शुक्रामपाठं पूर्वग्रन्थेषु दृष्ट्वा अस्य वर्णने शुक्रहृत् इति लिखितम्। एतदपि अपपाठानुकरणमूलं प्रतीयते। अतः तत्रापि 'शुक्रहृत्' इत्यस्य स्थाने 'शूलहृत्' इत्यनेन भाव्यम्- भावप्रकाशः कर्पूरादिवर्ग-६५) अथवा भावप्रकाशकृता तु 'शूलहृत्' इत्येव लिखितं स्यात्, अनन्तरं सम्पादकैस्तु 'शुक्रहृत्' इति कृतं स्यात्। औचित्यानुसारितया तु भावप्रकाशे 'शूलहृत्' इत्येव युज्यते, त्वचस्य तिक्तोष्णत्वात् शूलहरत्वोपपत्तेः।

२. शीतोष्णं- मुद्रिते भोजनकुतुहले, तीक्ष्णोष्णं- आ.१, भावप्रकाशे च। तिक्तोष्णम् इति राजनिघण्टुः पृ.- १७०।

नागकेसरमल्पोष्णं लघु तिक्तं कफापहम्।
वस्तिवातामयघ्नं च कण्ठशीर्षरुजापहम्।। नागकेसर। (रा.नि.-६.१७८)

नागकेसर थोड़ा उष्ण, लघु, तिक्त व कफहर होता है। यह वस्ति-गत वातरोग को दूर करने वाला तथा कण्ठरोग एवं शिरोरोग का नाशक होता है।

अलक्तो रक्तस्तीक्ष्णोष्णः कफवातामयापहः।
कण्ठरुक्शमनो रुच्यो व्रणदोषार्त्तिनाशनः।। अलिता। (रा.नि.-६.२०७)

अलक्त (आलता) रक्त वर्ण का होता है, यह तीक्ष्ण, उष्ण व कफ एवं वात के रोगों को नष्ट करता है। यह कण्ठरोग को दूर करने वाला, रुचिकर, व्रण के दोष व पीड़ा को हरने वाला होता है।

कुङ्कुमं सुरभि तिक्तकटूष्णं कासवातकफकण्ठरुजाघ्नम्। (रथोद्धता छन्द)
मूर्धशूलविषदोषविमोचं रोचनं च तनुकान्तिकरं च ।। कुङ्कुमकेसर। (रा.नि.-१२.४१)

कुङ्कुम सुगन्धित, तिक्त, कटु व उष्ण होता है। यह खाँसी, वात, कफ व कण्ठरोगों का नाशक होता है। यह शिरोवेदना एवं विषदोष को हरने वाला, रोचन तथा देह की कान्ति को बढ़ाने वाला होता है।

कस्तूरी सुरभिस्तिक्ता चक्षुष्या मुखरोगनुत्। (रा.नि.-१२.४९)
किलासकफदौर्गन्ध्यवातालक्ष्मीमलापहा[१] **।।** कस्तूरी।

कस्तूरी सुगन्धित, तिक्त, नेत्रहितकारी व मुखरोग-नाशक होती है। यह किलास (क्षुद्रकुष्ठ), कफ, दुर्गन्ध, अलक्ष्मी (शोभाहीनता) एवं मल का निवारण करती है।

अत्रैव प्रसङ्गात् तद्भेदास्तल्लक्षणं कृत्रिमस्वरूपं चोच्यते–

कपिला पिङ्गला कृष्णा कस्तूरी त्रिविधा क्रमात्।
नेपालेऽपि च काश्मीरे कामरूपेऽपि जायते।। (रा.नि.-१२.५०)

साप्येका खरिका ततश्च तिलका ज्ञेया कुलत्थापरा
पिण्डान्यापि च नायिकेति च परा या पञ्चभेदाभिधा।
सा शुद्धा मृगनाभितः क्रमवशादेषातितीक्ष्णोत्थिता
पक्षत्यादिदिनत्रयेषु जनिता कस्तूरिका श्रूयते।। (रा.नि.-१२.५१)

---

१. 'गन्धालक्ष्मी' इति उपलब्धपाठः, अस्य स्थाने 'वातालक्ष्मी' इति कृतः राजनिघण्टुमाश्रित्य। रा.नि.-३.३०

प्रसंगवश यहाँ कस्तूरी का लक्षण, भेद व कृत्रिम कस्तूरी का स्वरूप बताया जा रहा है– कपिल (पीली), पिंगल (लाल मिश्रित पीली) व काली, इस प्रकार कस्तूरी त्रिविध होती है। यह नेपाल, काश्मीर व कामरूप (असम), इन क्षेत्रों में पाई जाती है।

कस्तूरी की प्रजातियों में ये पाँच भेद बताए गये हैं– खरिका, तिलका, कुलत्था, पिण्डा व नायिका। वह कस्तूरी शुद्ध होती है, जो क्रमशः मृग की नाभि में निष्पन्न होकर निकलती है। वह अति तीक्ष्ण होती है तथा पक्षति (प्रतिपदा) आदि तीन दिनों में उत्पन्न होती है।

धूम्राकृतिस्तु खरिका तिलका तिलाभा कौलत्थबीजसदृशी च कुलत्थकाख्या।
स्थूला ततः कियदियं किल पिण्डका स्यात् तस्याश्च किञ्चिदधिका यदि नायिका सा।।
(वसन्ततिलका छन्द) (रा.नि.-१२.५२)

खरिका धुएँ जैसी व तिलका तिल जैसी होती है। कुलत्थ के बीजों के समान कस्तूरी कुलत्था कहलाती है। उससे कुछ मोटी कस्तूरी पिण्डका मानी जाती है तथा उससे भी कुछ अधिक (मोटी) नायिका कही जाती है।

तिक्ता स्वादे पिञ्जरा केतकीनां गन्धं धत्ते लाघवं तोलने च।
याप्सु न्यस्ता नैव वैवर्ण्यमीयात् कस्तूरी सा राजभोग्या प्रशस्ता।। (रा.नि.-१२.५३)

जो कस्तूरी स्वाद में तिक्त, पिंजर (पीले रंग की), केतकी पौधे की गन्ध को धारण करने वाली तथा तोलने में लघु होती है एवं जल में स्थापित करने पर भी जिसका रंग नहीं बदलता, वह कस्तूरी उत्तम मानी जाती है। ऐसी कस्तूरी राजाओं द्वारा प्रयोग में लाने योग्य होती है।

किञ्च–

या गन्धं केतकीनामपहरति मदं सिन्धुराणां च वर्णं
स्वादे तिक्ता कटुर्वा लघुरथ मृदिता मर्दिता चिक्कणा स्यात्। (स्रग्धरा छन्द)
दाहं या नैति वह्नौ शिमिशिमिति चिरं चर्मगन्धा हुतान्ते
सा कस्तूरी प्रशस्ता वरमृगतनुजा राजते राजभोग्या।। (रा.नि.-१२.५४)

अपि च–

बाले जरति च हरिणे क्षीणे रोगिणि हि मन्दगन्धयुता।
कामरते वा तरुणे कस्तूरी बहुपरिमला भवति ।। (रा.नि.-१२.५५)

जो केतकी (केवड़ा) की सुगन्ध अथवा हाथियों के मदजल की सुगन्ध को धारण करती है और रंग की दृष्टि से हाथियों के मद जैसे कृष्ण वर्ण वाली होती है। स्वाद में तिक्त या कटु और तोलने में हल्की होती है तथा मसलने पर चिकनी हो जाती है। जो अग्नि में डालने पर बहुत देर तक नहीं जलती तथा शिमि-शिमि ध्वनि करती है और जलने पर चमड़े की गन्ध जैसी गन्ध देती है, वह श्रेष्ठ मृग के शरीर से उत्पन्न कस्तूरी उत्तम मानी जाती है तथा राजाओं के उपयोग योग्य होती है।

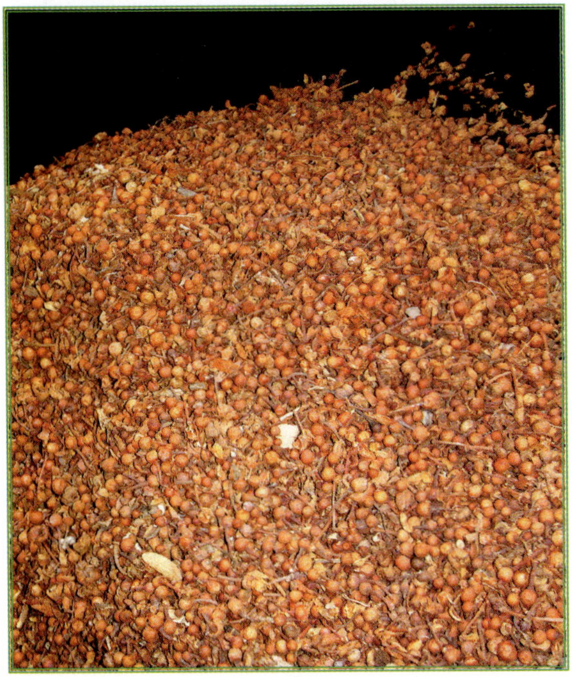

नागकेशर

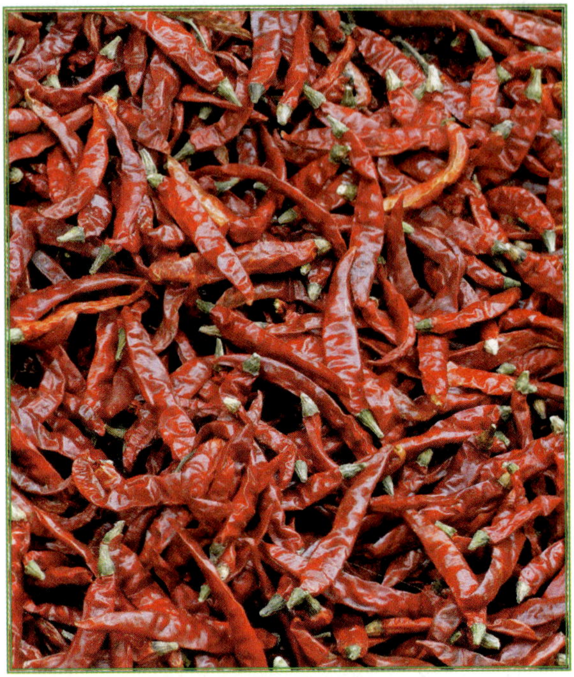

लाल मिर्च

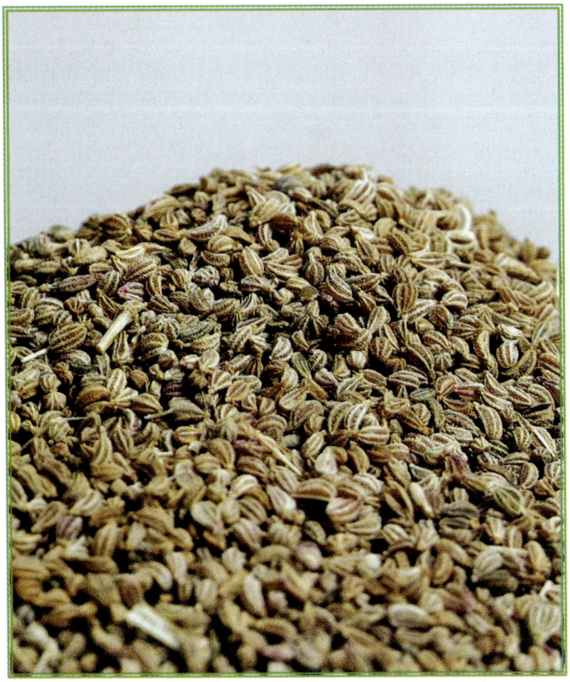

अजवायन

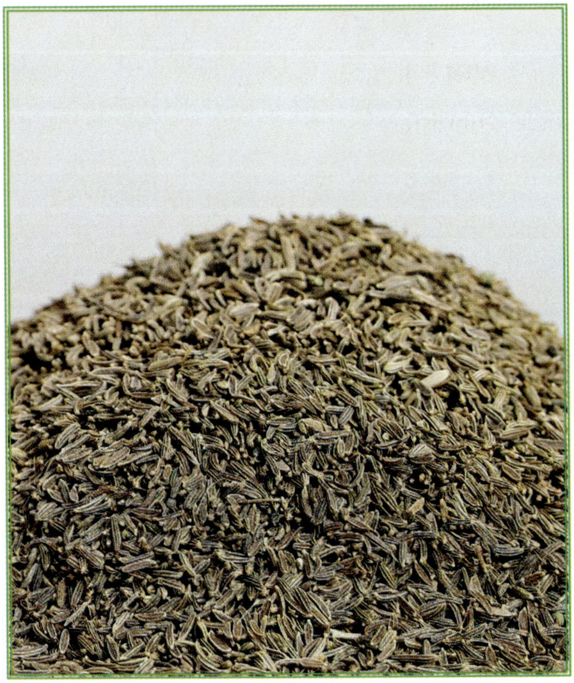

जीरा

बाल अवस्था वाले, वृद्ध, दुर्बल अथवा रुग्ण हरिण की कस्तूरी अल्पगन्ध वाली होती है। तरुण (युवा) अथवा कामक्रीडारत हरिण की कस्तूरी अधिक गन्ध वाली होती है।

तथा– **कस्तूरी धूमगन्धा वहति विनिहिता पीततां पाथसोऽन्त-**
र्निःशेषं या निविष्टा भवति हुतवहे भस्मसादेव सद्यः।
या च न्यस्ता तुलायां कलयति गुरुतां मर्दिता रूक्षता च (स्रग्धरा छन्द)
ज्ञेया कस्तूरिकेयं खलु कृतमतिभिः कृत्रिमा नैव सेव्या।। (रा.नि.-१२.५६)

जो कस्तूरी धुंएं जैसी गन्ध वाली होती है और पानी में डालने पर पीलापन धारण कर लेती है। आग में डालने पर शीघ्र ही भस्मसात् (राख रूप) हो जाती है, तुला पर रखी गई भारी होती है, मसलने पर रूक्ष हो जाती है, ऐसी कस्तूरी को बुद्धिमान् जन कृत्रिम (नकली) समझें, इसका सेवन कदापि नहीं करना चाहिए।

।। इति कस्तूरीप्रकरणम्।।

निघण्टुसारे अम्बरनामानि गुणाश्च-

अम्बरं गगनाकारं गन्धार्हं च सुगन्धकम्।
अम्बरोष्णं वर्णकरं कफवातशिरोऽर्त्तिजित्।।

अम्बर नामक सुगन्ध-द्रव्य गगनाकार, गन्धार्ह व सुगन्धक नाम से भी जाना जाता है। यह उष्ण, रंग निखारने वाला, कफवातहर व सरदर्द का निवारक होता है

गोरोचनातिशिशिरा विषदोषहन्त्री रुच्या च पाचनकरी कृमिकुष्ठहन्त्री। (वसन्ततिलका छन्द)
भूतग्रहोपशमनी कुरुते च वश्यं सर्वत्र मङ्गलकरी जनमोहनी च।। गोरोचना।

गोरोचना अति शीतल, विषदोष-नाशक, रुचिकर, पाचनकरी, कृमि व कुष्ठदोष को दूर करने वाली, भूतग्रह (भूतावेश) का शमन करने वाली, वशीकरण करने वाली, सर्वत्र मंगलकरी व जनमोहिनी (लोगों को मोहित करने वाली, आकर्षित करने वाली) होती है।

अथ कर्पूरः

पोतास्यो भीमसेनस्तदनु सितकरः शङ्करावाससञ्ज्ञः
पांशुः पिण्डाब्जसारस्तदनु हिमयुता बालुका जूटिका च।

पश्चादस्यास्तुषारस्तदुपरि सहिमश्शीतलः पक्विकान्या (स्रग्धरा छन्द)
कर्पूरस्येति भेदा गुणरसमहसां वैद्यदृश्येन दृश्याः।। (रा.नि.-१२.६२)

।। इति कर्पूरभेदाः।।

कपूर के निम्न १२ भेद हैं– १. पोतास, २. भीमसेन, ३.सितकर, ४. शंकरावास, ५. पांशु, ६. पिण्ड, ७.अब्जसार, ८. हिमबालुका, ९. जूटिका, १०. तुषार, ११.हिमशीतल तथा १२. पक्विका। गुण रस व तेज (प्रभाव) को जानने वालों की दृष्टि में कपूर के ये भेद होते हैं।

कर्पूरश्शिशिरस्तिक्तः कटुः श्लेष्मास्रपित्तनुत्।
तृष्णा-विदाह-कण्ठस्थ-दोषघ्नोऽक्षिरुजापहः।।

किञ्च–

कर्पूरो नूतनस्तिक्तः स्निग्धश्चोष्णश्च दाहदः।
चिरस्थो दाहशोषघ्नः सुधौतश्शुभकृत्परः।। (रा.नि.-१२.६३)
शिरो मध्यं तलं चेति कर्पूरस्त्रिविधो मतः।
शिरः स्तम्भाग्रसञ्जातं मध्यं पर्णे तले तलम्।। (रा.नि.-१२.६४)
'शिरोमध्यतलानां च क्रमेण गुणगौरवम्'।

कर्पूर शीतल, तिक्त व कटु होता है। यह कफहर, रक्तपित्त-नाशक, तृष्णा, विदाह व कण्ठदोष का निवारक तथा नेत्ररोगहर होता है। नया कर्पूर तिक्त, स्निग्ध, उष्ण व दाहकारक होता है। पुराना कर्पूर दाह व शोष (क्षय) का नाशक होता है। अच्छी प्रकार से धोया हुआ कर्पूर परम शुभकारक होता है। सिर, मध्य व तल भेद से यह तीन प्रकार का होता है। कर्पूरवृक्ष के स्तम्भ (तने) के अग्र भाग में होने वाला कपूर 'शिरःकर्पूर' कहलाता है एवं पत्तों पर होने वाला 'मध्यकर्पूर' तथा तल (मूल) में होने वाला 'तलकर्पूर' तल कहलाता है। इन तीनों में क्रमशः उत्तरोत्तर अधिक गुण होता है।

तथा–

स्तम्भमध्यस्थितश्श्रेष्ठः स्तम्भबाह्ये च मध्यमः।
श्रेष्ठमीषद्धरिद्राभं शुभ्रं तन्मध्यमं स्मृतम्।
सुदृढं शुभ्ररूक्षं तु पुलकं बाह्यजं स्मृतम्।। (रा.नि.-१२.६६)

स्तम्भ के मध्य में जो स्थित हो, वह श्रेष्ठ होता है और स्तम्भ के बाहर होने वाला मध्यम होता है। इसी प्रकार थोड़े हरे रंग की आभा वाला श्रेष्ठ व श्वेत रंग का मध्यम होता है। बाह्य भाग में उत्पन्न होने वाला कपूर शुभ्र, रूक्ष व सुदृढ़ होता है।

अपि च–

स्वच्छं भृङ्गाभ्रपत्रद्युति लघु विशदं तोलने तिक्तकं चेत्
स्वादे शैत्यं सुहृद्यं बहलपरिमलामोदि सौरभ्यदायि।
निस्स्नेहं दीर्घपत्रं शुभतरमति चेद्राजयोग्यं प्रशस्तं (स्रग्धरा छन्द)

कर्पूरं चान्यथा चेद् बहुतरमशने स्फोटदोषप्रदायि ।। (रा.नि.-१२.६७)

स्वच्छ कपूर भृंगाभ्रपत्र (भौरे के पंख व अभ्रक के पत्र) जैसी चमक वाला, तोलने में लघु व विशद, स्वाद में तिक्त, शीतल, सुहृद्य (हृदय को अत्यन्त प्रिय) व बहुत अधिक सुगन्ध को फैलाने वाला होता है। यह निस्स्नेह (चिकनाई रहित) बड़े पत्राकार वाला अतिशुभतर तथा राजाओं के प्रयोग के लिए प्रशस्त होता है। इसके विपरीत लक्षणों वाला कर्पूर खाने पर बहुत अधिक फोड़े पैदा करने वाला होता है।

चीनकः कटुतिक्तोष्ण ईषच्छ्वेतः कफापहः।
कण्ठदोषहरो मेध्यः पाचनः कृमिनाशनः।। चीनकर्पूरः कृत्रिमः। (रा.नि.-१२.६९)

अल्प सफेदी वाला चीनकर्पूर कृत्रिम (नकली) कपूर होता है। यह कटु, तिक्त व उष्ण होता है एवं कफनाशक, कण्ठदोषहर, मेध्य, पाचन व कृमिनाशक होता है।

जातीपत्री कटुस्तिक्ता सुरभिः कफनाशिनी।
वक्त्रवैशद्यजननी जाड्यदोषनिकृन्तनी ।। जायपत्री। (रा.नि.-१२.७६)

जातीपत्री (जावित्री) कटु, तिक्त, सुगन्धित व कफनाशक होती है। यह मुख को विशद (स्वच्छ) करती है तथा मुख व जिह्वा की जडता को हरती है।

जातीफलं कषायोष्णं कटु कण्ठामयार्तिजित्।
रक्तातिसारमेहघ्नं वृष्यं दीपनकं लघु ।। जायफल। (रा.नि.-१२.७८)

जातीफल (जायफल) कषायोष्ण, कटु व कण्ठरोग-नाशक होता है। यह रक्तविकार, अतिसार व प्रमेह को नष्ट करता है तथा वृष्य होता है। यह जठराग्नि को प्रदीप्त करने वाला व लघु होता है।

कङ्कोलं कटु तिक्तोष्णं वक्त्रजाड्यहरं परम्।
दीपनं पाचनं रुच्यं कफवातनिकृन्तनम् ।। कापूरचिणी। (रा.नि.-१२.८०)

कंकोल/शीतल चीनी कटु, तिक्त व उष्ण होती है तथा विशेष रूप से मुख की जडता को दूर करती है। यह दीपन, पाचन, रुचिकर, तथा कफवात-नाशक होती है।

लवङ्गं शीतलं तिक्तं चक्षुष्यं भक्तरोचनम्।
वातपित्तकफघ्नं च तीक्ष्णं मूर्धरुजापहम्।। लवङ्ग। (रा.नि.-१२.८३)

लवङ्ग (लौंग) शीतल, तिक्त, नेत्रहितकारी व भोजन में रुचि पैदा करने वाला होता है। यह वात, पित्त व कफ का निवारक, तीक्ष्ण व शिरोरोगहर होता है।

सौगन्धिकं जवादि स्यात् स्निग्धं चोष्णं सुखावहम्।
वाते हितं तु राज्ञां च मोहनाह्लादकारकम् ।। जवादि। (रा.नि.-१२.७१)

जवादि कस्तूरी सुगन्धित, स्निग्ध, उष्ण तथा सुखकारक होती है। यह वातदोष में हितकारक व राजाओं को आकर्षित व आह्लादित करने वाली होती है। अब उसका लक्षण कहते हैं-

तल्लक्षणं च– **जवादि नीरसं स्निग्धमीषत्पिङ्गं सुगन्धिदम्।**
आतपे बहुलामोदं राज्ञां योग्यं च नान्यथा।। इति।। (रा.नि.-१२.७२)

जवादि कस्तूरी नीरस, स्निग्ध, ईषत्पिंग (थोड़ी पीली) तथा सुगन्धिदायक होती है। यह धूप लगने पर अधिक सुगन्ध देती है। ऐसी जवादि कस्तूरी राजाओं के योग्य होती है, इसके विपरीत नहीं। इस पद्य के प्रथम चरण में 'नीरसं स्निग्धं' के स्थान पर राजनिघण्टु में 'नीलं सस्निग्धं' पाठ है, यह विचारणीय है।

।। इति सम्भाराः।।

अथ दृतयः (चिप्स)

शिग्रुमूलस्य चूर्णेन मर्दितं पानसं फलम्।
दृतं स्यात्कादलं पक्वं फलमौदुम्बरत्वचा।।
वंशत्वचा वापि भवेदपि शालितृणेन वा।
तालमूलस्य चूर्णेन तत्फलं भवति दृतम् ।।

दृतियां (चिप्स)– शिग्रुमूल (सहिजन की जड़) के चूर्ण से मर्दित किया हुआ पनस (कटहल का फल) दृत (चिप्स) के रूप में बनाया जाता है तथा उदुम्बर की छाल के साथ पकाया हुआ कदली फल भी दृत (चिप्स) के रूप में तैयार किया जाता है। इन फलों को बांस की छाल अथवा शालितृणों के साथ पकाने पर भी इनकी दृतियां बनती हैं। तालमूल के चूर्ण से मर्दित तालफल से भी दृतियां बनती हैं।

।। इति दृतयः।।

अथ घृतप्रकरणम्

शोणस्य नारिकेलस्य बालस्यान्तर्गतं जलम्।
सकल्कं क्षोदितं मेघनादमूलरजोऽन्वितम्।।
समेन सर्पिषा युक्तं यदि पक्वं घृतं भवेत्।

बाह्य आवरण भाग में लालिमा लिए कच्चे नारियल की गिरी को उसके अन्दर वाले पानी के साथ कूटकर उसमें मेघनाद (चौलाई) की जड़ का चूर्ण डाल लें। पुनः समान मात्रा में घी मिलाकर पका लें। इस प्रकार यह कृत्रिम घृत तैयार हो जाता है।

चूर्णं बकुलबीजस्य क्षिप्त्वा तैले पयस्समे।
पक्वे तैलावशेषे तु तद् घृतं भवति ध्रुवम्।।

तिल के तेल व दूध को समान मात्रा में लें, इनमें बकुल (मौलसरी) के बीज का चूर्ण डालकर पकायें। तेल भर शेष रहने पर देखें कि यह कृत्रिम घृत तैयार हो गया है।

लशुनं षोडशांशं तु पुन्नागफलसंयुतम्।
शर्करां च पचेद्यस्तु तैलप्रस्थं घृतं भवेत्।।

एक प्रस्थ तिल के तेल में षोडशांश (सोलहवां भाग) लशुन व पुन्नाग (नागकेसर) डालकर पकायें, साथ में थोड़ी शर्करा भी डाल दें, इससे एक प्रस्थ कृत्रिम घृत तैयार हो जाता है।

मुद्गभिन्नस्य खण्डेन साष्टांशेन युतं घृतम्।
साष्टरम्भाफलं सर्पिः प्रस्थः प्रस्थद्वयं भवेत्।।

एक प्रस्थ घी लें, इसमें मूँग का चूर्ण, खाँड व केला मिलाकर पकायें। इस प्रकार भी कृत्रिम घृत तैयार होता है।

शृते तु माहिषे क्षीरे चतुर्भागावशेषिते ।
तुल्याज्ये कर्णिकारस्य पुष्पैः पक्वं घृतं भवेत्।।

भैंस के दूध को उबालने पर जब चतुर्थांश रह जाय तब उसमें समान मात्रा में घी मिला लें तथा कर्णिकार (कनेर) के फूलों के साथ पका लें। इस प्रकार कृत्रिम घी तैयार हो जाता है।

तुल्याज्यतैलं बकुलबीजपक्वं घृतं भवेत्।।

तिल का तेल व घी समान मात्रा में मिलायें , इनमें बकुल (मौलसरी) के बीज मिलाकर पकाने पर कृत्रिम घी तैयार हो जाता है। **विशेष-** कृत्रिम घृत अपने घटक द्रव्यों के गुण से युक्त होते हैं। निर्माण के पश्चात् अधिक समय तक रखने से ये विकृत हो सकते हैं, अत: इनका प्रयोग अल्प समयावधि के अन्दर ही कर लेना चाहिए।

।। इति कृत्रिमघृतानि।।

अथ शर्करा

क्षीरं पुनर्नवाया मूलेनावर्त्तितं पक्वम् ।
भवति सितेव सिता सा क्षीरगुणैवेति पाकज्ञा:।।

चक्रकामूलेनापि भवति। कोमलानि शिवजटाग्राणि रविकरस्पृष्टानि चूर्णयेत्। तच्चूर्णं क्षीरे क्षिप्तं तथा भवति।

शर्करा– पुनर्नवा (साटी) के मूल के साथ ओटाया दूध खाँड जैसा हो जाता है। इस प्रकार दूध से बनी यह शर्करा दूध के गुण वाली होती है। चक्रकामूल के साथ ओटाया दूध भी ऐसा ही हो जाता है तथा कोमल शिवजटाओं के अग्रभाग को धूप में सुखाकर चूर्ण कर लें, इस चूर्ण को दूध में डालने पर भी सिता (खाण्ड) बन जाती है।

।। इति शर्करा।।

अथ पानकानि

जलेन शीतलेनैव घोलिता श्वेतशर्करा।
एलालवङ्गकर्पूरमरीचैश्च समन्विता।।
शर्करोदकमाख्यातं शुक्रलं शिशिरं सरम्।
बल्यं रुच्यं लघु स्वादु वातपित्तास्रनाशनम्।।
मूर्च्छाच्छर्दि-तृषा-दाहज्वर-शान्तिकरं परम्। शर्करोदकम्।

पानक– शीतल जल में सफेद शक्कर घोलकर उसमें उचित मात्रा में इलायची, लौंग, कर्पूर व काली मिर्च मिला लें। इस प्रकार तैयार किया गया यह पेय शर्करोदक (शरबत) कहलाता है। यह शुक्रवर्धक, शीतल व सर, बलवर्धक, रुचिकर, लघु व स्वादु होता है तथा वात व पित्तरक्त का नाश करता है एवं मूर्च्छा, वमन, तृषा, दाह व ज्वर का शमन करता है।

आममाम्रं जलस्विन्नं मर्दितं दृढपाणिना।
सिताशीताम्बुसंयुक्तं कर्पूरमरिचान्वितम्।।
प्रपानकमिदं श्रेष्ठं भीमसेनेन निर्मितम्।
सद्यो रुचिकरं बल्यं शीघ्रमिन्द्रियतर्पणम्।। प्रपानकम्।

आम का पना– जल में उबाले हुए कच्चे आम को दृढ़ हाथों से मसलकर, उसमें चीनी, कर्पूर व काली मिर्च मिलाकर शीतल जल में घोल लें। यह श्रेष्ठ प्रपानक भीमसेन के द्वारा बनाया गया था। यह अति रुचिकारक, बलवर्धक व शीघ्र ही इन्द्रियों का संतर्पण करने वाला होता है।

अम्लिकाया फलं पक्वं मर्दितं वारिणा दृढम्।
शर्करामरिचोन्मिश्रं लवङ्गेन्दुसुवासितम्।।
अम्लिकाफलसम्भूतपानकं वातनाशनम्।
पित्तश्लेष्मकरं किञ्चित् सुरुच्यं वह्निबोधकम्। अम्लिकाफलपानकम्।

अम्लिकापानक– अम्लिका (इमली) के पके फल को पानी में अच्छी प्रकार मथ लें, इसमें उचित मात्रा में शक्कर व काली मिर्च मिलायें तथा लौंग व कपूर डालकर सुगन्धित करें। इमली के फल से बना हुआ यह पानक वातनाशक, कुछ पित्तकफ-जनक, सुरुचिकर और जठराग्नि-प्रदीपक होता है।

भागैकं निम्बुजं तोयं षड्भागं शर्करोदकम्।
लवङ्गमरिचोन्मिश्रं पानकं पानकोत्तमम्।।
निम्बूफलभवं पानमत्यल्पं वातनाशनम्।
वह्निदीप्तिकरं रुच्यं समस्ताहारपाचनम्।। निंबूफलपानकम्।

निम्बूपानक– एक भाग निम्बू का रस तथा छः भाग शर्करामिश्रित जल लेकर उसमें उचित मात्रा में लौंग व काली मिर्च मिलायें। इस प्रकार तैयार किया हुआ यह सभी पानकों में उत्तम पानक होता है। निम्बू से बना यह पानक अल्प मात्रा में वातनाशक भी होता है। यह जठराग्नि को प्रदीप्त करने वाला, रुचिकर व समस्त आहार को पचाने वाला होता है।

शिलायां साधु सम्पिष्टं धान्यकं वस्त्रगालितम्।
शर्करोदकसंयुक्तं कर्पूरादिसुसंस्कृतम्।।
नवीने मृण्मये पात्रे स्थितं पित्तहरं परम्।। धान्यपानकम्।

धान्यकपानक–पत्थर पर अच्छी तरह पीसे हुए हरे धनिए को वस्त्र से छानकर शर्करोदक (शरबत) में मिलाकर कर्पूर आदि से सुगन्धित करें। फिर मिट्टी के नये पात्र में रखें व शीतल होने पर सेवन करें। यह पानक परम पित्तनाशक होता है।

तुर्यांशेन जलेन संयुतमतिस्थूलं सदम्लं दधि
प्रायो माहिषमंशुकेन विमले मृद्भाजने चालयेत्।
भृष्टं हिङ्गु च जीरकं च लवणं राजीं च किञ्चिन्मितां
पिष्ट्वा तत्र विमिश्रयेद्द्रवति तत्तक्रं न कस्य प्रियम्?।। (शार्दूलविक्रीडित)

तक्रं रुचिकरं वह्निदीपनं पाचनं परम्।
उदरे ये गदास्तेषां नाशनं तृप्तिकारकम्।। तक्रपानकम्।

तक्रपानक– चतुर्थांश जल से युक्त, अति गाढे, कुछ खट्टे भैंस के दही को वस्त्र से छानकर मिट्टी के स्वच्छ पात्र में डालकर घुमाएं, आलोडित करें। उसमें भुनी हींग, भुना जीरा, नमक तथा थोड़ी राई पीसकर मिला दें। इस प्रकार तैयार किया गया यह स्वादिष्ठ तक्र किसे प्रिय नहीं होता? यह तक्र (छाछ) रुचिकर, जठराग्नि को प्रदीप्त करने वाला व परम पाचन होता है। यह उदररोगहर एवं तृप्तिकारक होता है।

विदाहीन्यन्नपानानि यानि भुङ्क्ते हि मानवः।
तद्विदाहप्रशान्त्यर्थं भोजनान्ते पयः पिबेत् ।। पयःपानम्।

दुग्धपान- मनुष्य मिर्च मसाले आदि से युक्त जो विदाही अन्नपान लेता है, उनसे उत्पन्न विदाह (जलन) के शमन के लिए भोजन के अन्त में दूध पीना चाहिए।

अथ काञ्जिकम्।

'सन्धितं धान्यमण्डादि काञ्जिकं कथ्यते जनैः'। (भा.प्र.नि.-२१.१)

काञ्जी– सन्धित (सन्धानविधि से तैयार किया) धान्य, मण्ड आदि काञ्जिक कहलाता है- अर्थात् धान्य और मण्डक आदि को किसी जलयुक्त पात्र में मुँह बंद कर तीन दिन तक रख दिया जाता है, इस प्रकार काञ्जिक तैयार होता है।

काञ्जिकं भेदि तीक्ष्णोष्णं पित्तकृत्स्पर्शशीतलम्।
भ्रमक्लमहरं रुच्यं दीपनं वस्तिशोधनम् ।।

काञ्जिक भेदी, तीक्ष्ण, उष्ण, पित्तकारक व शीतल स्पर्श वाला होता है तथा भ्रम व क्लम का निवारक, रुचिकर, दीपन एवं वस्तिशोधक होता है।

तथा– **'काञ्जिकं भेदि तीक्ष्णोष्णं रोचनं पाचनं लघु'।** (भा.प्र.नि.-२१.१)

काञ्जी के विषय में अन्यत्र (भावप्रकाश में) भी कहा है– काञ्जी भेदी, तीक्ष्ण, उष्ण, रोचन, पाचन व लघु होती है।

दाहज्वरहरं स्पर्शात् पानाद्वातकफापहम्।
माषादिवटकैर्यत्तु कृयते तद् गुणाधिकम्।।
लघु वातहरं तत्तु रोचनं पाचनं परम् ।
शूलाजीर्णविबन्धामनाशनं वस्तिशोधनम्।। काञ्ची। (भा.प्र.नि.-२१.२-३)

काञ्जी स्पर्श में शीतल होती है एवं दाह व ज्वर को नष्ट करती है तथा पीने से वात व कफ नष्ट करती है। काञ्जी उड़द आदि के बड़ों के साथ बनाई जाय तो अधिक गुण वाली होती है। यह लघु, वातहर, रोचन व परम पाचन होती है। काञ्जी शूल, अजीर्ण, कब्ज व आम (आंव) का नाश करने वाली तथा वस्तिशोधक होती है।

न भवेत्काञ्जिकं यत्र तत्र झालिः प्रदीयते। (भा.प्र.नि.-१२.१५९)

जहाँ पर काञ्जी उपलब्ध न हो वहाँ इसके स्थान पर झाली दी जाती है।

सा च– **आममाम्रफलं पिष्टं राजिकालवणान्वितम्।**
भृष्टं हिङ्गुयुतं पूतं घोलितं झालिरुच्यते।।
झालिर्हरति जिह्वायाः कुण्ठत्वं कण्ठशोधिनी।
मन्दं मन्दं निपीता सा रोचिनी वह्निबोधिनी।। झाली। (भा.प्र.नि.-१२.१६०-६१)

वह (झाली) इस प्रकार बनती है– आम के कच्चे फल को पीस लें, उसमें राई, नमक व हींग मिलाकर भून लें, तदनन्तर पानी में घोलकर छान लें। इस प्रकार तैयार हुआ यह पेय 'झाली' कहलाता है। झाली जीभ की कुण्ठता (जडता) को नष्ट करने वाली तथा कण्ठशोधक होती है। धीरे-धीरे पीने पर यह रोचन होती है तथा जठराग्नि को प्रदीप्त करती है।

तुषोदकं यवैरामैः सतुषैश्शकलीकृतैः।
उदकैस्संहितैरम्लैस्सम्पन्नं स्यात्तुषोदकम्।।
तुषाम्बु दीपनं हृद्यं पाण्डुकृमिगदापहम्।
तीक्ष्णोष्णं पाचनं पित्तरक्तकृद्वस्तिशूलनुत्।। तुषोदकम्। (भा.प्र.नि.-२१.६-७)

तुषोदक– तुषसहित कूटे हुए कच्चे जौ को अम्ल (खटाई) के साथ पानी में संहित कर लें (सड़ा लें)। इस प्रकार तुषोदक सिद्ध होता है। यहाँ संहित करने का अर्थ आयुर्वेदोक्त सन्धानवर्ग की रीति से तैयार करना है। तुषोदक दीपन व हृद्य होता है। यह पीलिया व कृमिरोग का नाशक होता है। यह तीक्ष्ण, उष्ण, पाचन, पित्तरक्त-कारक एवं वस्तिशूलनिवारक होता है।

सौवीरं तु यवैरामैः पक्वैर्वा निस्तुषैः कृतम्।
गोधूमैरपि सौवीरमाचार्याः केचिदूचिरे।।
सौवीरं तु ग्रहण्यर्शःकफघ्नं भेदि दीपनम्।
उदावर्त्ताङ्गमर्दास्थिशूलानाहेषु शस्यते।। सौवीरम्। (भा.प्र.नि.-२१.८-९)

सौवीर– तुषरहित कच्चे या पके जौ को खण्ड-खण्ड कर पानी में डालकर पूर्वोक्त सन्धान की रीति अपनाने से सौवीर तैयार होता है। कुछ प्राचीन आचार्यों ने जौ के स्थान पर गेहूँ लेकर सौवीर बनाने का निर्देश किया है।

सौवीर ग्रहणी, बवासीर व कफ का नाशक, भेदी व दीपन होता है। यह उदावर्त्त, अंगपीड़ा, अस्थिशूल, अफारा आदि में प्रशस्त होता है।

आरनालं तु गोधूमैरामैस्स्यान्निस्तुषीकृतैः।
पक्वैर्वा संहितैस्तत्तु सौवीरसदृशं गुणैः।। आरनालम्। (भा.प्र.नि.-२१.१०)

आरनाल– तुषरहित कच्चे या पके हुए गेहूँ को खण्डशः कर जल में डालें तथा सन्धानविधि से इसे तैयार करें। इस प्रकार सिद्ध यह जल आरनाल कहलाता है। इसके गुण पूर्वोक्त सौवीर के समान ही होते हैं।

धान्याम्लं शालिचूर्णाच्च कोद्रवादिकृतं भवेत् ।
धान्याम्लं धान्ययोनित्वात्प्रीणनं लघु दीपनम् ।।
अरुचौ वातरोगेषु सर्वेष्वास्थापने हितम्।। धान्याम्लम् । (भा.प्र.नि.-२१.११)

धान्याम्ल– धान्याम्ल चावल के चूर्ण से या कोद्रव (कोदो) आदि धान्यों के चूर्ण से पूर्वोक्त सन्धान-विधि के अनुसार बनाया जाता है। यह धान्यमूलक होने से प्रीणन, लघु व दीपन होता है तथा अरुचि एवं सभी प्रकार के वातरोगों में तथा आस्थापन वस्ति में हितकर होता है।

शाण्डाकी राजिकायुक्तैस्स्यान्मूलकदलद्रवैः।
सर्षपस्वरसैर्वापि शालिपिष्टकसंयुतैः।। संहितैरिति शेषः।
शाण्डाकी रोचनी गुर्वी पित्तश्लेष्मकरी स्मृता।। शण्डाकी। (भा.प्र.नि.-२१.१२-१३)

शाण्डाकी– चावल के चूर्ण में उचित मात्रा में राई मिलायें तथा उसमें मूली के पत्तों अथवा हरी सरसों के पत्तों का स्वरस मिलाकर सन्धान-विधि से तैयार करें। यह पेय शाण्डाकी कहलाता है। शाण्डाकी रोचन, गुरु व पित्त-कफकारक कही गई है।

कन्दमूलफलादीनि सस्नेहलवणानि च।
यत्र द्रवेऽभिषूयन्ते तच्छुक्तमभिधीयते।।
शुक्तं कफघ्नं तीक्ष्णोष्णं रोचनं पाचनं लघु।
पाण्डुकृमिहरं रूक्षं भेदनं रक्तपित्तकृत्।। आसुतम् । (भा.प्र.नि.-२१.१४-१५)

शुक्त- तेल व लवण से युक्त कन्द, मूल व फल आदि जिस द्रव में अभिषुत किये जाते हैं, वह शुक्त कहलाता है। शुक्त कफनाशक, तीक्ष्ण, उष्ण, रोचन, पाचन व लघु होता है। यह पीलिया व कृमि को नष्ट करने वाला, रूक्ष, भेदन व रक्तपित्त-कारक होता है।

।। इति काञ्जीप्रकरणम्।।

अथ क्षीरप्रकरणम्

तत्र क्षीरसामान्यगुणाः –

सद्यः शुक्रकरं शीतं सात्म्यं सर्वशरीरिणाम्।
जीवनं बृंहणं बल्यं मेध्यं वाजीकरं परम् ।। (भा.प्र.नि.-१४.२)

वयःस्थापकमायुष्यं सन्धिकारि रसायनम्। (भा.प्र.नि.-१४.२)
विरेकवान्तिवस्तीनां तुल्यमोजोविवर्धनम्।। (भा.प्र.नि.-१४.३)

जीर्णज्वरे मनोरोगे शोफमूर्च्छाभ्रमेषु च।
ग्रहण्यां पाण्डुरोगे च दाहे तृषि हृदामये।। (भा.प्र.नि.-१४.४)

शूलोदावर्त्तगुल्मेषु वस्तिरोगे गुदाङ्कुरे।
रक्तपित्तेऽतिसारे च योनिरोगे श्रमे क्लमे।। (भा.प्र.नि.-१४.५)

गर्भस्त्रावे च सततं हितं मुनिवरैस्स्मृतम् ।
बालवृद्धक्षतक्षीणाः क्षुद्व्यवायकृशाश्च ये।
तेभ्यस्सदातिशयितं हितमेतदुदाहृतम् ।। (भा.प्र.नि.-१४.६)

।। इति पयस्सामान्यगुणाः।।

अब क्षीरसामान्य के गुण बताते हैं– दूध शीघ्र ही शुक्रकारक, शीतल व सभी के लिए सात्म्य (अनुकूल) होता है। यह जीवनीय शक्ति को बढ़ाने वाला, बृंहण, बल्य, मेध्य व परम वाजीकर होता है। यह वयस्थापक (बुढ़ापे के असर को कम करने वाला), आयुष्य (आयु बढ़ाने वाला), टूटी हुई हड्डियों को जोड़ने वाला व रसायन होता है। यह विरेक (दस्त), वमन व वस्ति के लिए हितकर तथा ओज को बढ़ाने वाला होता है। यह जीर्णज्वर, मनोरोग, सूजन, मूर्च्छा, चक्कर आना, ग्रहणी, पीलिया, दाह, तृषा एवं हृदयरोगों में हितकारी होता है।

दूध शूल, उदावर्त्त, गुल्म, वस्तिरोग, बवासीर, रक्तपित्त, अतिसार, योनिरोग, श्रम व क्लम में भी हितकर होता है। यह उक्त रोगों के अतिरिक्त गर्भस्त्राव में भी मुनिवरों द्वारा विशेष रूप से हितकर बताया है। जो बाल, वृद्ध, क्षत (घायल) व दुर्बल हों और भूख, प्यास व मैथुन से कृश हों, उनके लिए दूध सदा अति हितकारक बताया गया है।

अथ पयोविशेषगुणाः

तत्र गोक्षीरस्य यथा– गव्यं क्षीरं पथ्यमत्यन्तरुच्यं स्वादु स्निग्धं पित्तवातामयघ्नम्।
कान्तिं प्रज्ञां बुद्धिमेधाङ्गपुष्टिं धत्ते स्पष्टं वीर्यवृद्धिं विधत्ते।। (रा.नि.-१५.१०)

गोदुग्ध के गुण– गाय का दूध पथ्य, अत्यन्त रुचिकर, स्वादु, स्निग्ध व पित्तवातरोग-नाशक होता है। यह देह की कान्ति को बढ़ाता है, प्रज्ञा, बुद्धि, मेधा व अंगों की पुष्टि करता है तथा वीर्यवर्धक होता है।

तथा– **स्वादुपाकरसं स्निग्धमोजस्यं धातुवर्धनम्।**
वातपित्तहरं वृष्यं श्लेष्मलं गुरु शीतलम्।। (अ.हृ.सू.-५.२१)

स्वादुपाकरसमित्यादि पयस्सामान्यानुवादः।

दूध विपाक एवं रस में मधुर व स्निग्ध गुण वाला होता है। यह ओज व सप्त धातुओं को बढ़ाता है। दूध वातपित्त-नाशक, वृष्य, कफवर्धक, गुरु व शीतल होता है। विपाक में मधुर इत्यादि गुण सामान्यतः सर्वविध दुग्ध के होते हैं, उन्हीं का यहाँ अनुकथन है।

प्रायः पयोऽत्र गव्यं तु जीवनीयं रसायनम्।
क्षतक्षीणहितं मेध्यं बल्यं स्तन्यकरं सदा ।।
श्रम-भ्रम-मदालक्ष्मीकासश्वासादितृट्क्षुधः।
जीर्णज्वरं मूत्रकृच्छ्रं रक्तपित्तं च नाशयेत् ।। (अ.हृ.सू.-५.२२-२३)

गाय का दूध विशेष रूप से जीवनीय शक्ति को बढ़ाने वाला व रसायन होता है। यह घाव व क्षीणता/क्षतक्षीण (उरःक्षत, रोगविशेष) में हितकर, मेध्य, बल्य व स्तन्यकर (महिलाओं का दूध बढ़ाने वाला) होता है। यह श्रम, भ्रम, मद व अलक्ष्मी (कान्तिहीनता), खाँसी, दमा आदि को दूर करता है तथा तृषा, क्षुधा, जीर्णज्वर, मूत्रकृच्छ्र और रक्तपित्त को नष्ट करता है। ये वर्णसामान्य की दृष्टि से गायों के दूध के गुण बताए हैं।

।। इति वर्णसामान्येन गव्यगुणाः।।

अथ वर्णविशेषेण

गवां सितानां पित्तघ्नं कृष्णानां वातनाशनम्।
कफघ्नं रक्तवर्णानां कपिलानां त्रिदोषनुत्।।
गवां विविधवर्णानां वातपित्तहरं गुरु।
पयः कर्बूरवर्णानां प्रायः पीनसकारणम्।।

अब वर्णविशेष वाली गायों के दूध के गुण बताए जा रहे हैं– सफेद गायों का दूध पित्तनाशक, काली गायों का दूध वातनाशक तथा लाल रंग वाली गायों का दूध कफनाशक होता है। कपिल वर्ण वाली गाय का दूध त्रिदोष-नाशक होता है। शबल (रंगबिरंगी, अनेक मिश्रित रंगों वाली) गायों का दूध वातपित्तहर व गुरु होता है। कर्बूर (चित्र/कल्माष/चितकबरा) वर्ण वाली गायों का दूध शीतल होने से प्रायः जुकाम का कारण होता है।

।। इति वर्णविशेषेण गुणाः।।

अथ वयोविशेषेण

गृष्टिक्षीरं तु वातघ्नं मध्यमायास्तु पित्तहृत् ।
वृद्धायाः कफहृद् वृद्धवत्सायाश्च रसायनम्।।

गृष्टि (पहली बार प्रसूता) गाय का दूध वातनाशक, मध्यम आयु वाली गाय का दूध पित्तहर तथा वृद्ध गाय का दूध कफहर होता है। जिस गाय का बछड़ा बड़ा हो गया हो- अर्थात् जिसे प्रसूता हुए बहुत दिन बीत गये हों, उसका दूध रसायन होता है।

प्रसूतिदोषाद्यत्क्षीरं पाके विग्रथितं भवेत्।
तत्पीयूषमिति ख्यातं सर्वदोषकरं गुरु।।
विभेदि मूत्रलं वृष्यं मधुरं वह्निमान्द्यकृत् । खरोस।

प्रसूतिदोष (सद्यः प्रसूता होने) के कारण जो दूध पकाने पर विग्रथित हो जाता है (फट जाता है) वह पीयूष (खीस) नाम से जाना जाता है। यह सभी दोषों को बढ़ाने वाला और गुरु होता है। यह विभेदी, मूत्रल, वृष्य, मधुर होता है व जठराग्नि को मन्द करता है।

पयः प्रसूतेस्सप्ताहादूर्ध्वमर्वाक् च मासतः।
तत्प्रमोरटकं विद्याद् दुष्टं गुरुतरं स्मृतम्।। प्रमोरटः।

प्रसव के एक सप्ताह से ऊपर तथा एक मास से पहले जो दूध होता है, वह प्रमोरटक कहा जाता है। यह दोषयुक्त और गुरुतर होता है।

नष्टदुग्धभवं नीरं मोरटं जैज्जटोऽब्रवीत्। मोरटः। (भा.प्र.नि.-१४.३२)

जैज्जट का कथन है कि नष्ट हुए (फटे हुए) दूध का पानी मोरट कहलाता है।

नष्टदुग्धस्य पक्वस्य पिण्डः प्रोक्तः किलाटकः। किलाटः। (भा.प्र.नि.-१४.२९)

उबालने पर (दूध की अपनी अम्लता के कारण) जो दूध नष्ट हो जाय (फट जाय), उसका पिण्डरूप गाढ़ा भाग किलाट कहलाता है।

अपक्वमेव यन्नष्टं क्षीरशाकं हि तत्पयः। क्षीरशाकम्। (भा.प्र.नि.-१४.३०)

बिना पकाये ही जो दूध स्वगत अम्लता से नष्ट हो जाय (फट जाय) उसका पिण्डरूप गाढा भाग क्षीरशाक कहलाता है।

दध्ना तक्रेण वा नष्टं दुग्धं बद्धं सुवाससा।
द्रवभागेन हीनं यत् तक्रपिण्डस्स उच्यते।। तक्रपिण्डः। (भा.प्र.नि.-१४.३१)

इममेवामिक्षेति याज्ञिकाः। एतन्नीरं वाजिनमिति।।

दही या छाछ डालने से नष्ट हुए (फटे हए) दूध को स्वच्छ वस्त्र में डालकर निचोड़ने से जो पिण्ड बनता है, उसे तक्रपिण्ड (पनीर) कहते हैं। इसे ही याज्ञिक आमिक्षा कहते हैं तथा इसके पानी को वाजिन कहते है।

पीयूषं च किलाटश्च क्षीरशाकं तथैव च।। (भा.प्र.नि.-१४.३२)
तक्रपिण्ड इमे वृष्या बृंहणा बलवर्धनाः।। (भा.प्र.नि.-१४.३३)

पीयूष, किलाट, क्षीरशाक तथा तक्रपिण्ड (पनीर) ये वृष्य, बृंहण व बलवर्धक होते हैं।

गुरवश्श्लेष्मला हृद्या वातपित्तविनाशनाः। (भा.प्र.नि.-१४.३३)
दीप्ताग्नीनां विनिद्राणां व्यवाये चातिपूजिताः।। (भा.प्र.नि.-१४.३४)

ये सब गुरु, कफवर्धक, हृद्य तथा वातपित्त-नाशक होते हैं। ये तीव्र जठराग्नि वालों, अनिद्रा रोग वालों के लिए उपयोगी तथा व्यवाय (सहवास) से होने वाली क्षीणता में प्रशस्त माने जाते हैं।

।। इति पीयूषादिगुणाः।।

पयोऽभिष्यन्दि गुर्वामं युक्त्या शृतमतोऽन्यथा।
भवेद् गरीयोऽतिशृतं धारोष्णममृतं पयः।। (अ.हृ.सू.-५.२८)

कच्चा दूध अभिष्यन्दी (रसवहा शिराओं में अवरोध पैदा करने वाला) व गुरु होता है। यही युक्ति से पकाने पर इससे विपरीत गुणों वाला- अर्थात् अनभिष्यन्दी व लघु हो जाता है। बहुत अधिक पकाने पर यह गरिष्ठ (पचने में भारी) बन जाता है। धारोष्ण दूध तो साक्षात् अमृत माना जाता है।

युक्त्या शृतमिति– **चतुर्थभागं सलिलं निधाय यत्नाद्यदावर्त्तितमुत्तमं तत्।** (इन्द्रवज्रा)
सर्वामयघ्नं बलपुष्टिकारि वीर्यप्रदं क्षीरमतिप्रशस्तम्।। (रा.नि.-१५.२६)

पूर्व श्लोक में दूध का युक्ति से पकाने का निर्देश किया है, वह युक्ति इस प्रकार है– दूध में चतुर्थांश पानी डालकर यत्नपूर्वक उबालें। यह दूध सभी रोगों को नष्ट करने वाला, बलकारक, पुष्टिकारक, वीर्यप्रद व अति प्रशस्त होता है।

अन्ये तु– **क्षीरे समांशं पानीयं प्रक्षिप्य विपचेद् बुधः।**
क्षीरावशेषः कर्त्तव्यः क्षीरपाके त्वयं विधिः।।

।। इत्यामादिगुणाः।।

अन्य विद्वान् तो इस विषय में ऐसा कहते हैं– दूध में समान भाग पानी मिलाकर दूध भर शेष बचने तक पकायें। यह क्षीरपाक- अर्थात् दूध के पकाने की विधि है।

वृष्यं बृंहणमग्निवर्धनकरं पूर्वाह्णपीतं पयो
मध्याह्ने बलदायकं रतिकरं कृच्छ्रस्य विच्छेदकम्।
बाल्ये वह्निकरं ततो बलकरं वीर्यप्रदं वार्धके (शार्दूलविक्रीडित छन्द)
रात्रौ क्षीरमनेकदोषशमनं सेव्यं ततस्सर्वदा ।। (रा.नि.-१५.२३)

पूर्वाह्ण में पिया दूध वृष्य, बृंहण तथा जठराग्नि-वर्धक होता है। मध्याह्न में पिया दूध बलवर्धक, रतिकर तथा मूत्रकृच्छ्र का नाशक होता है। बाल्यावस्था में पिया दूध जठराग्नि-वर्धक, युवावस्था में पिया दूध बलवर्धक तथा वृद्धावस्था में पिया दूध वीर्यवर्धक होता है। रात्रि में दुग्धपान अनेक दोषों का शमन करता है। अत: दुग्ध सदा सेवनीय है।

तथा– **गव्यं पूर्वाह्णकाले स्यादपराह्णे तु माहिषम्।**
क्षीरं सशर्करं पथ्यं यावत्सात्म्यं तु सर्वदा।। (रा.नि.-१५.२७)

।। इति कालविशेषेण पय:पाने गुणा:।।

पूर्वाह्णकाल में शर्करायुक्त गाय का दूध एवं अपराह्ण में शर्करा युक्त भैंस का दूध विशेष रूप से पथ्य होता है। सात्म्य (प्रकृति की अनुकूलता) होने पर गाय व भैंस का दूध सदा पिया जा सकता है।

क्षीरं मुहूर्त्तत्रितयोषितं यदतप्तमेतद्विकृतिं प्रयाति । (उपजाति)
वान्त्यादिदोषं कुरुते तदूर्ध्वं विषोपमं स्यादुषितं जनानाम्।। (रा.नि.-१५.२४)

कच्चा दूध बिना उबाले तीन मुहूर्त्त (२ घण्टे २४ मिनट) तक रखने पर विकृत हो जाता है तथा वान्ति (वमन) आदि दोष करता है। इससे अधिक काल तक रखने पर यह (बिना उबाला कच्चा दूध) विष के समान हो जाता है।

।। इत्युषितपय:पाने दोष:।।

जीर्णज्वरे कफे क्षीणे क्षीरं स्यादमृतोपमम्।
तदेव तरुणे पीतं विषवद्धन्ति मानवम्।। (रा.नि.-१५.२५)

जीर्णज्वर व कफ की क्षीणता में दूध अमृततुल्य कहा गया है। तरुण ताप (नए ज्वर) में पिया गया दूध मनुष्य को विष की तरह मार देता है। भाव यह है कि नये ज्वर में दूध नहीं पीना चाहिए।

पित्तघ्नं शृतशीतलं कफहरं[1] पक्वं तदुष्णं भवे-
च्छीतं तत्तु न पाचितं तदखिलं विष्टम्भि दोषप्रदम्[2]।
धारोष्णं त्वमृतं पयः श्रमहरं निद्राकरं कान्तिदं
वृष्यं बृंहणमग्निवर्धनमतिस्वादु त्रिदोषापहम्।। (रा.नि.-१५.२८)

उबालकर शीतल किया दूध पित्तनाशक होता है व उबालने पर उष्ण अवस्था में पिया दूध कफनाशक होता है। कच्चा अर्थात् बिना पकाया शीतल दूध विष्टम्भी व त्रिदोष-वर्धक होता है। धारोष्ण दूध अमृत कहा गया है। यह श्रमहर, निद्राकारक, कान्तिप्रद, वृष्य, बृंहण, जठराग्नि-वर्धक, अतिस्वादु व त्रिदोष-नाशक होता है।

कफकरं, क्षीणस्य कफस्य यथावस्थितकरं न तु चयादिकारकम्। शृतशीतं त्रिदोषघ्नमिति वचनात्। कफे क्षीणे अमृतोपममित्युक्तत्वाच्च। एवं च त्रिदोषघ्नमिति वातादिविकारहारित्वं सिद्धं भवति। पक्वमिति। तद् दुग्धं पक्वं ततश्शीतं तदेव पुनरुष्णं तदपि पित्तघ्नमित्यर्थः।।

यहाँ **कफकर** का भाव है कि दूध क्षीण हुए कफ की यथावत् स्थिति बनाता है, न कि कफ की वृद्धि या संचय करता है। ऐसी व्याख्या न मानने पर, **'उबालकर शीतल किया हुआ दूध त्रिदोष-नाशक होता है'**, इस वचन से विरोध होगा। इसके अतिरिक्त- **'कफ के क्षीण होने पर दूध अमृत तुल्य होता है'**, इस कथन के कारण भी उक्त व्याख्या ही उचित है। इस प्रकार मानने से दूध के लिए त्रिदोषघ्न- अर्थात् वातादि-विकारहारिता सिद्ध हो जाती है। यहाँ शृतशीत का अर्थ है– उबालकर शीतल किया हुआ। यदि वह फिर गर्म कर दिया जाय तब भी पित्तनाशक ही बना रहता है।

क्षीरं न भुञ्जीत कदाप्यतप्तं भुञ्जीत चेन्नो लवणेन सार्धम्। (इन्द्रवज्रा)
पिष्टेन सन्धान-कषाय-मुद्ग-कोशातकीकन्दफलादिकैश्च।। (रा.नि.-१५.२९)

दूध को बिना उबाले कभी नहीं पीना चाहिए। इसी प्रकार दूध को कभी भी नमक के साथ नहीं लेना चाहिए। पिष्ट (आटे से बने पदार्थ), अचार, कषाय (कसैले रस वाले भोज्य पदार्थ), मूँग, तोरी, कन्द व फलों के साथ भी दूध का सेवन नहीं करना चाहिए; क्योंकि इन सबके साथ दूध का मेल दोषकारक है।

क्षीरं गवाजकादेर्मधुरं क्षीरं नवप्रसूतानाम्।
रूक्षं च पित्तदाहं करोति रक्तामयं कुरुते।। (रा.नि.-१५.३३)

गाय, बकरी आदि का दूध मधुर होता है। नवप्रसूता गाय आदि का दूध रूक्ष, पित्तदाह-कारक व रक्तविकार-जनक होता है।

---

१. 'कफहरम्' इति उपरिन्यस्तः पाठः सम्पादकेन शोधितः, अस्य स्थाने हस्तलेखेषूपलब्धपाठस्तु 'कफकरम्' इत्यस्ति, स खल्वपपाठः, पक्वस्योष्णस्य च दुग्धस्य कफकरत्वाभावात्।

२. विष्टम्भदोषप्रदम् इति उपलब्धपाठः, 'विष्टम्भि दोषप्रदम्' इति तु शोधितपाठः स्वीकृतः।

मधुरं त्रिदोषशमनं क्षीरं मध्यप्रसूतानाम् ।
लवणं मधुरं क्षीरं विदाहजननं चिरप्रसूतानाम्।। (रा.नि.-१५.३४)

जिन गाय भैंसों आदि के प्रसूता होने पर थोड़ा समय (एक मास) बीत गया हो, उनका दूध मधुर व त्रिदोष-नाशक होता है। जिनको प्रसूता हुए बहुत अधिक (नौ मास से ऊपर) समय बीत गया हो, उनका दूध नमकीन व मधुर तथा विदाह-जनक होता है।

गुणहीनं निःसारं क्षीरं प्रथमप्रसूतानाम्।
मध्यवयसां रसायनमुक्तमिदं दुर्बलं तु वृद्धानाम्।। (रा.नि.-१५.३५)

पहली बार प्रसूता हुई गाय आदि का दूध गुणहीन व निःसार होता है। मध्यम आयु वाली गाय आदि का दूध रसायन कहा गया है। वृद्धावस्था वाली गाय-भैंस आदि का दूध दुर्बल होता है।

तासां मासत्रयादूर्ध्वं गुर्विणीनां तु यत् पयः।
तदा हि लवणं क्षीरं मधुरं पित्तदोषकृत् ।। (रा.नि.-१५.३६)

गर्भिणी गायों का दूध गर्भावस्था के तीन मास बीत जाने पर कुछ नमकीन व मधुर हो जाता है। यह पित्तदोष को बढ़ाने वाला कहा गया है।

क्षीरं कासश्वासकोपाय सर्वं गुर्वामं स्यात् प्रायशो दोषदायि।
तच्चेत् क्वाथ्यावर्त्तितं पथ्यमुक्तं नारीक्षीरं त्वाममेवामयघ्नम् ।। (रा.नि.-१५.२०)

सभी प्रकार का कच्चा दूध दमा व खाँसी को बढ़ाने वाला तथा प्रायः दोषप्रद होता है। यदि यह उबाल कर लिया जाय तो पथ्य होता है। नारी का दूध तो कच्चा ही रोगनाशक होता है।

केऽप्याविकं पथ्यतमं शृतोष्णं क्षीरं त्वजानां शृतशीतमाहुः।
दोहानुशीतं महिषीपयश्च गव्यं तु धारोष्णमिदं प्रशस्तम्।। (रा.नि.-१५.२२)

कुछ विद्वानों का कथन है कि भेड़ का दूध शृतोष्ण (उबालकर गर्म अवस्था में पीना) ही उत्तम पथ्य होता है तथा बकरी का शृतशीत (उबालकर शीतल किया हुआ) दूध उत्तम होता है एवं भैंस का दूध दोहानुशीत (दुहने के बाद शीतल किया हुआ) व गाय का धारोष्ण (दुहने के तुरन्त बाद) श्रेष्ठ होता है।

ताम्रे वातहरं पात्रे सौवर्णे पित्तनाशनम्।
रौप्ये श्लेष्मपरीहारं कांस्ये रक्तप्रसादनम्।। (कै.नि.-४.१६४)

ताँबे के पात्र में रखा दूध वातनाशक, सोने के पात्र में रखा दूध पित्तनाशक, चाँदी के पात्र में रखा दूध कफनाशक और कांस्य के पात्र में रखा दूध रक्त को शुद्ध करने वाला होता है।

आयसे तु शृतं क्षीरं कृमिपित्तकफप्रणुत्।
कान्तसारमये श्रेष्ठं त्रिदोषघ्नं रसायनम्।।

लोहे के बर्त्तन में गर्म किया हुआ दूध कृमि, पित्त व कफ को नष्ट करता है। कान्तसारमय पात्र में रखा दूध त्रिदोषघ्न व उत्तम रसायन होता है।

प्रमेहकुष्ठपिटककृमिगुल्मान्त्रशूलनुत् ।
मृत्पात्रे तु शृतं क्षीरं पूर्वोक्तैरन्वितं गुणैः।।

मिट्टी के पात्र में पकाया हुआ दूध अपने पूर्वोक्त स्वाभाविक गुणों वाला होने के साथ-साथ प्रमेह, कुष्ठ, फोड़े, कृमि, गुल्म व आन्त्रशूल को दूर करता है।

स्यान्निर्जलं शृतं यद् द्वित्रिषडष्टांशशेषितम्।
यथा शृतसमं सारं गुरु बल्यतमं पयः।।

बिना पानी डाले दूध को पकाने पर जब उसका आधा, तीसरा, छठा या आठवां भाग शेष बच जाय तो यह अतिपक्व सारभूत दूध गुरु व अत्यन्त बलवर्धक माना गया है।

अर्धावशिष्टं पानं स्यात् त्रिभागं लेह्यकं भवेत्।
षड्भागं पिष्टतामेति शर्करा स्यादथाष्टमे।।
तदेवातिशृतं सर्वं गुरु बृंहणमुच्यते ।

पकने पर दूध आधा शेष बचे तो पानयोग्य, तृतीय भाग शेष बचे तो लेह्य (चाटने योग्य) हो जाता है, छठा भाग शेष बचे तो यह पिष्टरूप हो जाता है तथा अष्टम भाग शेष बचने पर यह शर्करारूप हो जाता है। अधिक पकाया हुआ सभी प्रकार का दूध गुरु व बृंहण हो जाता है।

अथ सन्तानिका

गुरुः सन्तानिका शीता वृष्या पित्तास्रवातनुत्।
तर्पणी बृंहणी स्निग्धा बलास-बलशुक्रदा।। (भा.प्र.नि.-१४.३५)

सन्तानिका (मलाई)– मलाई गुरु, शीतल व वृष्य होती है, यह पित्तरक्त व वात को दूर करती है तथा तर्पणी, बृंहणी व स्निग्ध होती है। यह कफ, बल व शुक्र को बढ़ाती है।

दीपनी तर्पणी वृष्या गुर्विणी प्राणलम्बिनी ।
स्वादुपाकरसा स्निग्धा रुच्या सन्तानिका मता।। साय

दूसरे ग्रन्थ में मलाई के विषय में कहा है– मलाई दीपन, तर्पण, वृष्य, गुरु व प्राणलम्बिनी (जीवन को लम्बा करने वाली) होती है। यह विपाक व रस में मधुर तथा स्निग्ध एवं रुचिकर होती है।

द्रव्यान्तराविरोधित्वात् सरत्वाच्चानुपानतः।
क्षीरं भक्तोत्तरं पथ्यं दीपनं मलशोधनम् ।।

भोजन के अन्य द्रव्यों के साथ विरोध न होने के कारण, सर व अनुपान रूप होने के कारण भक्त (भोजन) के उपरान्त दूध पथ्य होता है एवं दीपन व मलशोधक होता है।

रक्तपित्तानिलच्छर्दिमूर्च्छाहिक्कापहारि च।
खण्डेन सहितं दुग्धं कफकृत् पवनापहम्।। (भा.प्र.नि.-१४.३६)

खाँड सहित दूध रक्तपित्त, वात, छर्दि (उल्टी), मूर्च्छा व हिचकी को नष्ट करता है। यह कफकारक व वातनाशक होता है।

सिता-सितोपलायुक्तं शुक्रलं त्रिमलापहम्।
सगुडं मूत्रकृच्छ्रघ्नं पित्तश्लेष्मकरं स्मृतम् ।। (भा.प्र.नि.-१४.३६)

खाँड या मिश्री से युक्त दूध शुक्रवर्धक व त्रिदोषहर होता है। गुड के साथ यह मूत्रकृच्छ्र का नाशक व पित्तकफ-कारक कहा गया है।

तथा–

क्षीरं साक्षाज्जीवनं जन्मसात्म्यात्तद्धारोष्णं गव्यमायुष्यमुक्तम् ।
प्रातस्सायं ग्राम्यधर्मावसाने भुक्तेः पश्चादात्मसात्म्यं करोति।। (सु.नि.-३.२)

दूध जन्म से ही (स्तन्यपायी) प्राणियों के लिए सात्म्य होता है। अतः यह उनके लिए साक्षात् जीवन है- अर्थात् जीवन का आधार है। गाय का धारोष्ण दूध दीर्घायुष्य-कारक कहा गया है। प्रातः व सायं इसका पान करना चाहिए। ग्राम्यधर्म (मैथुन) के अनन्तर भी दुग्धपान करना चाहिए। भोजन के पश्चात् भी दुग्धपान उपयोगी होता है। इससे वह भोजन को आत्मसात्म्य कर देता है, शरीर के अनुकूल बना देता है व उसके पाचन में सहायक होता है।

तथा–

पयोऽभिष्यन्दि गुर्वामं प्रायशः परिकीर्त्तितम्।
तदेव च शृतं विद्याद् गुरु तर्पणबृंहणम् ।।
वर्जयित्वा स्त्रियाः स्तन्यमाममेव हि तद्धितम्।
धारोष्णममृतं क्षीरं विपरीतमथोच्यते ।।

कच्चा दूध प्रायः अभिष्यन्दी होता है। यही पकाने पर गुरु, तर्पण व बृंहण हो जाता है। उक्त नियम नारी के दूध पर लागू नहीं होता, क्योंकि यह तो कच्चा ही हितकर होता है। (गाय का) धारोष्ण दूध अमृत होता है। इसके विपरीत जो विकृत दूध होता है, अब उसके विषय में बताया जाता है–

अनिष्टगन्धमम्लं च विवर्णं विरसं च यत् ।
वर्ज्यं सलवणं क्षीरं यच्च विग्रथितं भवेत्।।

जो दुर्गन्धयुक्त, अम्ल, विवर्ण (जिसका रंग बदल गया हो) और विरस (रसहीन या विकृत रस वाला), सलवण (नमक मिला) व विग्रथित (फटा हुआ) हो, वह दूध विकृत होने से वर्जित है।

रात्रौ क्षीरं न भुञ्जीयाद् यदि भुञ्जीत न स्वपेत्।
यदि स्वपेत् क्षयेदायुस्तस्मात् क्षीरं दिवा स्मृतम्।।

रात को दूध न पीएं, पीने पर सोएं नहीं। रात को दूध पीकर सोने से आयु क्षीण होती है। अत: दिन में दुग्धपान का विधान किया जाता है।

धारोष्णममृतं पथ्यं धाराशीतं त्रिदोषजित्।
शृतशीतं त्रिदोषघ्नं शृतोष्णं कफवातजित्।।

धारोष्ण दूध अमृत व पथ्य होता है, धाराशीत दूध त्रिदोष को दूर करने वाला होता है। शृतशीत (उबालकर शीतल किया हुआ) दूध त्रिदोषनाशक होता है तथा शृतोष्ण (उबालकर उष्ण रूप में पिया हुआ) दूध कफवात-नाशक होता है।

अप्याविकं पथ्यतमं शृतोष्णमाजं पयो वै शृतशीतमेव।
धारासुशीतं महिषीपयश्च धारोष्णमेवं हितमेव गव्यम्।।

भेड़ का शृतोष्ण (उबला हुआ व उष्ण अवस्था में विद्यमान) एवं बकरी का शृतशीत (उबालकर शीतल किया हुआ) दूध पथ्यतम कहा गया है। भैंस का धाराशीत (दुहने के बाद शीतल हुआ) तथा गाय का धारोष्ण (दुहने के तुरन्त बाद हल्की स्वाभाविक उष्णता वाला) दूध श्रेष्ठ होता है।

पित्तघ्नं माहिषं क्षीरं वातघ्नं चाविकं पयः।
वातपित्तहरं गव्यं त्रिदोषघ्नमजापयः।।

भैंस का दूध पित्तनाशक, भेड़ का दूध वातनाशक एवं गाय का दूध वातपित्त-नाशक तथा बकरी का दूध त्रिदोष-नाशक होता है।

प्रायः प्राभातिकं क्षीरं गुरु विष्टम्भि शीतलम्।
रात्रौ सौम्यगुणत्वाच्च व्यायामाभावतस्तथा।।

रात्रि में सौम्य (शीतल) गुण की अधिकता होने से तथा रात को विश्रामरत पशुओं में व्यायाम का अभाव होने से, प्रात:काल का दूध प्रायः गुरु, विष्टम्भी व शीतल होता है।

दिवाकराभितप्तानां व्यायामानिलसेवनात्।
वातपित्तहरं चैव चक्षुष्यं चापराह्णिकम्।।

दिन में सूर्य की किरणों से तपने वाले तथा व्यायाम (घूमना-फिरना) व वायु का सेवन करने वाले पशुओं का सायंकालीन दूध वातपित्तहर एवं नेत्रहितकारी होता है।

मुहूर्त्तं पचनादूर्ध्वं क्षीरं भजति विकृयाम्।
तदेव द्विगुणे काले विषवद्धन्ति मानवम्।।

पकाने (उबालने) के अनन्तर एक मुहूर्त्त (४८ मिनट) बीतने पर दूध विकृत होने लगता है, और इससे दोगुने समय अर्थात् एक घण्टा छत्तीस मिनट में तो यह विषवत् मारक हो जाता है।

भाव यह है कि दूध जितना गुणकारी है, उतना ही शीघ्र विकृत होने वाला द्रव्य है। अतः इसे उबालने के अनन्तर शीघ्र ही उपयोग में ले लेना चाहिए। यदि सुबह का दूध शाम तक रखना हो तो गांव में प्रचलित विधि अपनानी चाहिए। वहाँ इसे मिट्टी के पात्र में कण्डों की मन्द अग्नि पर रख दिया जाता है। सांयकाल तक इस पर अच्छी मलाई आ जाती है और विकृति भी नहीं होती ।

येषां न सात्म्यं क्षीरेण पीतं चाध्मानकारकम्।
तेषामर्धजले दत्त्वा नागरं पिप्पलीयुतम् ।।
आवर्त्तयेत् क्षीरशेषं तत् पीत्वा सुखमेधते।

जिन्हें दूध सात्म्य (अपनी प्रकृति के अनुकूल) न हो तथा पीने पर अफारा करता हो, उन्हें चाहिए कि आधा भाग जल मिलाकर नागर (सोंठ) व पिप्पली के साथ दूध को तब तक उबालें, जब तक दूध भर शेष रह जाय। इस दूध के पान से उन्हें पूर्वोक्त कष्ट नहीं होता तथा दूध सुखपूर्वक पच जाता है।

स्निग्धत्वाद् गौरवाज्जाड्यात् त्रिकालं न पिबेत् पयः।।
समाग्निरपि किञ्चान्यो मन्दाग्निर्विषमोऽपि वा।
तीक्ष्णाग्निना तु पातव्यं द्विकालमपि माहिषम् ।।
तस्य धातून् पचेदग्निर्यदा तेन न सिञ्चति।

।। इति गव्यस्य सामान्यतस्तदितरस्य च गुणाः।।

दूध में स्निग्धता, गुरुता व शीतलता होती है। अतः इसे तीनों समय नहीं पीना चाहिए; क्योंकि तीनों समय पीने से यह अग्नि को मन्द कर देता है। समाग्नि (मध्यम जठराग्निवाले) तथा मन्दाग्नि एवं विषमाग्नि (कभी तीव्र व कभी मन्द जठराग्नि वाले) व्यक्ति को भी तीनों समय दूध नहीं पीना चाहिए; किन्तु जो तीव्र जठराग्नि वाला व्यक्ति है, वह तो प्रातः व सायम् दोनों समय भैंस का दूध भी पी सकता है; क्योंकि तीव्र अग्नि को यदि वह दूध से नहीं सींचेगा तो अग्नि उसकी रक्त आदि धातुओं को ही पचाने लगेगी।

इस प्रकार यहाँ सामान्य रूप से गाय के दुग्ध के गुण बताए हैं। साथ में ही दुग्धसामान्य के गुण भी कहे हैं। अब इससे आगे भैंस आदि पशुओं के दुग्ध के विशेष गुण बताए जा रहे हैं–

अथेतरस्य विशेषगुणाः। तत्र माहिषस्य–

माहिषं बलवर्णौजोनिद्राशुक्रबलप्रदम्।
तीक्ष्णाग्निशमनं स्वादु रसपाके च पुष्टिदम्।।

भैंस का दूध– भैंस का दूध बल, वर्ण, ओज, निद्रा व शुक्रबल (कामशक्ति) को बढ़ाने वाला होता है। यह तीक्ष्ण जठराग्नि को शान्त करने वाला, रस व पाक में मधुर तथा पुष्टिप्रद होता है।

व्यायामश्रान्तदेहस्य श्रमघ्नमनिलापहम्।
निष्कामस्यापि वृद्धस्य स्त्रीषु कामप्रदायकम्।।
बलिनस्तरुणस्यापि विशेषात् कामदायकम्।।

भैंस का दूध- व्यायाम से थके हुए लोगों की थकान को दूर करने वाला तथा वातनाशक होता है। यह निष्काम वृद्ध की भी कामशक्ति का जनक तथा बलवान् तरुण पुरुष की कामशक्ति का विशेष रूप से वर्धक होता है।

।। इति माहिषक्षीरगुणाः।।

अथाजस्य– अजानामल्पकायत्वात् कटुतिक्तनिषेवणात्।
नात्यम्बुपानाद् व्यायामात् सर्वव्याधिहरं पयः।।

बकरी का दूध– बकरियों के अल्पकाय होने से, कटु व तिक्त पत्ते आदि खाने से तथा अधिक पानी न पीने से एवं व्यायाम (विचरण) करते रहने से उनका दूध सर्वरोगहर कहा गया है।

तथा– आजमग्निबलकृत् क्षयकासश्वासहृत् कफहरं परमं तत्।
रक्तपित्तहरमाश्वतिसारे रक्तजे च कथितं हितमेतत्।।

बकरी का दूध अग्निबल (जठराग्नि की क्षमता को बढ़ाने वाला), क्षय, दमा व खाँसी को नष्ट करने वाला तथा परम कफहर होता है। यह रक्तपित्त का शीघ्र नाश करने वाला तथा खूनी अतिसार को दूर करने में हितकर होता है।

तथा– गोदुग्धतः स्यादधिकं गुणेषु सुतीक्ष्णदेहेषु च पथ्यमुक्तम्।
स्थूलाजदुग्धं कथितं पयोज्ञैः सूक्ष्माजदुग्धं त्विह किञ्चिदूनम्।।

दूध के विशेषज्ञों ने स्थूल (बृहत्काय) बकरी के दूध को गाय के दूध से अधिक गुणों वाला माना है। यह अति क्षीणकाय लोगों के लिए विशेष रूप से पथ्य कहा गया है। सूक्ष्म (अल्पकाय) बकरी का दूध इससे कुछ कम गुणवाला माना गया है।

।। इत्याजस्य।।

अथौष्ट्रस्य– उष्ट्रीक्षीरं सुप्तिशोफापहारि पित्तश्लेष्मात्यर्शसां च प्रशस्तम्।
आनाहघ्नं चोदराणां प्रशस्तं जन्तुघ्नं वै शस्यते सर्वकालम् ।। इत्यौष्ट्रस्य।।

ऊंटनी का दूध सुप्ति (पैर आदि के सोने की समस्या) व सूजन का निवारक होता है। यह पित्त, कफ व बवासीर के रोगियों के लिए प्रशस्त माना गया है। यह अफारानाशक, कृमिहर, उदररोगों में प्रशस्त व सभी कालों में श्रेष्ठ माना जाता है।

अथैकशफस्य– उष्णमैकशफं बल्यं श्वासवातापहं पयः।
मधुराम्लरसं रूक्षं लवणानुरसं लघु।। इति खराश्वीक्षीरयोः।।

एक खुर वाले पशु (गर्दभी व घोड़ी) का दूध उष्ण, बल्य, दमा व वात को नष्ट करने वाला होता है। यह मधुराम्ल (मिट्ठा-खट्टा), रूक्ष, लवणानुरस (पीने के उपरान्त खारे स्वाद वाला) व लघु होता है।

अथ मानुष्याः– मानुष्या मधुरं स्तन्यं कषायानुरसं हिमम् ।
नस्याश्च्योतनपथ्यं च जीवनं लघु दीपनम्।।

।। इति मानुष्याः।।

नारी का दूध– स्त्री का दूध मधुर, कषायानुरस व शीतल होता है। यह नस्य और आश्च्योतन में पथ्य होता है एवं जीवनीय, लघु व दीपन होता है।

अथ हस्तिन्याः– हस्तिन्या मधुरं वृष्यं कषायानुरसं गुरु।
स्निग्धं धैर्यकरं शीतं चक्षुष्यं बलवर्धनम्।। इति हस्तिन्याः।

हथिनी का दूध मधुर, वृष्य, कषायानुरस व गुरु होता है। यह स्निग्ध, धैर्यकर, शीतल, नेत्रहितकारी व बलवर्धक होता है।

अथैडक्याः– आविकं तु पयः स्निग्धं कफपित्तकरं गुरु।
पथ्यं वातप्रकोपेषु कासे चानिलसम्भवे।। इत्येडक्याः।।

एडकी अर्थात् लम्बे तथा पीछे की ओर मुड़े हुए सींग वाली **भेड़** का दूध स्निग्ध, कफपित्तकर व लघु होता है। यह वातप्रकोप व वातजन्य खाँसी में पथ्य माना जाता है।

अथ मेष्याः– **मेषीक्षीरं समधुरं गाढं स्निग्धं कफापहम्।**
वातामयकरं स्थौल्यं लोमशं गुरु वर्धनम्।। इति मेष्याः।।

मधुरेण माधुर्येण सहितं समधुरम्, 'तेन सहेति तुल्ययोगे' इति समासः।

मेषी अर्थात् छोटे सींग वाली भेड़ का दूध मधुर, गाढा, स्निग्ध व कफ को नष्ट करने वाला माना जाता है। यह वातरोग-कारक, मोटापा बढ़ाने वाला, लोमश (केशवर्धक) गुरु व वर्धन होता है।

अजादिभेदानाह राजनिघण्टौ–

अजो बुक्कस्तु मेध्यः स्याल्लम्बकर्णः पशुश्च सः।
अजा पयस्विनी भीरुश्छागी मेध्या गलेस्तनी ।।
मेषो भेडो हुडो मेण्ढ्र ऊर्णायुरुरणस्तथा । एडकः शृङ्गिणोऽपि स्यात्।। इति।।

अज आदि के भेदों को राजनिघण्टु में कहा है–

अज, बुक्क, मेध्य व लम्बकर्ण पशु, ये बकरे के नाम हैं। अजा, पयस्विनी, भीरु, छागी, मेध्य व गलेस्तनी, ये बकरी के नाम हैं। मेष, भेड, हुड, मेण्ढ्र, ऊर्णायु, उरण, एडक, शृंगिण, ये सब भेडे (मेण्ढ़े) के पर्यायवाची हैं।

अथ मथितक्षीरगुणाः

क्षीरं गव्यमथाजं वा कोष्णं दण्डाहतं भवेत्।
लघु वृष्यं ज्वरहरं वातपित्तकफापहम् ।। (भा.प्र.नि.-१४.४३)

मथे दूध के गुण– गाय या बकरी के कोष्ण (कोसे) दूध को मथनी से मथने पर यह लघु, वृष्य, ज्वरहर व वात-पित्त-कफहर अर्थात् त्रिदोषहारी हो जाता है।

अथ क्षीरफेनगुणाः–गोदुग्धप्रभवं किं वा छागीदुग्धसमुद्भवम्।
भवेत्फेनं त्रिदोषघ्नं रोचनं बलवर्धनम् ।।
वह्निवृद्धिकरं पथ्यं सद्यस्तृप्तिकरं लघु ।
अतिसारेऽग्निमान्द्ये च ज्वरे जीर्णे प्रशस्यते।। (भा.प्र.नि.-१४.४४-४५)

दूध के झाग के गुण– गाय या बकरी के दूध का झाग त्रिदोष-नाशक, रोचन व बलवर्धक होता है। यह जठराग्नि को बढ़ाने वाला, पथ्य व शीघ्र तृप्तिकर तथा लघु होता है। यह अतिसार, अग्निमान्द्य व जीर्णज्वर में प्रशस्त होता है।

विवर्णं विरसं चाम्लं दुर्गन्धं ग्रथितं पयः।
वर्जयेदम्ललवणयुक्तं कुष्ठादिकृद्यतः।। (भा.प्र.नि.-१४.४६)

त्याज्य दूध– जो दूध विवर्ण (सहज रंग को छोड़ चुका हो) व रसरहित (दूध के स्वभाविक रस से हीन) हो तथा खट्टा, दुर्गन्धियुक्त, फटा हुआ, नमक मिला हो या खटाई मिला हो, ऐसे दूध का सेवन नहीं करना चाहिए, क्योंकि यह कुष्ठ आदि रोगों का जनक होता है।

अथ क्षीरमित्राणि– सहकारफलं चैव गोस्तनी माक्षिकं घृतम्।
नवनीतं शृङ्गवेरं पिप्पली मरिचानि च ।।
सिता पृथुकसिन्धूत्थपटोला नागराभया।
क्षीरेण सह शस्यन्ते वर्गेषु मधुरादिषु ।।

दूध के संयोगी पदार्थ– आम का फल, गोस्तनी (मुनक्का), मधु, घृत, मक्खन, अदरक, पिप्पली, काली मिर्च, शर्करा, पृथुक (चिउड़ा), सैन्धा नमक, नागर व हरड़, मधुरादि वर्गों के ये सब पदार्थ दूध के साथ प्रशस्त माने जाते हैं।

तथा– अम्लेष्वामलकं पथ्यं शर्करा मधुरेषु च।
पटोलः शाकवर्गेषु कटुकेष्वार्द्रकं भवेत्।।
कषायेषु यवाश्चैव लवणेषु च सैन्धवम् ।। (कै.नि.-४.६६-६७)

अम्लेष्वामलकमित्यनुभवविरोधाद् उपेक्ष्यम्, आमलकान्तराभिप्रायं वा।

अम्ल पदार्थों में दूध के साथ एक आँवला ही पथ्य है, मधुर पदार्थों में शक्कर पथ्य है। शाकवर्ग में पटोल (परवल) पथ्य है तथा कटुक (चरपरे) पदार्थों में अदरक पथ्य है। कषाय रस वाले पदार्थों में दूध के साथ यव (जौ) पथ्य हैं। लवणों में सैन्धव लवण दूध के साथ पथ्य है। अर्थात् सैन्धव लवण से युक्त भोजन के उपरान्त दूध पीना विरुद्ध नहीं है।

अम्लों में आमलक दूध का विरोधी नहीं, इस पर व्याख्याकार लिखते हैं कि यह बात अनुभवविरुद्ध होने से उपेक्षणीय है। अथवा इस श्लोक में आमलक शब्द सामान्य आँवले के लिए न होकर विशेष प्रकार के च्यवनप्राश आदि में प्रयुक्त या शुष्क चूर्णरूप आँवले के लिए है, ऐसा समझना चाहिए। हरा आँवला या ताजा आँवला तो दूध के साथ विरुद्ध ही समझना चाहिए। यहाँ कटु (चरपरे) पदार्थों में आर्द्रक (अदरक) को दूध का अविरोधी बताया है, ये श्लोक कैयदेवनिघण्टु में उपलब्ध हैं, वहाँ आर्द्रकम् के स्थान पर महौषधम् (शुण्ठी) पाठ है। शुण्ठी का संयोग दूध के साथ उत्तम माना गया है। दूध में शुण्ठी (सोंठ) मिलाकर पीने से वह सुपाच्य हो जाता है तथा कफरोगों में हितकर होता है।

।। इति क्षीरमित्राणि ।।

दूध के विरोधी पदार्थ

अथामित्राणि– मत्स्यमांसगुडमुद्गमूलकैः कुष्ठमावहति सेवितं पयः।
शाकजाम्बवसुरादिसेवितं मारयत्यबुधमाशु सर्पवत्।। (रा. नि.- १५.३०)

दूध के विरोधी पदार्थ– मछली के मांस के साथ, गुड़ के साथ, मूँग और मूली के साथ पिया गया दूध कुष्ठ पैदा करता है। शाक, जामुन, मदिरा आदि के साथ पिया जाने पर यह सर्प की तरह मनुष्य को मार देता है।

तथा– नैकध्यं पयसाश्नीयात् सर्वं चोष्णं द्रवाद्रवम्।
मूलकाद्या हरितकाः तैलपिण्याकसर्षपाः।।
कापित्थजम्बुजम्बीरं पनसं मातुलुङ्गकम्।
वांशं करीरं बदरं कदली चाम्लदाडिमम्।।
फलमीदृग्विधं चान्यत् तद्वृद्धि त्वक्फलान्यपि।।
क्षीरे विरुद्धान्यैकध्यं सह वै भुज्यते यदि।
बाधिर्यमान्ध्यं वैवर्ण्यं मूकत्वं वाथ मारणम्।।

सभी गर्म पदार्थ, चाहे वे द्रव हों या अद्रव, उन्हें दूध के साथ नहीं खाना चाहिए। मूली आदि के हरितक (सलाद), तैल, पिण्याक (खल), सरसों, कपित्थ (कैंथफल), जामुन, जम्बीर, पनस (कटहल), मातुलुंग (निम्बू), वांशकरीर (बांस के अंकुर), बेर, कदली, तथा अम्ल दाडिम (खट्टा अनार), इस तरह के फल तथा अन्य भी (संतरा आदि) छिल्के वाले फलों के साथ दूध पीना विरुद्ध (दोषकारक) होता है। इनके साथ यदि दूध पिया जाय तो बधिरता (बहरापन), आन्ध्य (अन्धता), वैवर्ण्य (रंग का फीकापन), गूंगापन व मरण भी हो सकता है।

।। इति क्षीरामित्राणि।।

।। इति दुग्धप्रकरणम्।।

अथ दधि

तच्चावस्थाभेदेन पञ्चविधम्–

आदौ मन्दं ततः स्वादु स्वाद्वम्लं च ततः परम्।
अम्लं चतुर्थमत्यम्लं पञ्चमं दधि पञ्चधा ।। (भा.प्र.नि.-१५.३)

दधि अवस्था भेद से यह पाँच प्रकार का होता है– प्रथम मन्द, तत्पश्चात् स्वादु (मधुर), तदनन्तर स्वाद्वम्ल (खटमिट्ठा) नामक भेद आता है। चौथा अम्ल और पाँचवां अत्यम्ल नामक भेद होता है।

अथ क्रमेण तल्लक्षणानि तद्गुणाश्च–

मन्दं दुग्धवदव्यक्तरसं किञ्चिद् घनं भवेत्।
मन्दं स्यात् सृष्टविण्मूत्रं दोषत्रयविदाहकृत्।। (भा.प्र.नि.-१५.४)

अब क्रम से इनके लक्षण व गुण कहते हैं- मन्द दधि दूध की तरह ही कुछ अव्यक्त रस वाला व कुछ घना होता है। यह मलमूत्र-जनक, त्रिदोष-कारक व दाह-कारक होता है।

यत् सम्यग् घनतां याति व्यक्तस्वादुरसं भवेत्।
अव्यक्ताम्लरसं तत्तु स्वादु विज्ञैरुदाहृतम् ।। (भा.प्र.नि.-१५.५)

जो अच्छी प्रकार से घना हो गया हो तथा प्रकट मधुर रस वाला एवं अप्रकट अम्ल रसवाला हो, वह दधि 'स्वादु' कहलाता है।

स्वादु स्यादप्यभिष्यन्दि वृष्यं मेदःकफावहम्।
वातघ्नं मधुरं पाके रक्तपित्तप्रसादनम् ।। (भा.प्र.नि.-१५.६)

'स्वादु दधि' मधुर, अभिष्यन्दी, वृष्य, मेद (चर्बी) को बढ़ाने वाला व कफकारक होता है। यह वातनाशक, पाक में मधुर तथा रक्तपित्त-शामक होता है।

स्वाद्वम्लं सान्द्रमधुरं कषायानुरसं भवेत्।
स्वाद्वम्लस्य गुणा ज्ञेयाः सामान्यदधिवज्जनैः।। (भा.प्र.नि.-१५.७)

'स्वाद्वम्ल' (खटमिट्ठा) दधि घना (गाढ़ा)/सान्द्रता गुण युक्त, मधुर व कषायानुरस होता है। स्वाद्वम्ल दधि के शेष गुण सामान्य दधि के समान जानने चाहिए।

यत्तिरोहितमाधुर्यं व्यक्ताम्लत्वे तदम्लकम्।
अम्लं तु दीपनं पित्तरक्तश्लेष्मविवर्धनम्।। (भा.प्र.नि.-१५.८)

जिसमें अम्लता प्रकट व माधुर्य अप्रकट रहता है, वह 'अम्ल दधि' कहलाता है। अम्ल दधि दीपन, पित्त, रक्तविकार व कफ को बढ़ाने वाला होता है।

तदत्यम्लं दन्तरोमहर्षकण्ठादिदाहकृत्।
अत्यम्लं दीपनं रक्तपित्तदुष्टिकरं परम् ।। (भा.प्र.नि.-१५.९)

'अत्यम्ल दधि' दन्तहर्ष (दांत खट्टे) करने वाला व रोमहर्ष (रोंगटे खड़े) करने वाला तथा कण्ठ आदि में दाहकारक होता है। यह दीपन व रक्तपित्तदोष को बहुत अधिक बढ़ाने वाला होता है।

अन्यत्र– **दध्यवस्थामसम्प्राप्य दुग्धावस्थामतीत्य च।**
अन्तरावर्त्ति यत् प्रोक्तं मन्दं तच्च त्रिदोषलम् ।।
विदाहि सृष्टविण्मूत्रमपथ्यं मेहकुष्ठकृत्। मन्दम्।

पहले कहे दधि के प्रथम भेद 'मन्द दधि' के विषय में अन्यत्र भी कहा है– दूध की अवस्था को छोड़कर जो अभी तक दधि की अवस्था को प्राप्त न हुआ हो- अर्थात् दूध और दही के बीच वाली स्थिति में हो, वह मन्द दधि कहलाता है। यह त्रिदोष-कारक, विदाही, अधिक मलमूत्र-जनक, अपथ्य तथा प्रमेह व कुष्ठ करने वाला होता है।

अव्यक्ताम्लं घनीभूतं दधित्वं प्राप्यते च यत्।
तज्जातं मधुरं बल्यं वातघ्नं गुरु शुक्रलम्। अमन्दम्।

अव्यक्ताम्ल (नाम मात्र का खट्टा) व घना जमा हुआ दही जात दधि कहलाता है। यह मधुर, बल्य, वातनाशक, गुरु व शुक्रवर्धक होता है।

।। इति पञ्चविधदधिसामान्यगुणाः।।

अथ गव्यस्य– **तत्रापि चातिशीतं च दीपनं बलवर्धनम्।**
वातघ्नं मधुरं रूक्षं दधि गव्यं मनोहरम्।। (सु.नि.-४.१)
अरोचके पीनसमूत्रकृच्छ्रे शीतज्वरे तद्विषमज्वरे च। (उपेन्द्रवज्रा छन्द)
दुर्नामरोगग्रहणीगदे च गव्यं प्रशस्तं दधि सर्वदैव।। (सु.नि.-४.२)

।। इति गव्यस्य।।

गोदधि के गुण– गाय का दधि अति शीतल, दीपन व बलवर्धक होता है। यह वातनाशक, मधुर, रूक्ष व मनोहर होता है। अरोचक, जुकाम, मूत्रकृच्छ्र, शीतज्वर, विषमज्वर, बवासीर व ग्रहणीरोग में गाय का दही सदा प्रशस्त माना जाता है।

अथ ऋतुविशेषे सामान्यतो दधिगुणाः–

शरद्ग्रीष्मवसन्तेषु निन्दितं दधि दोषकृत्।
हेमन्ते शिशिरे तच्च वर्षाकाले बलप्रदम्।। (सु.नि.-४.३)

ऋतु विशेष में दधिसामान्य के गुण– शरद्, ग्रीष्म व वसन्त में दही निन्दित माना गया है, क्योंकि उक्त ऋतुओं में यह दोषकारक होता है। हेमन्त, शिशिर तथा वर्षा काल में दही बलप्रद होता है।

अथ माहिषस्य– **विपाके मधुरं वृष्यं रक्तपित्तप्रसादनम्।**
बलसंवर्धनं चैव विशेषान्माहिषं दधि।। (सु.नि.-४.४)
स्निग्धं मधुरशीतं च बलवर्णकरं परम्।
वृष्यं मेदःकरं स्वादु श्रमघ्नं वातनाशनम्।। (सु.नि.-४.५)

भैंस के दही के गुण– भैंस का दही विपाक में मधुर, वृष्य व रक्तपित्त को दूर करने वाला तथा विशेष रूप से बलवर्धक होता है। यह स्निग्ध, मधुरशीत, परम बलकारक, रंग निखारने वाला, वृष्य, चर्बी बढ़ाने वाला व स्वादु होता है तथा थकान एवं वातदोष को नष्ट करता है।

तथा– **माहिषं दधि बलासकारकं वह्निमान्द्यकरणं गुरुत्वकृत्।**
तत्प्रयुज्य कटुकैरवचूर्णं माहिषं च लघुतामुपायाति ।। (सु.नि.-४.७)

भैंस का दही बलासकारक (कफजनक), जठराग्नि को मन्द करने वाला व पचने में भारी होता है। यह काली मिर्च आदि कटु (चरपरे) पदार्थों के चूर्ण के साथ खाने पर पचने में लघु हो जाता है।

।। इति माहिषदधिगुणाः ।।

अथाजस्य– **दध्याजं कफवातघ्नं लघूष्णं नेत्रदोषनुत्।**
दुर्नामश्वासकासघ्नं रुच्यं दीपनपाचनम्।। इत्याजस्य।

बकरी के दही के गुण– बकरी का दही कफवात-नाशक, लघु, उष्ण व नेत्रविकारों को दूर करने वाला होता है। यह दुर्नाम (बवासीर), खाँसी व दमा को नष्ट करने वाला तथा रुचिकर, दीपन व पाचन होता है।

अथ मेष्याः– **मेषीदधि तु दुर्गन्धि कफपित्तप्रकोपनम्।**
अरुच्यं सुकुमाराणां नराणां न हि तद्धितम्।।

मेषी (छोटी भेड़) का दही दुर्गन्धित, कफपित्त को प्रकुपित करने वाला व अरुचिकर होता है। यह सुकुमार (कोमल प्रकृति वाले) मनुष्यों के लिए हितकर नहीं होता है।

आविकं दधि सुस्निग्धं कफपित्तकरं गुरु।
रक्ते च वातरक्ते च पथ्यं शोफव्रणापहम् ।। इत्येडक्याः। (रा.नि.-१५.४३)

अवि/एडका (बड़े आकार व बड़े सींगों वाली भेड़) का दही सुस्निग्ध, कफपित्त-कारक व गुरु होता है। यह रक्तविकार और वातरक्त में पथ्य होता है तथा सूजन व घावों को ठीक करता है।

अथाश्विन्याः– **अश्वीदधि स्यान्मधुरं कषायं कफार्त्तिमूर्च्छामयहारि रूक्षम्।** (उपजाति छन्द)
वाताल्पदं दीपनकारि नेत्रदोषापहं तत्कथितं पृथिव्याम्।। इत्यश्विन्याः (रा.नि.-१५.४५)

घोड़ी का दही मधुर व कषाय होता है। यह कफ, अतिमूर्च्छा आदि रोगों को नष्ट करने वाला व रूक्ष होता है तथा कुछ वातकर, जठराग्नि-दीपक व नेत्रदोषहर कहा गया है।

अथ गर्दभ्याः– **गर्दभीदधि रूक्षोष्णं लघु दीपनपाचनम्।**
मधुराम्लरसं रुच्यं वातदोषविनाशनम् ।। इति गर्दभ्याः। (रा.नि.-१५.४६)

गर्दभी (गधी) का दही– रूक्ष, उष्ण, लघु, दीपन व पाचन होता है। यह मधुर, अम्ल रस वाला, रुचिकर व वातदोष-नाशक होता है।

अथौष्ट्रस्य– **औष्ट्रमर्शांसि कुष्ठानि कृमिशूलोदराणि च।**
निहन्ति कटुकं स्वादु किञ्चिदम्लं रसे दधि।। इत्युष्ट्र्याः। (रा.नि.-१५.४७)

ऊंटनी का दही– बवासीर, कुष्ठ, कृमि व उदरशूल आदि रोगों को नष्ट करने वाला होता है। यह रस में कटु (चरपरा), मधुर व थोड़ा खट्टा होता है।

अथ हस्तिन्याः– **हस्तिनीदधि लघूष्णकषायं पक्तिशूलशमनं रुचिदं च।** (स्वागता छन्द)
दीप्तिदं लघु बलासनाशनं वीर्यवृद्धिकरणं बलप्रदम्।। इति हस्तिन्याः(रा.नि.-१५.४४)

हथिनी का दही लघु, उष्ण व कषाय होता है। यह पक्तिशूल का शमन करने वाला, रुचिकर, कान्तिप्रद, लघु, कफनाशक व वीर्यवर्धक तथा बलप्रद होता है।

अथ स्त्रियाः– **विपाके मधुरं बल्यमम्लं सन्तर्पणं गुरु।**
चक्षुष्यं ग्रहदोषघ्नं दधि स्त्रीस्तन्यसम्भवम्।। इति स्त्रियाः। (रा.नि.-१५.४८)

नारी के स्तन्य (दूध) से बना दही विपाक में मधुर, बल्य, अम्ल, संतर्पण व गुरु होता है। यह नेत्रहितकारी व ग्रहदोष-निवारक होता है।

सुषेणे- विज्ञेयमेव सर्वेषां गव्यं दधि गुणोत्तरम्।
वातघ्नं कफकृत् स्निग्धं बृंहणं नातिपित्तकृत्।
कुर्याद्भक्ताभिलाषं च दधिमस्तु परिस्रुतम्।। (सु.नि.-४.१६)

सब प्रकार के दही में गाय का दही ही अधिक गुणकारी माना गया है। यह वातनाशक, कफकारक, स्निग्ध एवं बृंहण होता है और पित्त को भी अधिक नहीं बढ़ाता है। दही के ऊपर आने वाला पानी मस्तु कहलाता है, यह भक्ताभिलाष (भोजन में रुचि) पैदा करता है।

सशर्करं दधि श्रेष्ठं तृष्णापित्तास्रवातनुत्।
सगुडं वातनुद् वृष्यं बृंहणं तर्पणं गुरु।।

शक्कर युक्त दही श्रेष्ठ माना जाता है। यह तृष्णा, पित्तास्र (पित्तरक्त) व वात का नाशक होता है। गुड़ के साथ सेवित दही वातनाशक, वृष्य, बृंहण, तर्पण व गुरु होता है।

अथ दधिमण्डगुणः– दध्नो मण्डो गुरुर्वृष्यो विज्ञेयो बलवर्धनः।
वस्तेर्विशोधनश्चापि कफपित्तविनाशनः।। (सु.नि.-४.१९)

दधिमण्ड के गुण– दही का मण्ड गुरु, वृष्य व बलवर्धक जानना चाहिए। यह वस्ति का विधमन करने वाला तथा कफपित्तहर होता है।

।। इति मण्डगुणाः।।

अथ निस्सारदधिगुणाः–

दधि त्वसारं रूक्षं च ग्राहि विष्टम्भि वातलम्।
दीपनीयं लघुतरं सकषायं रुचिप्रदम् ।। (सु.नि.-४.२०)

निस्सार दही के गुण– साररहित (चिकनाई निकाले) दूध से बना दही रूक्ष, ग्राही, मल का भेदन करने वाला व वातवर्धक होता है। यह दीपनीय, लघुतर, कषाय व रुचिप्रद होता है।

दधिविषयाः– ग्रहण्यां पीनसे मूत्रकृच्छ्रे च विषमज्वरे।
अरोचके च मन्दाग्नौ शस्यते दधि सर्वदा।। (सु.नि.-४.२३)

दधि के विषय में कुछ अन्य ज्ञातव्य– ग्रहणी, जुकाम, मूत्रकृच्छ्र, विषमज्वर तथा अरुचि व मन्दाग्नि में दही सदा हितकर होता है।

लवण-मरिच-सर्पिःशर्करामुद्गधात्री-कुसुमरसविमिश्रं वा तदद्यात्तु नित्यम्। (मालिनी छन्द)
न च शरदि वसन्ते नोष्णकाले न रात्रौ न दधि कफविकारे पित्तरोगे तथाद्यात्।। (रा.नि.-१५.५१)

सैन्धा नमक, काली मिर्च, घी, शक्कर, मूँग, आँवला, कुसुमरस (शहद), इनके साथ दही का मेल उत्तम होता है। अतः इनमें से किसी के भी साथ दही खाना हितकर होता है। शरद् ऋतु (आश्विन, कार्त्तिक), वसन्त ऋतु (चैत्र, वैशाख) तथा ग्रीष्म ऋतु (ज्येष्ठ, आषाढ) में दही नहीं खाना चाहिए। रात में कभी भी दही नहीं खाना चाहिए। कफविकार व पित्तरोग में भी दही खाना निषिद्ध है।

अन्यच्च– **एलासैन्धवशर्करामरिचकैर्धात्रीगुडैः सर्पिषा**
पथ्यं स्याद्वरमुद्गसूपसहितं संसेवनीयं दधि।
नैवोष्णं बहुपिच्छिलं च न शरद्ग्रीष्मे वसन्ते हितं
पित्तासृग्ज्वरकुष्ठदं भ्रमकरं वीसर्पदं चान्यथा।। (शार्दूलविक्रीडित छन्द)

दही के विषय में और भी कुछ ऐसा ही कहा गया है– इलायची, सैन्धव (सैन्धा नमक), शक्कर, काली मिर्च, आँवला, गुड़ व घी, ये पदार्थ ऐसे हैं, जिनके साथ दही खाना पथ्य होता है। उत्तम मूँग की दाल के साथ भी दही का सेवन हितकर होता है। उष्ण करके दही न खाएं, बहुत पिच्छिल (चिपचिपा) दही भी नहीं खाना चाहिए। शरद्, ग्रीष्म व वसन्त में भी दही हितकारी नहीं होता है। यदि उपर्युक्त निर्देशों का उल्लङ्घन करके दधि-सेवन किया जाय तो यह पित्तास्र, ज्वर व कुष्ठ पैदा करने वाला तथा भ्रमजनक व वीसर्प-कारक हो जाता है।

दधि त्रिकटुविमिश्रं राजिकाचूर्णयुक्तं कफहरमनिलघ्नं वह्निसन्धुक्षणं च।
तुहिनशिशिरकाले सेवनीयं च पथ्यं भवति स दृढकायो रूपवान् सत्त्ववांश्च।। (मालिनी छन्द)

त्रिकटु (सोंठ, पीपल व काली मिर्च के समभाग चूर्ण) से मिश्रित व राई के चूर्ण से युक्त दही कफ व वात को नष्ट करने वाला एवं जठराग्नि को बढ़ाने वाला होता है। हेमन्त (मार्गशीर्ष, पौष) व शिशिर (माघ, फाल्गुन) में इसका सेवन करना चाहिए, क्योंकि उक्त काल में यह पथ्य होता है। इसके सेवन से मनुष्य दृढकाय, रूपवान् व बलवान् हो जाता है।

सगुडदधि सुखोष्णं धौतवस्त्रेण सम्यग् युवतिकरविलासैर्गालितं धूपितं च।
शिशिरकिरणविश्वाजाजिचूर्णेन मिश्रं त्वधिकतरविलासैः सेवनीयं हितं च ।। (मालिनी छन्द)

हल्का गर्म एवं गुड़ मिला दही, जो स्वच्छ वस्त्र से युवती के कोमल हाथों से निचोड़कर सुगन्धित किंवा धूपित किया गया हो, उसे कपूर, विश्वा (सोंठ) व अजाजी (जीरा) का चूर्ण मिलाकर प्रयोग में लाना चाहिए। यह विलासप्रिय लोगों के लिए सेवनीय व हितकारी है।

मधुरं भक्षयेच्चैतदत्यम्लं वर्जयेत् सदा।
मधुरं दधि रोगघ्नमत्यम्लं रोगकारणम्।।

सदा मधुर दही ही खाना चाहिए, अत्यम्ल नहीं। मधुर दही रोगनाशक तथा अत्यम्ल दही रोगकारक होता है।

अथ शिखरिण्य:

अर्धाढकं सुचिरपर्युषितस्य दध्न: खण्डस्य षोडश पलानि शशिप्रभस्य।
सर्पि: पलं मधु पलं मरिचं द्विकर्षं शुण्ठ्या: पलार्धमपि चार्धपलं चतुर्णाम्।।
श्लक्ष्णे पटे ललनया मृदुपाणिघृष्टे कर्पूरचूर्णसुरभिकृतचारुसंस्था। (वसन्ततिलका छन्द)
एषा वृकोदरकृता सरसा रसाला ह्यास्वादिता भगवता मधुसूदनेन।। भीमसेन-शिखरिणी

शिखरन– बहुत देर तक रखे बासी दधि का आधा आढक व चाँद सी चमकती खाँड के सोलह पल लें। घृत व मधु एक-एक पल लें, काली मिर्च दो कर्ष लें, सोंठ आधा पल और चतुर्जातक (दालचीनी, इलायची, तेजपात एवं नागकेसर का मिश्रण) आधा पल लें। तदनन्तर ललना के कोमल हाथों से चिकने वस्त्र में से घिसते हुए इन सबको छाना जाय। तदुपरान्त इसमें यथोचित मात्रा में कपूर का चूर्ण डालकर सुगन्धित किया जाय। भीमसेन द्वारा बनायी गयी इस प्रकार की रसाला (शिखरन) का कभी भगवान् मधुसूदन ने आस्वादन किया था। अत: यह भीमसेन-शिखरिणी नाम से प्रसिद्ध है।

अन्यत्रापि– आदौ माहिषमम्लमम्बुरहितं दध्याढकं शर्करां
शुभ्रां प्रस्थयुगोन्मितां शुचिपटे किञ्चिच्च किञ्चित् क्षिपेत्।
दुग्धेनार्धघटेन मृन्मयनवस्थाल्यां दृढं स्रावये-
देलाबीजलवङ्गचन्द्रमरिचैर्योग्यैश्च तद्योजयेत्।।
एषा येन वसन्तवर्जितदिने संसेव्यते नित्यश-
स्तस्य स्यादतिवीर्यवृद्धिरनिशं सर्वेन्द्रियाणां बलम्। (शार्दूलविक्रीडित छन्द)

अन्यत्र भी शिखरिणी का वर्णन इस प्रकार मिलता है– भैंस का पानी रहित खट्टा दही एक आढक लें, श्वेत शर्करा दो प्रस्थ लें, इन्हें स्वच्छ वस्त्र में थोड़ा-थोड़ा डालते हुए छानें। उसी वस्त्र पर आधा घड़ा दूध डालकर सबको एक साथ छानते हुए मिट्टी की स्थाली (पाकपात्री) में भरते जायें। इसमें इलायची, लौंग, कपूर व काली मिर्च को उचित परिमाण में मिला दें। इस रसाला को जो व्यक्ति वसंत के अतिरिक्त काल में नित्य सेवन करता है, उसकी अतीव वीर्यवृद्धि होती है तथा सब इन्द्रियों का बल बढ़ता है। इसके सेवन में वसन्त काल का परिहार इसलिए कहा है कि वसन्त में कफप्रकोप होता है तथा यह शिखरिणी भी कफवर्धक है।

ग्रीष्मे तथा शरदि ये रविशोषिताङ्गा ये च प्रमत्तवनितासुरतातिखिन्ना:। (वसन्ततिलका छन्द)
ये चापि मार्गपरिसर्पणशीर्णगात्रास्तेषामियं वपुषि पोषणमाशु कुर्यात्।। इत्यन्या शिखरिणी।

ग्रीष्म तथा शरद् ऋतु में जो व्यक्ति सूर्य की धूप से संतप्त होकर दुर्बल हो जाते हैं, अथवा जो स्त्रीसंग या मार्ग चलने से कृश हो जाते हैं, उनके लिए यह रसाला शीघ्र ही पुष्टिकारक होती है।

त्रिंशत्पलानि दध्नश्च त्वगेलार्धपलं तथा।
मध्वाज्यस्य पलार्धं च मरीचानां पलार्धकम्।।
पलान्यष्टौ च खण्डस्य पटे शुक्ले च धारयेत्।
कर्पूरवासिते भाण्डे छायायां स्थापयेदिदम्।।

तीस पल दधि, आधा पल दालचीनी व इलायची, आधा पल मध्वाज्य (शहद व घी) तथा आधा पल काली मिर्च लेकर एवं आठ पल खाँड लें, इन सब को स्वच्छ श्वेत वस्त्र से छानकर कर्पूर से सुगन्धित पात्र में डालकर छाया में रख दें।

एषा शिखरिणी युक्ता प्रदीप्तिबलवर्धिनी।
सदा पथ्या नियोज्या च क्षीणे देहे च पुष्टिदा।।
आयु:प्रवर्धनी चैव सर्वरोगप्रमर्दिनी।। इत्यपरा शिखरिणी।।

इस प्रकार तैयार की गई यह शिखरिणी सेवन करने पर कान्तिवर्धक व बलवर्धक होती है। अतीव पथ्यभूत यह पुष्टिदा शिखरिणी कृश शरीर के लिए विशेष रूप से उपयोग में लेनी चाहिए। यह आयुर्वर्धक व सर्वरोग-नाशक है।

सुजातं दधि संयोज्य वस्त्रे बद्ध्वा सुपीडितम्।
नानापुष्पफलारम्भं कुर्यादतिमनोहरम्।।
कपित्थमातुलुङ्गैलासारिवार्द्रकजीरकैः।
शर्करा-शुण्ठि-सामुद्रमरीचैरेकसंयुतैः ।।
युतं दधिरसं श्रेष्ठं सुघृतं शोधितं पटे।
लवणेन समायुक्ता शिखरिण्यमृतोपमा।।
रसाला सर्वरोगघ्नी रक्तपित्तनिबर्हिणी।
दीपनी बृंहणी स्निग्धा मधुरा शिशिरा सरा।।
रक्तपित्ततृषादाहान् प्रतिश्यायं विनाशयेत्। इति रसाला शिखरिणी।।

अच्छी प्रकार से जमे दही को वस्त्र में बाँधकर निचोड़ लें। फिर अनेक फल व फूल मिलाकर इसे अति मनोहर बनावें। कपित्थ (कैंथ), मातुलुंग, एला, सारिवा, अदरक, जीरक, शर्करा, शुण्ठी व सामुद्र लवण तथा काली मिर्च आदि से युक्त करें। वस्त्र से छाना हुआ तथा नमक मिला हुआ यह श्रेष्ठ दधिरस रसाला शिखरिणी के नाम से प्रसिद्ध अमृततुल्य पेय है। यह रसाला सर्वरोग-नाशक है तथा विशेष रूप से रक्तपित्त का उन्मूलन करती है। यह दीपनी, बृंहणी, स्निग्ध, मधुर, शीतल व सर होती है और रक्तपित्त, तृषा, दाह व जुकाम को नष्ट करती है।

नारङ्गं दाडिमं स्यात्पलमधुकयुतं मातुलुङ्गस्य तोयं
द्राक्षातोयं समांशं गुडदधिसहितं शर्कराजाजिमिश्रम्।

शुभ्रे पट्टे च घृष्ट्वा मरिचकसहितं सैन्धवं वाप्य तद्व-
न्निष्पीड्यं सर्वमेतद् भवति शिखरिणी राजभोज्यैकयोग्या।। इयमन्या शिखरिणी।

एक पल मधु लें, उसमें संतरा, अनार, अंगूर व मातुलुंग (निम्बू) के रस को समान भाग में लेकर मिलायें, साथ में समान परिमाण में गुड़ व दही डालकर शर्करा व जीरा भी उचित मात्रा में मिश्रित करें। तत्पश्चात् उसे शुभ्र पट्ट पर घिसकर उचित मात्रा में काली मिर्च व सैन्धा नमक मिलायें, इन सबको स्वच्छ वस्त्र में डालकर निचोड़ लें। इस प्रकार तैयार यह शिखरिणी राजाओं के लिए उपभोग योग्य होती है।

मातुलुङ्गसिताजाजीमरीचार्द्रकनागरैः।
कर्पूरसहितैर्युक्ता दधिपर्युषितैस्समा।।
रसं योगेषु सर्वेषु बदरस्य समस्य च।
नारंगरस-सम्मिश्रा रसालैषामृतोपमा।।
अच्छे पटे च संघृष्टा वातरोगनिबर्हिणी।
चन्द्रामृतस्राविणीयं नाम्ना शिखरिणी मता।। चन्द्रामृतस्राविणी।

निम्बू का रस शर्करा, अजाजी (जीरा), मिर्च, आर्द्रक (अदरक), नागर, कर्पूर को कुछ समय तक दही में डालकर रखे रहें, इन सभी रसयोगों में समान मात्रा में बदर (बेर), व नारंगी के रस का मिश्रण करें। यह रसाला अमृत के समान होती है। स्वच्छ वस्त्र पर घिसकर छानी हुई उक्त शिखरिणी वात रोग को नष्ट करती है। यह चन्द्रामृतस्राविणी नाम से जानी जाती है।

मातुलुङ्गकपित्थाम्लतिन्तिडीकाम्लदाडिमैः।
शर्कराराजिसंयुक्तैः शुचिपट्टे नियोजिता।।
नागरामरिचाजाजिचतुर्जातकभूस्तृणैः ।
सुयुक्तार्द्रकसंयुक्ता रसाला सामृतोपमा।।
सर्वरोगप्रशमनी दाहपित्तनिबर्हिणी।
रक्तोद्रेककरी पथ्या सर्ववातानुलोमनी।।
एषा शिखरिणी रम्या सुषेणेन विनिर्मिता। सुषेणशिखरिणी।

मातुलुंग, कपित्थ (कैंथ) का अम्ल भाग, तिन्तिडी (इमली) का अम्ल भाग, दाडिम के साथ शर्करा व राजि (राई) मिलाकर शुद्ध वस्त्र पर रखकर छानें। इसमें नागर, काली मिर्च, अजाजी, चतुर्जातक (इलायची, दालचीनी, तेजपत्र, नागकेसर), भूतृण, इनको भी उचित परिमाण में अच्छी प्रकार से मिलायें तथा अदरक भी डालें। इस प्रकार से तैयार की गई यह रसाला अमृत के समान होती है।

यह सब रोगों का शमन करने वाली, दाह, पित्त को शान्त करने वाली, रक्तोद्रेक (रक्तपित्त) करने वाली, पथ्य व सब प्रकार के वात का अनुलोमन करने वाली होती है। यह रुचिकर शिखरिणी वैद्यराज सुषेण ने बनाई थी।

तथा– दधिसर्पिर्गुडाजाजिनागरार्द्रकयोजितैः।
सचतुर्जातघृष्टैश्च रसालैषाऽमृतोपमा।।
सर्वकृच्छ्रप्रशमनी सर्वातीसारनाशनी।
सुषेणदेवेन कृता रसालैषामृतोपमा।। इत्यपरा सुषेणशिखरिणी। (सु.नि.-१९.२१-२२)

दधि, घी, गुड, अजाजी (जीरा), नागर, अदरक, चतुर्जात (इलायची, दालचीनी, तेजपत्र, नागकेशर), इनको मिलाकर स्वच्छ वस्त्र से छान कर तैयार की गई यह रसाला अमृत तुल्य होती है। यह सब प्रकार के मूत्रकृच्छ्रों का प्रशमन करने वाली तथा सब प्रकार के अतिसार को नष्ट करने वाली होती है। यह अमृत तुल्य रसाला भी वैद्यप्रवर सुषेणदेव ने ही बनाई थी।

निघण्टौ– द्वात्रिंशत्पलसम्मितं दधि पलान्यष्टौ च खण्डं पल-
स्यार्धं चेन्मरिचस्य तेन तुलितं युक्तं त्वगेलाद्वयम्।
मध्वाज्यं च युतं तदर्धमिलितैः संशोधितैर्योजिता
भाण्डे स्याद्धिमवासिता शिखरिणी श्रीकण्ठभोग्या गुणैः।। इति। (रा.नि.-२२.७०)

राजनिघण्टु में कहा है– बत्तीस पल (२कि०) दही, आठ पल खाण्ड (५००ग्रा०), आधा पल (३० ग्रा०) काली मिर्च, इतनी ही मात्रा में (अर्थात् ३०-३० ग्रा०) दोनों (छोटी व बड़ी) इलायची, मधु व घी विषम (असमान) मात्रा में डालें, कपूर से सुगन्धित बने पात्र में रखी हुई यह शिखरिणी गुणों की उत्कृष्टता के कारण भगवान् श्रीकण्ठ (शंकर) द्वारा उपयोग में लाई जाने योग्य होती है।

।। इति शिखरिणीप्रकरणम्।।

अथ सरस्य मस्तुनश्च गुणाः–

दध्नस्तूपरि यो भागो घनः स्नेहसमन्वितः।
स लोके सर इत्युक्तो दध्नो वारि तु मस्त्विति।। (भा.प्र.नि.-१५.२१)

सर व मस्तु के गुण– दधि के ऊपर जो घना व स्नेह से युक्त भाग होता है, वह सर कहलाता है तथा दही का पानी मस्तु कहा जाता है।

सरः स्वादुर्गुरुर्वृष्यो वातवह्निप्रणाशनः।
सोऽम्लो वस्तिप्रधमनः पित्तश्लेष्मविवर्धनः।। (भा.प्र.नि.-१५.२२)

सर स्वादु, गुरु व वृष्य होता है। यह वात को नष्ट करता है व जठराग्नि को मन्द करता है। यह अम्ल, वस्ति का प्रधमन करने वाला तथा पित्त व कफ को बढ़ाने वाला होता है।

।। इति सरः।।

अथ मस्तु– स्रोतश्शुद्धिं विधत्ते प्रकटयति रुचिं दीपयत्याशु वह्निं
कृत्वा शुद्धिं मलानां जरयति च हठाद् भुक्तमन्नं विचित्रम्।
उष्णं चाम्लं कषायं लघु सुरभिरसं शूलविष्टम्भहारि
श्रेष्ठं मस्तु प्रशस्तं कफपवनरुजादुष्टमूत्रग्रहेषु।। (स्रग्धरा छन्द)

अथ मस्तु– यह स्रोतों की शुद्धि करता है, रुचिकारक होता है तथा शीघ्र ही जठराग्नि को दीप्त करता है। यह मलशुद्धिकारक व खाए हुए अन्न को पचाने वाला होता है। मस्तु उष्ण, अम्ल, कषाय, लघु व सुगन्धित रस वाला एवं शूल तथा विष्टम्भ को हरने वाला होता है। यह कफ, वात एवं मूत्ररोगों में प्रशस्त माना है।

।। इति मस्तु।।

अथ तक्रम्

तस्य चातुर्विध्यमाह सुषेणः–**घोलं मथितमुदश्वित् तक्रं चैतच्चतुर्विधं कथितम्।।** इति।। (सु.नि.-६.१)

तक्र- सुषेण के अनुसार तक्र (छाछ) के चार भेद माने गये हैं- घोल, मथित, उदश्वित् व तक्र।

तल्लक्षणं तु– ससरं निर्जलं घोलं मथितं सरवर्जितम्।
पादोदकमुदश्वित्तत् तक्रमर्धजलं भवेत्।। (सु.नि.-६.३)

सरवन्निर्जलं मथितं घोलम् , असरवन्निर्जलं मथितं तन्मथितसंज्ञकमित्यर्थः ।

इनके लक्षण– जो सर सहित निर्जल हो वह घोल कहलाता है। सर रहित को मथित कहते हैं तथा जिसमें चतुर्थ भाग जल हो वह उदश्वित् एवं अर्ध भाग जल वाला तक्र कहलाता है। श्लोक के पूर्वार्ध का विवरण इस प्रकार है– सर सहित बिना जल डाले मथा हुआ दधि 'घोल' कहलाता है। बिना सर के तथा बिना पानी डाले मथे हुए दधि को 'मथित' नाम से जाना जाता है।

अथ तद्गुणाः– घोलं मारुतपित्तहारि मथितं श्वासापहं श्लेष्महृत्
पित्तश्लेष्मविनाश्युदश्विदधिकं तक्रं त्रिदोषापहम्।
मन्दाग्नावारुचौ तथैव नितरामन्येषु रोगेष्वपि
श्रेष्ठं तक्रमिदं वदन्ति मुनयस्तेनोत्तमं प्राणिनाम् ।। (सु.नि.-६.७)

अब इनके गुण बताते हैं– घोल वातपित्त को नष्ट करने वाला, मथित दमानाशक व कफनाशक होता है। उदश्वित् पित्तकफ को नष्ट करता है एवं तक्र इससे भी अधिक गुणों वाला व त्रिदोषनाशक होता है। मन्दाग्नि, अरुचि, तथा अन्य उदररोगों में भी मुनियों ने तक्र को श्रेष्ठ कहा है। अतः यह प्राणियों के लिए उत्तम माना जाता है।

अम्लेन वातं मधुरेण पित्तं कफं कषायेण निहन्ति सद्यः। (कै.नि.-४.२३९)
यथा सुराणाममृतं प्रधानं तथा नराणां भुवि तक्रमाहुः।। (रा.नि.-१५.५६)

जैसे देवताओं के लिए अमृत श्रेष्ठ पेय है, वैसे ही इस पृथ्वी पर मनुष्यों के लिए तक्र (छाछ) श्रेष्ठ पेय है। यह अम्ल होने से वात को, मधुर होने से पित्त को तथा कषाय होने से कफ को शीघ्र ही नष्ट करता है।

गव्यं तु दीपनं तक्रं मेध्यमर्शस्त्रिदोषजित्। (कै.नि.-४.२३४)

गाय की छाछ दीपन, मेध्य व त्रिदोषनाशक होती है।

माहिषं श्लेष्मलं तक्रं सान्द्रं शोफकरं गुरु।।
हन्ति गुल्ममतिसारप्लीहार्शोग्रहणीगदान्। (कै.नि.-४.२३५)

भैंस की छाछ सान्द्र गुण युक्त- अर्थात् घनी (गाढ़ी), कफवर्धक, सूजन करने वाली और गुरु होती है। यह गुल्म, अतिसार, प्लीहा के विकार, ग्रहणी रोग व बवासीर को नष्ट करती है।

सुस्निग्धं छागलं तक्रं लघुदोषत्रयापहम् ।।
गुल्मार्शोग्रहणीशोफपाण्ड्वामयविनाशनम्। (कै.नि.-४.२३६)

बकरी की छाछ सुस्निग्ध, लघु व त्रिदोषहर होती है। यह गुल्म, बवासीर, ग्रहणी, सूजन, पीलिया आदि रोगों का नाश करती है।

तक्रं त्वजाविप्रभवं न सेव्यमनिष्टगन्धं त्रिषु चाप्यपथ्यम्।।

अन्यतक्राणामपेयतया ग्रन्थगौरवभयाच्च नेह गुणा निरूपिताः, अन्यतो ज्ञेयाः।

भेड़ की छाछ कभी भी सेवन करने योग्य नहीं होती । यह दुर्गन्धयुक्त तथा तीनों दोषों में अपथ्य होती है। अन्य पशुओं की छाछ प्रायः पीने योग्य नहीं होती, अतः यहाँ विस्तारभय से उसका वर्णन नहीं किया। जो जिज्ञासु जन इस विषय में अधिक जानना चाहें, वे अन्य ग्रन्थों से जान लें।

स्वादु वृष्यं रुचिकरं श्लेष्मलं पित्तनाशनम्।
अम्लं तक्रं पवनजित् पित्तश्लेष्मप्रकोपनम्।।

मधुर तक्र वृष्य, रुचिकर, कफवर्धक व पित्तनाशक होता है। अम्ल तक्र वातनाशक तथा पित्तकफ को प्रकुपित करता है।

तक्रं तल्लवणोपेतं दीपनं ग्रहणीगदे।
तक्रं लवणहीनं यद् ग्रहण्यर्शोविकारकृत्।।

लवणमिश्रित छाछ ग्रहणी रोग में दीपन होती है। लवण रहित छाछ ग्रहणी व बवासीर रोग को पैदा करती है।

वातेऽम्लं सैन्धवोपेतं स्वादु पित्ते सशर्करम्।
कफे पिबेत्तथा तक्रं व्योषक्षारसमन्वितम्।। (कै.नि.-४.२४०)

वात की अधिकता में अम्ल तक्र सैन्धव लवण के साथ पीना चाहिए। पित्त की अधिकता में मधुर (खट्टेपन से रहित) तक्र शर्करा के साथ पीना चाहिए। कफ की अधिकता में तक्र को त्रिकटु व क्षार के साथ पीना चाहिए।

स्थौल्यं करोति हरतेऽनिलमेतदेव
यन्नोष्णतामुपगतं तु कदाचिदेव। एवकारोऽप्यर्थे।
सर्पि:सितामलकमुद्गकषाययुक्तं
सेव्यं वसन्तशरदातपकालवर्ज्यम्।। (सु.नि.-६.१६)

जो तक्र उष्ण (गर्म) नहीं हुआ हो, वह कृश मनुष्य को मोटा (पुष्ट) करने वाला व वात दोष को हरने वाला होता है। घी, शर्करा, आँवला, मूँग तथा कषाय रस युक्त द्रव्यों के साथ तक्र का सेवन करना चाहिए। वसन्त, शरद् व ग्रीष्म में तक्र के सेवन से बचना चाहिए, क्योंकि वर्षा, हेमन्त व शिशिर में ही तक्र का सेवन उत्तम माना गया है।

सहनवनीतं घोलं मथितं कथयन्ति बहुगुणं सुधिय:। (आर्या छन्द)
चिरमथितं मथितं पुनरुत्पत्तिकरं न कस्य दोषस्य।। (सु.नि.-६.१७)

नवनीत (मक्खन) युक्त जो 'घोल' नामक भेद है तथा नवनीत रहित जो 'मथित' नामक भेद है, इन दोनों को बुद्धिमान् लोग बहुत गुणकारी मानते हैं। चिरमथित (मथने के अनन्तर चिरकाल तक रखा हुआ) 'मथित' नामक भेद वात,पित्त,कफ दोषों को पैदा करता है।

नैव तक्रं क्षते दद्यान्नोष्णकाले न दुर्बले।
न मूर्छाभ्रमदाहेषु न रोगे रक्तपैत्तिके।। (सु.नि.-६.१८) (भा.प्र.नि.-१६.१७)

चोट लगने पर छाछ न दें, और न ही ग्रीष्मकाल में छाछ दें। दुर्बल को भी छाछ न दें। मूर्च्छा, भ्रम, दाह व रक्तपित्तरोग में भी छाछ नहीं देनी चाहिए।

तक्रमामं कफं हन्ति कोष्ठे कण्ठे करोति च।
पीनसश्वासकासादौ पक्वमेव प्रयुज्यते।। (भा.प्र.नि.-१६.१४)

(कफं हन्ति कोष्ठे उदरे, कण्ठे गले तु कफं करोतीत्यर्थ:।)

कच्ची छाछ पेट के कफ को नष्ट करती है तथा गले में कफ करती है। जुकाम, दमा व खाँसी में यह पकी हुई ही प्रयोग में लाई जाती है।

कैलासे यदि तक्रमस्ति गिरिशः किं नीलकण्ठो भवे-
द्वैकुण्ठे यदि कृष्णतामनुभवेदद्यापि किं केशवः।
इन्द्रो दुर्भगतां क्षयं द्विजपतिर्लम्बोदरत्वं गणः (शार्दूलविक्रीडित छन्द)
कुष्ठित्वं च कुबेरको दहनतामग्निश्च किं विन्दति।। (यो.र.-पृ.-१०४)

कैलास पर्वत पर तक्र नहीं है, यदि होता तो शिवजी नीलकण्ठ क्यों होते? वैकुण्ठ अथवा स्वर्ग में भी तक्र नहीं है, यदि होता तो विष्णु भी काले न रहते। स्वर्ग में यदि तक्र होता तो इन्द्र दुर्भगता (सौन्दर्यहीनता) को प्राप्त न होते, द्विजपति (चन्द्रमा) क्षयरोग-ग्रस्त न होते, गणेश लम्बोदर न होते, कुबेर कुष्ठी न होते और अग्निदेव दहन (जलन) से पीड़ित नहीं होते। भाव यह कि तक्र सेवन से विष, वर्ण-मालिन्य, असौन्दर्य, क्षय, उदररोग, कुष्ठ व दाह आदि नष्ट हो जाते हैं।

शशिकुन्दसमप्रभशङ्खनिभं युवतीकरनिर्मलनिर्मथितम्। (तोटक छन्द)
परिपक्वकपित्थसुगन्धिरसं पिब भो नृप तक्रमनन्तगुणम्।। (सु.नि.-६.१९)

हे राजन्! नारियों के हाथों से स्वच्छतापूर्वक मथित, चन्द्रमा, कुन्दपुष्प व शंख के समान श्वेत आभा वाले तथा परिपक्व कपित्थ की सुगन्ध वाले अनन्त गुण युक्त सरस तक्र को पिओ। सुषेणनिघण्टु में इस पद्य का चतुर्थ चरण कुछ भिन्नता के साथ इस प्रकार है- 'पिब हे नृप सर्वरुजापहरम्', अर्थात् हे राजन्! सब रोगों को हरने वाले तक्र का पान करो।

आमातिसारे च विषूचिकायां वातज्वरे पाण्डुषु कामलायाम्। (उपजाति छन्द)
प्रमेहगुल्मोदरवातशूले नित्यं पिबेत्तक्रमरोचके च।। (रा.नि.-१५.५७)

अपि च– **शीतकालेऽग्निमान्द्ये च कफे पाण्ड्वामयेषु च।**
मार्गोपरोधे कुष्ठादिव्याधौ तक्रं प्रशस्यते।। (रा.नि.-१५.५८)

आमातिसार में, विषूचिका (हैजा) में, वातज्वर में, पीलिया व कामला में, प्रमेह, गुल्म, उदररोग, वातशूल तथा अरुचि में नित्य तक्र पीना चाहिए। शीतकाल में, अग्निमान्द्य में, कफ में व पीलिया आदि रोगों में तथा मार्गोपरोध (रसवहा शिराओं व अन्य स्रोतों का अवरोध) होने पर एवं कुष्ठ आदि रोगों में तक्र बहुत प्रशस्त माना जाता है।

वातोदरी पिबेत्तक्रं पिप्पलीलवणान्वितम्।
शर्करामरिचोपेतं स्वादु पित्तोदरी पिबेत्।। (रा.नि.-१५.५९)

वातोदरी (वात की बहुलता से युक्त उदर वाला) व्यक्ति पिप्पली व नमक से युक्त तक्र पिए तथा पित्तोदरी व्यक्ति अम्लता रहित मधुर तक्र को शक्कर व काली मिर्च मिलाकर पिए। इससे इन दोनों के विकार शान्त हो जाते हैं।

तक्रं देयं न क्षते नोष्णकाले नो दौर्बल्ये नो तृषामूर्च्छिते च। (शालिनी छन्द)
नैव भ्रान्तौ नैव पित्तास्रदोषे नो दद्यात्तत् सूतिकायां विशेषात्।। (रा.नि.-१५.६०)

घाव होने पर, उष्णकाल में, दुर्बलता में और प्यास से मूर्च्छित होने पर तक्र न दें। चक्कर आने पर, पित्तरक्तदोष में तक्र नहीं देना चाहिए। प्रसूता स्त्री को तो कभी भी तक्र नहीं देना चाहिए, यह बात विशेष रूप से ध्यान में रखनी चाहिए।

भोजस्तु तक्रस्य दश भेदान् गुणभेदांश्चाह–

करमथित-मथितोदश्वित्तक्र-दण्डाहत-गौडिकानि ।
कालसेयकखाडवकमिलितातिमिलितानि दश भवन्ति ।। इति।

भोज ने तो तक्र के दस भेद व इनके पृथक्-पृथक् गुण बताए हैं- करमथित, मथित, उदश्वित्, तक्र, दण्डाहत, गौडिक, कालसेयक, खाडवक, मिलित व अतिमिलित, ये दस भेद होते हैं।

तल्लक्षणानि तु– सस्नेहं करमथितं निःस्नेहं मथितमजलमुभयं तत्।
पादाम्बूदश्वित् स्यात् तक्रं त्वर्धांशसलिलं स्यात्।।

अब इनके लक्षण बताते हैं– मन्थन करने पर जिस में से मक्खन अलग न किया हो व जल न मिलाया हो, वह **करमथित** होता है। मन्थन करने पर जिसमें से मक्खन निकाल लिया हो, पर पानी न मिलाया हो, वह **मथित** कहलाता है। एक चौथाई जल मिलाया हुआ **उदश्वित्** तथा आधा जल मिलाया हुआ **तक्र** कहलाता है।

दण्डाहतं त्रिपादोदकयुक्तं गौडिकं समांशजलम्।
गौडादस्मात् क्रमशः पादं पादं प्रवर्धितैः सलिलैः।।
कथितानि कालसेयकखाडवकमिलितातिमिलितानि।

जिसमें तीन भाग पानी मिला हो, वह दण्डाहत तथा समान भाग पानी वाला गौडिक कहलाता है। गौडिक से आरम्भ कर उत्तरोत्तर एक चौथाई भाग जल बढ़ाते जाने पर क्रमशः कालसेयक, खाडवक, मिलित व अतिमिलित नामक भेद बनते हैं।

भाव यह है कि दही के बराबर जल मिलाकर मन्थन करने से गौडिक बनता है, जब इसमें दही के परिमाण से चतुर्थांश जल बढ़ा देगें तो कालसेयक नामक भेद बनेगा, इसमें एक लीटर दही के साथ सवा लीटर जल होगा। आगे चतुर्थांश बढ़ाने के क्रम में जब एक लीटर दही के साथ डेढ़ लीटर पानी मिलाकर मन्थन होगा तो खाडवक नामक भेद बनेगा। जब एक लीटर दही के साथ पौने दो लीटर पानी मिलाकर मन्थन होगा तो मिलित नामक भेद बनेगा तथा एक लीटर दही के साथ दो लीटर पानी मिलाकर मन्थन करने पर अतिमिलित नामक भेद बनेगा।

अथ क्रमेण तद्गुणाः–

करमथितं गुरु हृद्यं बल्यं वृष्यं क्लमानिलघ्नं च।
मेध्यं दीपनमग्नेः पाण्डुत्वच्छित् प्रमेहकृच्छ्रहरम्।।

अब क्रमशः इनके गुण बताते हैं – 'करमथित' गुरु, हृद्य, बल्य, वृष्य, क्लमहर व वातनाशक होता है। यह मेध्य, अग्निदीपन, पीलियानाशक तथा प्रमेह व मूत्रकृच्छ्र को नष्ट करता है।

हिमकुन्दशशिप्रभशंखनिभं परिपक्वकपित्थसुगन्धिरसम्।
तदिदं भुवि सर्वरुजापहरं युवतीकर-निर्मथितं मथितम्।।

नारियों के हाथों से मथा गया 'मथित' नामक तक्र, जो चन्द्रमा, कुन्दपुष्प व शंख के समान श्वेत आभा वाला तथा परिपक्व कपित्थ की सुगन्ध वाला होता है। यह पृथ्वी पर सभी रोगों को नष्ट करने वाला माना गया है।

उदश्विदभिघातघ्नं गुल्मपाण्ड्वनिलापहम्।
ग्रहणी-यक्ष्म-हृद्रोग-प्रमेहार्शोहरं लघु।।

'उदश्वित्' नामक छाछ अभिघात (लकवा) को नष्ट करने वाली, गुल्म, पीलिया व वातरोग को दूर करने वाली होती है। यह ग्रहणी, क्षयरोग, हृदयरोग, प्रमेह व बवासीर को नष्ट करने वाली तथा लघु होती है।

तक्रं लघु कषायाम्लं दीपनं कफवातजित्।
शोफोदरार्शो-ग्रहणीदोष-मूत्रग्रहारुचीः।।
किलासकुष्ठहृद्रोगशोफोरुस्तम्भकामलाः। हन्यादिति शेषः।
दण्डाहतं प्रमेहघ्नं रुच्यं दीपनपाचनम्।।

'तक्र' नामक पूर्वोक्त भेद लघु, कषायाम्ल, दीपन व कफवातहर होता है। यह सूजन, उदररोग, बवासीर, ग्रहणीदोष, मूत्रग्रह (मूत्र की रुकावट) व अरुचि को दूर करता है तथा किलास (त्वचागत छोटे-छोटे सफेद दाग, कुष्ठरोग का एक भेद), कुष्ठ, हृदयरोग, सूजन, उरुस्तम्भ व कामला आदि रोगों को नष्ट करता है। 'दण्डाहत' नामक छाछ प्रमेह को नाश करने वाली, रुचिकर व दीपन-पाचन होती है।

गौडिकं वृष्यमोजस्यं विषघ्नं दीपनं परम्।
आमदोषहरं मेह-ग्रहोदर-कफापहम्।।

'गौडिक' नामक छाछ वृष्य, ओजस्य, विषनाशक व परम दीपन होती है। यह आमदोषहर, प्रमेह, ग्रहोदर व कफ को नष्ट करती है।

कालसेयं प्रतिश्यायगरशोषमदापहम्।
ग्रहण्यर्शोविकारघ्नं दीपनीयं रुचिप्रदम्।।

'कालसेय' छाछ जुकाम, विषदोष, तपेदिक व मदविकार को दूर करती है। यह ग्रहणी-विकार, बवासीर आदि को हरने वाली, दीपनीय तथा रुचिप्रद होती है।

खाडवं कफगुल्मार्शोहरं च व्रणहृल्लघु।
मिलितं रुचिकृद् ग्राहि पक्वातीसारनाशनम्।।
चक्षुष्यं शोषदुर्नामकुष्ठनाडीव्रणापहम्।
सर्वदोषहरं पथ्यं मिलितं त्वतिपूर्वकम्।।
भगन्दरोदरग्रन्थिगुल्मार्शोमुखरोगजित्।।

'खाडव' नामक छाछ कफ, गुल्म, बवासीर को नष्ट करने वाली तथा व्रणहर (घाव को ठीक करने वाली) व लघु होती है। 'मिलित' नामक छाछ रुचिकर, ग्राही, पुराने अतिसार का नाश करने वाली होती है। यह नेत्रहितकारी, शोष (तपेदिक),बवासीर व कुष्ठ तथा नाडीव्रण को ठीक करती है। 'अतिमिलित' छाछ सर्वदोषहर कही गई है, यह भगन्दर, उदरग्रन्थि, गुल्म, बवासीर व मुख-रोगों को दूर करती है।

सुषेण:– तक्रस्योपरि यत्तोयमुदश्विदिति कीर्त्तितम्।
दध्नस्तूपरि यत्तोयं तन्मस्तु परिकीर्त्तितम् ।। इति। (सु.नि.-६.२३)

सुषेण का कथन है– तक्र के ऊपर जो पानी होता है, उसे उदश्वित् कहा जाता है और दधि के ऊपर जो पानी होता है, उसे मस्तु कहा जाता है।

अथ किलाटादीनां लक्षणानि गुणाश्चोच्यन्ते—

बल्या: किलाटपीयूषकूर्चिकामोरटादय:।
शुक्रनिद्राकफकरा विष्टम्भिगुरुदोषला:।।
पीयूषो नवदुग्धं स्यात् सप्ताहान्मोरटं मलिनम् ।
दधिकूर्चिका च दध्ना पक्वं तक्रेण तक्रकूर्चिका।।
पिण्डस्तयो: किलाटो दधिमण्डो मस्त्वजातदधि मन्दम्।
दध्युत्तरो दधिसरो दध्यग्र: खट्वरो दधिस्नेह:।। इति।।

अत्र आदिशब्दात् तक्रपिण्डकसङ्ग्रह:। घनवस्त्रविबन्धेन स्वयं स्रुतो द्रवभाग: तक्रपिण्डक:। दोषला आमसञ्चयकारिण:। न तु वातादीनाम्, कफस्य पृथगभिधानात्। तन्त्रान्तरे वातघ्नत्वाभिधानाच्च।।

अब किलाट (पनीर) आदि के लक्षण व गुण कहते हैं- किलाट, पीयूष, कूर्चिका व मोरट आदि बल्य होते हैं। ये शुक्र, निद्रा व कफ बढ़ाने वाले, विष्टम्भी, गुरु व दोषवर्धक (आमदोष को बढ़ाने वाले) होते हैं। नवप्रसूता गाय या भैंस के दूध को पीयूष (खीस) कहते हैं, यह गर्म करने पर फट जाता है। प्रसव के बाद एक सप्ताह तक के दुग्ध को **मोरट** व **मलिन** कहते हैं।

विशेष- एक सप्ताह के अनन्तर भी कुछ दिनों तक दूध में मलिनता रहती है। इसी स्थिति को ध्यान में रखते हुए मनुस्मृति में गाय के प्रसव के अनन्तर दस दिन तक के दूध का सेवन निषिद्ध किया है- **'अनिर्दशाया गोः क्षीरम्'** (मनु.- ५.८)। मोरट का यहाँ प्रस्तुत लक्षण अन्य ग्रन्थों द्वारा भी समर्थित है। वैजयन्ती कोश में कहा है- 'आसप्ताहात् तु पीयूषं ततो मोरट-मोरकौ'। परन्तु बहुत से आयुर्वेदीय ग्रन्थों में **जेज्जट** के प्रमाण से फटे हुए दूध से अलग किये जल भाग को **मोरट** माना है। जैसा कि भावप्रकाश में लिखा है- **नष्टदुग्धभवं नीरं मोरटं जेज्जटोऽब्रवीत् ।** (भा. प्र.नि.-१३.३२) यहाँ यह संगति लगानी चाहिए कि गाय आदि के प्रसव के पश्चात् एक सप्ताह तक का दूध **मलिन** या **मोरट** कहलाता है, परन्तु **जेज्जट** के मत में तो फटे दूध के जल भाग को **मोरट** कहते हैं। हमारी दृष्टि से प्रसङ्गानुसार मोरट शब्द से उक्त दोनों अर्थ लिए जा सकते हैं; क्योंकि बहुत से शब्द अनेक अर्थों में प्रसिद्ध हो जाते हैं। केशवस्वामी के **'नानार्थार्णवसंक्षेप'** कोश में मोरट के उक्त दोनों अर्थ माने हैं- **क्ली तु मोरकम्। प्रसवादिक सप्ताहादूर्ध्वदुग्धे पयस्यदः।**

थोड़ा दही डालकर पकाने से जो दूध फटन जाता है, उसे 'दधिकूर्चिका' कहते हैं। इसके अन्तर्गत घना भाग वा जल भाग दोनों ही आते हैं। इसी प्रकार थोड़ा तक्र मिलाकर पकाने से फटे हुए दूध को 'तक्रकूर्चिका' कहा जाता हैं। इसके अन्तर्गत भी घना भाग वा जल भाग दोनों ही आते हैं। इन दोनों का पिण्ड 'किलाट' कहलाता है- अर्थात् चालनी या वस्त्र आदि से पानी निचोड़ने पर शेष रहा घना भाग किलाट कहा जाता है। इनका जल भाग **जेज्जट** के मतानुसार **'मोरट'** नाम से जानना चाहिए।

दधि के ऊपर तैरने वाला जल दधिमण्ड एवं 'मस्तु' कहा जाता है। अजात अर्थात् कम जमे हुए दधि को **मन्द/ मन्दक** दधि कहते हैं। जैसे कि चरकसंहिता में कहा है- मन्दकं दध्यभिष्यन्दकराणाम् (चरक-सूत्रस्थान, अध्याय- २६) अभिष्यन्दी अर्थात् रसवाहा शिराओं को स्थगित करने वाले पदार्थों में मन्दक दधि सर्वोपरि ताना गया है। दधि के ऊपर मिलने वाली चिकनाई के परत को दध्युत्तर, दधिसर, दध्यग्र, कट्वर एवं दधिस्नेह कहते हैं।

यहाँ प्रथम श्लोक के अन्त में **'मोरटादयः'** में आदि शब्द से तक्रपिण्डक का ग्रहण होता है। गाढे वस्त्र में डालकर जिसका द्रव भाग निचोड़कर अलग कर दिया जाता है, वह शेष बचा गाढ़ा भाग तक्रपिण्डक होता है। **'दोषलाः'** का अर्थ है– आम दोषों का संचय करने वाले, न कि वात आदि का। यह तथ्य श्लोक में कफकराः शब्द से स्पष्ट होता है। यदि दोषलाः से वात आदि दोष लिए जाते तो पृथक् से 'कफकराः' कहने की आवश्यकता नहीं थी। इससे स्पष्ट है कि दोषलाः का अर्थ वातादिदोषकारक न होकर आमदोषकारक है। अन्य ग्रन्थों में इन्हें वात-नाशक भी कहा है। इससे भी यह स्पष्ट होता है कि 'दोषलाः' का यहाँ पूर्वोक्त अर्थ ही ग्राह्य है, न कि वातादि-दोषकारक।

।। इति तक्र-प्रकरणम्।।

अथ नवनीतम्

शीतं वर्णबलावहं सुमधुरं वृष्यं च पित्तापहम्
वातघ्नं कफकारकं रुचिकरं सर्वाङ्गशूलापहम्।
कासघ्नं श्रमनाशनं स्वरकरं कान्तिप्रदं पुष्टिदं
चक्षुष्यं नवनीतमुद्धृतनवं गोस्सर्वदोषापहम् ।। (रा.नि.-१५.६३)

उद्धृतनवं नवोद्धृतमित्यर्थः।

गाय का नवनीत (मक्खन) शीतल, वर्ण व बल को बढ़ाने वाला, सुमधुर, वृष्य, पित्तहर, वात-नाशक, कफ-कारक, रुचिकर एवं सभी अंगों की पीड़ा को दूर करने वाला होता है। यह खाँसी को नष्ट करने वाला, थकान को दूर करने वाला, स्वर (ध्वनि) को ठीक करने वाला, कान्तिप्रद, पुष्टिप्रद, नेत्रहितकारी तथा सभी दोषों को नष्ट करने वाला कहा गया है।

क्षीरोद्भवं तु संग्राहि रक्तपित्ताक्षिरोगनुत्। इति गव्यस्य।

दूध से निकाला गया मक्खन तो संग्राही होता है तथा रक्तपित्त व नेत्ररोग को दूर करता है।

माहिषं नवनीतं तु कषायमधुरं रसे।
शीतं वृष्यं च बल्यं च ग्राहि पित्तघ्नमुत्तमम्।। इति माहिषस्य (रा.नि.-१५.६५)

भैंस का मक्खन कषाय-मधुर रस वाला होता है। यह शीतल, वृष्य, बल्य, ग्राही व उत्तम पित्तनाशक कहा गया है।

लघ्वजाजं तु मधुरं कषायं च त्रिदोषनुत्।
चक्षुष्यं दीपनं बल्यं नवनीतं हितं सदा।। **कूहीचें।** (रा.नि.-१५.६६)

बकरी का मक्खन लघु, मधुर, कषाय व त्रिदोषहर होता है। यह चक्षुष्य, दीपन, बल्य तथा सदा हितकारी होता है।

नवनीतं नवोद्भूतं छागजं क्षयकासजित्।
बल्यं नेत्रामयघ्नं च कफघ्नं दीपनं परम्।। **सेलीचें।** (रा.नि.-१५.६७)

इसके विषय में अन्यत्र भी कहा है– बकरी का ताजा मक्खन क्षय व खाँसी को नष्ट करने वाला माना गया है। यह बल्य, नेत्ररोग-नाशक, कफ-नाशक तथा परम दीपन होता है।

आविकं नवनीतं तु रसे पाके हितं लघु।
योनिशूले कफे वाते दुर्नामसु हितं सदा।। **एडकीचें।** (रा.नि.-१५.६८)

अवि (भेड़) का मक्खन रस व पाक में हितकारी तथा लघु होता है। यह योनिशूल, कफ, वात तथा बवासीर में सदा हितकर होता है।

ऐडकं नवनीतं तु द्विष्टगन्धं सुशीतलम् ।
मेधाहृद् गुरु पुष्ट्यं च स्थौल्यं मेध्यं च दीपनम्।। मेढीचें। (रा.नि.-१५.६९)

इसके विषय में अन्यत्र भी कहा है– भेड़ का मक्खन द्विष्ट (अनिष्ट) गन्ध वाला, सुशीतल, मेधा को हरने वाला होता है। यह गुरु, पुष्टिकर, बल्य, स्थूलता करने वाला, मेध्य व दीपन होता है।

हस्तिनीनवनीतं तु कषायं शीतलं लघु।
तिक्तं विष्टम्भि जन्तुघ्नं हन्ति पित्तकफकृमीन्।। हस्तिणीचें। (रा.नि.-१५.७०)

हथिनी का मक्खन कषाय, शीतल व लघु होता है। यह तिक्त, विष्टम्भी, जन्तुनाशक, पित्त व कफ को हरने वाला व कृमिनाशक होता है।

अश्व्यास्तु नवनीतं स्यात् कषायं कफवातजित्।
चक्षुष्यं कटुकं चोष्णमीषद्वातापहारकम्।। घोडीचें। (रा.नि.-१५.७१)

घोड़ी का मक्खन तो कषाय व कफवातहर होता है। यह नेत्रहितकारी,कटु व उष्ण होता है। इसमें वात-नाशकता का गुण अल्प मात्रा में ही है।

गर्दभीनवनीतं तु कषायं कफवातनुत्।
बल्यं दीपनदं पाके लघूष्णं मूत्रदोषनुत्।। गर्दभीचें। (रा.नि.-१५.७२)

गर्दभी का मक्खन कषाय व कफवात-नाशक होता है। यह बल्य, जठराग्नि को दीप्त करने वाला व पाक में लघु होता है एवं उष्ण गुण युक्त तथा मूत्रदोष को दूर करने वाला होता है।

नवनीतं तु नारीणां रुच्यं पाके लघु स्मृतम्।
चक्षुष्यं सर्वदोषघ्नं दीपनं विषनाशनम् ।। नारीचें (रा.नि.-१५.७४)

नारियों के दूध से बना मक्खन पाक में रुचिकर व लघु कहा गया है। यह नेत्रहितकारी, सभी दोषों को नष्ट करने वाला, दीपन व विष-नाशक होता है।

गव्यं वा माहिषं वापि नवनीतं नवोद्धवम्।
शस्यते बालवृद्धानां बलकृद् धातुवर्धनम्।।

गाय या भैंस का ताजा मक्खन बालक व वृद्ध के लिए प्रशस्त माना जाता है। यह बलकारक व धातु-वर्धक होता है।

नवनीतं तु सद्यस्कं स्वादु ग्राहि हिमं लघु।
मेध्यं किञ्चित् कषायाम्लमीषत्तक्रांशसंक्रमात्।। (भा.प्र.नि.-१७.५)

ताजा मक्खन स्वादु, ग्राही, शीतल, लघु व मेध्य (मेधा के लिए हितकर) होता है। यह अल्प तक्र के सम्मिश्रण से कुछ कषायाम्ल (कसैला व खट्टा) होता है।

सक्षारं कटुकाम्लत्वाच्छर्द्यर्श:कुष्ठकारकम्।
श्लेष्मलं गुरु मेदस्यं नवनीतं चिरन्तनम्।। (भा.प्र.नि.-१७.६)
एकाहाध्युषितं प्रोक्तमुत्तरोत्तरमाविलम्।
अहृद्यं सर्वरोगाढ्यं दधिजं तद् घृतं तथा।। दधिजं नवनीतम्।

पुराना (बासी) मक्खन खारा व कटुकाम्ल होने से वमन, बवासीर व कुष्ठरोग करता है। यह कफ-वर्धक, गुरु व चर्बी बढ़ाने वाला होता है। दही से बना हुआ मक्खन एक दिन बीतने पर उत्तरोत्तर मलिन, अहृद्य व सर्वरोग-कारक हो जाता है।

।। इति नवनीत-प्रकरणम्।।

अथ घृतम्

धीकान्तिस्मृतिदायकं बलकरं मेधाप्रदं पुष्टिकृद्
वातश्लेष्महरं श्रमोपशमनं पित्तापहं शुद्धिकृत्।
वह्नेर्वृद्धिकरं विपाकमधुरं वृष्यं वपु:स्थैर्यदं (शार्दूलविक्रीडित छन्द)
गव्यं हव्यतमं घृतं बहुगुणं सद्य: समावर्त्तितम्।। गव्यस्य। (रा.नि.-१५.७७)

गाय का घी बुद्धि, कान्ति व स्मृति का दाता, बलकारक, मेधाप्रद, पुष्टिकर, वातकफ को नष्ट करने वाला, थकान को दूर करने वाला तथा पित्तहर व शुद्धिकर होता है। यह जठराग्नि को बढ़ाने वाला विपाक में मधुर, वृष्य, दृष्टि को स्थिर करने वाला तथा होम करने के लिए उपयोगी होता है। ये गुण नवनीत को बिना बासी किये ही सद्य: (शीघ्र) समावर्त्तित अर्थात् तपाकर तैयार किये गये गोघृत के हैं। पद्य के चतुर्थ चरण के अन्तिम भाग- **'सद्य: समावर्त्तितम्'** के स्थान पर राजनिघण्टु में **'भोग्यं भवेद् भाग्यत:'** पाठ मिलता है। इसका भाव है कि- गाय के घी के उपभोग का अवसर भाग्य से ही मिलता है।

इस पद्य के द्वितीय चरण में घृत को कफहर भी बताया है। घृत मूलत: कफहर नहीं है। परन्तु अदरक आदि से संस्कारित होने पर कफहर हो जाता है, जैसा कि कहा है- **'वातं जयेज्जयेत् पित्तं संस्कारेण जयेत् कफम्'**- अर्थात् घृत वातपित्त का निवारक होता है तथा संस्कार से कफहर भी बन जाता है। इसी भाव से यहाँ घृत को श्लेष्महर कहा प्रतीत होता है। यह श्लोक सुषेणनिघण्टु में भी मिलता है, परन्तु वहाँ पाठ कुछ भिन्न है, उसमें श्लेष्महर विशेषण नहीं दिया है-

धीकान्तिस्मृतिकारकं बलकरं मेधाकरं बुद्धिकृत्
वातघ्नं श्रमनाशनं स्थितिकरं पित्तापहं पुष्टिदम्।
वह्नेर्वृद्धिकरं विपाकमधुरं वृष्यं च शीतं सदा
सेव्यं गव्यमिदं घृतं बहुगुणं सद्यः समावर्त्तितम्।।

यह पाठ अधिक उचित प्रतीत होता है।

सर्पिर्माहिषमुत्तमं धृतिकरं सौख्यप्रदं कान्तिकृद्
वातश्लेष्मनिबर्हणं बलकरं वर्णप्रदानक्षमम्।
दुर्नामग्रहणीविकारशमनं मन्दानलोद्दीपनं (शार्दूलविक्रीडित छन्द)
चक्षुष्यं नवगव्यतः परमिदं हृद्यं मनोहारि च ।। माहिषस्यैते गुणाः। (रा.नि.-१५.७८)

भैंस का घी उत्तम धैर्यकारक, सुखप्रद, कान्तिकर, वातकफहर, बलकारक व रंग निखारने वाला होता है। यह बवासीर व ग्रहणी-विकारों को शान्त करने वाला, मन्दाग्नि को दीप्त करने वाला एवं नेत्रहितकारी होता है। यह गाय के ताजा घी की अपेक्षा अधिक चक्षुष्य (नेत्र-हितकारी) हृद्य व मनोहारी होता है।

आजमाज्यं च चक्षुष्यं दीपनं बलवर्धनम्।
कासश्वासकफातङ्कराजयक्ष्मसु शस्यते।। (रा.नि.-१५.७९)
ततः किञ्चिन्न्यूनगुणं लघ्वजाज्यमुदीरितम्।। सेळीचें।

बकरी का घी नेत्र-हितकारी, दीपन व बलवर्धक होता है। यह खाँसी, दमा व कफ का नाशक तथा राजयक्ष्मा आदि रोगों में प्रशस्त माना जाता है। छोटी बकरी का घी इससे कुछ कम गुणों वाला कहा गया है।

पाके लघ्वाविकं सर्पिर्न च पित्तप्रकोपनम्।
योनिदोषे कफे वाते शोफे कम्पे च तद्धितम्।। एडकीचें। (रा.नि.-१५.८०)

भेड़ का घी पाक में लघु होता है तथा पित्त को प्रकुपित नहीं करता है। यह योनिदोष, कफ, वात, सूजन व कम्पन में हितकारी माना जाता है।

ऐडकं घृतमतीव गौरवाद्वर्ज्यमेव सुकुमारदेहिनाम्।
बुद्धिपाटवकरं बलावहं द्विष्टगन्धि कुरुते नृणां वपुः।। मेढीचें। (रा.नि.-१५.८१)

भेड़ (वनछाग) का घी अति गुरु होता है, अतः सुकुमार (कोमल) शरीर वालों के लिए यह त्याज्य ही होता है। यह बुद्धि की क्षमता बढ़ाने वाला, बलवर्धक होता है तथा सेवन करने वाले मनुष्यों के शरीर को द्विष्टगन्धि (दुर्गन्ध-युक्त) कर देता है।

निहन्ति हस्तिनीसर्पिः कफपित्तविषकृमीन्।
कषायं लघु विष्टम्भि तिक्तं चाग्निकरं परम्।। हस्तिनीचें। (रा.नि.-१५.८२)

हथिनी का घी कफ, पित्त, विष व कृमियों को नष्ट कर देता है। यह कषाय, लघु, विष्टम्भी, तिक्त व परम अग्निवर्धक होता है।

अश्वीसर्पिस्तु कटुकं मधुरं च कषायकम्।
ईषच्च दीपनं मूर्च्छाहारि वाताल्पदं गुरु।। घोडीचें। (रा.नि.-१५.८३)

घोड़ी का घी कटु, मधुर और कुछ कषाय होता है। यह थोड़ा दीपन, मूर्च्छाहारी, कुछ वातकारक तथा गुरु होता है।

घृतं गार्दभिकं बल्यं दीपनं मूत्रदोषनुत्।
पाके लघूष्णं वीर्ये च कषायं कफनाशनम्।। खरीचें। (रा.नि.-१५.८४)

गर्दभी का घी बल्य, दीपन व मूत्रदोष-नाशक होता है। यह पाक में लघु, उष्णवीर्य (गर्म तासीर वाला), कषाय तथा कफनाशक होता है।

औष्ट्रं कटु रसे पाके श्लेष्मकृमिविषापहम्।
दीपनं कफवातघ्नं कुष्ठगुल्मोदरापहम् ।। उष्ट्रीचें। (ध.नि.-१५.८४)

ऊंटनी का घी रस व विपाक में कटु होता है। यह कफ, कृमि तथा विष को दूर करता है। यह दीपन, कफवात-नाशक, कुष्ठहर तथा गुल्मोदर रोग को नष्ट करने वाला होता है। इस पद्य का प्रथम चरण हस्तलिखित ग्रन्थ में इस प्रकार है- **'औष्ट्रीघृतं वीर्यकटु'**- यह पाठ दोष है, इसके स्थान पर **'धन्वन्तरिनिघण्टु'** के अनुसार पाठशोधन किया है।

चक्षुष्यमग्निदं स्त्रीणां सर्पिः स्यादमृतोपमम्।
वृद्धिं करोति देहाग्नेर्लघु पाके विषापहम् ।। स्त्रीघृतगुणाः। (सु.नि.-८.११)

नारी का घी नेत्रहितकारी, अग्निवर्धक तथा अमृत के समान माना गया है। यह देहाग्नि की वृद्धि करने वाला, पाक में लघु व विषनाशक होता है।व्यावहारिक दृष्टि से नारी का घृत नहीं होता है। अतः यहाँ नारीघृत का जो गुणकथन है, वह नारीस्तन्य में स्थित स्निग्ध अंश का समझना चाहिए। सोढल ने यह बात स्पष्ट रूप से कही है- उष्ट्रीणां चापि नारीणां गर्दभीनां पयांसि च। घृतकार्येषु योज्यानि घृतं तेषां न विद्यते।। (सोढलनिघण्टु- ७६२) अर्थात् उष्ट्री, नारी व गर्दभी के दूध को ही घी के काम में लेना चाहिए, क्योंकि उनके घृत नहीं होते हैं।

आयुर्वृद्धिं वपुरपि दृढं सौकुमार्यं करोति
व्यायामस्त्रीनिधुवनकृतश्रान्तिविच्छेदनं च।
पथ्यं बाल्ये वयसि तरुणे वार्धके चापि पथ्यं (मन्दाक्रान्ता छन्द)
नान्यत् किञ्चिद् भवति पुरुषे सर्पिषः स्थौल्यकारि।। (सु.नि.-८.१३) (रा.नि.-५.८८)

घी आयुवृद्धि व शरीर की दृढ़ता करता है। यह व्यायाम व स्त्रीप्रसङ्ग से हुई श्रान्ति को दूर करता है। यह बाल्य, यौवन व वृद्धावस्था में पथ्य होता है। पुरुष के लिए घी से बढ़कर कोई अन्य वस्तु स्थौल्यकारी (मोटा करने वाली) नहीं होती है।

यद्वेदागमवेदिभिर्निगदितं साक्षादिहायुर्नृणां
यद्वैद्यैस्तु रसायनाय कथितं सद्यो जरानाशनम्।
यत्सारस्वतकं च कान्तिमतिमत् प्रोक्तं धियः सिद्धये (शार्दूलविक्रीडित छन्द)
तत्पूर्वार्जितपुण्यसञ्चयवता लभ्यं घृतं नूतनम्।। (सु.नि.-८.१४)

वेद व आगम (शास्त्र) को जानने वालों ने जिसे मनुष्य के लिए साक्षात् आयु कहा है- आयुर्वै घृतम्, तथा जिसे वैद्यों ने रसायन के लिए उपयोगी कहा है, जो शीघ्र वृद्धावस्था को नष्ट कर देता है, जो सारस्वतक, कान्ति व मति देने वाला है एवं बुद्धिसिद्धि-प्रदाता है, वह नया घृत पूर्वजन्मोपार्जित पुण्य वाले व्यक्ति को ही मिलता है।

आयुर्वै घृतम्- इसका भाव है कि घी साक्षात् आयु है, जीवन है ,अर्थात् आयु बढ़ाने वाला है, परन्तु श्रम व व्यायाम करने वाले के लिए । ऐसा न करने वाले के लिए यह हानिकर हो जाता है। जैसे जीवन देने वाली अग्नि अनुचित प्रयोग से मारक हो जाती है। यही बात घी खाकर श्रम न करने वाले लोगों के लिए लागू होती है।

वर्षादूर्ध्वं भवेदाज्यं पुराणं तत् त्रिदोषनुत्। (भा.प्र.नि.-१८.१६)

एक वर्ष से अधिक पुराना घी त्रिदोषहर होता है। इससे अधिक पुराना घी तिमिर (रतौंधी) दमा, जुकाम, ज्वर व खाँसी को नष्ट करता है।

पुराणं तिमिरश्वासपीनसज्वरकासनुत्।
मूर्च्छाकुष्ठविषोन्मादग्रहापस्मारनाशनम् ।। (ध.नि.-६.१४५) (सु.नि.-८.१९)
उग्रगन्धि पुराणं स्याद् दशवर्षस्थितं घृतम्।
लाक्षारसनिभं शीतं तद्धि सर्वग्रहापहम्।। (ध.नि.-६.१४७) (सु.नि.-८.२०)

दस वर्ष पुराना घी उग्रगन्ध वाला हो जाता है। यह मूर्च्छा, कुष्ठ, विष, उन्माद, ग्रहबाधा तथा अपस्मार को नष्ट करता है। लाक्षा के रस जैसा वही दस वर्ष पुराना घी शीतल व सर्वग्रहनिवारक होता है।

निरामयानां नवयौवनानां कृत्वा गवां यच्छतधौतमद्भिः। (उपजाति छन्द)
दाहापहं पित्तविनाशनं च सहस्रवीर्यं तु सहस्रधौतम्।। (सु.नि.-८.२३)

निरोग और जवान गायों के घी को जल से सौ बार धोकर रोगियों को देना चाहिए, ऐसा करने पर यह विशेष रूप से दाहनिवारक व पित्तनाशक हो जाता है। यदि इसे सहस्र बार धो लिया जाय तो इसकी शक्ति सहस्रगुणा बढ़ जाती है।

गव्ये क्षीरघृते शस्ते निन्दिते चाविसम्भवे। (अ.हृ.सू.-६.४२)

गाय के दूध व घृत सबसे उत्तम होते हैं तथा भेड़ के सबसे निन्दित होते हैं।

अथ दुग्धोद्धृतघृतगुणाः

घृतं दुग्धभवं ग्राहि शीतलं नेत्ररोगनुत् ।
निहन्ति पित्तदाहास्रमदमूर्च्छाभ्रमानिलान्।। (भा.प्र.नि.-१८.१४)

दूध से निकाले घृत के गुण– दूध से बना हुआ घी ग्राही, शीतल, नेत्ररोग-निवारक होता है। यह पित्त, दाह, अस्र (रक्तविकार), मद, मूर्च्छा, भ्रम (चक्कर) तथा वातरोगों को नष्ट करता है।

अथ ह्यस्तनदधिजघृतगुणाः

हविर्ह्यस्तनदुग्धीयं तत्स्याद्धैयङ्गवीनकम्।
हैयङ्गवीनं चक्षुष्यं दीपनं रुचिकृत्परम् ।
बलकृद् बृंहणं वृष्यं विशेषात् कफनाशनम्।। (भा.प्र.नि.-१८.१५)

योजयेन्नवमेवाज्यं भोजने तर्पणे श्रमे।।
बलक्षये पाण्डुरोगे कामलानेत्ररोगयोः।। (भा.प्र.नि.-१८.१८)

दही से निकाले घृत के गुण– विगत दिन जमाये दूध से अगले दिन प्रातः बने दही से निकाले घृत को हैयंगवीन कहते हैं। यह नेत्रहितकारी, दीपन व परम रुचिकर होता है। यह बलकर, बृंहण, वृष्य तथा विशेष रूप से कफनाशक होता है। भोजन, तर्पण व श्रम में नये घी का ही प्रयोग करना चाहिए।

राजयक्ष्मणि बाले च वृद्धे श्लेष्मकृते गदे।
रोगे सामे विषूच्यां च विबन्धे च मदात्यये।
ज्वरे च दहने मन्दे न सर्पिर्बहु मन्यते।। (भा.प्र.नि.-१८.१९-२०)

बल का क्षय होने पर, पीलिया, कामला तथा नेत्ररोगों में एवं क्षय रोग में, बालक व वृद्ध को हुए कफरोग में, आम (आंव) के रोग में, विषूची (हैजा) में, कब्ज व मदात्यय (अल्कोहलिज्म) में, ज्वर व जठराग्नि-मन्दता में घी का सेवन उत्तम नहीं माना जाता है।

।। इति घृतप्रकरणम्।।

अथ तैलप्रकरणम्

तद्गुणानाह वाग्भटः–

तैलं स्वयोनिवत्तत्र मुख्यं तीक्ष्णं व्यवायि च।
त्वग्दोषकृदचक्षुष्यं सूक्ष्मोष्णं कफकृन्न च।।
कृशानां बृंहणायालं स्थूलानां कर्शनाय च।
बहुविट्कं कृमिघ्नं च संस्कारात् सर्वदोषजित्।। (अ.हृ.सू.-५.५५-५६)

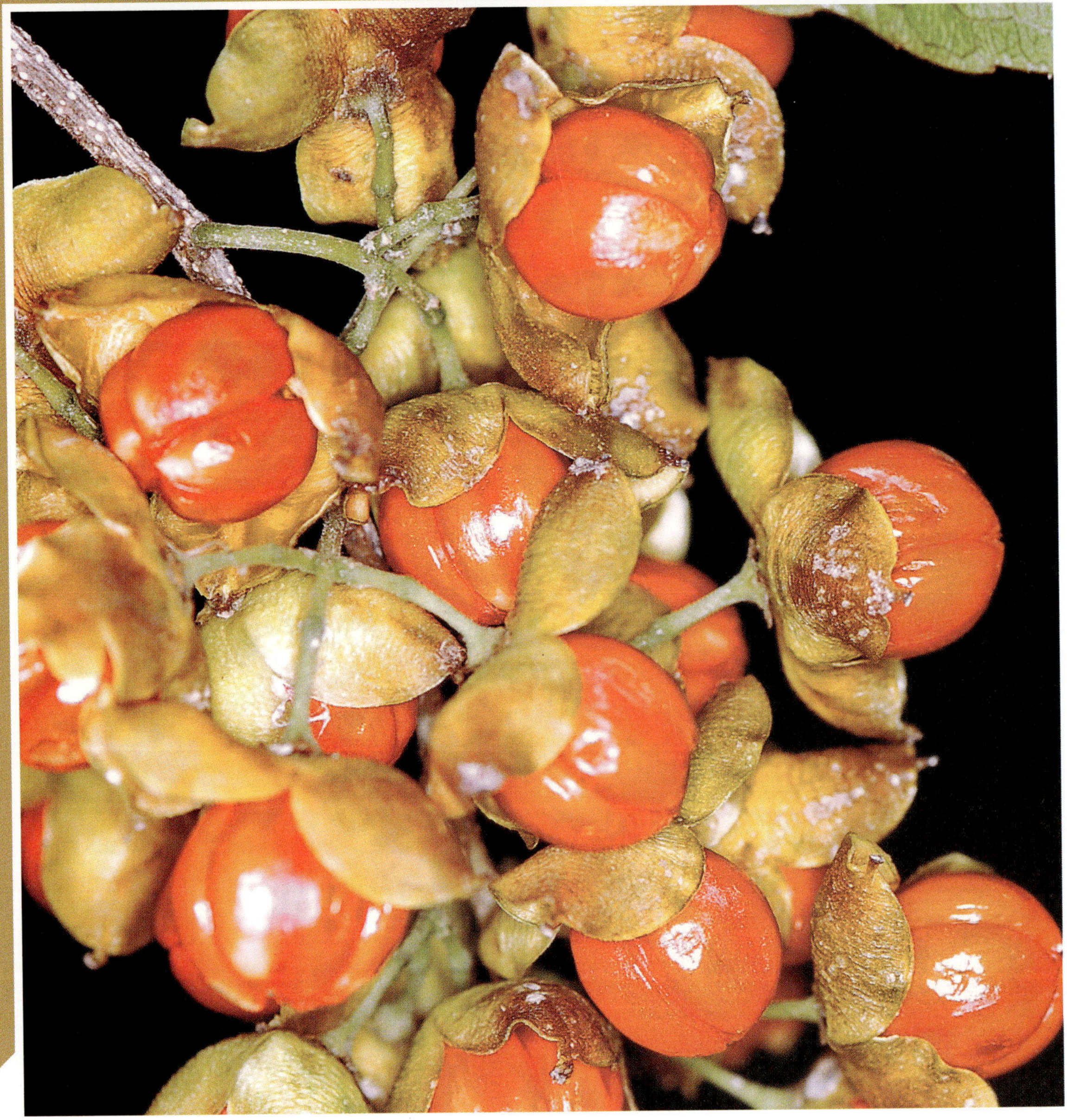

Botanical name » *Celastrus paniculatus* Willd. **Sanskrit name »** ज्योतिष्मती
Family » Celastraceae **English name »** Staff tree **Hindi name »** मालकांगनी

वाग्भट ने तेल के गुण इस प्रकार कहे हैं- तेल स्वयोनिवत् अर्थात्- जिस वस्तु का हो उसी के समान गुणों वाला समझना चाहिए। मुख्यरूप से यह तीक्ष्ण व व्यवायी होता है। दाल-शाक आदि भोज्य पदार्थों में सेवन करने से यह चर्मरोगकारक, नेत्रों के लिए अहितकर, सूक्ष्म गुण युक्त होने से स्रोतों में प्रविष्ट हो जाने वाला व उष्णवीर्य होता है एवं कफ न करने वाला होता है। व्यवायी का अर्थ व्याप्तिशील है- अर्थात् जो पहले शरीर में फैलता है तथा पश्चात् पचता है, वह तेल आदि पदार्थ व्यवायी कहलाता है।

अभ्यंग (मालिश) करने से तो तेल कृश को पुष्ट व मोटे को कृश करने में समर्थ होता है। यह अधिक मलकारक व कृमिनाशक होता है। तेल संस्कार से तीनों दोषों को दूर करने में समर्थ होता है।

मोटे को पतला व पतले को मोटा करता है तेल-

यहाँ तैल की दो विशेषताएँ बताई गई हैं- पहली यह कि तेल कृश को पुष्ट व मोटे को कृश बना देता है। इसके पीछे कारण यह है कि कृश व्यक्ति के रस-रक्त आदि को शरीर में प्रवाहित करने वाले स्रोत संकुचित होते हैं। अभ्यंग (मालिश) करने से तेल अपने लेखन, सूक्ष्म व तीक्ष्ण गुणों से स्रोतों में प्रविष्ट होकर उन्हें खोल देता है। इस प्रकार स्रोतों की सिकुड़न समाप्त हो जाने से शरीर पुष्ट हो जाता है। अभ्यंग करने पर तेल सूक्ष्म होने से मोटे व्यक्ति के स्रोतों में पहुँच कर चर्बी कम कर देता है। इससे वह कृश हो जाता है। शीत, वर्षा व वसन्त में सभी के लिए तेल मालिश बहुत उपयोगी होती है। इसलिए आयुर्वेद में यह तथ्य प्रसिद्ध है कि- 'घृताद् दशगुणं तैलं मर्दने न तु भक्षणे' अर्थात् तेल घी से दस गुणा अधिक गुणकारी होता है- मर्दन (मालिश) करने में, न कि खाने में। तेल की दूसरी विशेषता यह है कि संस्कार से वह तीनों दोषों को दूर कर देता है। तेल उष्ण व स्निग्ध होने से स्वभावत: ही कफवात-नाशक होता है। यदि इसे चंदन आदि शीतल द्रव्यों के साथ संस्कारित कर दिया जाय तो यह पित्त को भी दूर कर देता है। इस प्रकार संस्कार के प्रभाव से इसे त्रिदोषहर कहा गया है।

अन्यत्रापि– **तिलतैलमलङ्करोति केशान् मधुरं तिक्तकषायमुष्णतीक्ष्णम्।**
बलकृत् कफवातजन्तुखर्जुव्रणकण्डूतिहरं च कान्तिदायि।। (रा.नि.-१५.१०९)

अन्यत्र तिल के तेल का वर्णन इस प्रकार से किया है- तिल का तेल बालों को शोभित करने वाला, मधुर, तिक्तकषाय व उष्णतीक्ष्ण होता है। यह बलकारक, कफ, वात, क्रिमि, खर्जु, घाव व खुजली को नष्ट करने वाला तथा कान्तिदायक होता है।

।। इति तिलतैलगुणा:।।

कुसुम्भतैलं कृमिहारि तेजोबलावहं यक्ष्ममलापहं च ।
त्रिदोषकृत् पुष्टिबलक्षयं च करोति कण्डूं च करोति दृष्टे:।। (रा.नि.-१५.१११)

कुसुम्भ का तेल कृमिनाशक, तेज व बल को बढ़ाने वाला, क्षयरोग व मल को नष्ट करने वाला होता है। यह त्रिदोष-कारक, पुष्टि व बल का नाशक तथा आंखों में खुजली पैदा करने वाला होता है।

।। इति कौसुम्भतैलगुणा:।।

मधुरं त्वतसीतैलं पिच्छिलं चानिलापहम्।
मदगन्धि कषायं च कफकासापहारकम्।। येसेलगुणाः। (रा.नि.-१५.११२)

अतसी का तेल मधुर, पिच्छिल व वातनाशक होता है। यह मद की गन्धवाला, कषाय, कफ व खाँसी का निवारक होता है।

एरण्डतैलं कृमिदोषनाशनं वातामयघ्नं सकलाङ्गशूलनुत्।
कुष्ठापहं स्वादु रसायनोत्तमं पित्तप्रकोपं कुरुतेऽतिदीपनम्।। (रा.नि.-१५.११४)
'पिच्छिलं कटु तिक्तोष्णं रक्तैरण्डोद्भवं त्वति'।। एरण्डतैलगुणाः।

एरण्ड का तेल कृमिदोष-नाशक, वातरोगहर तथा सभी अंगों की पीड़ा को दूर करता है। यह कुष्ठनाशक, स्वादु, उत्तम रसायन, पित्तप्रकोप करने वाला तथा अति दीपन होता है। लाल एरण्ड से बना तेल पिच्छिल, कटु व तिक्तोष्ण होता है।

करञ्जतैलं नयनार्त्तिहारि वातामयध्वंसनमुष्णतीक्ष्णम्। (रा.नि.-१५.११५)
कुष्ठार्त्तिकण्डूतिविचर्चिकापहं लेपेन नानाविधचर्मदोषनुत्।। करंजतैल।

करंज का तेल नेत्ररोगनाशक, वातरोगहारी व उष्णतीक्ष्ण होता है। यह कुष्ठरोग, खुजली व विचर्चिका का निवारक होता है। इसका लेप करने से अनेक प्रकार के चर्मरोग दूर हो जाते हैं।

सार्षपं कटु तिक्तोष्णं कफवातविकारनुत्।
कृमिकुष्ठहरं रक्तपित्तदोषकरं परम् ।। रसेल।

सरसों का तेल कटु, तिक्तोष्ण, कफ व वात के विकारों को हरने वाला होता है। यह कृमि व कुष्ठ का नाशक तथा रक्तपित्त-दोष का बड़ा कारण होता है।

तीक्ष्णोष्णं तुवरीतैलं लघु ग्राहि कफास्त्रजित्।
वह्निकृद्विषहृत् कण्ठकुष्ठकोष्ठकृमिप्रणुत् ।
मेदोदोषापहं चापि व्रणशोथहरं परम्।। तुरीचेतेल। (भा.प्र.नि.-२०.१६)

तुवरी (तारामीरा, तोरिया) का तेल तीक्ष्णोष्ण, लघु, ग्राही व कफ व रक्त के विकार को दूर करने वाला होता है। यह जठराग्नि-वर्धक, विषहर, कण्ठरोग, कुष्ठ व उदरकृमियों का नाशक होता है। यह मेदोदोष (चर्बी) को कम करता है तथा व्रणशोथ का परम नाशक होता है।

यावनालव्रीहियव-गोधूमादिसमुद्भवम् ।
त्रिदोषघ्नं कण्डुकुष्ठहारि चक्षुष्यमुत्तमम्।। इति धान्यतैलगुणाः।

यावनाल (ज्वार), व्रीहि (धान), जौ व गेहूँ आदि से बना तेल तीनों दोषों को नष्ट करने वाला, खुजली व कुष्ठ को दूर करने वाला तथा नेत्ररोगों में उत्तम माना जाता है।

तथैव चेङ्गुदीतैलं मधुरं पित्तनाशनम्।
शीतलं कान्तिदं बल्यं श्लेष्मलं केशवर्धनम्।। हिंगणेल।

उसी प्रकार इंगुदी का तेल मधुर व पित्तनाशक होता है। यह शीतल, कान्तिप्रद, बल्य, कफवर्धक तथा बालों को बढ़ाने वाला होता है।

निम्बतैलं तु नात्युष्णं कृमिकुष्ठकफापहम्। निम्बतैल। (रा.नि.-१५.११७)

नीम के बीज (निबौली) का तेल अधिक उष्ण नहीं होता है। यह कृमि, कुष्ठ व कफ का नाश करता है।

आक्षं स्वादु हिमं केश्यं गुरु पित्तानिलार्त्तिनुत्।। व्याहडेल। (रा.नि.-१५.११८)

बहेड़े का तेल स्वादु, शीतल, केशवर्धक व गुरु होता है। यह पित्तवात रोग को दूर करता है।

शिग्रुतैलं कटूष्णं च वातजित् कफनाशनम्।
त्वग्दोषव्रणकण्डूतिशोफहारि च पिच्छिलम्।। सेवगेल। (रा.नि.-१५.११९)

शिग्रु (सहिजन) का तेल कटु, उष्ण व वातकफ-नाशक होता है। यह चर्मरोग, घाव, खुजली व सूजन को दूर करता है तथा पिच्छिल होता है।

कटु ज्योतिष्मतीतैलं तिक्तोष्णं वातनाशनम्।
पित्तसन्तापनं मेधाप्रज्ञाबुद्धिविवर्धनम्।। ज्योतिष्मतीतैलम्। (रा.नि.-१५.१२०)

ज्योतिष्मती (मालकाङ्गनी) का तेल तिक्तोष्ण, वातनाशक, पित्तसंतापकारक तथा मेधा, प्रज्ञा व बुद्धि को बढ़ाने वाला होता है।

शीतं हरीतकीतैलं कषायमधुरं कटु।
सर्वव्याधिहरं पथ्यं नानात्वग्दोषनाशनम्।। हिरडेल। (रा.नि.-१५.१२१)

हरीतकी (हरड़) का तेल कषाय-मधुर व कटु होता है। यह सभी रोगों को दूर करने वाला, पथ्य व अनेक चर्मदोषों का निवारक होता है।

तीक्ष्णं तु राजिकातैलं ज्ञेयं वातादिदोषकृत्।
शिशिरं कटु कण्डूघ्नं केश्यं त्वग्दोषनाशनम्।। मोहरेल। (रा.नि.-१५.१२२)

राजिका (राई) का तेल तीक्ष्ण व वात आदि दोषों का जनक होता है। यह शीतल, कटु, खुजली-निवारक, केशों के लिए हितकर व चर्मदोष-नाशक होता है।

सरं कोशाम्रजं तैलं कृमिकुष्ठव्रणापहम्।
तिक्ताम्लमधुरं बल्यं पथ्यं रोचनपाचनम्।। आबाडेल। (रा.नि.-१५.१२३)

कोशाम्र (कोशम्भ) का तेल सर, कृमि, कुष्ठ व घाव को नष्ट करने वाला होता है। यह तिक्ताम्लमधुर, बल्य व रोचन-पाचन होता है।

कर्पूरतैलं रददार्ढ्यकारि वातामयघ्नं कटु पित्तकारि। कापुरेल।

कर्पूर का तेल दाँतों को मजबूत करने वाला, वातरोग-नाशक, कटु व पित्तकारक होता है।

त्रपुसोर्वारुक-चारुक-कूष्माण्ड-प्रभृतिबीजतैलं यत्।
तन्मधुरं गुरु शिशिरं केश्यं कफपित्तनाशि कान्तिकरम्।। बीजतैल। (रा.नि.-१५.१२६)

त्रपुस (खीरा), उर्वारुक (खरबूजा), चारुक, कूष्माण्ड (पेठा) आदि के बीजों का जो तेल होता है, वह मधुर, गुरु, शीतल, केशहितकर, कफपित्त-नाशक व कान्तिप्रद होता है। राजनिघण्टु में 'चारुक' के स्थान पर 'चारक' पाठ है। परन्तु वह उचित प्रतीत नहीं होता है। क्योंकि चारक चिरौंजी को कहते हैं, यहाँ खीरा आदि के साथ उसकी प्रासंगिकता नहीं है। दूसरा कारण यह भी हैं कि- चिरौंजी' का वर्णन आगे 'प्रियाल' नाम से आ रहा है।

बिल्वमज्जाभवं तैलमुष्णं वातहरं परम्। बेलेल। (कै.नि.-४.३३१)

बिल्व की मज्जा से बना तेल उष्ण व परम वातनाशक होता है।

नारिकेरोद्भवं तैलं बृंहणं बलवर्धनम्।
केश्यं पित्तानिलहरं मधुरं रसपाकयोः।। खोबरेल।

नारियल का तेल बृंहण व बलवर्धक होता है। यह केश-हितकर, पित्तवात का नाशक तथा रस व पाक में मधुर होता है।

तैलं सर्जरसोद्भूतं विस्फोटव्रणनाशनम्।
कुष्ठपामाकृमिहरं वातश्लेष्मामयापहम्।। रालातैलम्। (कै.नि.-४.३२९)

सर्जरस (राल) का तेल फोड़े व घावों को ठीक करने वाला तथा कुष्ठ, पामा (खुजली), कृमि एवं वात व कफ के रोगों का नाशक होता है।

तैलं तु खसबीजानां बल्यं वृष्यं गुरु स्मृतम्।
वातहृत् कफहृच्छीतं स्वादुपाकरसं च तत्।। खसखसेल। (भा.प्र.नि.-२०.२१)

खस के बीजों का तेल बल्य, वृष्य व गुरु कहा गया है। यह वात व कफ का नाश करने वाला, शीतल तथा पाकरस में स्वादु होता है।

सहकारभवं तैलं कषायं स्वादु तिक्तकम्।
मुखरोगहरं रूक्षं सुगन्धि श्लेष्मवातजित्।। आम्रतैलं।

सहकार (आम की गुठली) से बना तेल कषाय, स्वादु, तिक्त, मुखरोग-नाशक, रूक्ष, सुगन्धित व कफवातहर होता है।

प्रियालतैलं मधुरं गुरु श्लेष्मविवर्धनम्।
हितमिच्छन्ति नात्यौष्ण्यात् संयोगे वातपित्तयोः।। चारेल।

प्रियाल (चिरौंजी) का तेल मधुर, गुरु व कफवर्धक होता है। अति उष्ण न होने के कारण इसे वातपित्तजन्य रोगों में हितकर माना जाता है।

कषायं स्वादु कापित्थं तैलमाखुविषापहम्। कविठेल। (कै.नि.-४.३३७)

कपित्थ (कैंथ) का तेल कषाय व मधुर होता है, यह चूहे के विष का निवारक होता है।

कषायं स्वादु माधूकं तैलं पित्तकफप्रणुत्। मोहेल। (कै.नि.-४.३३२)

माधूक (महुआ) का तेल कषाय, स्वादु व पित्तकफ-नाशक होता है।

तिलतैलं वरं तेषु कौसुम्भं त्ववरं परम्। (कै.नि.-४.३४३)

पूर्व वर्णित इन तेलों में तिल का तेल सबसे श्रेष्ठ तथा कुसुम्भ का तेल सबसे निकृष्ट माना गया है।

तैलप्रयोगादजरा निर्विकारा जितक्लमाः।
आसन्नतिबला युद्धे दैत्याधिपतयः पुरा।।

तेल के प्रयोग का महत्त्व- प्राचीन काल में दैत्याधिपति तेल के प्रयोग से अजर (जरा अर्थात् वृद्धावस्था के प्रभाव से रहित), निर्विकार, थकान रहित तथा युद्ध में अति बलशाली होते थे।

राजनिघण्टौ– **तैलं न सेवयेद् धीमान् यस्य कस्य च यद् भवेत्।**
विषसाम्यगुणत्वाच्च योगयोग्यं न वर्जयेत्।। (रा.नि.-१५.१२७)

राजनिघण्टु में कहा है– बुद्धिमान् मनुष्य को चाहिए कि वैद्य से बिना पूछे स्वेच्छया जिस किसी भी पदार्थ का तेल उपयोग में न लावे; क्योंकि तेल में विष के समान गुण होते हैं। अतः आयुर्वेद के विधानानुसार जहाँ जिस तेल के प्रयोग का निर्देश है, वहाँ उसी का प्रयोग करना चाहिए, अन्य का नहीं।

उक्तं च– **विषस्य तैलस्य न किञ्चिदन्तरं मृतस्य सुप्तस्य तथा न किञ्चित्।**
ऋणस्य दासस्य न किञ्चिदन्तरं मूर्खस्य काष्ठस्य च नैव किञ्चित्।। (रा.नि.-१५.१२८

तेल में विषसदृश प्रभाव भी होता है, इस विषय में कहा है– जैसे मरे हुए व सोए हुए में, ऋणी व दास में, मूर्ख व काष्ठ में कुछ अन्तर नहीं होता है, वैसे ही विष व तेल में अन्तर नहीं होता है- अर्थात् तेल विष सदृश होता है। अतः इसका प्रयोग सावधानी से यथाविधि ही करना चाहिए।

।। इति तैलप्रकरणम्।।

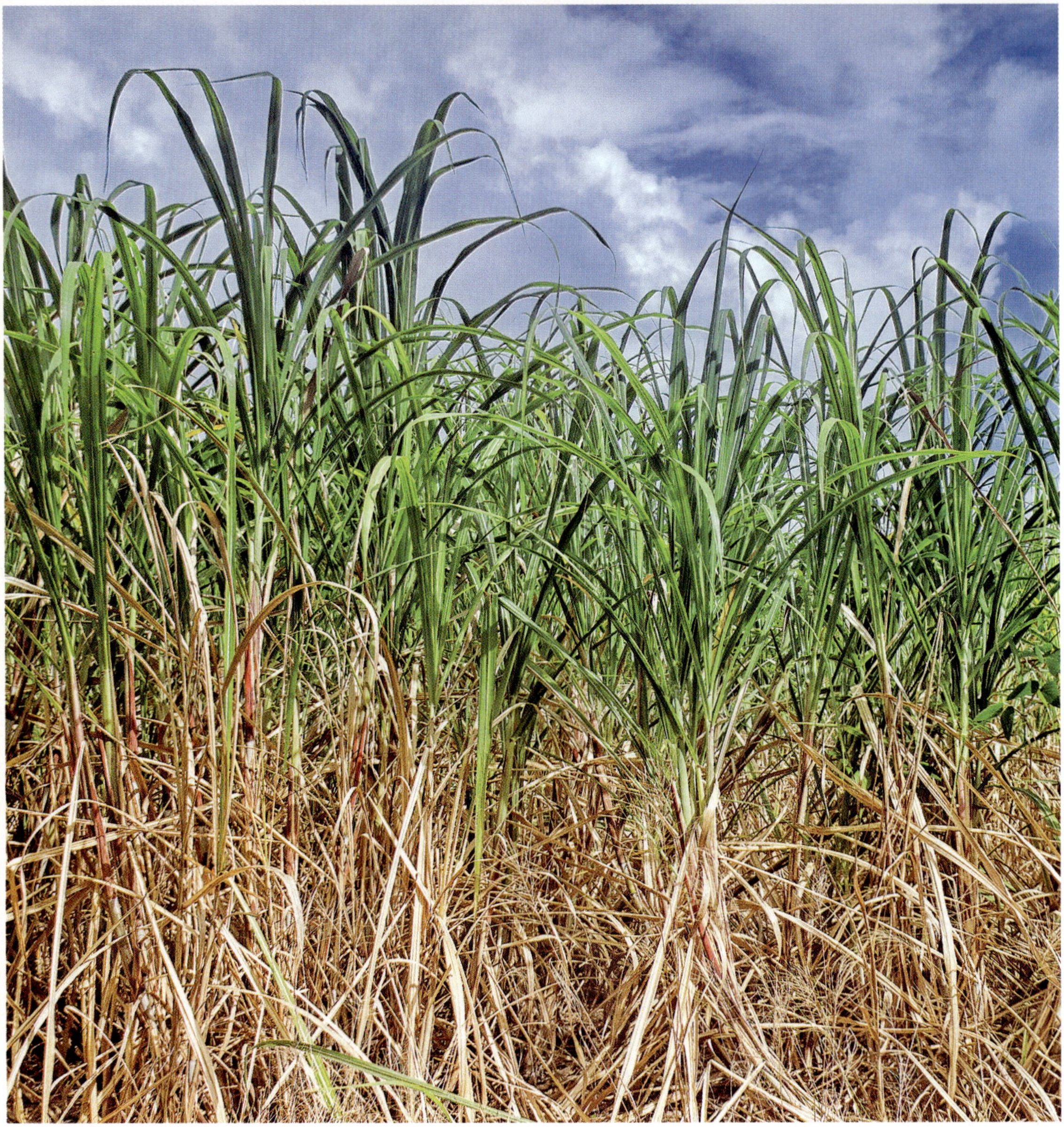

Botanical name » *SacchSarum officinarum* Linn. **Family »** Poaceae **English name »** Sugar Cane

Sanskrit name » इक्षुः **Hindi name »** गन्ना

अथेक्षुप्रकरणम्

निघण्टौ– सितेक्षुः कठिनो रुच्यो गुरुश्च कफमूत्रकृत्।
दीपनः पित्तदाहघ्नो विपाके कोष्णदः स्मृतः।। काट्याऊंस। (रा.नि.-१४.८४)

राजनिघण्टु में कहा है– सितेक्षु (सफेद ईख) कठोर, रुचिकर व गुरु होता है तथा कफ व मूत्र को बढ़ाता है। यह दीपन, पित्तदाह-नाशक तथा विपाक में थोड़ा उष्ण माना गया है।

सुषेणः– स्निग्धश्च सन्तर्पणबृंहणश्च सञ्जीवनः स्वादुरसः श्रमघ्नः। (इन्द्रवज्रा छन्द)
वृष्यश्च पित्तास्रसमीरहारी ह्यन्तर्विदाही कफकृत्सितेक्षुः।। (सु.नि.-११.१)
तद्वच्च कृष्णोऽपि भवेद् गुणैश्च दाहापहस्तर्पणकृच्च वृष्यः। (सु.नि.-११.२)
क्षारश्च किञ्चिन्मधुरो रसेन शोधापहर्त्ता व्रणशोफकर्त्ता।। तद्वत् काष्ठेक्षुवत्।

सुषेण ने इस ईख के विषय में इस प्रकार कहा है- सफेद ईख स्निग्ध, सन्तर्पण, बृंहण, सञ्जीवन, स्वादु (मधुर) रस वाला व थकान को दूर करने वाला होता है। यह वृष्य, पित्त, रक्तविकार व वात को नष्ट करने वाला, अन्तर्विदाही तथा कफकारक होता है। काष्ठेक्षु (सफेद ईख) की तरह कृष्ण ईख के गुण होते हैं। यह दाहनाशक, तर्पणकारक व वृष्य होता है। यह कुछ क्षार (खारा), परन्तु प्रधानतया मधुर रस युक्त, क्षयरोग-नाशक तथा व्रण एवं सूजन को बढ़ाने वाला होता है।

निघण्टौ तु– कृष्णस्तु रूक्षो मधुरश्च पाके स्वादुः सुहृद्यः कटुको रसाढ्यः। (रा.नि.-१४.९०)
त्रिदोषहारी समवीर्यदश्च स वीर्यदायी बहुवीर्यदायी।। कालांऊस।

समवीर्यदश्च वीर्यसाम्यकर्त्ता। स्वस्थानां वीर्यदायी, क्षीणानां बहुवीर्यदायी। समवीर्याणां वीर्यवृद्धिकर्त्ता।

राजनिघण्टु में कहा है कि- कृष्ण ईख रूक्ष, मधुर, पाक में स्वादु, सुहृद्य (हृदय को अति प्रिय) तथा कुछ कटुक व रस से परिपूर्ण होता है। यह त्रिदोषहारी, समवीर्यदायक, वीर्यदायक तथा बहुवीर्यप्रद होता है। यहाँ समवीर्यद का अर्थ है- वीर्यसाम्यकर्त्ता। यह स्वस्थ व्यक्तियों के लिए वीर्यदायी एवं क्षीण जनों के लिए बहुवीर्यदायी तथा समवीर्य जनों की वीर्यवृद्धि करने वाला होता है।

पुण्ड्रोऽतिमधुरः शीतः कफकृत् पित्तनाशनः।
दाहश्रमहरो वृष्यो रसे सन्तर्पणः परः।। पुंड्राऊंस (रा.नि.-१४.८६)

पुण्ड्र नामक ईख अति मधुर, शीतल, कफकारक व पित्तनाशक होता है। यह दाह व थकान को दूर करने वाला, वृष्य तथा परम तृप्तिकारक रस से युक्त होता है।

सुषेणस्तु– **पुण्ड्रकस्तु रसालः स्यात् रसेक्षुस्सुकुमारकः।**
कर्बुरो मिश्रवर्णश्च नेपालश्चेति सप्तधा ।। इति।। (रा.नि.-१४.८५)

पुण्ड्रक, रसाल, रसेक्षु, सुकुमारक, कर्बुर, मिश्रवर्ण व नेपाल, ये सात पुण्ड्रेक्षु के पर्याय हैं।

वाग्भटः- तत्र पौण्ड्रकः–

शैत्य-प्रसाद-माधुर्यैर्वरस्तमनु वांशिकः ।
शतपर्वकनेपालकान्ताराद्यास्ततः क्रमात्।।
सक्षाराः सकषायाश्च सोष्णाः किञ्चिद्विदाहिनः।। इति। (अ.हृ.सू.-५.४५-४६)

इक्षु का वर्णन करते हुए वाग्भट कहते हैं- इक्षुओं में पहले स्थान पर पौण्ड्रक नामक इक्षुभेद आता है। यह शीतलता, निर्मलता व मधुरता के कारण सब में श्रेष्ठ है। गुणों की दृष्टि से दूसरे स्थान पर वांशिक (वांस गन्ना) आता है। तदनन्तर शतपर्वक, नेपाल, कान्तार आदि ईख के भेद आते हैं। ये सक्षार व सकषाय (कुछ खारीपन व कसैलापन लिए) होते हैं एवं उष्णता व विदाह (जलन) करने वाले होते हैं।

लोहितेक्षुश्च मधुरः पाके स्यात् पिच्छिलो मृदुः।
पित्तदाहहरो वृष्यस्तेजोबलविवर्धनः ।। तांबडाऊस। (रा.नि.-१४.९२)

लोहितेक्षु (लाल रंग का ईख) पाक में मधुर, पिच्छिल व मृदु होता है। यह पित्तदाह को हरने वाला, वृष्य, तेज व बल को बढ़ाने वाला होता है।

करङ्कशालिर्मधुरः शीतलो रुचिकृन्मृदुः। (रा.नि.-१४.८८)
पित्तदाहहरो वृष्यस्तेजोबलविवर्धनः।। रसालः । रसादालीती नामान्तरम्।

करंकशालि नामक ईख मधुर, शीतल, रुचिकारक व मृदु होता है। यह पित्तदाह का नाशक, वृष्य, तेज व बल को बढ़ाने वाला होता है।

मूलादूर्ध्वं सुमधुरा मध्येऽपि मधुरास्तथा।
इक्षवस्तेऽग्रभागे तु क्रमाल्लवणनीरसाः।। (रा.नि.-१४.९४)
अभुक्ते पित्तहन्तारो भुक्ते पित्तप्रकोपनाः।
भुक्तिमध्ये गुरुतमा इतीक्षूणां गुणास्त्रयः।। (रा.नि.-१४.९५)

इक्षुदण्ड (गन्ने) मूल से ऊपर सुमधुर, मध्य भाग में मधुर तथा ऊपरी भाग में क्रमशः नमकीन व नीरस होते हैं। भोजन से पहले ईख पित्तनाशक, भोजन के पश्चात् पित्त को कुपित करने वाला तथा भोजन के मध्य में गुरुतम होता है। ये ईख के तीन गुण हैं।

अथ दन्तनिष्पीडितेक्षुगुणा:

वृष्यो रक्तास्रपित्तश्रमशमनपटुः शीतलः श्लेष्मदोऽल्प-
स्निग्धो हृद्यश्च रुच्यो रचयति च मुदं मूत्रशुद्धिं विधत्ते।
कान्तिं देहस्य दत्ते बलमतिकुरुते बृंहणस्तृप्तिदायी (स्रग्धरा छन्द)
दन्तैर्निष्पीड्य काण्डे मृदुरतिरसितो मोहनश्चेक्षुदण्डः।। (रा.नि.-१४.९६)

तथा– पीयूषोपमितं त्रिदोषशमनं स्याद्दन्तनिष्पीडितं
तद्वच्चेद्ग्रहयन्त्रजं तदपरं विष्टम्भि गुर्वग्निकृत्।
किञ्चित्कालधृतं च वातजननं जाड्यप्रतिश्यायदं (शार्दूलविक्रीडित छन्द)
प्रोक्तं पर्युषितं कफानिलकरं पानीयमिक्षूद्भवम्।। (रा.नि.-१४.९७)

तदपरं महायन्त्रजम्। अग्निकृद् विदाहि।

उक्तं च– गुरुर्विदाही विष्टम्भी यान्त्रिकः परिकीर्त्तितः। इति ।

दाँतों से दबाकर चूसे ईख के गुण– दाँतों से दबाकर चूसा गया ईख का काण्ड वृष्य, रक्तविकार, रक्तपित्त व थकान को नष्ट करने वाला, शीतल, कफवर्धक, थोड़ा स्निग्ध, हृद्य, रुचिकर, प्रसन्नता देने वाला तथा मूत्रशुद्धिकारक होता है। यह देह- कान्तिवर्धक, बलदायक, बृंहण, तृप्तिप्रद, मृदु, अति रस वाला तथा मोहन (चूसते समय आनन्दमग्न करने वाला) होता है।

दाँतों से दबाकर चूसा हुआ अमृत जैसा ईख का रस त्रिदोषशामक होता है। यदि यह कोल्हू आदि से निकाला हो तो विष्टम्भी, गुरु व अग्निकृत् (जलन करने वाला) होता है। यन्त्र से निकाला यह रस कुछ समय तक रखने पर वातजनक, जाड्यकर (शीतलताजनक) व जुकाम करने वाला होता है। यही अधिक बासी होने पर यह कफवातकर हो जाता है।

कोल्हू आदि यन्त्र से निकाला गया इक्षुरस अग्निकृत् होता है, ऐसा श्लोक में कहा है। यहाँ 'अग्निकृत्' शब्द का अर्थ है- पेट में जलन करने वाला- अर्थात् विदाही। कहा भी है- यन्त्र से निकाला गया इक्षुरस गुरु, विदाही व विष्टम्भी माना जाता है।

वाग्भटः– मूलाग्रजन्तुजग्धादिपीडनान्मलसङ्करात्।
किञ्चित्कालं विधृत्या च विकृतिं याति यान्त्रिकः।
गुरुर्विदाही विष्टम्भी तेनासौ परिकीर्त्तितः।। (अ.हृ.सू.-५.४४-४५)

वाग्भट का कथन है कि– कोल्हू आदि से रस निकलते समय मलिन मूल (जड़), अग्रभाग व जन्तुओं (शृगाल आदि) द्वारा खाया हुआ भाग भी साथ में निष्पीडित किया जाता है, पेरा जाता है। अत: मल का मिश्रण हो जाने के

कारण कुछ समय तक रखने पर यन्त्र से निकाला हुआ इक्षुरस विकृत हो जाता है। इसी कारण यह गुरु, विदाही व विष्टम्भी हो जाता है।

अथ तापितरसगुणाः

इक्षुरसः परितप्तः स्निग्धः स्यात् कफविनाशनोऽतिगुरुः। (आर्या छन्द)
अतिपाकेन विदाहं तनुते पित्तास्रदोषशोफांश्च।। ताविला रस। (रा.नि.-१४.९९)

अब गर्म किये हुए इक्षुरस के गुण बताते हैं– गर्म किया हुआ ईख का रस स्निग्ध, कफविनाशक व अति गुरु होता है। बहुत पकाने से यह विदाह, पित्त, रक्तविकार व शोफ (सूजन) करता है।

इक्षोरग्रभवं काण्डं प्रतप्तं दृढवह्निना।
रसस्तदुद्भवः कुर्यादतिसारं बलक्षयम्।। तप्तकाण्डगुणाः।

ईख के अग्रिम भाग को तीव्र अग्नि से गर्म करके निकाला गया रस अतिसार-कारक व बलक्षय-कारक होता है।

मधुरो लवणः क्षारः स्निग्धोष्णश्च रुचिप्रदः। (रा.नि.-१४.९८)
वृष्यो वातकफघ्नश्च यावनालेक्षुजो रसः।। जोंधल्याच्या उंसा चा रस।

यावनाल (ज्वार) के गन्ने का रस मधुर, नमकीन, खारा, स्निग्धोष्ण व रुचिप्रद होता है। यह वृष्य एवं वातकफहर होता है।

मध्यपर्वदलनाच्च तत्क्षणात्पीयते यदि च यान्त्रिको रसः।
वातपित्तशमनस्तदा भवेत्तर्पणश्च मलमूत्रशोधनः।। मध्यकाण्ड्यां चा रस।

ईख के गन्ने के बीच वाले भाग को यन्त्र में दलकर निकले हुए रस को तत्काल पीने से वातपित्त का शमन, शरीर का तर्पण व मल-मूत्र का शोधन होता है।

।। इतीक्षुप्रकरणम्।।

अथेक्षुरसविकाराः (इक्षुरस-विकार/गुड़ आदि का प्रकरण)

ते पञ्च- **इक्षो रसस्य समलत्र्यंशार्धांघ्रिमलामलाः।**
विकाराः फणितगुडमत्स्यण्डीखण्डशर्कराः।। (कै.नि.-१.१५२)

समलं फाणितं राब इति लोके। त्र्यंशमलः पादोनमलो गुडः। अर्धमला मत्स्यण्डी (रायपुरी)। पादमलः खण्डः (खडेसाखर)। अमला शर्करा, सिता सितोपलेत्यादयस्तत्पर्यायाः। (चीनी खडेसाखर)

अब इक्षुरस के विकारों (पाक आदि कृया से परिवर्त्तित रूपों) का वर्णन किया जाता है– इक्षुरस के पाँच विकार होते हैं– फाणित, गुड़, मत्स्यण्डी, खण्ड व शर्करा। इक्षुरस को पकाने पर मल सहित प्रथम विकार को फाणित (राब) कहते हैं। इसके आगे पकाने पर रस में तीन अंश मल की उपस्थिति में तथा एक अंश मल के निकल जाने पर गुड़ बनता है। आगे दो अंश मल के निकल जाने पर तथा इतने ही मल के उपस्थित रहने पर मत्स्यण्डी (गुड़िया शक्कर) बनती है। इसके पश्चात् पकाते हुए तीन अंश मल के निकल जाने पर तथा एक अंश उपस्थित रहने पर खाँड बनती है। तदुपरान्त पाक-कृया से मल के पूर्णतया निकल जाने पर शर्करा बनती है। सिता व सितोपला- ये शर्करा के पर्यायवाची हैं।

तत्र फाणितगुणानाह-

फाणितं गुर्वभिष्यन्दि चयकृन्मूत्रशोधनम्।
अवृष्यं बृंहणं क्षारं वीर्योष्णं सर्वदोषकृत्।। (कै.नि.-१.१६३)

चयकृदविशेषाद् दोषत्रयस्य। सर्वदोषकृत् त्रिदोषप्रकोपकृत्।

अब फाणित के गुणों का वर्णन किया जाता है- फाणित (राब) गुरु व अभिष्यन्दी होती है। यह तीनों दोषों का चय (वृद्धि) करने वाली तथा मूत्रशोधनी होती है। यह अवृष्य, क्षार, बृंहण व उष्णवीर्य होती है एवं सभी दोषों को प्रकुपित करती है। चरकसंहिता में इसे इक्षुविकारों में सबसे निकृष्ट माना है–'फाणितम् इक्षुविकाराणाम्' (च.सं.सू.-२५.३८)

अन्यत्र- **अभिष्यन्द्यतिमाधुर्यं फाणितं बृंहणं गुरु।**
शुक्रकृत् कफकृच्चैव पित्तघ्नं च विशेषतः।। (सु.नि.-११.१२)

अन्यत्र (सुषेण-निघण्टु में) फाणित के गुण इस प्रकार से बताये गये हैं– फाणित अति मधुर, बृंहण, गुरु, शुक्रजनक, कफकारक व विशेष रूप से पित्तनाशक होता है।

रूक्षं मधूकपुष्पोत्थं फाणितं वातपित्तकृत्। (सु.नि.-११.१६)
कफघ्नं मधुरं पाके कषायं वस्तिदूषणम्।। (सु.सं.सू.-४५.१६९)

सुश्रुतसंहिता में मधूक पुष्प (महुए के फूलों) से बने फाणित के गुण इस प्रकार बताए हैं- मधूकपुष्पों से निर्मित फाणित कषाय (कसैला), वातपित्तकारक, कफहर, पाक में मधुर व वस्तिदूषण (मूत्राशय को दूषित करने वाला) होता है।

।। इति फाणितम्।।

अथ गुडः (गुड़ का वर्णन)

स चतुर्धा। धौताधौतपुराणनवभेदेन। तत्र वाग्भटो धौतगुडगुणानाह-

नातिश्लेष्मकरो धौतः सृष्टमूत्रशकृद् गुडः। (अ.हृ.सू.-५.४७)

सृष्टमूत्रशकृद् मलानुलोमनः।

अधौतगुडः- **प्रभूतकृमिमज्जासृङ्मेदोमांसकफप्रदः।** (अ.हृ.सू.-५.४८)

अब गुड़ का वर्णन किया जाता है, यह चार प्रकार का होता है– धौत (स्वच्छ), अधौत (अस्वच्छ), पुराण (पुराना) तथा नव (नया)। इनमें से धौत गुड़ के गुण बताते हुए वाग्भट कहते हैं कि धौत- अर्थात् संस्कारविशेष से निर्मल किया हुआ गुड़ अति कफकर नहीं होता है, प्रत्युत कुछ कफकर होता है, परन्तु अधौत (बिना साफ किया हुआ गुड़) बहुत कृमिजनक एवं मज्जा, रक्त, मांस, मेद व कफ को बढ़ाने वाला होता है।

पुराणगुडः- **'हृद्यः पुराणः पथ्यश्च'** (अ.हृ.सू.-५.४८) **इति। 'पथ्यः स्वस्थहितः'** (आयुर्वेदरसायनटीका)

पुराना गुड़ हृदय के लिए हितकर और पथ्य (स्वस्थ व्यक्ति के लिए हितकारी) होता है।

नवगुडगुणः- **'नवः श्लेष्माग्निसादकृत्'** (अ.हृ.सू.-५.४८) **'अग्निसादोऽग्निमान्द्यम्'** (आयुर्वेदरसायनटीका)

नया गुड़ कफकर होता है तथा अग्निसाद (जठराग्नि की मन्दता) करता है।

अन्यत्र गुडस्य भेदा गुणाश्चोच्यन्ते-

कैयदेवः- **संवत्सरोषितगुडः पुराण इति कथ्यते।**
वर्षत्रयोषितः सोऽपि प्रपुराणः प्रकीर्त्तितः।।
प्रपुराणो वरस्तस्मात् सर्वदोषहरो लघुः। तस्मात्पुराणात्।
अरिष्टाद्येषु सर्वेषु प्रपुराणं प्रयोजयेत्।। (कै.नि.-१.१६९-७०)

अन्यत्र गुड़ के गुण व भेद इस प्रकार बताए हैं। कैयदेव कहते हैं कि– एक वर्ष तक रखा गुड़ पुराना माना जाता है। तीन वर्ष तक रखने पर उसे 'प्रपुराण' कहते हैं। 'प्रपुराण गुड' 'पुराण गुड' से भी अधिक हितकर होता है। यह सर्वदोषहर तथा लघु होता है। आयुर्वेदीय औषध अरिष्ट, आसव आदि बनाने में गुड़ एक महत्त्वपूर्ण घटक होता है। इन औषधों में 'प्रपुराण गुड' का ही प्रयोग करना चाहिए।

'चतुर्वर्षात्परस्तस्मान्निर्वीर्यो निष्फलो गुडः'। (कै.नि.-१.१७१)
'कासश्वासादिकान् सर्वाञ्जनयेत् स विशेषतः'। (कै.नि.-१.१७२)

चार वर्ष से अधिक पुराना गुड़ निर्वीर्य (बलहीन /प्रभावहीन) तथा निष्फल हो जाता है। प्रयोग करने पर यह कास, श्वास आदि रोग पैदा करता है। अत: इसका प्रयोग नहीं करना चाहिए।

गुड: सुमधुर: क्षारो गुरूष्ण: कफवातनुत्।
अहित: पित्तरक्ते च जीर्णश्चैव रसायन:।। (ध.नि.-४.११३) (रा.नि.-१४.१००)

अन्यत्र (धन्वन्तरि-निघण्टु) में गुड़ के गुण इस प्रकार बताए गये हैं- गुड़ सुमधुर, कुछ खारा, गुरु, उष्ण व कफवात-नाशक होता है। यह पित्तरक्त में अहितकर माना जाता है। जीर्ण (पुराना) गुड़ रसायन होता है।

अपि च–

पित्तघ्न: पवनार्त्तिजिद् रुचिकरो हृद्यस्त्रिदोषापह:
संयोगेन विशेषतो ज्वरहर: सन्तापशान्तिप्रद:।
विण्मूत्रामयशोधनोऽग्निजनन: पाण्डुप्रमेहान्तक: (शार्दूलविक्रीडित छन्द)
स्निग्ध: स्वादुतरो लघु: श्रमहर: पथ्य: पुराणो गुड:।। (रा.नि.-१४.१०१)

पुराने गुड़ के विषय में कहा है- पुराना गुड़ पित्तहर, वातरोगनाशक, रुचिकर, हृद्य तथा त्रिदोषहर होता है, अन्य द्रव्यों के संयोगविशेष से गुड़ ज्वरहर व सन्तापशान्तिप्रद (जलन का शमन करने वाला) बन जाता है। पुराना गुड़ मल-मूत्र सम्बन्धी रोगों का निवारक, जठराग्निवर्धक, पीलिया व प्रमेह का नाशक होता है। यह स्निग्ध, स्वादुतर, लघु, श्रमहर व पथ्य माना जाता है।

।। इति नवपुराणगुडा:।।

स्याद्यावनालरसपाकभवो गुडोऽयं क्षार: कषायमधुर: कफवातहारी। (रा.नि.-१४.१०२)
पित्तप्रद: सततमेष निषेव्यमाण: कण्डूतिकुष्ठजननोऽस्रविदाहदायी।। जोंधल्याचा गुड।

ज्वार के रस से बने गुड के गुण- यावनाल (ज्वार) के रस को पकाकर जो गुड़ बनता है, वह खारा, कषायमधुर तथा कफवातहारी होता है। निरन्तर सेवन करने से यह पित्तप्रद होता है तथा खुजली, कुष्ठ व अस्र (रक्तविकार) एवं विदाह पैदा करता है।

अन्यत्र च मत्स्यण्ड्यादीनां गुणा:–

मत्स्यण्डी ग्राहिणी बल्या कषाया वातजिद् गुरु:।
खण्डं गुरु सरं रुच्यं वातघ्नं बलपुष्टिदम्।।
सितोपला सरा गुर्वी वातघ्नी न कफप्रदा।। इति। (कै.नि.-१.१५६-५७)

अन्यत्र मत्स्यण्डी आदि के गुण इस प्रकार बताए हैं– मत्स्यण्डी (गुड़िया शक्कर) ग्राहिणी, बल्य, कषाय, वातजित् व गुरु होती है। खाँड गुरु, सर, रुचिकर, वातनाशक व बलपुष्टिकारक होती है। सितोपला अर्थात् शर्करा या मिश्री सर, गुरु, वातनाशक व कफप्रद होती है।

वृष्या क्षतक्षीणहिता रक्तपित्तानिलापहाः।
मत्स्यण्डिकाखण्डसिताः क्रमेण गुणवत्तराः।। (अ.हृ.सू.-५.४९)

क्षतक्षीणयोर्हिताः। क्रमेणेति। मत्स्यण्डिकायाः खण्डो गुणवान्, खण्डात् सिता।

मत्स्यण्डी, खण्ड व शर्करा- ये तीनों वृष्य, क्षत (घायल) व क्षीण (दुर्बल) लोगों के लिए हितकर तथा रक्त-पित्त एवं वात को नष्ट करने वाली होती हैं। ये तीनों उत्तरोत्तर अधिक गुणों वाली मानी जाती है- अर्थात् मत्स्यण्डी से खण्ड, खण्ड से सिता को अधिक गुणयुक्त जानें।

उक्तं च सुश्रुतेन– यथा यथैषां वैमल्यं मधुरत्वं तथा तथा।
स्नेहगौरवशैत्यानि सरत्वं च तथा तथा।। इति। (सु.सं.सू.-४५.१६३)

सुश्रुत ने कहा है– जैसे-जैसे पाक क्रिया के कारण इनकी विमलता बढ़ती जाती है, वैसे ही क्रमशः इनमें मधुरता, स्नेह, गौरव, शीतलता व सरत्व गुण अधिकाधिक हो जाते हैं।

'तद्‌गुणा तिक्तमधुरा कषाया यासशर्करा'। (अ.हृ.सू.-५.५०)

यासशर्करा उन्हीं शर्करा आदि के समान गुण वाली होती है। यह तिक्तमधुर व कषाय होती है।

त्रिदोषघ्नी सिता कासेक्षुदर्भच्छदसम्भवा।।

कासेक्षु (काँस के काण्ड) तथा दर्भ के पत्तों के रस से बनी सिता त्रिदोषनाशक होती है।

क्षत-क्षयहरा दाह-रक्तपित्त-तृषापहा ।
स्निग्धा पथ्या हिमा स्वाद्वी सक्षारा गुडशर्करा।। (सु.नि.-११.१७) गुडशर्करा

गुडशर्करा (गुड़ से बनी शर्करा, गुड़िया शक्कर) क्षत (घाव), व क्षयरोग में हितकर, दाह, रक्तपित्त व तृषा को दूर करने वाली, स्निग्ध, पथ्य, शीतल, स्वादु व कुछ क्षार रस युक्त होती है।

......'शर्करा तु सितोपला। सिता च, मधुधूलिस्तु खण्डस्तद्विकृती पुनः।
मत्स्यण्डिका फाणितं चापि' इति हैमनः। (अभिधानचिन्तामणिः-४०२-०३)

हैमन कोश (हेमचन्द्राचार्य-विरचित 'अभिधान-चिन्तामणि' नामक कोश) के अनुसार शर्करा, सितोपला व सिता पर्यायवाची हैं। मधुधूलि व खण्ड पर्यायवाची हैं। मत्स्यण्डिका व फाणित भी इक्षुरस के विकार (परिवर्त्तित रूप) हैं।

अथ शर्करा

शुद्धस्फटिकसङ्काशा निर्मला सितशर्करा।
शर्करा ज्वरपित्तासृङ्मूर्च्छाच्छर्दिविषापहा।।
श्वासाङ्गमर्दहल्लासशैत्यशूलहराग्निकृत् ।

शर्करा (शक्कर) के गुण- शुद्ध स्फटिक के समान निर्मल श्वेत शर्करा ज्वर, पित्त, असृक्, मूर्च्छा, वमन व विष को दूर करती है। यह दमा, अंगपीड़ा, हृल्लास (जी मचलाना) शैत्य (सर्दी लगना) व शूल को नष्ट करने वाली तथा जठराग्निवर्धक होती है।

तत्र विशेष:- स्निग्धा पुण्ड्रकशर्करा हितकरी क्षीणे क्षयेऽरोचके (शार्दूलविक्रीडित छन्द)
चक्षुष्या बलबृंहणी सुमधुरा रूक्षा च वंशेक्षुजा। चकार: पूर्वगुणानुवृत्त्यर्थ:।
वृष्या तृप्तिबलप्रदा श्रमहरा श्यामेक्षुजा शीतला (रा.नि.-१४.१०५)
स्निग्धा शान्तिकरी रसालजनिता रक्तेक्षुजा पित्तजित्।। पञ्चेक्षुशर्करा।

उन में से- पुण्ड्रक नामक ईख से बनी शर्करा स्निग्ध होती है, यह दुर्बलता, क्षयरोग व अरोचक (अग्निमान्द्य) में हितकर होती है। वंश नामक ईख से बनी शर्करा नेत्रहितकारी बलवर्धक, सुमधुर व रूक्ष होती है। काले ईख से बनी शर्करा वृष्य, तृप्तिकर, बलप्रद तथा थकान मिटाने वाली होती है। रसाल नामक इक्षु से बनी शर्करा स्निग्ध व दाहशान्तिकरी होती है। लाल इक्षु से बनी शर्करा पित्तनाशक होती है।

हिमजा शर्करा गौल्या सोष्णा तिक्ता त्वपिच्छिला।
वातघ्नी सारिका रुच्या दाह-पित्तास्रदायिनी ।। गुडगुडा। (रा.नि.-१४.१०७)

हिमजा (यावनाल, ज्वार) से बनी शर्करा गौल्य (मधुर), उष्ण, तिक्त, अपिच्छिल, वातनाशक, सर व रुचिकर होती है। यह दाहजनक व पित्तास्रकारक होती है।

यासशर्करागुणानाह वाग्भट:–

तद्गुणा तिक्तमधुरा कषाया यासशर्करा । (अ.हृ.सू.-५.५०)

तद्गुणा मत्स्यण्डिकादिसामान्यसदृशगुणा। यासशर्करा दुरालभारसेनेक्षुरसेन च कृयते।

यासशर्करा के गुण वाग्भट इस प्रकार बताते हैं– यासशर्करा मत्स्यण्डी (गुड़िया शक्कर आदि) के समान गुणों वाली होती है। यह तिक्तमधुर व कषाय होती है। यह दुरालभा के रस व ईख के रस से बनाई जाती है।

मधुशर्करागुणमाह–

यद्गुणं यन्मधु प्रोक्तं तद्गुणा तस्य शर्करा।
विशेषात्तर्पणी बल्या पुष्ट्या च क्षीणदेहिनाम्।। (ध.नि.-६.२२४)

वह्निपाकात् कालपाकाद्वा शर्करारूपतां गतं मधु मधुशर्करा। तद्गुणा मधुसदृशगुणा।

जो मधु जिस गुण वाला होता है, उससे बनी शर्करा भी उसी गुण वाली होती है। मधुशर्करा विशेष रूप से तर्पणी, बल्या व क्षीण देह वालों के लिए पुष्टिकारक होती है। मधुशर्करा का स्वरूप यह है कि– आग में पकाने से या समयानुसार स्वयं पकने से जो मधु सूखकर शर्करा रूप बन जाय, उसे मधुशर्करा कहते हैं।

सामान्यशर्करागुणमाह वाग्भटः–

दाहतृट्छर्दिमूर्च्छासृक्पित्तघ्न्यः सर्वशर्कराः। (अ.हृ.सू.-६.९०)

सर्वा उक्ता मत्स्यण्डिकाद्या मधुशर्करा च। मत्स्यण्डिकादौ रक्तपित्तहरत्वग्रहणमतिशयार्थम्।

वाग्भट सामान्य शर्कराओं के गुण इस प्रकार बतलाते हैं– सभी प्रकार की शर्कराएँ दाह, प्यास, वमन, मूर्च्छा, असृक् व पित्तदोष का नाश करती हैं। यहाँ शर्करासामान्य में मत्स्यण्डी व मधुशर्करा भी समाविष्ट माननी चाहिए। मत्स्यण्डिका आदि के गुणों में रक्तपित्तहरत्व का ग्रहण अतिशय द्योतित करने के लिए किया है। अर्थात् शर्कराओं में मत्स्यण्डिका विशेष रूप से रक्तपित्तहर होती है।

त्रिदोषघ्नी सिता काशेक्षुदर्भच्छदसम्भवा।
क्षतक्षयहरा दाहरक्तपित्ततृषापहा।
स्निग्धा पथ्या हिमा स्वाद्वी सक्षारा गुडशर्करा।। गुडगुडा।

कासेक्षु (काँस के काण्ड) तथा दर्भ के पत्तों के रस से बनी सिता त्रिदोषनाशक होती है। गुडशर्करा (गुड़ से बनी शर्करा) क्षत (घाव) व क्षय (तपेदिक रोग) को दूर करने वाली, दाह, रक्तपित्त व प्यास को मिटाने वाली, स्निग्ध, पथ्य, शीतल, स्वादु व कुछ क्षाररस से युक्त होती है।

सिताखण्डोऽतिमधुरश्चक्षुष्यश्छर्दिनाशनः ।
कुष्ठव्रणकफश्वासहिक्कापित्तास्रदोषजित्।। वालखेड। (रा.नि.-१४.१०९)

सितखण्ड अतिमधुर, नेत्रहितकारी व वमन को नष्ट करने वाला होता है। यह कुष्ठ, व्रण, कफ, दमा, हिचकी व पित्तास्र को नष्ट करता है।

तवराजोऽतिमधुरः पित्त-श्रम-तृषापहः।
वृष्यो विदाहमूर्च्छार्त्तिभ्रान्तिशान्तिकरः सरः।। तवराज (रा.नि.-१४.११२)

तवराज अतिमधुर, पित्त, थकान व प्यास को नष्ट करने वाला होता है। यह वृष्य, विदाह, मूर्च्छा व भ्रान्ति का शमन करने वाला तथा सर होता है।

दाहं निवारयति तापमपाकरोति
तृष्णां नियच्छति निहन्ति च मोहमूर्च्छाम्।
श्वासं निवारयति तर्पयतीन्द्रियाणि
गीतस्सदा सुमधुरः खलु सिद्धखण्डः।। खण्डतवराजः।
(रा.नि.-१४.११३)

सुमधुर रूप में प्रसिद्ध सिद्धखण्ड दाह व ताप (ज्वर) को दूर करता है, प्यास का शमन करता है, मोह-मूर्च्छा को नष्ट करता है। यह श्वास (दमा) का निवारण करता है और इन्द्रियों को तृप्त करता है।

अथेक्षुविकाराणां तारतम्यमाह वाग्भटः-

शर्करेक्षुविकाराणां फाणितं च वरावरे।

इक्षुविकाराणां मध्ये शर्करा सिताख्या वरा, फाणितमवरम्, इतरे मध्यमाः।

वाग्भट ईख के विकारों में तारतम्य (गुणों की दृष्टि से न्यूनाधिकता) इस प्रकार बताते हैं- ईख के विकारों में सिता (शर्करा) श्रेष्ठ, फाणित निकृष्ट तथा अन्य गुड़ आदि मध्यम होते हैं।

।। इतीक्षुरसविकार-प्रकरणम्।।

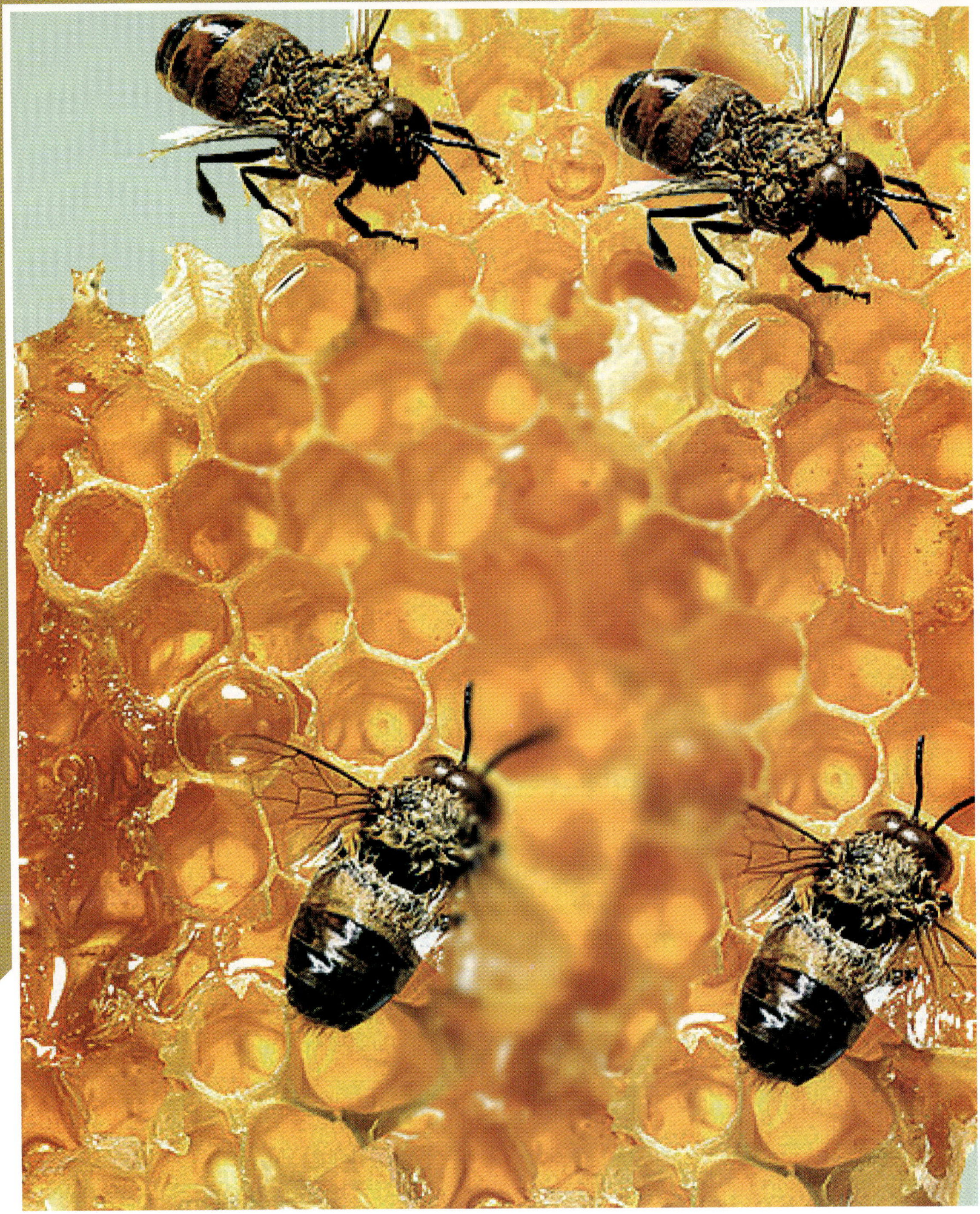

अथ मधु

तच्च– **माक्षिकं भ्रामरं क्षौद्रं पौतिकं छात्रकं तथा।**
आर्घ्यमौद्दालकं दालमित्यष्टौ मधुजातयः।। (रा.नि.-१४.११५)

माक्षिक, भ्रामर, क्षौद्र, पौतिक, छात्रक, आर्घ्य, औद्दालक व दाल- इन जातिभेदों से मधु (शहद) आठ प्रकार का होता है।

नानापुष्परसाहाराः कपिला वनमक्षिकाः।
याः स्थूलास्ताभिरुत्पन्नं मधु माक्षिकमुच्यते।। (रा.नि.-१४.११६)

कपिल (पीले) रंग की मोटी-मोटी मक्खियों द्वारा अनेक फूलों के रसों को लाकर बनाया गया शहद **माक्षिक** कहलाता है।

ये स्निग्धाञ्जनगोलाभाः पुष्पासवपरायणाः।
भ्रमरैर्जनितं तैस्तु भ्रामरं मधु भण्यते।। (रा.नि.-१४.११७)

चिकने अंजन के समान काले व गोल आकार वाले भौंरे पुष्परस सेवन करते रहते हैं, उनके द्वारा बनाया हुआ मधु **भ्रामर** कहलाता है।

पिङ्गला मक्षिकास्सूक्ष्माः क्षुद्रा इति हि ताः स्मृताः।
ताभिरुत्पादितं यत्तु तत् क्षौद्रं मधु कथ्यते ।। (रा.नि.-१४.११८)

पीले रंग की छोटी-छोटी मक्खियां क्षुद्रा नाम से प्रसिद्ध हैं, उनके द्वारा बनाया गया मधु **क्षौद्र** कहलाता है।

महत्यो मक्षिकाः पिङ्गाः पूतिका इति कीर्त्तिताः।
तज्जातं मधु धीमद्भिः पौतिकं समुदाहृतम् ।। (रा.नि.-१४.११९)

बड़ी-बड़ी पीली मक्खियां पूतिका नाम से जानी जाती हैं, उनके द्वारा बनाया गया मधु आयुर्वेदज्ञों द्वारा **पौतिक मधु** कहा जाता है।

छत्राकारं तु पटलं सरघाः पीतपिङ्गलाः।
यत् कुर्वन्ति तदुत्पन्नं मधु च्छात्रकमीरितम्।। (रा.नि.-१४.१२०)

सरघा नामक पीतपिंगल मक्खियों द्वारा छत्राकार पटल रचकर बनाया गया मधु **छात्रक** कहलाता है।

मक्षिकास्तीक्ष्णतुण्डा याः पीताः षट्पदसन्निभाः।
तदुद्भूतं यदर्घ्यार्हं तदार्घ्यं मधु भण्यते।। (रा.नि.-१४.१२१)

षट्पद (भौंरे) के समान आकार वाली व पीले रंग की तीक्ष्णतुण्ड (तेज डंक) वाली मक्खियों के द्वारा अर्घ्य देने योग्य जो मधु बनाया जाता है, उसे **आर्घ्य** कहते हैं।

उद्दालाः कथिताः कीटा भूमेरुद्दालनात् स्मृताः।
वल्मीकान्तस्तदुत्पन्नमौद्दालकमुदीर्यते ।। (रा.नि.-१४.१२२)

भूमि का उद्दालन (विदारण) करके निकलने वाले उद्दाल नामक कीट होते हैं। उनके द्वारा वल्मीक (बामी) के अन्दर बनाया हुआ मधु **औद्दाल** कहलाता है।

इन्द्रनीलदलाकाराः सूक्ष्माश्चिन्वन्ति मक्षिकाः।
यद् वृक्षकोटरान्तःस्थं मधु दालमिति स्मृतम्।। (रा.नि.-१४.१२३)

इन्द्रनील मणि के दल (पतली परत) जैसी सूक्ष्म मक्खियों द्वारा वृक्ष के कोटर के अन्दर बनाया हुआ मधु **दाल** कहलाता है।

माक्षिकं तैलवर्णं स्याच्छ्वेतं भ्रामरमुच्यते।
क्षौद्रं तु कपिलाभासं पौतिकं घृतसन्निभम्।। (रा.नि.-१४.१२५)

माक्षिक मधु का रंग तेल जैसा होता है। भ्रामर मधु का रंग श्वेत, क्षौद्रमधु का रंग कपिलाभास तथा पौतिकमधु का रंग घी जैसा होता है।

आपीतवर्णं छात्रं स्यात् पिङ्गलं चार्घ्यनामकम्।
औद्दालं स्वर्णसदृशमापीतं दालमुच्यते।। (रा.नि.-१४.१२६)

छात्र मधु कुछ पीला, आर्घ्य मधु पिङ्गल, औद्दाल मधु सोने जैसे रंग का तथा दाल मधु थोड़ा पीले रंग का होता है।

माक्षिकं मधुरं रूक्षं लघु श्वासादिदोषनुत्।
भ्रामरं पिच्छिलं रूक्षं मधुरं मुखजाड्यनुत्।। (रा.नि.-१४.१२७)

माक्षिक मधु मधुर, रूक्ष, लघु व श्वास आदि दोषों को नष्ट करने वाला होता है। भ्रामर मधु पिच्छिल (चिपचिपाहट वाला), रूक्ष, मधुर व मुख की जडता को दूर करने वाला होता है।

क्षौद्रं तु शीतलं रूक्षं चक्षुष्यं पित्तवातजित्।
पौतिकं मधु रूक्षोष्णमस्रपित्तादिदाहकृत्।। (रा.नि.-१४.१२८)

क्षौद्र नामक मधु शीतल, रूक्ष, नेत्रहितकर व पित्तवातहर होता है। पौतिक मधु रूक्ष व उष्ण होता है, यह दाह (जलन) तथा रक्तपित्त आदि रोगों का जनक होता है।

पित्तमेहकृमिघ्नं च विद्याच्छात्रं गुणोत्तरम्।
आर्घ्यं मध्वतिचक्षुष्यं कफपित्तादिदोषहृत्।। रा.नि.-१४.१२९)

छात्र मधु पित्त, प्रमेह व कृमियों का नाशक तथा अन्य मधुओं से अधिक गुण वाला होता है। आर्घ्य नामक मधु नेत्रों के लिए अति हितकर तथा कफपित्त आदि दोषों का निवारक होता है।

औद्दालकं तु कुष्ठादिदोषघ्नं सर्वसिद्धिदम्।
दालं कटु कषायाम्लं मधुरं पित्तदायि च।। (रा.नि.-१४.१३०)

औद्दालक मधु कुष्ठ आदि दोषों को मिटाने वाला तथा सभी सिद्धियों को देने वाला होता है। दाल मधु कटु, कषायाम्ल, मधुर व पित्तवर्धक होता है।

नवं मधु भवेत् स्थौल्यं नातिश्लेष्महरं परम्।
देहस्थौल्यापहं ग्राहि पुराणं मधु लेखनम्।। (रा.नि.-१४.१३१)

नया मधु स्थूलता-कारक होता है, यह अधिक कफहर नहीं होता है। पुराना मधु देह की स्थूलता को कम करने वाला, ग्राही व लेखन (शरीर को कृश करने वाला) होता है।

पक्वं दोषत्रयघ्नं मधु विविधरुजाजाड्यहिक्कामयादि-
ध्वसं धत्ते च रुच्यं बलमतिधृतिदं वीर्यवृद्धिं विधत्ते।
आमं चेदामगुल्मामयपवनरुजापित्तदाहास्रदोष- (स्रग्धरा छन्द)
ध्वंसं धत्ते विशोषं जनयति नयति स्वाङ्गवृद्धिं विशेषात्।। (रा.नि.-१४.१३२)

परिपक्व मधु त्रिदोषनाशक होता है। यह जडता, हिक्का (हिचकी) आदि अनेक रोगों का निवारक, रुचिकर, बलप्रद, विशेष रूप से धृतिदायक (मन की आश्वस्तता/शान्ति करने वाला) तथा वीर्यवर्धक होता है। कच्चा शहद आम (आँव), गुल्म, वात आदि रोगों को, पित्त, दाह व अस्रदोष को नष्ट करने वाला होता है। यह विशेष रूप से स्वांगवृद्धिकारक (अंगों की वृद्धि व पुष्टि करने वाला) होता है।

व्रणशोधन-सन्धान-व्रणसंरोपणादिषु ।
साधारण्यान्मधु हितं तत्तुल्या मधुशर्करा।। (रा.नि.-१४.१३३)

घाव की शुद्धि, सन्धान (हड्डियों को जोड़ना) व व्रणसंरोपण (घाव भरना) आदि में मधु साधारण रूप से (समान रूप से) हितकर होता है तथा उसी के समान गुण वाली मधुशर्करा होती है। मधु के सूख जाने से मधुशर्करा बनती है

उष्णै: सहोष्णकाले वा स्वयमुष्णमथापि वा।
आर्तं मधु मनुष्याणां विषवत्तापदायकम् ।। (रा.नि.-१४.१३४)

उष्ण पदार्थों के साथ मधु का सेवन नहीं करना चाहिए। उष्णकाल (गर्मी) में भी मधु का सेवन वर्जित है। आर्त्त (गर्म) मधु का सेवन भी नहीं करना चाहिए, क्योंकि यह मनुष्यों के लिए विष के समान तापदायक (कष्टदायक) होता है।

कीटकादियुतमम्लदूषितं यच्च पर्युषितकं मधु स्वत:।
कण्टकोदरगतं च मेचकं यच्च गेहजनितं च दोषकृत्।। (रा.नि.-१४.१३५)

जो मधु कीट आदि से युक्त, अम्ल से दूषित अथवा स्वत: बासी हो गया हो तथा कण्टकोटरगत (कांटों वाले कोटर में हो), मेचक (नीले रंग का) हो तथा घर में बनाया हुआ हो तो वह दोषकारक होता है।

दण्डैर्निहत्य यदुपात्तमपास्य दोषान् तादृग्विधं मधु रसायनयोगयोग्यम्। (वसन्ततिलका छन्द)
हिक्कागुदांकुरविशोफकफव्रणादिदोषापहं भवति दोषदमन्यथा चेत्।। (रा.नि.-१४.१३६)

दण्डप्रहार से मक्खियों को हटाकर दोषों को दूर करके एकत्र किया मधु रसायन में प्रयोग करने योग्य होता है। यह हिचकी, गुदांकुर (बवासीर), सूजन, कफ व व्रण आदि रोगों को दूर करता है। इस विधि को छोड़कर अनुचित रूप से एकत्र किया मधु दोषकारक होता है।

यद्गुणं यन्मधु प्रोक्तं तद्गुणा तस्य शर्करा।
विशेषात्तर्पणी बल्या पुष्ट्या च क्षीणदेहिनाम्। (रा.नि.-१४.१३८)

जिस गुणवाला जो मधु होता है, उससे बनी शर्करा भी उसी गुण वाली होती है। मधु से बनी शर्करा विशेष रूप से शरीर का तर्पण करने वाली व कृशजनों के लिए बलप्रद एवं पुष्टिकर होती है।

गुरुशीतकषायत्वाद्रौक्ष्याच्चाल्पं हितं मधु।
न हि कष्टतमं किञ्चित् तदजीर्णाद्यतो नरम्।।

गुरु, शीतल, कषाय व रूक्ष होने से मधु अल्प मात्रा में ही हितकारी होता है। यदि अधिक मात्रा में मधु का सेवन किया जाय व उसका अजीर्ण हो जाय तो इससे बढ़कर कष्टप्रद कोई अन्य रोग नहीं होता।

उपक्रमविरोधित्वात् सद्यो हन्याद्यथा विषम्।
नानाद्रव्यात्मकत्वाच्च योगवाहि परं मधु।।
वृष्ययोगैरतो युक्तं वृष्यतामनुवर्त्तते।

स्वीयगुणोदासीनत्वे सति संयोगिगुणोत्कर्षकत्वं योगवाहित्वम्।।

मधु के अजीर्ण में- अर्थात् इसका आंव बनने पर उसे पचाने के लिए उष्ण कृया करनी पड़ती है और वह मध्वाम (मधु से हुए आंव रोग) में विरोधी हो जाती है। अत: उपक्रमविरोधी होने से यह रोग विष के समान मनुष्य को शीघ्र ही नष्ट कर देता है। अत: विशेष ध्यान रखें कि मधु को अल्प मात्रा में ही खाएं, जिससे उसका अजीर्ण न हो पाए। यदि यह रोग (मध्वाम) हो गया तो समझो इससे भयंकर अन्य कोई रोग नहीं है।

मधु का निर्माण अनेक प्रकार के पुष्परसों के मिश्रण से होता है, अत: यह परम योगवाही होता है। योगवाही वह कहलाता है, जो जिस पदार्थ से मिलता है, उसी के गुणों को बढ़ा देता है। अपने इसी योगवाहिता गुण के कारण मधु वृष्ययोगों से मिलकर वृष्यताकारक बन जाता है। योगवाहिता स्वरूप इस प्रकार बताया है कि- अपने गुणों की उपेक्षा कर जो स्वसंयोगी औषधद्रव्य के गुण बढ़ा देता है, वह योगवाही होता है।

।। इति मधुप्रकरणम्।।

अथ मद्यप्रकरणम्

आयुर्वेद में मद्य का वर्णन औषधीय रूप में है, न कि नशा करने के लिए। अत: इसी दृष्टि से इस प्रकरण को देखना चाहिए। संहिताकार ऋषियों ने मदिरा के नशे को अतीव घातक, हानिकारक व जीवन का सर्वनाश करने वाला बताया है। चरकसंहिता में कहा है-

प्रेत्य चेह च यच्छ्रेयो श्रेयो मोक्षे च यत्परम्। मन:समाधौ तत्सर्वमायत्तं सर्वदेहिनाम्।।
मद्येन मनसश्चास्य संक्षोभ: क्रियते महान्। महामारुतवेगेन तटस्थस्येव शाखिन:।। (च.सं.चि.-२४.५२-५३)

इस लोक व परलोक से सम्बन्धित मनुष्य का जो भी कल्याण (शुभ) है, वह मन:समाधि (मन की एकाग्रता) पर निर्भर है। नशे के लिए मदिरापान करने वाले व्यक्ति का मन मदिरा द्वारा इस प्रकार संक्षुब्ध एवं अस्तव्यस्त कर दिया जाता है कि उसकी एकाग्रता और शुभ (कल्याण) को ग्रहण करने की सभी क्षमताएँ नष्ट हो जाती हैं। मद्यपान से उसका चित्त इस प्रकार से क्षुब्ध हो जाता है, जैसे भयंकर आँधी से नदीतीरवर्ती वृक्ष।

इससे स्पष्ट है कि नशा करने वाला सभी शुभ गुणों से वञ्चित होकर सर्वनाश को प्राप्त हो जाता है। अत: आयुर्वेद में नशे के लिए मद्य का कठोरता से निषेध किया गया है। इस प्रकार जहाँ मद्य का वर्णन औषधीय उपयोग के लिए ही समझना चाहिए।

तच्च, गौडीमाध्वीपैष्टीभेदात त्रिविधम्। तत्र–

स्याद् धातकीरसगुडादिकृता तु गौडी पुष्पद्रवादिमधुसारमयी च माध्वी। (वसन्ततिलका छन्द)
पैष्टी पुनर्विविधधान्यविकारजाता ख्याता मदाधिकतया किल पूर्वपूर्वा।। (रा.नि.-१४.१४३)

मदिरा गौडी, माध्वी तथा पैष्टी भेद से तीन प्रकार की होती है। धातकी (धाय) के फूल व गुड़ आदि से बनाई हुई गौडी, पुष्पद्रव (पुष्पजल, जैसे कि- गुलाबजल) आदि से तथा मधुसार से बनी होने के कारण माध्वी कहलाती है। अनेक प्रकार के धान्यों के विकार से बनी हुई मदिरा पैष्टी कहलाती है। इनमें पूर्व-पूर्व वाली अधिक मदकारी होती है।

तालादिरसनिर्यासैः सैन्दीं हालां सुरां जगुः।
नानाद्रव्यकदम्बेन मद्यं कादम्बरं स्मृतम् ।। (रा.नि.-१४.१४४)

ताल (ताड़) आदि के रस व निर्यास से मदिराएँ बनती हैं, जैसे- सैन्दी, ताड़ी, माड़ी आदि। हाला व सुरा मदिरा के पर्यायवाची हैं। मद्य बनाने के उपयोगी नाना द्रव्यों के कदम्ब (समूह) से बने मद्य को 'कादम्बर' कहते हैं। सैन्दी मध्यप्रदेश के नीचे दक्षिण भारत में प्रचलित मदिरा है। यह सिन्दी नामक वृक्ष के फूलों से रिसने वाले रस से बनती है। 'सिन्दी' खजूर की जाति का एक वृक्ष है। इससे निर्मित होने के कारण इसे 'सैन्दी' कहते हैं। इसका उल्लेख बहुत प्राचीन ग्रन्थों में तो नहीं मिलता है। परन्तु राजनिघण्टु के अतिरिक्त दक्षिणभारत-वासी मुद्गलपण्डित द्वारा रचित पन्द्रहवीं शती के 'द्रव्यरत्नाकर निघण्टु' में मिलता है- **खर्जूरी खर्जुराज्जाता सिन्दिजा सिन्दिसम्भवा। खर्जुरि-सिन्दिजं वातप्रदं रुच्यं हिमं लघु।** (द्रव्यरत्नाकर निघण्टु, मद्यवर्ग- २०) इसी प्रकार की अन्य मदिराएँ भी दक्षिण भारत में प्रचलित हैं। वहाँ ताड़ से बनी मदिरा को ताड़ी तथा नारियल से बनी मदिरा को माड़ी कहते हैं।

तत्र– **गौडी तीक्ष्णोष्णमधुरा वातहृत् पित्तकारिणी।**
बलकृद् दीपनी पथ्या कान्तिकृत् तर्पणी परा।। (रा.नि.-१४.१४५)

इनमें- गौडी मदिरा तीक्ष्णोष्ण, मधुर, वातनाशक व पित्तकारक होती है। यह बलकारक, दीपनी, पथ्य, कान्तिप्रद तथा परम तर्पणी होती है।

माध्वी तु मधुरा हृद्या नात्युष्णा पित्तवातकृत्।
कामलापाण्डुगुल्मार्शःप्रमेहशमनी परा।। (रा.नि.-१४.१४६)

माध्वी मदिरा तो मधुर, हृद्य, थोड़ी उष्ण व पित्तवातकारक होती है। यह कामला, पीलिया, गुल्म, बवासीर व प्रमेह को विशेष रूप से दूर करती है।

पैष्टी कट्वम्लतीक्ष्णा स्यान्मधुरा दीपनी परा।
सैन्दी शीता कषायाम्ला तृष्णासन्तापनाशिनी।। (रा.नि.-१४.१४८)

पैष्टी मदिरा कटु, अम्ल, तीक्ष्ण, मधुर व परम दीपन होती है। 'सैन्दी' मदिरा शीतल कषायाम्ल, तृष्णा व संताप को नष्ट करने वाली होती है।

कादम्बरी सुमधुरा पित्तघ्नी भ्रमहारिणी।
मदनिर्वाणमदनज्वालापल्लवधृक् सरा।।

कादम्बरी नामक मदिरा सुमधुर, पित्तनाशक व भ्रमहारिणी होती है। यह मदनिर्वाण मदनज्वाला पल्लवधृक् व सर होती है।

ऐक्षवं तु भवेन्मद्यं शिशिरं च मनोहरम्।
यवधान्यकृतं मद्यं गुरु विष्टम्भदायकम्।। (रा.नि.-१४.१५२)

ईख से बना मद्य शीतल व मनोहर होता है। यवधान्य (जौ) से बना मद्य गुरु एवं विष्टम्भकारक होता है।

शर्कराधातकीतोये कृतं शीतं मनोहरम्।
शार्करं कथ्यते मद्यं वृष्यं दीपनमोहनम्।। (रा.नि.-१४.१५३)

शर्करा व धातकी जल (धाय के फूलों के रस) से बना मद्य शार्कर मद्य कहलाता है। यह शीतल मनोहर, वृष्य, दीपन व मोहन (नशा करने वाला) होता है।

मद्यं नवं सर्वविकारहेतु सर्वं च वातादिकदोषदायि। (इन्द्रवज्रा छन्द)
जीर्णं तु सर्वं सकलामयघ्नं वृष्यं च सन्दीपनमुक्तमेतत्।। (रा.नि.-१४.१५५)

नया मद्य सभी विकारों को पैदा करने वाला तथा वात आदि सभी दोषों को बढ़ाता है। पुराना मद्य तो सभी रोगों का नाशक, वृष्य व संदीपन कहा गया है।

सामान्यत:- **दीपनं रोचनं मद्यं तीक्ष्णोष्णं तुष्टिपुष्टिदम्।**
सुस्वादु तिक्तकटुकमम्लपाकरसं सरम्।।
सकषायं स्वरारोग्यप्रतिभावर्णकृल्लघु।
नष्टनिद्रातिनिद्रेभ्यो हितं पित्तास्रदूषणम्।।
कृशस्थूलहितं रूक्षं सूक्ष्मं स्रोतोविशोधनम्।
वातश्लेष्महरं युक्त्या पीतं विषवदन्यथा।। (सु.नि.-१२.३-५)

सामान्यत: विविध प्रकार का मद्य दीपन, रोचन, तीक्ष्णोष्ण तथा तुष्टि-पुष्टिकारक होता है। यह सुस्वादु, तिक्त, कटु व पाक में अम्ल एवं सर होता है। सभी प्रकार का मद्य कषाय रसवाला होता है। यह स्वर, आरोग्य, प्रतिभा एवं वर्णप्रसाद (रंग में निखार) करने वाला व लघु होता है। मद्य अनिद्रा व अतिनिद्रा के रोगियों के लिए हितकर होता है एवं पित्त, रक्त व दूषित करता है। मद्य कृशकाय व स्थूलकाय लोगों के लिए हितकर, रूक्ष, सूक्ष्म (सूक्ष्म गुण वाला) व स्रोतों (रसवहा शिरा आदि) का शोधन करने वाला व वातकफहर होता है।

युक्तिपूर्वक मात्रा में पीने पर ही मद्य के उक्त गुण होते हैं। अन्यथा अनुचित रूप से व अधिक मात्रा में पिया मद्य विष के समान हानिकर व मारक बन जाता है।

उक्तं च वैद्येन– **मद्यं न पेयं वा पेयं स्वल्पं सुबहुवारि वा।**
अन्यथा शोषशैथिल्यदाहमोहान् करोति तत्।।

जैसा कि वैद्य लोग कहते आए हैं- मद्य कभी न पिएं, पिएं तो बहुत थोड़ी मात्रा में पिएं व उसमें पर्याप्त जल मिलायें। इसके विपरीत प्रकार से पिया मद्य क्षयरोग, शिथिलता, दाह व मोह (नशा) करता है।

द्राक्षेक्षवः सखर्जूराः शालिपिष्टं यवस्य वा।
पञ्च मद्याकराः श्रेष्ठाः द्राक्षा तेषां विशिष्यते।।

अन्येऽपि मद्यभेदास्तत्प्रकाराश्च सर्वानुपयोगात् ग्रन्थगौरवभयाच्चेह नोक्ताः।

दाख, ईख, खर्जूर, शालि एवं जौ का चूर्ण, ये पाँच मद्य के उपादान द्रव्य हैं। इनमें दाख उत्तम मानी जाती है। पूर्ववर्णित मद्य के भेदों के अतिरिक्त अन्य भी बहुत से भेद हैं, परन्तु वे सब अनुपयोगी हैं। अतः ग्रन्थविस्तार के भय से यहाँ नहीं कहे गये हैं।

यदुक्तम्– **मद्यप्रयोगं कुर्वीत शूद्रादिषु महार्त्तिषु।**
द्विजैः स्त्रीभिस्तु न ग्राह्यं यद्यप्युज्जीवयेन्मृतम्।। (रा.नि.-१४.१५६)

चिकित्सा के लिए मद्यप्रयोग के विषय में वैद्यों को इस बात का ध्यान रखना चाहिए कि शूद्र आदि के महारोगों में मद्य का औषध के रूप में प्रयोग करें। द्विजों (ब्राह्मण-क्षत्रिय-वैश्यों) व स्त्रियों को औषध रूप में भी मद्य नहीं लेना चाहिए, भले ही वह मरे को जिला दे।

।। इति मद्यप्रकरणम्।।

अथ मांसप्रकरणम्

वैदिक सनातन परम्परा में ऋषियों ने मांसाहार को निषिद्ध माना है; परन्तु चिकित्सा-ग्रन्थों में पदार्थों के गुणदोष-वर्णन के प्रसंग में मांस का भी निरूपण किया है। इससे मांसाहार का समर्थन नहीं होता है, अपितु असुरों व मांसाहारियों के लिए यह द्रव्यगुणविज्ञान-सम्बन्धी विवरण मात्र है। वस्तुतः कारुण्यपरायण व सर्वभूतहित में निरत ऋषियों द्वारा प्रणीत आयुर्वेद अन्ततः निरामिष सात्त्विक आहार व सदाचार का ही समर्थन करता है। प्रस्तुत मांसप्रकरण को भी द्रव्यगुणविज्ञान-सम्बन्धी दृष्टिकोण से ही देखना चाहिए, न कि मांस-सेवन की दृष्टि से।

तत् त्रिविधम्; भूचरखेचराप्चरभेदात्। तेषां क्रमेण गुणाः– भूचर, नभचर व जलचर प्राणियों के भेद से मांस त्रिविध होता है। यहाँ क्रम से उसका वर्णन प्रस्तुत है-

मांसं खड्गमृगोत्थं तु बलकृद् बृंहणं गुरु।
गवयस्यामिषं बल्यं रुच्यं वृष्यं च बृंहणम्।। (रा.नि.-१७.२१)

खड्गमृग (गेण्डे) का मांस बलकर, बृंहण व गुरु होता है। गवय (नील गाय) का मांस बल्य, रुच्य व बृंहण होता है।

'ईषल्लघु स्यादपि बृंहणं च मांसं बलिष्ठं वनमाहिषस्य'।
'स्निग्धं निद्राकरं पित्तहारि ग्राम्यस्य चामिषम्'। माहिषस्येति सम्बन्धः।

जंगली भैंसे का मांस थोड़ा लघु, बृंहण व बलकारक होता है। ग्राम्य भैंसे का मांस स्निग्ध, निद्राकर व पित्तहर होता है।

रुरोः क्रव्यं गुरु स्निग्धं वातलं श्लेष्मकारकम्।
बहुपुष्टिप्रदं गाजमामिषं वह्निमान्द्यदम्।।

रुरु मृग का मांस गुरु, स्निग्ध व वातल तथा श्लेष्मकारक होता है। गज (हाथी) का मांस अतीव पुष्टिकारक व अग्निमान्द्य-कारक होता है।

अश्वमांसं भवेदुष्णं वातघ्नं बलदं लघु।
पित्तदाहप्रदं नृणां तदेतच्चातिसेवनात्।। (रा.नि.-१७.२८)

अश्व का मांस उष्ण, वातघ्न, बलप्रद व लघु होता है। अतिसेवन से यह पित्तदाहप्रद हो जाता है।

औष्ट्रं मांसं तु शिशिरं त्रिदोषशमनं लघु।
बलपुष्टिप्रदं रुच्यं मधुरं वीर्यवर्धनम्।। (रा.नि.-१७.२९)

उष्ट्र का मांस शीतल, त्रिदोषशमन व लघु होता है। यह बलपुष्टिप्रद, रुचिकर, मधुर व वीर्यवर्धक होता है।

गर्दभप्रभवं मांसं किञ्चिद् गुरु बलप्रदम्।
रुच्यं तु वनजं शैत्यमतिवीर्यबलप्रदम्।। वनगर्दभस्येत्यर्थः। (रा.नि.-१७.३०)

गधे का मांस कुछ गुरु व बलप्रद होता है। जंगली गधे का मांस रुचिकर, शीतल व अति बलवीर्यवर्धक होता है।

मृगस्य मांसं लघु शीतवृष्यं त्रिदोषहृत् षड्रसदं च रुच्यम्। (रा.नि.-१७.३१)
कुरङ्गमांसं मधुरं च तद्वत् कफापहं मारुतपित्तनाशि।। (रा.नि.-१७.३२)

ताम्रवर्ण (ताँबे के रंग की) पीठ वाले मृग का मांस षड्रस युक्त, लघु, शीतल, वृष्य, त्रिदोषहर व रुच्य होता है। कुरंग का मांस मधुर, कफहर व वातपित्तघ्न होता है। मृग की पीठ ताम्रवर्ण की होती है, एण की पीठ काले वर्ण की होती है तथा इन दोनों के मिश्रित रंग की पीठ वाला हरिण कुरंग कहलाता है।

त्रिदोषहारि चैणं स्याल्लघु वृष्यं सुशीतलम्।। एणः कृष्णपृष्ठः।

एण (काले मृग) का मांस त्रिदोषहारी, लघु, वृष्य व अति शीतल होता है।

सारङ्गं पिशितं स्निग्धं मधुरं लघु वृष्यकम्। (रा.नि.-१७.३३)

सारंग (चित्रमृग) का मांस स्निग्ध, मधुर, लघु व वृष्य होता है।

चित्तलप्रभवं मांसं लघु हृद्यं बलप्रदम्।। चित्तलस्य।

चीतल का मांस लघु, हृद्य व बलप्रद होता है।

वराहमांसं गुरु वातहारि वृष्यं बलस्वेदकरं वनोत्थम्। (रा.नि.-१७.३५)
तस्माद् गुरु ग्रामवराहमांसं तनोति मेदोबलवीर्यवृद्धिम्।। (रा.नि.-१७.३६)

वराह का मांस गुरु, वातहर, वृष्य एवं बल व स्वेद करने वाला होता है। ग्राम्य वराह का मांस उससे कुछ गुरु होता है तथा मेद (चर्बी), बल व वीर्य को बढ़ाता है।

छागमांसं गुरु स्निग्धं नातिशीतं रुचिप्रदम्।
निर्दोषं वातपित्तघ्नं मधुरं बलपुष्टिदम् ।। (रा.नि.-१७.३८)

छाग (बकरे) का मांस गुरु, स्निग्ध व रुचिकर होता है। यह अति शीतल नहीं होता है। इसे निर्दोष, वातपित्तघ्न, मधुर व बलपुष्टिप्रद माना जाता है।

छागपोतभवं मांसं लघु शीतं प्रमेहजित्।
ईषल्लघु बलं दत्ते तदेव तृणचारिणः।। (रा.नि.-१७.३९)

बाल छाग का मांस लघु, शीतल व प्रमेहजित् होता है। केवल घास चरने वाले बाल छाग का मांस थोड़ा लघु व बलकारक होता है।

भारङ्गस्यापि मांसं तु गुरु स्निग्धं कफप्रदम्।
बल्यं वृष्यं पुष्टिकरं किञ्चिद् वातकरं परम्।। भारसिङ्ग। (रा.नि.-१७.३७)

भारंग (बारहसिंगा) का मांस गुरु, स्निग्ध व कफवर्धक होता है। यह बल्य, वृष्य, पुष्टिप्रद होता है परन्तु कुछ परम वातकारक होता है।

आविकं मधुरं मांसं किञ्चिद् गुरु बलप्रदम्। (रा.नि.-१७.४१)
बृंहणं कफकृद् वृष्यं परं विष्टम्भि शीतलम्।।

भेड़ का मांस मधुर, कुछ गुरु व बलप्रद होता है। यह बृंहण, कफकर, वृष्य, परम विष्टम्भी एवं शीतल होता है।

गोधामांसं तु वातघ्नं श्वासकासहरं च तत्। घोरफड। (रा.नि.-१७.४४)

गोधा (गोह) का मांस वातघ्न व श्वासकासहर होता है।

शशमांसं त्रिदोषघ्नं दीपनं श्वासकासनुत्। (रा.नि.-१७.४५)

शश (खरगोश) का मांस त्रिदोषघ्न, दीपन व श्वासकासहर होता है।

पिच्छिलं नाकुलं मांसं वातहृच्छ्लेष्मपित्तकृत्।। मुंगसु। (रा.नि.-१७.४३)

नकुल (नेवला) का मांस पिच्छिल, वातहर व श्लेष्मपित्तवर्धक होता है।

आरण्यकुक्कुटक्रव्यं हृद्यं श्लेष्महरं लघु। ग्राम्यस्तु श्लेष्मलो गुरुः। (रा.नि.-१७.४७)

जंगली कुक्कुट का मांस हृद्य, कफहर व लघु होता है। ग्राम्य कुक्कुट का मांस तो कफहर व गुरु होता है।

हारीतपललं स्वादु कफपित्तास्रदोषजित्।
वर्धनं वीर्यबलयोस्तद्वदेव कपोतजम्।। (रा.नि.-१७.५०)

हारीत पक्षी का मांस स्वादु (मधुर) होता है। यह कफ, पित्त व रक्तविकार को दूर करने वाला तथा बलवीर्यवर्धक होता है। कपोत (कबूतर) का मांस भी इन्हीं गुणों से युक्त होता है।

पारावतपलं स्निग्धमधुरं गुरु शीतलं।
पित्तास्रदाहनुद् बल्यं वीर्यवृद्धिकरं परम्।। (रा.नि.-१७.५१)

पारावत (परेवा) का मांस स्निग्ध, मधुर, गुरु, शीतल, पित्तदाह-निवारक, बल्य व परम वीर्यवर्धक होता है।

रुच्यं तित्तिरिजं मांसं लघु वीर्यबलप्रदम्।
कषायमधुरं शीतं त्रिदोषशमनं परम् ।। (रा.नि.-१७.५२)

तीतर का मांस रुचिकर, लघु व बलवीर्य-वर्धक होता है। यह कषाय-मधुर, शीतल व परम त्रिदोष-शामक होता है।

तद्वच्च लावकं मांसं पथ्यं ग्राहि बलप्रदम्। (रा.नि.-१७.५३)
चटकस्यास्रजिच्छीतं लघु वृष्यं बलप्रदम्।। (रा.नि.-१७.५५)

उसी (तीतर-मांस) के समान गुण वाला ही लावक (बटेर) का मांस भी होता है। यह पथ्य, ग्राही व बलप्रद होता है। चटक (चिड़े) का मांस रक्तविकार-निवारक, शीतल, लघु, वृष्य व बलप्रद होता है।

तद्वच्चारण्यचटकक्रव्यं लघु च पथ्यकम्। (रा.नि.-१७.५६)
रुच्यं कापिञ्जलं क्रव्यं शीतलं बृहणं गुरु।।

उसी के समान जंगली चटक (चिड़े) का मांस लघु व पथ्य होता है। कपिञ्जल (गौर तीतर) का मांस शीतल, बृंहण व गुरु होता है।

वृष्यं चकोरजं मांसं बल्यं पुष्टिकरं परम्। (रा.नि.-१७.५८)

चकोर पक्षी का मांस वृष्य, बल्य व परम पुष्टिकर होता है।

चक्रवाकभवं क्रव्यं लघु स्निग्धं बलप्रदम्।
वह्निकृत् सर्वशूलघ्नं ग्रहण्यर्शोविकारजित्।। (रा.नि.-१७.५९)

चक्रवाक (चकवा पक्षी) का मांस लघु, स्निग्ध व बलप्रद होता है। यह जठराग्निवर्धक, सब प्रकार के शूल (दर्द) का निवारक तथा ग्रहणी एवं बवासीर के विकार का शामक होता है।

सारसस्य तथा मांसं मधुराम्लाकषायकम्।
मोहातीसारपित्तघ्नं ग्रहण्यर्शोरुजापहम्।। (रा.नि.-१७.६०)

सारस पक्षी का मांस मधुर-अम्ल-कषाय होता है। यह मोह, अतिसार व पित्त का निवारक तथा ग्रहणी एवं अर्शरोग को दूर करने वाला माना जाता है।

मांसं शीतं वृष्यं स्निग्धं गुरु जलपक्षिणां कथितम्। (रा.नि.-१७.६१)
तेष्वपि च हंसमांसं वृष्यतमं तिमिरहरणं च।। (रा.नि.-१७.६२)

जलपक्षियों का मांस शीतल, वृष्य, स्निग्ध व गुरु कहा गया है। इनमें हंस का मांस तो सबसे अधिक वृष्य होता है तथा तिमिररोग को दूर करता है।

अन्ये बकबलाकाद्या गुरवः प्राणिभक्षणात्। (रा.नि.-१७.६३)

अन्य जो बक (बगुला) व बलाका आदि पक्षी हैं, उनका मांस भी गुरु होता है, क्योंकि वे छोटे प्राणियों के मांस का भक्षण करते हैं।

स्निग्धातिगुरवो मत्स्या वातघ्ना रक्तपित्तदाः।
तत्र कांश्चिदपि ब्रूमो विशेषगुणलक्षणात्।। (रा.नि.-१७.६४)

मछलियाँ स्निग्ध, अति गुरु, वातघ्न तथा रक्तपित्त-कारक होती हैं। ये विविध प्रकार की होती हैं, इनमें से कुछ का ही विशेष गुण व लक्षण यहाँ प्रस्तुत किया जा रहा है।

रोहितो गर्गरो भीरुर्बालको बर्बरस्तथा।
छागलो रक्तमत्स्योऽथ महिषश्चाविलाह्वयः।। (रा.नि.-१७.६५)
चारूषस्त्वलमोसश्च ज्ञेया कर्णवशादयः।। (रा.नि.-१७.६६)

रोहित, गर्गर, भीरु, बालक, बर्बर, छागल, रक्तमत्स्य, महिष, आविल, चारूष, अलमोस व कर्णवशा- ये मुख्य मछलियाँ हैं।

तत्र– **कृष्णः शल्की श्वेतकुक्षिस्तु मत्स्यो यः श्रेष्ठोऽसौ रोहितो वृत्तवक्त्रः।**
कोष्णं बल्यं रोहितस्यापि मांसं वातं हन्ति स्निग्धमृध्नोति वीर्यम् ।। रोहितमत्स्यः। (रा.नि.-१७.६७)

कृष्ण वर्ण का शल्क सहित गोलमुख वाला जो मत्स्य होता है, उसे रोहित कहते हैं। इसका मांस कुछ उष्ण व बलप्रद होता है। यह वातनाशक, स्निग्ध व वीर्यवर्धक होता है।

यः पीतवर्णोऽपि च पिच्छिलाङ्गः पृष्ठे च रेखाबहुलः सशल्कः।
स गर्गरो गर्गरनादवश्यो गुरुश्च शीतःकफवातदायी ।। गामरु। (रा.नि.-१७.६८)

जो पीले रंग का पिच्छिल अंगों वाला, शल्कसहित तथा पृष्ठ पर रेखाओं की बहुलता से युक्त होता है, वह मत्स्य गर्गर नाम से जाना जाता है। घड़ा भरने के लिए उसे पानी में डुबाते समय जैसी ध्वनि होती है, यह मत्स्य वैसी ध्वनि करता है। इसीलिए इसका नाम गर्गर है। यह गुरु, शीतल तथा कफ एवं वात को बढ़ाता है।

पृष्ठे पक्षौ द्वौ गले, पुच्छके चेत् सर्पाभः स्यात्, फूत्करो वृत्ततुण्डः।
ज्ञेयः शल्की मत्स्यको भीरुरुक्तः स्निग्धो वृष्यो दुर्जरो वातकारी।। अहीर। (रा.नि.-१७.६९)

जिसके पीठ पर दो पंख होते हैं तथा गले पर भी दो पंख होते हैं, पुच्छ स्थान पर जो सर्प जैसा होता है। फूत्कार ध्वनि करने वाला, गोल मुख वाला, शल्कों से युक्त मत्स्य भीरु नाम से जाना जाता है। वह स्निग्ध वृष्य दुर्जर व वातकारी होता है।

नातिस्थूलो वृत्तवक्त्रोऽपि चास्ये धत्ते दन्तान् श्मश्रुलो दीर्घकायः।
त्रिःसन्ध्यायां रात्रिशेषे त्रिवर्णः प्रोक्तो बालः पथ्यबल्यः सुवृष्यः।। बालांबु। (रा.नि.-१७.७०)

जो अति स्थूल नहीं होता है, जिसका मुख गोल तथा उसमें दाँत दिखाई देते हैं एवं मूछें भी होती हैं, वह दीर्घ शरीर वाला मत्स्य बालक नाम से जाना जाता है। यह संध्या व रात्रि के अन्तिम भाग में तीन रंगों वाला दिखता है। यह पथ्य, बल्य व वृष्य होता है।

पृष्ठे कुक्षौ कण्टकी दीर्घतुण्डः सर्पाभो यः सोऽप्ययं बर्बराख्यः।
वाताटोपं सोऽपि दत्तेऽन्त्रजाड्यं स्निग्धो बल्यो दुर्जरो वीर्यकारी।। बाधीरु। (रा.नि.-१७.७१)

जिसके पृष्ठ व उदर पर एक-एक काँटा होता है, लम्बे मुख वाला, आकार में सर्प जैसा दिखने वाला यह मत्स्य बर्बर नाम से जाना जाता है। बर्बर वाताटोप-जनक, आन्त्रजाड्यकर, स्निग्ध, बल्य, दुर्जर व वीर्यवर्धक होता है।

श्वेतं सुकायं समदीर्घवृत्तं निश्शल्ककं छागलकं वदन्ति।
द्विकण्टकोऽसौ खलु पृष्ठवंशे कण्ठे सुपथ्यो रुचिदश्च बल्यः।। सगलु। (रा.नि.-१७.७२)

सुन्दर श्वेत शरीर वाले सम दीर्घ व वृत्त आकार वाले मत्स्य को छागल नाम से जाना जाता है। इसकी पीठ व कण्ठ पर दो काँटे होते हैं। यह रुचिकर व बलप्रद होता है।

यो रक्ताङ्गो नातिदीर्घो न चाल्पो नातिस्थूलो रक्तमत्स्यः स उक्तः।
शीतो रुच्यः पुष्टिकृद् दीपनोऽसौ नाशं दत्ते किञ्च दोषत्रयस्य।। तांबडु। (रा.नि.-१७.७३)

जो लाल अंगों वाला मत्स्य अति दीर्घ, अति ह्रस्व तथा अति स्थूल नहीं होता है। वह 'रक्तमत्स्य' नाम से प्रसिद्ध है। रक्तमत्स्य शीतल, रुच्य, पुष्टिकर व अग्निदीपन होता है। यह तीनों दोषों का शमन करता है।

यः कृष्णो दीर्घकायः स्यात् स्थूलशल्को बलान्वितः।
मत्स्यो महिषनामासौ दीपनो बलवीर्यदः।। ह्मैंसालु। (रा.नि.-१७.७४)

जो कृष्णवर्ण, दीर्घकाय व स्थूल शल्कों वाला एवं बलयुक्त होता है, वह मत्स्य महिष नाम से जाना जाता है। महिष मत्स्य अग्निदीपन व बलवीर्यवर्धक होता है।

शुक्लाङ्गस्ताम्रपक्षो यः स्वल्पाङ्गश्चाविलाह्वयः।

स रुच्यो मधुरो बल्यो गुणाढ्यो वीर्यपुष्टिदः।। आबिला। (रा.नि.-१७.७५)

शुक्ल व छोटे अंगों वाला, ताम्रवर्ण पंखों वाला मत्स्य आविल नाम से प्रसिद्ध है। यह रुच्य, मधुर, बल्य व अति गुण युक्त एवं वीर्यपुष्टिकर होता है।

यः स्थूलाङ्गो माहिषाकारको यस्तालुस्थाने क्षीरजाभां दधाति।
शल्कं स्थूलं यस्य चारूषकोऽसौ धत्ते वीर्यं दीपनो वृष्यदायि।। पाउस। (रा.नि.-१७.७६)

जो स्थूल अंगों वाला, महिष (भैंसे) की आकृति वाला तथा तालुस्थान पर दूध जैसी धवलता से युक्त मत्स्य होता है, वह चारूषक नाम से जाना जाता है। इसके शल्क स्थूल होते हैं। यह वृष्य अग्निदीपन व वीर्यवर्धक होता है। राजनिघण्टु में- 'चारूषकोऽसौ' के स्थान पर 'वातूककोऽसौ' पाठ है।

वितस्तिमानः श्वेताङ्गः सूक्ष्मशल्कः स दीपनः।
अलमोसाह्वयो मत्स्यो बलवीर्याङ्गपुष्टिदः।। आलमास। (रा.नि.-१७.७७)

जो मत्स्य वितस्ति (बालिश्त) जितना बड़ा, श्वेत अंगों वाला एवं सूक्ष्म शल्क युक्त होता है, उसे अलमोस कहते हैं। यह मत्स्य अंगों को पुष्ट करने वाला व बलवीर्यवर्धक होता है।

सुवृत्ताङ्गोऽल्पकृष्णाङ्गः शल्की वर्णवशाभिधः।
दीपनः पाचनः पथ्यो वृष्योऽसौ बलपुष्टिदः।। कानवसा। (रा.नि.-१७.७८)

सुवृत्त (गोल) व कृष्णवर्ण के छोटे अंगों वाला, बहुत शल्कों वाला मत्स्य कर्णवशा नाम से जाना से जाता है। यह दीपन, पाचन, पथ्य व बलपुष्टिप्रद होता है।

इति द्वादशभेदानां गुणा रूपं च वर्णितम् ।

इस प्रकार मत्स्यों के बारह भेदों के गुण व आकार का निरूपण किया है।

तथा– **निश्शल्का निन्दिता मत्स्याः सर्वे शल्कयुता हिताः।**
बल-पुष्टिकरा वीर्य-वपुःस्थैर्य-विवर्धनाः ।। (रा.नि.-१७.७९)

मत्स्यों के विषय में यह तथ्य अवधेय है कि शल्करहित मत्स्य निन्दित होते हैं तथा शल्कसहित मत्स्य हितकारी होते हैं। शल्क वाले मत्स्य बलपुष्टिकर, वीर्यवर्धक एवं शरीर की स्थिरता (दृढ़ता) को बढ़ाने वाले होते हैं।

अथ स्थानविशेषेण गुणाः।

'क्षाराम्बुमत्स्या गुरवो विदाहिनो विष्टम्भदास्ते लवणार्णवादिजाः'। (रा.नि.-१७.८०)

खारे जल के मत्स्य गुरु व विदाही होते हैं, अति खारे जल वाले समुद्र के मत्स्य तो विष्टम्भी भी होते हैं।

ह्रदकुल्याजलनिर्झरतडागवापीजलेषु ये मत्स्याः।
तेऽतिजडा नादेया यथोत्तरं लघुतरास्तु नादेयाः॥ (रा.नि.-१७.८१)

झील, नहर, झरने, तालाब व वापी के मत्स्य अति शीतल गुण वाले होते हैं, अतः ग्राह्य नहीं होते हैं, नदियों के मत्स्य तो लघु होते हैं।

सुषेणः– **'सरस्तटाकसम्भूताः[१] स्निग्धाः स्वादुरसाः स्मृताः'।** (सु.नि.-२१.४६)

सुषेण के अनुसार तटाक (तालाब) के मत्स्य स्निग्ध व स्वादुरस (मधुर गुण वाले) होते हैं।

कौपा वृष्याः श्लेष्मलाः सम्प्रदिष्टा गुल्माष्ठीलानाहकुष्ठप्रदाः स्युः। (सु.नि.-२१.४७)

कुएँ के मत्स्य वृष्य व कफकर होते हैं। ये गुल्म, आनाह, अष्ठील एवं कुष्ठ पैदा करते हैं। 'सुषेणनिघण्टु' में 'वृष्याः वातहाः श्लेष्मलाश्च' पाठ है तथा 'कुष्ठप्रदाः' के स्थान पर वहाँ 'पित्तप्रदाः' पाठ है।

ताडागमत्स्यो गुरुबृंहणीयस्तथा सुशीतो वृषदोऽतिमूत्रः।
ताडागवन्निर्झरजाश्च मेध्याश्चक्षुःस्थिरायुष्यबलप्रदाश्च॥ (सु.नि.-२१.४८)

तडाग का मत्स्य गुरु, बृंहणीय, अति शीतल, वृष्य व बहुमूत्रकर होता है। तडाग (तालाब) के मत्स्यों के समान निर्झर (झरने) के मत्स्य भी मेध्य होते हैं। ये नेत्रज्योतिवर्धक तथा स्थिरायुष्यकारी व बलप्रद होते हैं।

महाह्रदेषु बलिनः स्वल्पाम्भस्यबला मताः। (सु.नि.-२१.४९)

बड़ी झीलों में बलवान् तथा अल्प जल वाले स्थानों में दुर्बल मत्स्य होते हैं।

सामुद्रो गुरुरुष्णरूक्षमधुरः स्याच्छ्लेष्मलो वातहा
स्यात्स्नेहाभिविवर्धनो बलकरश्चाध्मानविष्टम्भकृत्।
पित्तोद्रेककफात्ययेषु विहितो मत्स्योऽतिहृद्यस्सदा
विष्टम्भं जनयेच्च शीतपवनं व्यापादयत्यग्रतः॥ (सु.नि.-२१.५०)

समुद्र के मत्स्य गुरु, उष्ण, रूक्ष, मधुर, कफकर व वातनाशक होते हैं। ये स्निग्धतावर्धक, बलकर तथा आध्मान व विष्टम्भ करने वाले होते हैं। ये मत्स्य पित्त एवं कफ की अधिकता में उपयोगी होते हैं तथा सदैव अति हृद्य (हृदय के लिए हितकर) माने जाते हैं। ये विष्टम्भकारक होते हैं तथा मुख्यतया शैत्य एवं वात को नष्ट करते हैं।

---

१ 'सरस्तटाकसम्भूताः' पाठ 'सुषेणनिघण्टु' के अनुसार स्वीकार किया है, इसके स्थान पर 'भोजनकुतूहल' के हस्तलिखित ग्रन्थ में उपलब्ध पाठ 'जडास्तटाकसम्भूताः' है।

तथा– ऋतुप्रभौ निर्झरिणीषु जाता मत्स्या हिता ग्रीष्मऋतौ तु चौण्ड्या:। (सु.नि.-२१.४४)
तडागजा: प्रावृषि सर्व एव स्निग्धा बलिष्ठाश्च सृजन्ति दोषान्।
शरदृतौ निर्झरजाश्च कौपा हिता हिमर्तौ शिशिरेऽब्धिजाता:।। (सु.नि.-२१.४५)

ऋतुप्रभु अर्थात् ऋतुराज वसन्त में निर्झरिणियों (नदियों) के, ग्रीष्मकाल में चोण्ड (झील) के मत्स्य हितकर होते हैं। वर्षाकाल में तालाब के मत्स्य दोषकारक होते हैं, ये सभी स्निग्ध व बलिष्ठ होते हैं। शरद् ऋतु में झरनों के तथा हेमन्त में कूप के मत्स्य हितकर होते हैं। शिशिर में समुद्र के मत्स्य हितकर माने जाते हैं।

रसरक्तादिधातूनां गुरु स्यादुत्तरोत्तरम्।
मेढ्रं कटियकृन्मांसं वार्षणं चातिमात्रत:।। (रा.नि.-१७.८६)

प्राणियों की रस, रक्त आदि धातुओं में उत्तरोत्तर (आगे-आगे वाली) धातु गुरु होती है। अंगों में मेढ्र (लिंग) कटि (कमर) यकृत् (जिगर) तथा वृषण का मांस अत्यधिक गुरु होता है।

पक्वं मांसं हितं सर्वं बलवीर्यवर्धनम्।
भृष्टमांसं विदाहि स्यादस्रवातादिदोषकृत्।। (रा.नि.-१७.८४)

सभी प्रकार का पक्व (पकाया हुआ) मांस हितकर व बलवीर्यवर्धक होता है। भुना हुआ मांस विदाही होता है तथा रक्तविकार व वात आदि का जनक होता है।

पूर्वार्धं पुरुषस्य चेद् गुरुतरं पश्चार्धभाग: स्त्रिया:
स्त्री गुर्वी किल गुर्विणी यदि तथा योषिच्च तुल्या लघु:।
पक्षी चेत् पुरुषो लघु: स्फिजशिर:स्कन्धांसपृष्ठे क्रमा- (शार्दूलविक्रीडित छन्द)
न्मांसं यच्च कटिस्थितं तदखिलं गुर्वेव सर्वात्मना।। (रा.नि.-१७.८५)

प्राणियों में नर का पूर्वार्ध भाग तथा मादा का पश्चार्ध भाग गुरुतर होता है। गर्भिणी मादा का मांस गुरुतर होता है। जो मादा गर्भिणी नहीं होती, उसका मांस लघु होता है। नर पक्षी का मांस लघु तथा मादा पक्षी का मांस गुरु होता है। सभी प्राणियों के स्फिक् (जांघ का अधोभाग), स्कन्ध (कंधा), पीठ व कमर का मांस गुरु होता है।

।। इति मांसप्रकरणम्।।

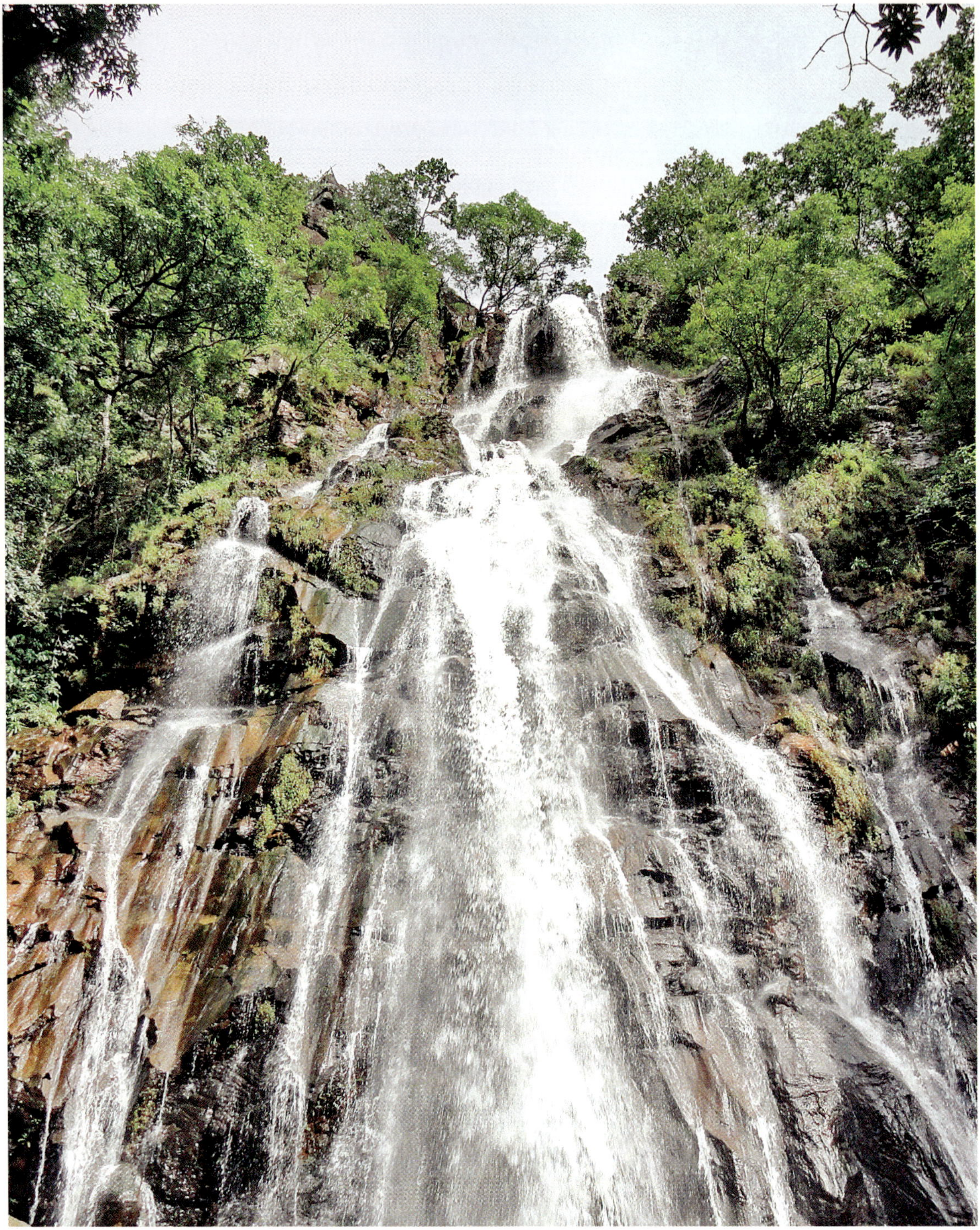

अथ जल-प्रकरणम्

तत्र जलसामान्यगुणाः– **पानीयं मधुरं हिमं रुचिकरं तृष्णाविशोषापहं**
मोहभ्रान्तिनिवारणं च कुरुते भुक्तान्नपक्तिं सदा।
निद्रालस्यानिवारणं विषहरं स्रोतस्सुसन्तर्पणं (शार्दूलविक्रीडित छन्द)
पीतं धीबलवीर्यपुष्टिजननं नष्टाङ्गपुष्टिप्रदम्।। (रा.नि.-१४.३)

जलसामान्य के गुण– पानी मधुर, शीतल, रुचिकर होता है। यह तृष्णा, विशोष, मोह व भ्रान्ति को नष्ट करने वाला तथा खाए हुए अन्न को पचाने वाला होता है। यह निद्रा व आलस्य का निवारक, विषहर, स्रोतों को सन्तृप्त करने वाला होता है तथा पीने पर यह बुद्धि, बल व वीर्य की पुष्टि करने वाला एवं अष्टांगों को पुष्ट करता है।

अपि च– **पानीयं भ्रमनाशनं क्लमहरं मूर्च्छापिपासापहं**
तन्द्राच्छर्दिविनाशनं बलकरं निद्राहरं तर्पणम्।
हृद्यं गुप्तरसं ह्यजीर्णशमकं नित्यं हितं शीतलं
लघ्वच्छं रसकारणं निगदितं पीयूषवज्जीवनम्।।

पानी के विषय में अन्यत्र भी कहा है– पानी भ्रम (चक्कर आने को) नष्ट करने वाला, थकान को दूर करने वाला, मूर्च्छा व पिपासा को मिटाने वाला, तन्द्रा व छर्दि (उल्टी) को नष्ट करने वाला, बलकर, निद्राहर व तर्पण होता है। यह हृद्य, गुप्त रसवाला, अजीर्ण का नाशक, नित्य हितकर व शीतल होता है। अच्छ (स्वच्छ) जल लघु, रस का कारण व पीयूष (अमृत) के समान जीवनदायक होता है।

अथ पानीयभेदाः

पानीयं मुनिभिः प्रोक्तं दिव्यं भौममिति द्विधा। (भा.प्र.नि.-१३.४)

पानी के भेद– मुनियों ने दिव्य (आकाश से गिरने वाला वर्षा जल) व भौम (पृथ्वी में से कुएँ आदि से निकलने वाला) इन भेदों से पानी को दो प्रकार का कहा है।

तत्र– **दिव्यं चतुर्विधं प्रोक्तं धाराजं करकाभवम्।**
तौषारं च तथा हैमं तेषु धारं गुणाधिकम्।। (भा.प्र.नि.-१३.४)
भौममम्भो निगदितं प्रथमं त्रिविधं बुधैः।
जाङ्गलं परमानूपं ततः साधारणं क्रमात् ।।

तदपि नादेयादिभेदेन बहुविधं वक्ष्यते।

उनमें भी दिव्यजल चार प्रकार का होता है, जैसे- धारा के रूप में, करका (ओला आदि) के रूप में, तौषार (ओस के रूप में) व हैम (बर्फ के रूप में)। इनमें धारा का पानी अधिक गुणों वाला होता है।

भौम जल के प्राथमिक भेद बुधजन तीन प्रकार से बताते हैं। ये क्रमशः जांगल (अल्प वृक्षों वाले क्षेत्र का) जल, आनूप (तराई वाले क्षेत्र का) जल व साधारण जल के रूप में जाने जाते हैं। इनमें प्रत्येक के नादेय (नदी जल) आदि भेद से बहुत प्रकार आगे बताए जायेंगे।

धाराजं यथा– धाराभिः पतितं तोयं गृहीतं स्फीतवाससा।
शिलायां वसुधायां वा धौतायां पतितं च यत् ।। (भा.प्र.नि.-१३.५)

ऊपर जल के जो दो मूल भेद बताए हैं– दिव्य और भौम, उनमें दिव्य के अन्तर्गत धारा-जल का लक्षण इस प्रकार है– स्वच्छ एवं फैलाए वस्त्र के मध्य पत्थर का टुकड़ा रखकर उसमें से किसी पात्र में इकट्ठा किया हुआ जल अथवा धोई हुई शुद्ध शिला के ऊपर से एकत्र किया या स्वच्छ की हुई वसुधा (फर्श), छत आदि के ऊपर से एकत्र किया वर्षा जल धारा जल कहलाता है।

सौवर्णे राजते ताम्रे स्फाटिके काचनिर्मिते।
भाजने मृण्मये वापि स्थापितं धारमुच्यते।। भा.प्र.नि.-१३.६)

इस धाराजल को सोने, चाँदी, ताम्बे, स्फटिक, काच अथवा मिट्टी के बने बर्त्तन में रखें।

धारं नीरं त्रिदोषघ्नमनिर्देश्यरसं लघु।
सौम्यं रसायनं बल्यं तर्पणं ह्लादि जीवनम्।। (भा.प्र.नि.-१३.७)

धाराजल त्रिदोष-नाशक, अव्यक्त रस वाला व लघु होता है। यह सौम्य, रसायन, बल्य, तर्पण, आह्लादकारक व जीवनदायक होता है।

पाचनं मतिकृन्मूर्च्छातन्द्रादाहश्रमक्लमान्।
तृष्णां हरति तत्पथ्यं विशेषात् प्रावृषि स्मृतम्।। (भा.प्र.नि.-१३.८)

यह पाचक व बुद्धिवर्धक होता है तथा मूर्च्छा, तन्द्रा, दाह, थकान व क्लान्ति (मानसिक थकान) को नष्ट करता है। यह तृष्णा (अति प्यास) को हरने वाला तथा वर्षाकाल में विशेष रूप से पथ्य कहा जाता है।

धाराजमपि द्विविधम्। गाङ्गं सामुद्रं च। तत्र गाङ्गं यथा–

आकाशगङ्गासम्बन्धि जलमादाय दिग्गजाः।
मेघैरन्तरिता वृष्टिं कुर्वन्तीति वचः सताम्।। (भा.प्र.नि.-१३.१०)
गाङ्गमाश्वयुजे मासि प्रायो वर्षति वारिदः। (भा.प्र.नि.-१३.११)

धाराजल भी 'गांग' व 'सामुद्र' भेद से दो प्रकार का होता है। उनमें गांग का लक्षण इस प्रकार है– आकाशगंगा-सम्बन्धित जल को लेकर दिग्गज मेघों से अन्तरित (छिपे हुए) होकर वृष्टि करते हैं। ऐसा सज्जनों का मानना है। इस गांग जल को मेघ आश्वयुज (आश्विन) मास में ही बरसाते हैं।

तत्परीक्षा च– स्थापितं हैमने पात्रे राजते मृण्मयेऽपि वा।
शाल्यन्नं येन संसिक्तं भवेदक्लेदवर्णवत्।। (भा.प्र.नि.-१३.१२)

गांग जल की परीक्षा– सोने, चाँदी या मिट्टी के पात्र में इस जल के अन्दर शाल्यन्न (पका चावल) भिगोने पर भी बिना भिगोया-सा दिखता है, इस परीक्षा के आधार पर इसे गांग जल समझना चाहिए।

तद् गाङ्गं सर्वदोषघ्नं ज्ञेयं सामुद्रमन्यथा।
तत्तु सक्षारलवणं शुक्रदृष्टिबलापहम्।। (भा.प्र.नि.-१३.१३)

वह गांग जल सभी दोषों को नष्ट करने वाला होता है। सामुद्र जल (मेघों द्वारा आकाशगंगा की अपेक्षा समुद्र से लेकर बरसाया जल) तो इससे विपरीत गुण वाला होता है। यह खारा तथा नमकीन एवं शुक्र, दृष्टि व बल को नष्ट करता है।

विस्रं च दोषलं तीक्ष्णं सर्वकर्मसु गर्हितम्।
सामुद्रं त्वाश्विने मासि गुणैर्गाङ्गवदादिशेत्।। (भा.प्र.नि.-१३.१४)

यह विस्र (दुर्गन्धयुक्त), दोषवर्धक, तीक्ष्ण व सभी कर्मों में निन्दित माना जाता है। यही सामुद्रजल यदि आश्विन मास में आकाश से बरसा हो तो पूर्वोक्त गांग जल जैसे गुणों वाला ही होता है।

यतोऽगस्त्यस्य दिव्यर्षेरुदयात्सकलं जलम्।
निर्मलं निर्विषं स्वादु शुक्रलं स्याददोषलम्।। (भा.प्र.नि.-१३.१५)

क्योंकि आश्विन मास में अगस्त्य नामक दिव्यर्षि (अगस्त्य नामक तारे) के उदय होने से सभी प्रकार के जल निर्मल, विषरहित, स्वादु, शुक्रवर्धक तथा दोषनाशक हो जाते हैं।

उक्तं च– फूत्कारविषवातेन नागानां व्योमचारिणाम्।
वर्षासु सविषं तोयं दिव्यमप्याश्विनं विना।। इति।। (भा.प्र.नि.-१३.१६)

कहा भी है– व्योमचारी नागों की विषभरी फुंकार से वर्षा का जल विषैला हो जाता है, परन्तु आश्विन मास को छोड़कर अर्थात् आश्विन मास में वृष्टि जल विषमुक्त रहता है।

अथानार्त्तवस्य गुणाः– अनार्त्तवं प्रमुञ्चन्ति वारि वारिधरास्तु यत्।
तत् त्रिदोषाय सर्वेषां देहिनां परिकीर्त्तितम्।। (भा.प्र.नि.-१३.१७)

बिना ऋतु बरसे जल के गुण– बादल जिस अनार्त्तव (बिना वर्षाकाल वाले) जल को बरसाते हैं, वह सभी प्राणियों के तीनों दोषों को बढ़ाने वाला होता है।

अन्यत्र तु– **शरत्पयोदनिर्मुक्तं महावैडूर्यसन्निभम्।**
सर्वदोषहरं स्वादु दिव्यमित्युच्यते जलम्।। (सु.नि.-१.१८)

अन्य ग्रन्थ (सुषेणनिघण्टु) में शरद् ऋतु (आश्विन कार्त्तिक) में बरसे जल के गुण इस प्रकार बताए हैं– शरत्कालीन मेघों द्वारा बरसाया हुआ वैडूर्य मणि के समान चमकदार व स्वच्छ दिव्य (आकाशीय) जल सभी दोषों को नष्ट करने वाला व स्वादु कहा गया है।

प्रावृड्जलदनिर्मुक्तमव्यक्तस्वादुलक्षणम् ।
वारि स्फाटिकसङ्काशमान्तरिक्षमिति स्मृतम्।। इत्युक्तम्। (सु.नि.-१.१९)

वर्षाकाल के मेघों से जो अव्यक्त स्वाद के लक्षणों वाला स्फटिक जैसा जल प्राप्त होता है, वह 'आन्तरिक्ष जल' कहा जाता है।

करकाभवं यथा– **दिव्यवाय्वग्निसंयोगात् संहताः खात्पतन्ति याः।**
पाषाणखण्डवच्चापस्ताः कारक्योऽमृतोपमाः।। (भा.प्र.नि.-१३.१८)
करकाजं जलं रूक्षं विशदं गुरु च स्थिरम्।
दारुणं शीतलं सान्द्रं पित्तहृत् कफवातकृत्।। (भा.प्र.नि.-१३.१९)

करकाभव (ओलावृष्टि से बना) जल– आकाशीय वायु व अग्नि के संयोग से सघन हुआ जल, जब आकाश से पत्थर के टुकड़ों की तरह गिरता है तो वह 'करका जल' कहलाता है। यह अमृत तुल्य होता है। करका (ओलों) से उत्पन्न होने वाला जल रूक्ष, विशद (स्वच्छ), गुरु व स्थिर होता है। यह दारुण, शीतल, सान्द्र (घना), पित्तनाशक व कफवात-कारक होता है।

तौषारं यथा– **अपि नद्याः समुद्रान्तर्वह्निरापश्च तद्भवाः।**
धूमावयवनिर्मुक्तास्तुषाराख्यास्तु ताः स्मृताः।। (भा.प्र.नि.-१३.२०)
अपथ्याः प्राणिनां प्रायो भूरुहाणां तु ता हिताः।
तुषाराम्बु हिमं रूक्षं स्याद्वातलमपित्तलम् ।।
कफोरुस्तम्भकण्ठाग्निमेदोगण्डादिरोगनुत्। (भा.प्र.नि.-१३.२१)

तौषार जल– नदी व समुद्र के अन्दर अग्नि का संयोग होने से जो धूम (धुन्ध या कोहरा) जैसा बाहर निकलता है, वह तुषार जल कहलाता है। यह प्राणियों के लिए अपथ्य एवं वृक्षों के लिए हितकारक होता है। तुषार जल शीतल, रूक्ष, स्वादु, वातवर्धक तथा पित्त की वृद्धि न करने वाला होता है। यह कफविकार, उरुस्तम्भ, कण्ठरोग, जठराग्नि सम्बन्धी रोग, मेद (मोटापा) व गलगण्ड आदि को नष्ट करता है।

हैमं यथा– हिमवच्छिखरादिभ्यो द्रवीभूयाभिवर्षति।
यत्तदेव हिमं हैमं जलमाहुर्मनीषिणः।।
हिमाम्बु शीतं पित्तघ्नं गुरु वातविवर्धनम्।। (भा.प्र.नि.-१३.२२)

बर्फ से बना जल– बर्फ वाले पहाड़ों से पिघलकर जो बर्फ जल के रूप में ढल जाती है, उसे मनीषियों ने 'हैम जल' कहा है। यह जल शीतल, पित्तनाशक, गुरु व वातवर्धक होता है।

अन्यत्र तु– और्वानलधूमेरितमम्बु समुद्रस्य यद् घनीभूतम्।
पवनानीतमुदीच्यां तद्धितमिति कथ्यते मुनिभिः।। इति। (भा.प्र.नि.-१३.२३)
हिमं तु शीतलं रूक्षं दारुणं सूक्ष्ममित्यपि।
न तद् दूषयते वातं न च पित्तं न वा कफम्।। (भा.प्र.नि.-१३.२४)

अन्य आचार्यों का कथन है कि– वडवानल (समुद्र की आग) के धूएं से प्रेरित जो समुद्रजल वायु के द्वारा जब उत्तर दिशा में पहुंचा दिया जाता है तथा घनीभूत हो जाता है, वही मुनियों के द्वारा हिम कहा जाता है। हिम शीतल व रूक्ष होता है। यह दारुण (कठोर) व सूक्ष्म भी होता है। हिम वात को दूषित नहीं करता है और न ही पित्त व कफ को दूषित करता है।

।। इति दिव्यम्।।

अथ भौमम्

तत्र जाङ्गलं यथा– अल्पोदकोऽल्पवृक्षश्च पित्तरक्तामयान्वितः।
ज्ञातव्यो जाङ्गलो देशस्तत्रत्यं जाङ्गलं जलम्।। (भा.प्र.नि.-१३.२६)
जाङ्गलं सलिलं रूक्षं लवणं लघु पित्तनुत्।
वह्निकृत्कफहृत् पथ्यं विकारान् हरते बहून्।। (भा.प्र.नि.-१३.२९)

जांगल जल– जो स्थान थोड़े वृक्षों व थोड़े जल वाला तथा पित्त-रक्तरोगों से युक्त हो, उसे जांगल देश कहते हैं। वहाँ का जल जांगल जल कहलाता है। यह रूक्ष, नमकीन, लघु व तनु (पतलापन लिए हुए) होता है। यह जठराग्नि-वर्धक, कफकर, पथ्य तथा बहुत विकारों को हरने वाला होता है।

आनूपं यथा– बह्वम्बुर्बहुवृक्षश्च वातश्लेष्मामयान्वितः।
देशोऽनूप इति ख्यात आनूपं तद्भवं जलम्।। (भा.प्र.नि.-१३.२७)
आनूपं वार्यभिष्यन्दि स्वादु स्निग्धं घनं गुरु।
वह्निहृत्कफकृन्निन्द्यं विकारान् कुरुते बहून्।। (भा.प्र.नि.-१३.३०)

आनूप जल– जो स्थान बहुत वृक्षों व जल वाला तथा वात-कफरोगों से युक्त हो, उसे आनूप देश कहते हैं, वहाँ का जल आनूप जल कहलाता है। आनूप जल अभिष्यन्दी, स्वादु, स्निग्ध, घना व गुरु होता है। यह जठराग्निनाशक, कफकारक, निन्दित व बहुत विकारों को करने वाला होता है।

साधारणं यथा– मिश्रचिह्नस्तु यो देशः स हि साधारणः स्मृतः।
तस्मिन् देशे यदुदकं तत्तु साधारणं स्मृतम् ।। (भा.प्र.नि.-१३.३२८)
साधारणं तु मधुरं दीपनं शीतलं लघु।
तर्पणं रोचनं तृष्णादाहदोषत्रयप्रणुत्।। (भा.प्र.नि.-१३.३१)

साधारण जल– जिस स्थान पर उपर्युक्त दोनों देशों के लक्षण पाए जाते हों, उस साधारण देश में होने वाले जल को साधारण जल कहते हैं। साधारण जल मधुर, शीतल, दीपन व लघु होता है। यह तर्पण, रोचन, तृष्णा, दाह तथा तीनों दोषों को नष्ट करने वाला होता है।

अन्यत्र तु– जाङ्गलं सलिलं स्वादु त्रिदोषघ्नं रुचिप्रदम्।
पथ्यं चायुर्बल-वीर्यपुष्टिदं कान्तिकृत्परम्।। (रा.नि.-१४.४४)
आनूपं सलिलं स्वादु स्निग्धं पित्तहरं गुरु।
तनोति पामाकण्डूतिकफवातज्वरामयान्।। (रा.नि.-१४.४३)
साधारणजलं रुच्यं दीपनं पाचनं लघु।
श्रमतृष्णापहं वातकफमेहघ्नपुष्टिदम्।।।। इति।। (रा.नि.-१४.४५)

अन्यत्र (राजनिघण्टु में) उपर्युक्त त्रिविध जल के गुण इस प्रकार बताए गये हैं– जांगल जल स्वादु, त्रिदोषनाशक व रुचिप्रद होता है। यह पथ्य, आयु व बल को बढ़ाने वाला, वीर्य की पुष्टि करने वाला तथा परम कान्तिकारक होता है।

आनूप जल स्वादु, स्निग्ध, पित्तहर व गुरु होता है। यह पामा (विचर्चिका, त्वचा पर उभरे दानों में होने वाली खुजली), खाज, कफ-वातजन्य रोग तथा ज्वर आदि रोगों को फैलाता है।

साधारण जल रुचिकर, दीपन, पाचन व लघु होता है। यह थकान व तृष्णा (अति प्यास) का निवारक, वात, कफ व प्रमेह को नष्ट करने वाला तथा पुष्टिप्रद होता है।

तथा– जातं ताम्रमृदस्तदेव सलिलं वातादिदोषप्रदं
देशाज्जाड्यकरं च दुर्जरतरं दोषावहं धूसरात्।
वातघ्नं तु शिलासिरोत्थममलं पथ्यं लघु स्वादु च (शार्दूलविक्रीडित छन्द)
श्रेष्ठं स्यादमृतं त्रिदोषशमनं सेव्यं सदा तत्पयः।। (रा.नि.-१४.४६)

वही जल जब ताम्रमयी मिट्टी से निकलता है, तो वात आदि दोषों को देने वाला होता है। धूसर (मटमैली मिट्टी वाले) स्थान से निकला हुआ पानी वात-पित्त आदि दोषों को बढ़ाने वाला, पचने में भारी व जडताकारक होता है।

शिला के छिद्रों से निकला जल निर्मल, पथ्य, लघु, स्वादु व मधुर होता है। यह जल श्रेष्ठ, अमृततुल्य व त्रिदोषशामक होने से सदा सेवन करने योग्य होता है।

अथ नादेयम्– **नद्या नदस्य वा नीरं नादेयमिति कीर्त्तितम्।** (भा.प्र.नि.-१३.३२)

नदी का जल–नदी या नद का नीर (जल) नादेय कहलाता है।

नदी व नद में भेद– **'प्राक्स्रोतसो नद्यः, प्रत्यक्स्रोतसो नदा नर्मदां विनेत्याहुः'** (मल्लिनाथ, शिशुपालवध-सर्वङ्कषा टीका–४.६६) जिनका प्रवाह पूर्व दिशा की ओर होता है, वे गंगा, यमुना आदि नदियां होती हैं। जिनका प्रवाह पश्चिम दिशा की ओर होता है, वे ब्रह्मपुत्र, सिन्धु, शोण आदि नद कहलाते हैं, परन्तु नर्मदा इसका अपवाद है। वह पश्चिम की ओर बहने पर भी नदी ही कहलाती है। मनुस्मृति के – **'यथा नदीनदा सर्वे'** (६.९०) श्लोक की व्याख्या में प्राचीन टीकाकार भी नदी और नद में यही भेद बतलाते हैं– 'यथा सर्वे नदीनदाः गंगाशोणाद्याः समुद्रेऽवस्थितिं लभन्ते' (कुल्लूकभट्टः)। 'यथा गङ्गाशोणाद्याः सर्वे नदीनदाः समुद्रेऽवस्थानं प्राप्नुवन्ति' (गोविन्दराजः)। यहाँ इन टीकाकारों ने नदी के लिए गङ्गा और नद के लिए शोण को उदाहरणरूप में प्रस्तुत किया है, इससे इनका उपर्युक्त अभिप्राय स्पष्टतया विदित होता है।

तत्र भागीरथ्या यथा–

शीतं स्वादु स्वच्छमत्यन्तरुच्यं पथ्यं पाक्यं पाचनं पापहारि।
तृष्णामोहध्वंसनं दीपनं च प्रज्ञां दत्ते वारि भागीरथीयम्।। (रा.नि.-१४.१७)

भागीरथी (गंगा) का जल– भागीरथी (गंगा) का जल शीतल, स्वादु, स्वच्छ, अत्यन्त रुचिकर, पथ्य, पाक्य (दाल, शाक आदि पकाने के लिए उत्तम), पाचन तथा पापनाशक होता है। यह तृष्णा व मोह का नाश करने वाला तथा दीपन एवं प्रज्ञावर्धक होता है।

तथा– **स्वादु पाकरसं शीतं त्रिदोषशमनं लघु।**
पवित्रमतिपथ्यं च गाङ्गं वारि मनोहरम्।। (सु.नि.-१.७)

गंगा का जल रस व पाक में मधुर, शीतल, त्रिदोषनाशक व लघु होता है। यह पवित्र व अति पथ्य एवं मनोहर होता है।

यमुनाया यथा– **पित्तदाहशमनं श्रमापहं स्वादु वातजननं च पावनम्।** (रथोद्धता छन्द)
वह्निदीपनकरं च रोचनं यामुनं जलमिदं बलप्रदम्।। (रा.नि.-१४.१९)

यमुना का जल– यमुना का जल पित्त व दाह को शान्त करने वाला, थकान मिटाने वाला, स्वादु, वातजनक व पवित्र होता है। यह जठराग्निवर्धक, रोचन व बलप्रद होता है।

नर्मदाया यथा– **सलिलं लघु शीतलं सुपथ्यं हरते पित्तकफप्रकोपनं च।** (पुष्पिताग्रा छन्द)
सकलामयमर्दनं च रुच्यं मधुरं मेकलकन्यकासमुत्थम्।। (रा.नि.-१४.२१)

नर्मदा का जल– मेकलकन्यका (मेकल नामक पर्वत की पुत्री अर्थात् उससे निकलने वाली नदी) नर्मदा का जल लघु, शीतल व सुपथ्य होता है। यह पित्त व कफ के प्रकोप को हरने वाला तथा सभी रोगों का नाशक, रुचिकर व मधुर होता है।

सरस्वत्या यथा– **सरस्वतीजलं स्वादु पूतं सर्वरुजापहम्।**
रुच्यं दीपनकृत्पथ्यं देहकान्तिकरं लघु।। (रा.नि.-१४.२४)

सरस्वती का जल– सरस्वती का जल स्वादु, पवित्र व सर्वरोग-नाशक होता है। यह रुचिकारक, दीपन, पथ्य, देहकान्ति-वर्धक तथा लघु होता है।

चन्द्रभागामधुमत्योर्यथा–

चान्द्रभागसलिलं सुशीतलं दाहपित्तशमनं च वातदम्। (रा.नि.-१४.२२) (रथोद्धता छन्द)
चान्द्रभागगुणसाम्यदं जलं यच्च माधुमतमग्निदीपनम्।। (रा.नि.-१४.२५)

चन्द्रभागा मधुमती च काश्मीरे प्रसिद्धे।

चन्द्रभागा (चिनाव) व मधुमती का जल– चन्द्रभागा का जल सुशीतल, दाह व पित्त को शान्त करने वाला तथा वातकारक होता है। मधुमती का जल चन्द्रभागा के समान गुणों वाला तथा जठराग्नि-वर्धक होता है। चन्द्रभागा व मधुमती काश्मीर में प्रसिद्ध हैं।

शतद्रुविपाशासिन्धूनां यथा–

शतद्रुर्विपाशा च सिन्धुस्त्रयाणां सुशीतं लघु स्वादु सर्वामयघ्नम्। (भुजङ्गप्रयात छन्द)
जलं निर्मलं दीपनं पाचनं च प्रदत्ते बलं बुद्धिमेधायुषां च[१] **।।** (रा.नि.-१४.२६)

शतद्रु , विपाशा व सिन्धु का जल– शतद्रु (सतलुज), विपाशा (ब्यास), व सिन्धु (सिन्ध नद), इन तीनों का जल सुशीतल, लघु, स्वादु व सभी रोगों का नाश करने वाला होता है। यह निर्मल, दीपन व पाचन होता है तथा बल, बुद्धि, मेधा व आयु को बढ़ाने वाला होता है।

शोणभद्रस्य यथा– **शोणस्यापि जलं परं रुचिकरं सन्तापशोषापहं**
पथ्यं वह्निकरं तथा च बलदं क्षीणाङ्गपुष्टिप्रदम्। (रा.नि.-१४.२७)

शोणभद्र का जल– शोण नामक नद का जल परम रुचिकर, संताप व तपेदिक को नष्ट करने वाला होता है। यह पथ्य, जठराग्निवर्धक, बलप्रद तथा क्षीणांगों को पुष्ट करने वाला होता है।

---

१ ('बलं प्रदत्ते' इत्येकं वाक्यम्, 'बुद्धिमेधायुषां च' इत्यतः परं- प्रदायकमिति वाक्यशेषः।)

तापीवेत्रवत्योर्यथा– **तापीवेत्रवतीजलं सुमधुरं कान्तिप्रदं पुष्टिदं** (शार्दूलविक्रीडित छन्द)
वृष्यं दीपनपाचनं बलकरं पाने प्रशस्तं नृणाम्।। (रा.नि.-१४.२७)

तापी व वेत्रवती (वेतवा) का जल– तापी व वेत्रवती नदियों का जल सुमधुर, कान्तिप्रद व पुष्टिप्रद होता है। यह वृष्य, दीपनपाचन, बलकर, तथा पीने के लिए उत्तम माना जाता है।

पयोष्णया यथा– **पयोष्णीसलिलं रुच्यं पवित्रं पापनाशनम्।**
सर्वामयहरं सौख्यबलकान्तिप्रदं लघु।। (रा.नि.-१४.२८)

पयोष्णी का जल– पयोष्णी नदी का जल रुचिकर, पवित्र व पापों को नष्ट करने वाला होता है। यह सभी रोगों का नाशक, सौख्य, बल व कान्ति को देने वाला तथा लघु होता है।

वितस्ताया:– **वितस्तासलिलं स्वादु त्रिदोषशमनं लघु।**
सर्वामयहरं सौख्यबलकान्तिप्रदं लघु।। वितस्ता काश्मीरे। (रा.नि.-१४.२९)

वितस्ता का जल– वितस्ता का पानी स्वादु, त्रिदोषनाशक व लघु होता है। यह प्रज्ञा व पुष्टि को देने वाला, पथ्य तथा ताप व जडता का परम नाशक होता है। वितस्ता नदी काश्मीर में है।

सरय्वा यथा– **सरयूसलिलं स्वादु बलपुष्टिप्रदायकम्।** (रा.नि.-१४.३०)

सरयू का जल– सरयू नदी का जल स्वादु व बलपुष्टिवर्धक होता है।

गोमत्या यथा– **गोमतीसलिलं स्वादु बल्यं पित्तकरं गुरु। गोमती पश्चिमे प्रसिद्धा।**

गोमती का जल– गोमती का जल स्वादु, बलकर, पित्तकर व गुरु होता है। गोमती नदी पश्चिम में प्रसिद्ध है।

गादोवर्या यथा– **पित्तातिरक्तार्त्तिसमीरहारि पथ्यं परं दीपनपापहारि।**
कुष्ठादिनानामयदोषहारि गोदावरीवारि तृषापहारि।। (रा.नि.-१४.३२)

गोदावरी का जल– गोदावरी का पानी पित्त, अतिरक्त (अत्यन्त बड़े हुए रक्त विकर), व वात को नष्ट करने वाला, पथ्य, परम दीपन व पापनाशक होता है। यह कुष्ठ आदि नाना रोगों को दूर करने वाला तथा विशेष रूप से तृषाशामक होता है।

तथा– **कण्डूकुष्ठप्रशमनं वह्निसन्दीपनं परम्।**
पाचनं वातपित्तघ्नं वारि गोदावरीभवम्।।

गोदावरी का जल खुजली व कुष्ठ का नाशक तथा विशेष रूप से जठराग्नि को संदीप्त करने वाला होता है। यह पाचन होता है तथा वातपित्तनाशक होता है।

कृष्णाया यथा– काष्र्ण्यं जाड्यकरं स्वादु पूतं पित्तास्रकोपनम्। (रा.नि.-१४.३४)

कृष्णा का जल– कृष्णा नदी का जल जडता करने वाला, स्वादु, पवित्र तथा पित्तास्र (पित्तरक्त) को कुपित करने वाला होता है।

कृष्णवेण्या यथा– कृष्णवेण्या जलं स्वच्छं रुच्यं दीपनपाचनम्। (रा.नि.-१४.३४)

कृष्णवेणी का जल– कृष्णवेणी नदी का जल स्वच्छ, रुचिकर, दीपन व पाचन होता है।

मलप्रहाराभीमरथीघटप्रहाराणां–

मलापहा भीमरथी च घट्टगा काष्र्ण्येन सामान्यगुणाः प्रदिष्टाः।
मलापहाघट्टगयोस्तथापि पथ्यं लघु स्वादु सुकान्तिदायि।। (रा.नि.-१४.३५)

मलप्रहारा, भीमरथी व घटप्रहारा का जल– मलप्रहारा, भीमरथी तथा घटप्रहारा नदियों का जल काष्र्ण्य (कृष्णा नदी के) जल के समान गुणों वाला कहा है। इसके अतिरिक्त इनका जल पथ्य, लघु, स्वादु व शरीर की कान्ति बढ़ाने वाला होता है।

तुङ्गभद्राया यथा– तुङ्गभद्राजलं स्निग्धं निर्मलं स्वादुदं गुरु।
कण्डूपित्तास्रदं प्रायः सात्म्ये शैत्यकरं परम्।। (रा.नि.-१४.३६)

तुङ्गभद्रा का जल– तुङ्गभद्रा का जल स्निग्ध, निर्मल, स्वादु व गुरु होता है। यह प्रायः खुजली व रक्तपित्त का वर्धक तथा सात्म्य होने पर परम शीतल होता है।

कावेर्या यथा– कावेरीसलिलं स्वादु श्रमघ्नं लघु दीपनम्।
दद्रुकुष्ठादिदोषघ्नं मेधाबुद्धिरुचिप्रदम्।। (रा.नि.-१४.३७)

कावेरी का जल– कावेरी का जल स्वादु, थकान दूर करने वाला, लघु व दीपन होता है। यह दद्रु (दाद), कुष्ठ (कोढ़) आदि दोषों को दूर करने वाला तथा मेधा, बुद्धि व रुचि को देने वाला होता है।

।। इति नदीविशेषगुणाः।।

नदीनामच्छमन्यासां देशदोषादिभेदतः।
तत्तद्गुणान्वितं वारि ज्ञातव्यं कृतबुद्धिभिः।। (रा.नि.-१४.३८)

अन्य नदियों का स्वच्छ जल बुद्धिमानों को क्षेत्रभेद से उन-उन स्थानायें के गुणों और दोषों से युक्त जानना चाहिए।

यथा– **पूर्वदेशोद्भवा नद्यः सर्वा वातकफप्रदाः।**
पश्चिमाः पित्तलाः सर्वाः कफवातविनाशनाः।
इति संक्षेपतः प्रोक्ता नद्यः क्षुद्रास्तु तादृशः।। (सु.नि.-१.१५)

पूर्वी क्षेत्र वाली सभी नदियों का जल वात व कफ को बढ़ाने वाला होता है। पश्चिमी क्षेत्र की नदियों का जल पित्तवर्धक व कफवात का नाशक होता है। इस प्रकार संक्षेप से नदियों का वर्णन किया गया है। जो क्षुद्र (छोटी) नदियाँ बड़ी नदियों में मिलती हैं, उनका जल भी बड़ी नदियों के जल जैसा ही समझना चाहिए।

वाग्भटः– **पश्चिमोदधिगाः शीघ्रवहा याश्चामलोदकाः।**
पथ्यास्समस्तास्ता नद्यो विपरीतास्ततोऽन्यथा।। (अ.हृ.सू.-५.८)

वाग्भट कहते हैं– जो पश्चिम सागर में गिरने वाली, शीघ्र बहने वाली व निर्मल जल वाली नदियां हैं , उनका जल पथ्य माना गया है तथा इसके विपरीत पूर्वसागर में गिरने वाली मन्द गति से बहने वाली व मलिन जल वाली नदियों का जल अपथ्य माना जाता है।

उपलास्फालनाक्षेपविच्छेदैः खेदितोदकाः।
हिमवन्मलयोद्भूता पथ्यास्ता एव च स्थिराः।।
कृमिश्लीपदहृत्कण्ठशिरोरोगान् प्रकुर्वते।
प्राच्यावन्त्यपरावन्तोत्था दुर्नामानि, महेन्द्रजाः।।
उदरश्लीपदातङ्कान्, सह्यविन्ध्योद्भवाः पुनः।
कुष्ठपाण्डुशिरोरोगान्, दोषघ्न्यः पारियात्रजाः।।
बलपौरुषकारिण्यः, सागराम्भस्त्रिदोषकृत् ।। (अ.हृ.सू.-५.९-१२)

पत्थरों पर जल के तीव्र गति से गिरने, टकराने व छिन्न-भिन्न होने से मथित जल वाली, तीव्र गति से बहने वाली हिमालय व मलय पर्वत की नदियों का जल पथ्य होता है। इन्हीं नदियों का जल जहाँ स्थिर (प्रवाहरहित) हो जाता है, तो वह कृमि, श्लीपद (हाथीपांव), हृदयरोग, कण्ठरोग व शिरोरोगों को पैदा करता है।

प्राच्यावन्ति (पूर्वी मालवा) व अपरावन्ति (पश्चिमी मालवा) के पर्वतों से निकली नदियों का जल दुर्नाम (बवासीर) आदि रोगों को पैदा करता है। महेन्द्र पर्वत से निकलने वाली नदियों का जल उदररोग व श्लीपद (हाथीपांव) जैसी व्याधियाँ पैदा करता है। सह्य व विन्ध्य पर्वतों से निकलने वाली नदियों का जल कुष्ठ, पाण्डु व शिरोरोगों को पैदा करता है। पारियात्र पर्वत से निकलने वाली नदियों का जल त्रिदोष-नाशक व बलपौरुष-जनक होता है। सागर का जल त्रिदोष-कारक होता है।

श्लोकगत '**प्राच्यावन्त्यपरान्तोत्थाः**' का अर्थ अनेक आधुनिक व्याख्याकार इस प्रकार करते हैं- प्राच्य (गौड देश बंगाल), अवन्ति प्रदेश (मालवा) व अपरान्त (कोंकण) में उत्पन्न नदियाँ अर्शरोग-कारक होती हैं। अष्टाङ्गहृदय

की 'सर्वाङ्गसुन्दरा' नामक प्राचीन संस्कृत-व्याख्या में अरुणदत्त ने भी यही अर्थ किया है, परन्तु यह अर्थ भ्रान्तिपूर्ण है। अष्टाङ्गहृदय की 'आयुर्वेदरसायन' नामक व्याख्या के रचयिता हेमाद्रि ने सुश्रुतसंहिता के आधार पर उक्त व्याख्यान का निराकरण करते हुए लिखा है– **'प्राच्यावन्त्यपरान्तोत्थाः' इति। उज्जयिन्युपलक्षिता देशाः- अवन्तयः। प्राच्याश्च ते अवन्तयश्च प्राच्यावन्तयः, अपरे- पश्चिमावन्तयः, तेषामन्ताः- मर्यादापर्वताः, तेषु तिष्ठन्तीति तत्स्थाः। न तु प्राच्याः- गौडाः, अवन्तयो- मालवाः , अपरान्ताः- कौङ्कणाः, इति। उक्तं हि सुश्रुते -'प्राच्यावन्त्याः अपरावन्त्याश्चार्शांसि उपनिर्वर्त्तयन्ति'** (सु. सं. सू.- ४५.२१) इति। हेमाद्रि की इस व्याख्या के आधार पर ही ऊपर श्लोक का अर्थ दिया गया है। यदि सुश्रुतसंहिता के अनुसार उक्त श्लोकगत वाक्य को कहा जाय तो इस रूप में कह सकते हैं- 'प्राच्यावन्त्यपरावन्त्योः' अर्थात् प्राच्यावन्ति व अपरावन्ति की नदियाँ दुर्नामजनक होती हैं।

तथा–

नद्यः प्रावृषिजास्तु पीनसकफश्वासार्त्तिकासप्रदाः
पथ्या वातकफापहाः शरदिजा हेमन्तजा बुद्धिदाः।
सन्तापं शमयन्ति शं विदधते शैशिर्यवासन्तजा- (शार्दूलविक्रीडित छन्द)
स्तृष्णादाहवमिश्रमार्त्तिशमना ग्रीष्मे यथास्वं गुणाः।। (रा.नि.-१४.४२)

वर्षाकाल में नदियों का जल पीनस (पुराना जुकाम), कफ, दमा व खाँसी आदि रोग करने वाला होता है। शरद् ऋतु में नदियों का जल पथ्य एवं वात-कफनाशक होता है। हेमन्त ऋतु में नदियों का जल बुद्धिदायक होता है। शिशिर व वसन्त ऋतु में नदियों का जल संताप-शामक व विशेष रूप से सुखदायक होता है। ग्रीष्मकाल में नदियों का जल तृष्णा, दाह, वमन व थकान का शमन करने वाला होता है। इन ऋतुओं में कहे गुणों के अतिरिक्त नदियों के पूर्वोक्त अपने गुण भी रहते हैं, ऐसा समझना चाहिए।

अथौद्भिदम्–

विदार्य भूमिं निम्नां यन्महत्या धारया स्रवेत्।
तत् तु भौमौद्भिदं नाम वदन्तीह महर्षयः।।
औद्भिदं वारि पित्तघ्नमविदाह्यतिशीतलम्।
प्रीणनं मधुरं बल्यमीषद्वातकरं लघु।। (भा.प्र.नि.-१३.३८-३९)

औद्भिद जल– जो जल निम्न भूमि का भेदन कर मोटी धारा के रूप में निकलता है, महर्षि लोग उसे औद्भिद जल कहते हैं। औद्भिद जल पित्तनाशक, अविदाही व अति शीतल होता है। यह प्रीणन, मधुर, बल्य, थोड़ा वातकारक व लघु होता है।

अथ नैर्झरम्–

शैलसानुस्रवद्वारिप्रवाहो निर्झरो झरः।
स तु प्रस्रवणश्चापि तत्रत्यं नैर्झरं जलम्।।
नैर्झरं रुचिकृन्नीरं कफघ्नं दीपनं लघु।
मधुरं कटुपाकं च वातलं स्यादपित्तलम्।। (भा.प्र.नि.-१३.४०-४१)

झरने का जल– पर्वत के शिखरों से झरने वाला जलप्रवाह निर्झर या झर कहलाता है, इसे ही प्रस्रवण भी कहते हैं। झरने का पानी रुचिकर, दीपन, कफनाशक व लघु होता है। यह मधुर, पाक में कटु तथा वातवर्धक होता है, परन्तु पित्तवर्धक नहीं होता है।

अथ सारसम्–

नद्याश्शैलवराच्चाम्भो यत्र संश्रित्य तिष्ठति।
यत्सरोजदलच्छन्नं तदम्भस्सारसं स्मृतम्।।
सारसं सलिलं बल्यं तृष्णाघ्नं मधुरं लघु।
रोचनं तुवरं रूक्षं बद्धमूत्रमलं स्मृतम् ।। (भा.प्र.नि.-१३.४२-४३)

सारस (झील का) जल– नदी अथवा पर्वत से बहकर जो जल किसी निम्न स्थान में एकत्र हो जाता है तथा उसमें उगे कमल के पत्तों से ढका रहता है, वह जल सरस् (झील) में स्थित होने के कारण सारस जल कहलाता है। सरस् (झील) का जल बल्य, तृष्णानाशक, मधुर व लघु होता है। यह रोचन, तुवर (कषाय), रूक्ष, मल व मूत्र को बाँधने वाला कहा गया है।

अथ ताटाकम्– प्रशस्तभूमिभागस्थो बहुसंवत्सरोषितः।
जलाशयस्तटाकः स्यात्ताटाकं तज्जलं स्मृतम्।।
ताटाकमुदकं स्वादु कषायं कटुपाकि च।
वातलं बद्धविण्मूत्रमसृक्पित्तकफापहम्।। (भा.प्र.नि.-१३.४४-४५)

ताटाक (तालाब का) जल– बहुत अच्छे भूभाग में बहुत वर्ष पुराना जो जलाशय होता है, उसे तटाक (तालाब) तथा उसके जल को ताटाक जल कहते हैं। ताटाक जल स्वादु, कषाय व पाक में कटु होता है। यह वातवर्धक, मलमूत्र को बाँधने वाला, असृक्पित्त (रक्तपित्त) व कफ को नष्ट करने वाला होता है।

अथ वाप्यम्– पाषाणैरिष्टकाभिर्वा बद्धा कूपाद् बृहत्तरा।
ससोपाना भवेद् वापी तज्जलं वाप्यमुच्यते।।
वाप्यं वारि यदि क्षारं पित्तकृत् कफवातहृत्।
तदेव मिष्टं कफदं वातपित्तहरं भवेत् ।। (भा.प्र.नि.-१३.४६-४७)

वाप्य (वापी का) जल– जो कुएँ से बड़ी तथा ईंट या पत्थरों से निर्मित सीढ़ियों से युक्त होती है, उसे वापी (बावड़ी) कहते हैं। इसका जल वाप्य कहलाता है। वापी का जल यदि खारा हो तो पित्तकारक व वातहर होता है। वही यदि मीठा हो तो कफवर्धक व वात-पित्तनाशक होता है।

अथ कौपम्– भूमौ खातोऽल्पविस्तारो गम्भीरो मण्डलाकृतिः।
बद्धोऽबद्धः स कूपः स्यात् तदम्भः कौपमुच्यते।।

कौपं पयो यदि स्वादु त्रिदोषघ्नं हितं लघु।
तत् क्षारं कफवातघ्नं दीपनं पित्तकृत्परम्।। (भा.प्र.नि.-१३.४८-४९)

कौप (कुएँ का) जल– गोलाकार तथा कम चौड़ाई में भूमि में गहरा खोदकर बनाया हुआ जल का स्रोत कुआँ कहलाता है। यह ईंट आदि से चिना हुआ तथा बिना चिना हुआ, दो प्रकार का होता है। इसका जल कौप जल कहलाता है। कौप (कुएँ का) जल यदि मधुर हो तो त्रिदोषनाशक, हितकारी व लघु होता है। यदि वह खारा हो तो कफवातनाशक, पित्तकर व परम अग्नि-दीपन होता है।

अथ चौण्ड्यम्– **शिलाकीर्णं स्वयं श्वभ्रं नीलाञ्जनसमोदकम्।**
लतावितानसञ्छन्नं चोण्डमित्यभिधीयते।।
'तत्रत्यमुदकं चौण्ड्यं मुनिभिस्समुदाहृतम्'। (भा.प्र.नि.-१३.५०-५१)
चौण्ड्यं वह्निकरं नीरं रूक्षं कफकरं लघु।
मधुरं पित्तनुद् रुच्यं पाचनं विशदं स्मृतम्।। (भा.प्र.नि.-१३.५२)

चौण्ड्य जल– जो श्वभ्र (गड्ढा) शिलाओं से व्याप्त नीलाञ्जन के समान जल वाला व फैली हुई लताओं से आच्छादित रहता है। उसे चोण्ड कहते हैं। चोण्ड में विद्यमान जल मुनियों के द्वारा चौण्ड्य जल कहा जाता है। यह जल जठराग्निवर्धक, रूक्ष, कफकारक व लघु होता है। चौण्ड्य जल मधुर, पित्तनाशक, रुचिकर, पाचन व विशद होता है।

अथ पाल्वलम्– **पाल्वलं वार्यभिष्यन्दि गुरु स्वादु त्रिदोषकृत्।** (भा.प्र.नि.-१३.५४)

पाल्वल जल– पाल्वल (छोटे तालाब का) जल अभिष्यन्दी, गुरु, मधुर व त्रिदोषकारक होता है।

अथ विकिरम्– **नद्यादिनिकटे भूमिर्या भवेद्वालुकामयी।**
उद्भाव्यते ततो यत्तु तज्जलं विकिरं विदुः।। (भा.प्र.नि.-१३.५५)
विकिरं शीतलं स्वच्छं निर्दोषं लघु च स्मृतम्।
तुवरं स्वादु पित्तघ्नं क्षारं तत् पित्तलं मनाक्।। (भा.प्र.नि.-१३.५६)

विकिर जल– नदी के किनारे जो रेतीली भूमि होती है, उससे जो जल निकलता है, उसे विकिर जल कहते हैं। विकिर जल शीतल, स्वच्छ, निर्दोष व लघु माना गया है। यह तुवर (कषाय), स्वादु, पित्तनाशक तथा खारा होने से थोड़ा पित्तवर्धक होता है।

अथ कैदारम्– **केदारं क्षेत्रमुद्दिष्टं कैदारं तज्जलं स्मृतम्।**
कैदारं वार्यभिष्यन्दि मधुरं गुरु दोषकृत्।। (भा.प्र.नि.-१३.५७)

कैदार जल– केदार खेत को कहते हैं। अतः उसमें होने वाला जल कैदार जल कहलाता है। कैदार जल अभिष्यन्दी, मधुर, गुरु व दोषकारक होता है।

अथ ह्रादम्– ह्रादं तु वह्निजननं मधुरं कफवातहारि पथ्यं च।

ह्राद (नदी जल से किनारे के निकट बने तालाब) का जल– ह्राद जल जठराग्निवर्धक, मधुर, कफवात को नष्ट करने वाला व पथ्य होता है।

नादेयं नवमृण्मयेषु निहितं सन्तप्तमर्कांशुभि-
र्यामिन्यां च निविष्टमिन्दुकिरणैर्मन्दानिलान्दोलितम्।
एलाद्यैः परिवासितं श्रमहरं पित्तोष्णदाहे विषे (शार्दूलविक्रीडित छन्द)
मूर्च्छारक्तमदात्ययेषु च हितं शंसन्ति हंसोदकम्।। (रा.नि.-१४.५४)

हंसोदक– जो नदीजल दिन में सूर्यकिरणों से सन्तप्त कर मिट्टी के नवीन पात्र में रखकर रात को चाँदनी में रखा जाता है तथा मन्द वायु से आन्दोलित (सम्पर्कित) होता है, वह जल हंसोदक कहलाता है। इसे इलायची आदि से सुगन्धित कर उपयोग में लाना चाहिए। यह थकान-निवारक होता है तथा पित्त, जलन, विषविकार, मूर्च्छा, रक्तपित्त व मदात्यय (नशा) आदि में अति हितकारी माना जाता है।

।। इति हंसोदकम्।।

कौपं प्रास्रवणं वसन्तसमये ग्रीष्मे च, चौण्ड्यं भवेत्
काले प्रावृषि नाभसं च सगुणं स्यादौद्भिदं वा पयः।
नीहारे सरसीतटागविषयं सर्वं शरत्सङ्गमे (शार्दूलविक्रीडित छन्द)
सेव्यं सूर्यसितांशुरश्मिपवनव्याधूतदोषं पयः।। (सु.नि.-१.३६)

वसन्त एवं ग्रीष्मकाल में कुएँ व झरने का जल गुणकारी होता है। वर्षाकाल में चौण्ड्य जल गुणकारी होता है। इसी ऋतु में स्वच्छ पात्र में संगृहीत आकाशीय जल गुणकारी होता है अथवा भूमि का भेदन कर निकला औद्भिद जल भी गुणकारी होता है। हेमन्त ऋतु में झील व तडाग का जल गुणकारी होता है। शरद् ऋतु में सूर्य-चन्द्र की किरणों के सम्पर्क में आया हुआ तथा वायु से आन्दोलित दोषरहित सर्वविध जल सेवनीय होता है। यह पद्य सुश्रुतसंहिता, सूत्रस्थान- ४५.८ पर आधारित है।

वृद्धसुश्रुतः– पौषे वारि सरोजातं माघे तत्तु तटाकजम्।
फाल्गुने कूपसम्भूतं चैत्रे चौण्ड्यं हितं मतम्।।
वैशाखे नैर्झरं नीरं ज्येष्ठे शस्तं तथौद्भिदम्।
आषाढे शस्यते कौपं श्रावणे दिव्यमेव च ।।
भाद्रे च कूपसम्भूतमाश्विने चौण्ड्यमेव च।

कार्त्तिके मार्गशीर्षे च जलमात्रं प्रशस्यते ।।
भौमानामम्भसां प्रायो ग्रहणं प्रातरिष्यते।
शीतत्वं निर्मलत्वं च यतस्तेषां महान् गुणः।। (भा.प्र.नि.-१३.६५-६८)

इस विषय में वृद्धसुश्रुत का मत इस प्रकार है– पौष मास में सर (झील) का, माघ में तालाब का तथा फाल्गुन में कुएँ का एवं चैत्र में चौण्ड्य जल हितकारी माना जाता है। वैशाख में झरने का, ज्येष्ठ में औद्भिद एवं आषाढ़ में कुएँ का तथा श्रावण मास में दिव्य (आकाशीय) जल उत्तम माना जाता है। भादों में कुएँ का, आश्विन में चौण्ड्य तथा कार्त्तिक व मार्गशीर्ष मासों में प्रत्येक जल प्रशस्त माना गया है।

भौम नामक जल का ग्रहण प्राय: प्रात:काल करना चाहिए; क्योंकि उस समय इसमें शीतलता व निर्मलता का महान् गुण विशेष रूप से होता है।

अथ नारिकेलोदगुणाः

नारिकेरोदकं स्निग्धं स्वादु वृष्यं हिमं लघु।
तृष्णापित्तानिलहरं दीपनं वस्तिशोधनम्।। (अ.हृ.सू.-५.१९)
'श्रमघ्नं बृंहणं बल्यं सूतिकानां हितं परम्'।

।। इति सामान्यनारिकेरवारिगुणाः।।

नारियल का पानी स्निग्ध, स्वादु, वृष्य, शीतल व लघु होता है। यह तृष्णा, पित्त व वात को नष्ट करने वाला, दीपन तथा वस्तिशोधक होता है। यह थकान दूर वाला, बृंहण व बल्य होता है तथा सूतिकाओं (नवप्रसूता नारियों) के लिए परम हितकर माना जाता है।

अथ पुराणस्य– नारिकेरस्य यत्तोयं पुराणं पित्तवर्धनम्।

पुराने नारियल पानी के गुण– पुराने नारियल का जल पित्तवर्धक होता है।

नवस्य– तस्यैव तरुणं तोयं पित्तघ्नं कृमिनाशनम्।।

नए नारियल पानी के गुण– नये नारियल का जल पित्तनाशक व कृमिनाशक होता है।

बालस्य– बालस्य नारिकेरस्य कटु पाके हिमं जलम्।
ईषत्कषायमधुरं पक्वस्योष्णं सरं गुरु।।
स्निग्धादयो गुणास्त्वन्ये समाः स्युर्बालपक्वयोः।

कच्चे नारियल के पानी के गुण– कच्चे नारियल का जल पाक में कटु तथा शीतल होता है। यह थोड़ा कषायमधुर होता है। पके हुए नारियल का जल उष्ण, सर व गुरु होता है। अन्य स्निग्धता आदि गुण तो कच्चे व पके

नारियल के जल में एक जैसे ही होते हैं।

अन्यत्र– नारिकेरसलिलं लघु बाल्ये शीतलं च मधुरं दरपाके।
पित्तपीनसतृषास्रविदाहश्रान्तिशोषशमनं सुखदायि।। (स्वागता छन्द)
पक्वमेतदपि किञ्चिदिहोक्तं पित्तकारि रुचिदं मधुरं च।
दीपनं बलकरं गुरु वृष्यं वीर्यवर्धनमिदं तु वदन्ति।। (स्वागता छन्द)

अन्यत्र नारियल पानी के गुण इस प्रकार बताए हैं– कच्चे नारियल का दरपाक (थोड़ी परिपक्व अवस्था) होने पर जो पानी होता है, वह लघु, शीतल व मधुर होता है। ऐसा जल पित्त, जुकाम, तृषा, रक्तविकार, विदाह, थकान व शोष का शमन करने वाला तथा सुखदायक होता है। पके नारियल का पानी कुछ पित्तकारक, रुचिप्रद व मधुर होता है। यह दीपन, बलकर, गुरु, वृष्य तथा वीर्यवर्धक कहा गया है।

अथास्य सेवनकाल:–

नारिकेराम्बु भुक्तेः प्राग् गुल्माग्निसदनादिहृत्।
अतः परं न पेयं स्यात् सेन्दु तच्छीतलं हितम् ।। सेन्दु सकर्पूरम्।

नारियल पानी का सेवनकाल– भोजन के पहले नारियल पानी का सेवन गुल्म व मन्दाग्नि को नष्ट करता है। इसे भोजन के पश्चात् नहीं पीना चाहिए, कर्पूर के साथ यह शीतल व हितकर होता है।

क्षयोपवासाध्वगमातिभाष्य-व्यवायवातातपपीडितानाम्।
व्यायामिनां वातकफोत्तराणां यन्नारिकेरोदकमेव शस्तम्।।

क्षयरोग, उपवास, पैदल यात्रा, अतिभाषण, मैथुन, वात, आतप (धूप) आदि से पीड़ित व्यक्तियों के लिए, व्यायामशील तथा वातकफ-प्रधान व्यक्तियों के लिए नारिकेल जल से बढ़कर अन्य कोई जल नहीं है।

।। इति नारिकेरोदकम्।।

शतपत्राम्बु सहसा रक्तपित्तगदापहम्।
मूर्च्छावित्रासशमनं दाहतृष्णानिवारणम्।।

गुलाबोदकम्।

गुलाब जल– शतपत्र (गुलाब) का जल सहसा अर्थात् अतिशीघ्र ही रक्त-पित्तहर होता है। यह मूर्च्छा व वित्रास (घबराहट, भय) का शामक तथा दाह एवं तृष्णा का निवारक होता है।

अथ वर्ज्यजलानि– अग्राह्यमुदकं सर्वमेभिर्दोषैस्समन्वितम्।

गोहस्त्यश्वादिविण्मूत्रशवमूषिकदूषितम्।।

वर्जित जल– गाय, हाथी, घोड़ा आदि के मल-मूत्र द्वारा तथा शव व मूषक (चूहा) आदि से दूषित जल ग्रहण करने योग्य नहीं होता है।

कीटसम्पीडसंसृष्टं नष्टं च क्षुद्रजन्तुभिः।
विषवृक्षजटाश्लिष्टं चिरकालव्यवस्थितम्।।
आस्तीर्णं जीर्णपर्णाद्यैस्तृणकाष्ठैश्च वाहितम्।
तैलाभं फेनिलं स्निग्धं पुराणोदकमिश्रितम्।।
सूर्येन्दु-पवनादृष्टमभिवृष्टं घनं गुरु।
तत् कुर्यात् स्नानपानाभ्यां तृष्णाध्मानोदरज्वरान्।।
अर्शोभगन्दरग्रन्थिशोफपाण्डुहलीमकान्।
कासाग्निसादाभिष्यन्दकण्डूगण्डादिकान् गदान्।। जटामूलानि।

कीड़ों से युक्त तथा क्षुद्र जन्तुओं से दूषित किया गया जल अग्राह्य व रोगकारक होता है। इसी प्रकार विषैले वृक्ष की जटाओं से आश्लिष्ट, बहुत दीर्घकाल से एक जगह ठहरा जल, पुराने सड़े-गले पत्तों से ढका हुआ तथा तृण व काष्ठ आदि से युक्त एवं तेल जैसा दिखने वाला, झागवाला, स्निग्ध तथा पुराने जल से मिला हुआ जल ग्राह्य नहीं होता तथा आगे बताए रोगों का जनक होता है।

सूर्य, चन्द्र व वायु के सम्पर्क से रहित, बरसने पर पृथ्वी पर मल के मिलने से गाढ़ा तथा गुरु (भारी) बना जल भी ग्राह्य नहीं होता है। इससे स्नान व इसका पान करने से तृष्णा, अफारा व उदरज्वर होते हैं। यह बवासीर, भगन्दर, ग्रन्थि, सूजन, पीलिया व हलीमक, खाँसी, मन्दाग्नि, अभिष्यन्द, खुजली व गलगण्ड आदि रोग पैदा करता है।

।। इति वर्ज्यजलानि।।

अथ प्रतिप्रसवः

अदुष्टसलिलाभावे वाप्यं यत् स्यात् सुयुक्तितः।
अग्नौ प्रतपनं यद्वा सूर्यरश्मिप्रतापनम्।।

उपर्युक्त निषिद्ध जल को उपयोग में लाने की विधि– शुद्ध जल के अभाव में वापी के जल को युक्ति से निकालकर अग्नि या धूप में तपाएं।

प्रशस्यतेऽतितप्तायःपिण्डनिर्वापणं तथा।
क्षुद्रजन्त्वभिदुष्टस्य घनवस्त्रेण शोधनम्।।

फिर अत्यन्त उष्ण लोहे के गोले को उसमें डालकर बुझा दें तथा क्षुद्रजन्तुओं को निकालने के लिए गाढ़े वस्त्र से छान लें।

पुष्पैरनिष्टगन्धस्य पाटलाद्यैश्च वासनम्।
लवङ्गोशीरकर्पूरकोष्ठकस्तूरिचन्दनैः ।।
चूर्णितैर्वासितं वारि सुगन्धं सर्वदोषजित्।

अनिष्ट गन्ध को नष्ट करने के लिए पाटल (गुलाब) आदि फूलों से तथा लौंग, उशीर (खस), कर्पूर, कोष्ठ (कूठ), कस्तूरी व चन्दन के चूर्ण से सुगन्धित बनायें। इस प्रकार वह जल उत्तम गन्धयुक्त, शुद्ध व सर्वदोषहर हो जाता है।

अथ चन्द्रकान्तवारि– चन्द्रकान्तोद्भवं वारि पित्तघ्नं विमलं लघु।

चन्द्रकान्त जल– चन्द्रकान्त मणि से चन्द्र किरणें पड़ने से स्रवित होने वाला जल पित्तनाशक, विमल व लघु होता है।

अथोषःपानगुणाः– कासश्वासातिसारज्वरकिटिभकटीकुष्ठकोठप्रमेहाः
मूत्राघातोदरार्शःश्वयथुगलशिरःकर्णशङ्खाक्षिरोगाः।
ये चान्ये वातपित्तश्रमजकफभवा व्याधयः सन्ति केचित् (स्रग्धरा छन्द)
तांस्तानभ्यासयोगादपहरति पयः पीतमन्ते निशायाः।। (सु.नि.-१.४१)

उषःपान के गुण– उषाकाल में जल पीने से खाँसी, दमा, अतिसार, ज्वर, किटिभ (कुष्ठभेद), कटिरोग, कुष्ठ, कोठ, प्रमेह, मूत्राघात, उदरविकार, बवासीर, श्वयथु (सूजन), रोग नष्ट होते हैं तथा कण्ठ, शिर, कर्ण शंख व नेत्र के रोग नष्ट हो जाते हैं। जो अन्य वात-पित्त-कफ व श्रम से होने वाले रोग हैं, वे भी इसके अभ्यास से नष्ट हो जाते हैं।

तथा– अम्भसः प्रसृतान्यष्टौ रवावनुदिते पिबेत्।
वातपित्तकफाञ्जित्वा जीवेद्वर्षशतं दृढः।।

सूर्योदय से पूर्व आठ प्रसृति (सोलह पल) पानी पीने से वात, पित्त व कफ के विकारों को जीतकर मनुष्य सौ वर्ष सुख से जीवित रहता है।

अपि च– विगतघननिशान्ते प्रातरुत्थाय नित्यं पिबति खलु नरो यो घ्राणरन्ध्रेण वारि। (मालिनी छन्द)
स भवति मतिपूर्णश्चक्षुषा ताक्ष्र्यतुल्यो वलिपलितविहीनः सर्वरोगैर्विमुक्तः।। (सु.नि.-१.४३)

घनी रात के बीत जाने पर प्रातः उठ कर जो मनुष्य नासिका से पानी पीता है, वह बुद्धिसम्पन्न, नेत्रों से गरुड़ के समान तीव्र दृष्टि वाला, वलि (झुर्रियों) व पलित (केशों की श्वेतिमा) से रहित व सर्वरोगमुक्त हो जाता है।

व्यङ्गवलीपलितघ्नं पीनसवैस्वर्यहारि तिमिरघ्नम्।
रजनीक्षयेऽम्बु पीतं रसायनं दृष्टिजननं च ।।

प्रात:काल में पिया हुआ पानी मुख पर पड़ी झाई, झुर्रियों व बालों के श्वेतपन, जुकाम, स्वर की विकृति तथा रतौन्धी को दूर करता है। यह रसायन होता है तथा नेत्रज्योति को बढ़ाता है।

पिबेद् घटसहस्राणि यावन्नास्तमितो रविः।
अस्तं गते दिवानाथे बिन्दुरेको घटायते।। (सु.नि.-१.६५)

सूर्यास्त होने से पहले भले ही अनेक घड़े पानी पी लें, परन्तु सूर्य के अस्त होने पर एक बिन्दु (बूंद) भी घड़े जैसा भारी हो जाता है। भाव यह है कि दिन में चाहे कितना ही जल पिएं, परन्तु सूर्यास्त के पश्चात् अल्पमात्रा में ही जल पीना चाहिए।

अजीर्णे चौषधं वारि जीर्णे वारि बलप्रदम्।
भोजने चामृतं वारि रात्रौ वारि विषोपमम्।। (सु.नि.-१.६६)

अजीर्ण होने पर (भोजन न पचने पर) पानी औषध का काम करता है। भोजन के जीर्ण होने पर यह बलदायक होता है। भोजन के बीच में पानी पीना अमृत के समान एवं रात को विष के समान होता है।

विण्मूत्रारुणनीलीकाविषहतं तप्तं घनं फेनिलं
दन्तग्राह्यमनुत्तमं सलवणैः शैवालकैः संवृतम्।
जन्तुव्रातविमिश्रितं गुरुतरं पर्णोरुपङ्काविलं (शार्दूलविक्रीडित छन्द)
चन्द्रार्कांशुतिरोहितं च न पिबेन्नीरं जडं दोषलम्।। (रा.नि.-१४.५६)

मल मूत्र आदि से मलिन तथा (अन्य अपमिश्रणों से) लाल व नीले रंग का बना जल पीने योग्य नहीं होता है। इसी प्रकार विष से दूषित, बहुत गर्म, फेनिल (झागयुक्त), दन्तग्राह्य, दोषपूर्ण, नमक व सेवार से युक्त, कृमि-कीटादि के समूह से मिश्रित, भारी, बहुत पत्तों व कीचड़ से युक्त, सूर्य व चन्द्रमा की किरणों के सम्पर्क से रहित तथा अति शीतल जल भी दोषकारक होने से पीने योग्य नहीं होता है।

पार्श्वशूले प्रतिश्याये वातदोषे नवज्वरे।
हिक्काध्मानादिदोषेषु शीताम्बु परिवर्जयेत्।। (रा.नि.-१४.५७)

पार्श्वशूल (बगल का दर्द), जुकाम, वातरोग, नवीन ज्वर, हिचकी व आध्मान आदि दोषों में शीतल जल नहीं पीना चाहिए।

धातुक्षये रक्तविकारदोषे वान्त्यां प्रमेहे विषविड्ग्रहेषु।
जीर्णज्वरे शैथिलसन्निपाते जलं प्रशस्तं श्रृतशीतलं तत्।। (रा.नि.-१४.५८)

धातुक्षय, रक्तविकार, वमन, प्रमेह, विष, कब्ज, जीर्णज्वर तथा शैथिलसन्निपात, इन रोगों में उबालकर शीतल किया हुआ जल पीना उत्तम माना जाता है।

तप्तं पाथः पादभागेन हीनं पथ्यं प्रोक्तं वातजातामयघ्नम्।
अर्धांशोनं नाशयेद्वातपित्तं पादप्रायं तत्तु दोषत्रयघ्नम्।। (रा.नि.-१४.५९)

उबालने से जिसका चतुर्थांश कम हो गया हो, ऐसा जल हितकारी माना जाता है। यह वातजन्य रोगों का नाश करता है। उबालने पर आधा बचा जल वात-पित्त को नष्ट करता है तथा उबालने पर एक चौथाई शेष जल वात, पित्त, कफ, इन तीनों दोषों को दूर करता है।

हेमन्ते पादहीनं च पादार्धोनं च शारदे।
प्रावृड्वसन्तशिशिरग्रीष्मेष्वर्धावशेषितम्।। (रा.नि.-१४.६०)

तथा–हेमन्त में उबालने पर जिसका चतुर्थांश कम हो गया हो, ऐसा जल पीना चाहिए। शरद् में उबालने से जिसका आठवां अंश कम हो गया हो, ऐसा जल पीना चाहिए। वर्षा, वसन्त, शिशिर व ग्रीष्म ऋतुओं में उबालने पर आधा शेष बचा जल पीना चाहिए।

तप्तं दिवा जाड्यमुपैति नक्तं नक्तं च तप्तं च दिवापि वारि।
दिवा च नक्तं च नृभिस्तदात्वे युक्तं जलं तप्तमतो ग्रहीतुम्।। (रा.नि.-१४.६२)

दिन में गर्म करके रखा हुआ पानी रात होने तक शीतल हो जाता है, रात को गर्म करके रखा हुआ पानी प्रातः पर्यन्त शीतल हो जाता है। अतःमनुष्यों को चाहिए कि दिन व रात में जब आवश्यकता हो तभी गर्म किया हुआ पानी प्रयोग में लाएं। गर्म करके दिन भर या रात भर रखा हुआ नहीं।

अपनयति पवनदोषं दलयति कफमाशु नाशयत्यरुचिम्। (आर्या छन्द)
पाचयति चान्नमनलं पुष्णाति निशीथपीतमुष्णाम्भः।। (रा.नि.-१४.६४)

रात को पिया उष्ण जल वातदोष को दूर करता है, कफ व अरुचि को नष्ट करता है, अन्न का पाचन करता है तथा जठराग्नि को बढ़ाता है।

पानीयं न तु पानीयं पानीयेऽन्यप्रदेशजे। अजीर्णे इति शेषः। (अ.सं.सू.-६.२८)

अन्य प्रदेश (स्थान) का जल पीने पर जब तक वह जीर्ण न हो जाय, तब तक अन्य जल नहीं पीना चाहिए।

तथा– अत्यम्बुपानान्न विपच्यतेऽन्नमनम्बुपानाच्च स एव दोषः। (सु.नि.-१.६७)
तस्मान्नरो वह्निविवर्धनाय पुनः पुनर्वारि पिबेदभूरि।। (रा.नि.-१४.६६)

बहुत पानी पीने से भोजन नहीं पचता है तथा पानी न पीने से भी वही दोष होता है। अतः जठराग्नि को बढ़ाने के लिए बार-बार थोड़ा-थोड़ा पानी पीना चाहिए।

शीताम्बुपूरितमुखं प्रतिवासरं यः कालत्रयेऽपि नयनद्वितयं जलेन। (वसन्ततिलका छन्द)
आसिञ्चति ध्रुवमसौ न कदाचिदक्षि-रोगव्यथाविधुरतां भजते मनुष्यः।। (सु.नि.-१.४४)

जो व्यक्ति प्रतिदिन तीन समय (प्रातः, मध्याह्न व सायम्) शीतल जल से मुख भर के आंखों पर जल से आसेचन करता है, छींटे देता है, वह कभी भी नेत्ररोगों से पीड़ित नहीं होता है।

तप्तायःपिण्डसंयुक्तं लोष्ठनिर्वापितं जलम्।
सर्वदोषहरं पथ्यं सदा नैरुज्यकारकम्।। (सु.नि.-१.५९)

जिस जल में तपा हुआ लोह पिण्ड बुझाया गया हो अथवा गर्म पत्थर बुझाया गया हो, वह जल सर्वदोष-नाशक, पथ्य तथा सदैव आरोग्यकारक होता है।

पानीयं प्राणिनां प्राणा विश्वमेतद्धि तन्मयम्।
अतोऽत्यन्तनिषेधेऽपि न क्वचिद् वारि वार्यते।। (सु.नि.-१.६३)

जल प्राणियों का प्राण (जीवन) होता है। सम्पूर्ण जगत् जल के ऊपर ही निर्भर है। अतः शास्त्र में किसी प्रसंग में जल का अत्यन्त निषेध होने पर भी पूर्णरूप से निषेध नहीं समझना चाहिए।

तृषितो मोहमायाति मोहात्प्राणान् विमुञ्चति।
तस्मात् स्वल्पं च दातव्यं न क्वचिद्वारि वार्यते।। (सु.नि.-१.६२)

जल का पूर्ण निषेध इसलिए नहीं है कि प्यासा व्यक्ति मूर्च्छित हो जाता है तथा मूर्च्छित व्यक्ति प्राण त्याग देता है। इसलिए जहाँ कहीं जल का निषेध है, वहाँ भी थोड़ा जल देना चाहिए, क्योंकि पूर्ण रूप से जल का निषेध नहीं होता है।

क्षुधा संशुष्कहृत्कण्ठः प्रथमं कबलान् बहून्।
यो भुङ्क्ते प्रपिबेदम्बु शीतलं मात्रया युतम्।। (सु.नि.-१.६८)

भूख से सूखे कण्ठ व हृदय वाला व्यक्ति पहले बहुत से भोजन के ग्रास खाए, तदनन्तर मात्रा में शीतल जल पीए।

तेन हृत्कण्ठशुद्धिः स्यात् सुखेनान्नं पतत्यधः।
स्नेहयुक्तं च यद् भुक्तं ततः सन्तर्पणं भवेत्।। (सु.नि.-१.६९)

उससे हृदय व कण्ठ की शुद्धि होती है तथा अन्न सुख से नीचे उतर जाता है। किञ्च स्नेहयुक्त (रस या द्रव के साथ) खाया गया अन्न शरीर का तर्पण करने वाला होता है।

आदौ द्रवं समश्नीयात् तत्राम्बु न पिबेद्बहु।
मध्ये तु कठिनं भुक्तं यथेष्टं शस्यते जलम् ।। (सु.नि.-१.७०)

भोजन के आरम्भ में तरल वस्तु लेनी चाहिए, परन्तु अधिक जल नहीं पीना चाहिए। भोजन के मध्य में ठोस भोज्य लेना चाहिए तथा यथेष्ट जल भी लेना चाहिए।

प्राग्द्रवं पुरुषोऽश्नीयान्मध्ये तु कठिनाशनः।
अन्ते पुनर्द्रवाशी च बलारोग्ये न मुञ्चति।।

मनुष्य को भोजन में पहले द्रव लेना चाहिए मध्य में ठोस भोज्य लेना चाहिए तथा अन्त में फिर द्रव (तरल) लेना चाहिए। इस प्रकार करने से बल व आरोग्य सुरक्षित रहते हैं।

तथैव भोजनस्यान्ते पीतमम्बु बलप्रदम्।
द्रवं प्रयाति भुक्तान्ते किन्तु तन्मात्रया पिबेत्।। (सु.नि.-१.७१)

भोजन के अन्त में पिया गया जल बलप्रद होता है; किन्तु इससे खाया अन्न द्रवरूप हो जाता है; अतः इसे मात्रा के अनुसार ही पीना चाहिए।

समस्थूलकृशा भुक्तमध्यान्तप्रथमाम्बुपाः।

भोजन के मध्य, अन्त व आरम्भ में जल पीने वाले व्यक्ति क्रमशः सम, स्थूल व कृश हो जाते हैं। भाव यह है कि, जो व्यक्ति भोजन के मध्य में जल पीता है वह न तो कृश और न ही स्थूल होता है किन्तु; सम अवस्था में रहता है। भोजन के अन्त में जल पीने वाला व्यक्ति स्थूल हो जाता है तथा भोजन के आरम्भ में जल पीने वाला व्यक्ति कृश हो जाता है। *इसके पीछे कारण यह है कि भोजन के आरम्भ में जल पीने से पाचक रस जल में मिल जाते हैं, जिससे भूख मन्द हो जाती है व भोजन का पाचन नहीं होता है, इससे कृशता होना स्वाभाविक है। मध्य में जल पीने से भोजन का सम्यक् परिपाक होता है, अतः शरीर की सम स्थिति रहती है। अन्त में जल पीने से कफ बढ़ता है, जिससे शरीर में मन्दता व स्थूलता आती है।*

क्वचिदुष्णं क्वचिच्छीतं क्वचित् क्वथितशीतलम्।
क्वचिद्भेषजसंयुक्तं न क्वचिद् वारि वार्यते ।। (सु.नि.-१.६१)

कहीं उष्ण, कहीं शीतल, कहीं गर्म करके शीतल किया हुआ तथा कहीं औषध मिश्रित जल दिया जाता है। जल का सर्वथा निषेध कहीं नहीं किया जाता है।

पूरयेद् भागयुगलं कुक्षेरन्नेन सुस्थितः।
जलेनैकं चतुर्थं च वायुसञ्चरणाय वै।। (सु.नि.-१.७४)

स्वस्थ व्यक्ति को चाहिए कि वह पेट के दो भाग अन्न से तथा एक भाग जल से भरे, चौथे भाग को वायुसंचार के लिए खाली रखे।

वासितं नूतनैः पुष्पैः पाटलीचम्पकादिभिः।
पथ्यं सुगन्धि हृद्यं च शीतलाम्बु सदा पिबेत्।। (सु.नि.-१.७७)

पाटली, चम्पक आदि पुष्पों से सुवासित, पथ्य, सुगन्धित तथा हृदयप्रिय शीतल जल सदा पीना चाहिए।

ग्रीष्मे शरदि पातव्यं स्वेच्छया सलिलं नरैः।
अन्यदा त्वल्पमेवैतद् वातश्लेष्मभयात् पिबेत्।। (सु.नि.-१.७९)

ग्रीष्म (ज्येष्ठ, आषाढ) व शरद् ऋतु (आश्विन, कार्त्तिक) में मनुष्यों को जीभर पानी पीना चाहिए; अन्य ऋतुओं में- अर्थात् वसन्त, वर्षा व शिशिर में तो जल अपेक्षाकृत अल्प मात्रा में पीना चाहिए; क्योंकि इन ऋतुओं में अधिक पानी पीने से वात व कफ बढ़ने का भय रहता है।

अन्नेनापि विना जन्तुः प्राणान् सन्धारयेच्चिरम्।
तोयाभावे पिपासार्त्तः सद्यः प्राणैर्वियुज्यते।। (सु.नि.-१.८०)

मनुष्य अन्न के बिना भी चिरकाल तक प्राणधारण कर सकता है; परन्तु जल के अभाव में प्यास से व्याकुल व्यक्ति शीघ्र ही प्राणों से वियुक्त हो जाता है। अतः जल ही जीवन है- अर्थात् जीवन का कारण है। इसका अभाव या आवश्यकता से कम मात्रा लेना उचित नहीं है।

अथ काष्ठविशेषेण तापितवारिगुणाः–

गन्धर्वहस्तकाष्ठैस्तु तप्तं वारि प्रदूषितम्।
अलक्ष्मीरक्तपित्तादिदोषाणां च प्रसाधनम्।। गन्धर्वहस्त एरण्डः।

अब काष्ठविशेष (भिन्न-भिन्न प्रकार के) से गर्म किये पानी के गुण बताते हैं– गन्धर्वहस्त (एरण्ड) की लकड़ी जलाकर गर्म किया पानी प्रदूषित होता है। यह अलक्ष्मी (दरिद्रता) व रक्तपित्त आदि दोषों को पैदा करता है। प्राचीन संस्कृतग्रन्थों में एरण्ड को गन्धर्वहस्त भी कहा जाता है।

भल्लातकस्य काष्ठैस्तु तप्तं यच्च शुभोदकम्।
वातश्लेष्महरं पथ्यं वीर्यतेजोविवर्धनम्।।

भिलावे की लकड़ियों से गर्म किया जल शुभ (उत्तम) माना जाता है। यह वातकफ-नाशक, पथ्य, वीर्य व तेज को बढ़ाने वाला होता है।

पलाशोदुम्बरोद्भूतकाष्ठैस्तप्तं च वारि यत्।
व्रणकण्डूकरं चासृग्बलवीर्यविवर्धनम्।।

पलाश (ढाक), उदुम्बर (गूलर) की लकड़ियों से गर्म किया हुआ पानी घाव व खुजली को ठीक करता है। यह रक्त, बल व वीर्य को बढ़ाता है।

जम्बूवटाम्रजै: काष्ठैस्तप्तं वारि तटागजम्।
मेधाबलप्रदं वीर्यकारि दोषविनाशनम्।।

जामुन, बड़ व आम की लकड़ियों से गर्म किया तालाब का जल मेधा, बल व वीर्य की वृद्धि करता है तथा दोषों का नाशक होता है।

बदरीसम्भवै: काष्ठैस्तप्तं वापीसमुद्भवम्।
कफहन्न च निर्दिष्टं दोषाणां च विनाशनम्।।

बदरी (बेरी) की लकड़ियों से गर्म किया वापी (बावड़ी) का जल कफदोष के अतिरिक्त अन्य दोषों को दूर करता है।

काष्ठै: खदिरजैस्तप्तं रक्तपित्तविनाशनम्।
आप्यायनकरं ग्रीष्मे श्रेष्ठमेतत्परं जलम्।।

खदिर (खैर) की लकड़ियों से गर्म किया हुआ जल रक्तपित्त-नाशक होता है। यह उत्तम जल ग्रीष्मकाल में शरीर की पुष्टि करने वाला माना जाता है।

कदम्बनिम्बजैस्तप्तं काष्ठैर्वारि सरिद्भवम्।
पथ्यं दोषहरं कण्डूरक्तपित्तविनाशनम्।।

कदम्ब व नीम के काष्ठ से गर्म किया हुआ नदी का जल पथ्य व दोषहर होता है। यह खुजली व रक्तपित्त को दूर करता है।

धात्रीदारुसमुद्भूतकाष्ठैस्तप्तं च यज्जलम्।
वातपित्तहरं श्रेष्ठं रसायनकरं परम्।।

आँवले के काष्ठ से गर्म किया जल उत्तम माना जाता है। यह वातपित्तहर एवं परम रसायन होता है।

पुष्करस्य च काष्ठेन तप्तं कूपोद्भवं जलम्।
वातपित्तहरं श्रेष्ठं रसायनकरं परम्।।

पुष्कर के काष्ठ से गर्म किया हुआ कुएँ का जल विशेष रूप से वातपित्तहर एवं उत्तम रसायन होता है।

कर्कन्धुदारुसम्भूतकाष्ठैस्तप्तं च यज्जलम्।
जठराग्नेः प्रसदनं सुश्रुतेन प्रभाषितम्।।

कर्कन्धु (छोटे बेर की झाड़ी) के काष्ठ से गर्म किया हुआ जल जठराग्नि को मन्द करता है। यह बात सुश्रुत मुनि की कही हुई है।

सल्लकीशाकनिर्यासकाष्ठैश्चापि पृथक् पृथक्।
तप्तं निर्झरजं वारि तद् रोगान् जनयेद्बहून्।।

सल्लकी सालयी। शाकः साव। निर्यासः रालाचें झाड्।

शल्लकी, शाक व निर्यास के काष्ठ से पृथक्-पृथक् गर्म किया गया झरने का पानी बहुत से रोगों को पैदा करता है।

वटैश्चार्जुनकाष्ठैश्च सततं तापितं जलम्।
बलमेधाप्रजननं मैत्रेयेण प्रभाषितम्।।

बड़ व अर्जुन वृक्ष के काष्ठों से निरन्तर गर्म किया जल बल व मेधा देता है। यह बात मैत्रेय मुनि की कही हुई है।

अथ पात्रविशेषस्थितजलगुणाः–

हेमपात्रे च सुस्वादु विपाके शीतलं लघु।
त्रिदोषशमनं वीर्यबलमेधाकरं शुभम् ।।

अथ पात्रविशेष में स्थित होने से जल के गुण– सोने के पात्र में रखा हुआ जल विपाक में सुमधुर, शीतल व लघु होता है। यह त्रिदोषनाशक, वीर्य, बल व मेधा को बढ़ाने वाला होता है।

त्रपुपात्रोदकं यच्च पिच्छिलं मधुरं रसे।
वीर्ये कफकरं चाग्निशकृन्मारुतवर्धनम्।। त्रपु कथिल।

त्रपु (रांगा) के पात्र में रखा हुआ जल पिच्छिल, रस में मधुर, वीर्य से कफ कारक, अग्निशकृत् व वातवर्धक होता है।

घोषपात्रे यदत्युष्णं विपाके कटुकं गुरु।
पित्तश्लेष्मप्रदं वृद्धे यथाकालानुरूपि च।। घोषं कांस्यम्।

कांस्य के पात्र में रखा हुआ अतिगर्म जल विपाक में कटु व गुरु होता है। यह वृद्धों के लिए पित्त व कफप्रद तथा यथाकालानुरूपी होता है।

ताम्रपात्रस्थितं वारि सोष्णं स्वादु सकृत्कटु।
पित्तानलप्रदं वृद्धे सकृन्मारुतनाशनम्।। सकृत् सद्यः।

ताम्बे के पात्र में रखा हुआ गर्म पानी स्वादु व पीते हुए कटु लगने वाला होता है। यह पित्तकर अग्निवर्धक, वृद्धों के लिए शीघ्र वातनाशक होता है।

रीतिपात्रस्थितं तोयं कटु श्लेष्मविनाशनम्।
पित्तलं सकृदुष्णं च मेहरोगविवर्धनम्।। रीति पित्तल

पीतल के पात्र में रखा हुआ जल कटु व कफनाशक होता है। यह पित्तवर्धक, उष्ण व प्रमेहरोग को बढ़ाने वाला होता है।

लोहपात्रस्थितं वारि पानमत्यन्तरूषितम्।
रक्तपित्तहरं कण्डूत्रिदोषशमनं परम्।।

लोहपात्र में रखे हुए पानी को पीना बहुत श्रेष्ठ माना गया है; क्योंकि यह रक्तपित्तनाशक, खुजली नष्ट करने वाला व तीनों दोषों का परम नाशक होता है।

भाजने मृण्मये तप्तं मलानां क्षालने हितम्।
धातुसाम्यकरं वीर्यबलौजःपरिवर्धनम् ।।

।। इति पात्रविशेषेण तोयगुणाः।।

मिट्टी के पात्र में रखा गर्म जल पात्रों को धोने के लिए उपयोगी होता है। यह बल, वीर्य व ओज को बढ़ाने वाला होता है।

।। इति जलप्रकरणम्।।

अथ सविषान्नादिपरीक्षा (विषमिश्रित अन्न की परीक्षा)

ओदनो विषवान्सान्द्रो यात्यविस्राविताम‍िव।
चिरेण पच्यते पक्वो भवेत्पर्युषितोपमः।।

विषयुक्त भात गाढ़ा तथा इस प्रकार कठोर हो जाता है कि इसे निचोड़ा नहीं जा सकता। वह पकाते समय देर से पकता है तथा पकने पर बासी जैसा दिखता है।

मयूरकण्ठतुल्योष्मा मोहमूर्च्छाप्रसेककृत्।
हीयते गन्धवर्णाद्यैः क्लिद्यते चन्द्रकाचितः।।

वह मोर के कण्ठ के समान उष्मा वाला होता है एवं मोह, मूर्च्छा व प्रसेक करने वाला होता है। उसके वर्ण व गन्ध आदि हीन हो जाते हैं। वह चन्द्रक (चन्दवा, मोर के गोलाकार पंख) द्वारा ढकने पर वह गीला हो जाता है।

व्यञ्जनान्याशु शुष्यन्ति ध्यामक्वाथानि तत्र च।
हीनातिरिक्ता विकृता छाया दृश्येत नैव वा।।

उसमें डाले हुए व्यञ्जन, ध्याम व क्वाथ शीघ्र ही सूख जाते हैं। सविष भात की छाया (चमक) या तो कम हो जाती है या बहुत अधिक हो जाती है अथवा विकृत रूप में दिखाई देती है या दिखती ही नहीं है।

फेनोर्ध्वराजी-सीमन्त-तन्तु-बुद्बुद-सम्भवः।
विच्छिन्नविरसा रागाः खाडवाः शाकमामिषम्।।

विष मिले अन्न में झाग, रेखाएँ, सीमन्त (बालों की मांग जैसी रेखा), तन्तु व बुलबुले प्रकट हो जते हैं। विष मिले राग, खाडव, शाक एवं मांस विच्छिन्न व नीरस हो जाते हैं।

नीला राजी रसे ताम्रा क्षीरे दध्नि च दृश्यते।
श्यामा पीता सिता तक्रे घृते पानीयसन्निभा।।

विष मिले रस में नीली, दूध या दही में ताँबे जैसी लाल, तक्र (छाछ) में श्याम, पीत व श्वेत रेखाएँ उभर जाती हैं तथा विष मिले घी में पानी जैसी रेखाएँ उभर जाती हैं।

मस्तुनि स्यात् कपोताभा राजी कृष्णा तुषोदके।
वसामज्ञोश्च तद्वच्च कपिलाभा द्रवौषधे।।

विष मिले मस्तु (दही के ऊपर वाले पानी) में कबूतरी रंग की, तुषोदक में काले रंग की, चर्बी व मज्जा में भी उसी प्रकार काले रंग की एवं तरल औषध में पीले रंग की रेखाएँ उभर जाती हैं।

काली मद्याम्भसोः क्षौद्रे हरित्तैलेऽरुणोपमा।
पाकः फलानामामानां पक्वानां परिकोथनम्।।

विष मिले मद्य व जल में काले रंग की, शहद में हरे रंग की, तेल में लाल रंग की रेखाएँ उभर जाती हैं। विष के सम्पर्क से कच्चे फल जल्दी पक जाते हैं एवं पके हुए फलों का परिकोथन (सड़न) हो जाता है।

द्रव्याणामार्द्रशुष्काणां स्यातां म्लानिविवर्णते।
मृदूनां कठिनानां च भवेत् स्पर्शविपर्ययः।।

विष के सम्पर्क से गीले व सूखे द्रव्यों में म्लानता व विवर्णता आ जाती है। विष के संपर्क से कोमल पदार्थ कठोर बन जाते हैं तथा कठोर पदार्थ कोमल हो जाते हैं।

माल्यानां स्फुटिताग्रत्वं म्लानिर्गन्धान्तरोद्भवः।
ध्याममण्डलता वस्त्रे शातनं तन्तुपक्ष्मणाम्।।

विष के सम्पर्क से पुष्पमालाएँ ऊपरि छोर से फट जाती हैं, वे मुरझा जाती हैं तथा उनके गन्ध व रस बदल जाते हैं। विष के संपर्क से वस्त्रों में ध्याममण्डलता आ जाती है तथा उनके धागे व ऊपर उभरे हुए रोएँ नष्ट हो जाते हैं।

धातुमौक्तिककाष्ठाश्मरत्नादिषु मलाक्तता।
स्नेहस्पर्शप्रभाहानिः सप्रभत्वं च मृन्मये।।

विष के सम्पर्क से धातु, मोती, काठ, पत्थर व रत्न आदि पर मलिनता आ जाती है। उनके स्नेह, स्पर्श व प्रभा में क्षीणता आ जाती है तथा मिट्टी के पदार्थ विष के संपर्क से चमकने लगते हैं।

विषदलक्षणम्

विषदः श्यामशुष्कास्यो विलक्षो वीक्षते दिशः।
स्वेदवेपथुमांस्त्रस्तो भीतः स्खलति जृम्भते।।
प्राप्यान्नं सविषं त्वग्निरेकावर्त्तः स्फुटत्यपि।
शिखिकण्ठाभधूम्रार्चिरनर्चिर्वोग्रगन्धवान् ।।

विष देने वाले की पहचान

विष देने वाले का मुख श्यामवर्ण व शुष्क हो जाता है। झेंप में आया हुआ वह इधर-उधर देखता है। उसके शरीर में पसीना व कंपन होने लगता है, घबराहट व भय से ग्रस्त हुआ लड़खड़ाता है व जंभाई लेता है।

विष सहित अन्न अग्नि में डालने पर आग में एकावर्त्त (भंवर) सा उठने लगता है तथा चटकन होने लगती है। मोर के कण्ठ के समान नीले रंग की धूमयुक्त ज्वाला उठती है अथवा बिना ज्वाला के तीव्र गन्ध आने लगती है।

म्रियन्ते मक्षिकाः प्राश्य काकः क्षामस्वरो भवेत्।
विक्रोशन्ति च दृष्ट्वैव शुकदात्यूहशारिकाः।।
हंसः प्रस्खलति म्लानिर्जीवञ्जीवस्य जायते।
चकोरस्याक्षिवैराग्यं क्रौञ्चस्य स्यान्मदोदयः।।
कपोतपरभृद्दक्षचक्रवाका जहत्यसून्।
उद्वेगं याति मार्जारः शकृन्मुञ्चति वानरः।। (अ.हृ.सू.-७.१४-१६)

विषयुक्त अन्न को खाकर मक्खियां मरने लगती हैं, कौए का स्वर क्षीण होने लगता है, तोता मैना व पपीहा विषयुक्त अन्न को देखते ही चिल्लाने लगते हैं। विषयुक्त अन्न को देखकर हंस लड़खड़ाने लगता है, जीवञ्जीव नामक पक्षी म्लान हो जाता है, चकोर की आंखों का रंग फीका पड़ जाता है तथा क्रौंच पक्षी मतवाला हो जाता है। विषयुक्त अन्न को देखकर कबूतर, कोयल, दक्ष (मुर्गा) व चक्रवाक (चकवा) प्राण त्याग देते हैं। बिलाव (बिल्ला) उद्विग्न हो जाता है तथा वानर विषयुक्त अन्न को देखकर विष्ठा (मलत्याग) करने लगता है।

हृष्येन्मयूरस्तद्दृष्ट्वा मन्दतेजो भवेद्विषम्।
इत्यन्नं विषवज्ज्ञात्वा त्यजेदेवं प्रयत्नतः।।
यथा तेन विपद्येरन्नपि न क्षुद्रजन्तवः।
स्पृष्टे तु कण्डूदाहोष्मज्वरार्त्तिस्फोटसुप्तयः।।
नखरोमच्युतिः शोफः, सेकाद्या विषनाशनाः। (अ.हृ.सू.-७.१७-१९)

विषयुक्त अन्न को देखकर मोर प्रसन्न हो जाता है। उसके प्रति विष का प्रभाव क्षीण हो जाता है। इस प्रकार विषयुक्त अन्न की पहचान करके प्रयत्नपूर्वक उससे बचना चाहिए तथा ऐसा प्रयत्न करना चाहिए कि विष से छोटे प्राणियों को भी हानि न हो और उसके छूने से होने वाले खुजली, जलन, गर्मी, ज्वर, स्फोट (फोड़ा), सुप्ति (सुन्न होना), नख, रोम का झड़ना, सूजन इत्यादि से बचा जा सके। विषहर द्रव्यों से सेक (परिषेक/सेचन) व लेपन आदि विषनाशक उपाय होते हैं। इनका प्रयोग करना चाहिए।

'विरुद्धमपि चाहारं विद्याद्गरविषोपमम्'। (अ.हृ.सू.-७.२९)

परस्पर विरुद्ध आहार को भी विषतुल्य घातक समझना चाहिए।

।। इति सविषान्नादिपरीक्षा।।

अथ विरुद्धद्रव्य-प्रकरणम्

आनूपमामिषं माषक्षौद्रक्षीरविरूढकैः।
विरुध्यते सह बिसैर्मूलकेन गुडेन वा।।

उड़द, शहद, दूध व अंकुरित धान्य के साथ अनूप (जलबहुल) देश के प्राणियों का मांस विरुद्ध होता है। इसी प्रकार कमलनाल, मूलक (मूली) व गुड के साथ भी यह मांस विरोधी होता है।

विशेषात् पयसा मत्स्या मत्स्येषु च चिलीचिमः।
विरुद्धमम्लं पयसा सह सर्वं फलं तथा।।

दूध के साथ मछली विशेष रूप से विरोधी होती है, मछलियों में चिलीचिम का तो दूध के साथ अत्यधिक विरोध होता है। सभी प्रकार के खट्टे पदार्थ व फल दूध के साथ विरुद्ध होते हैं।

तद्वत्कुलत्थवरककंगुवल्लमकुष्ठकाः।
भक्षयित्वा हरितकं मूलकादि पयस्त्यजेत्।। वरकः वनकोद्रवः।

भक्षयित्वा हरितकमिति मूलकादि हरितकं भक्षयित्वा पयस्त्यजेदित्यर्थः।

उसी प्रकार कुलत्थ, वरक (जंगली कोदो), कंगू, वल्ल (सेम), मकुष्ठ (मोठ) भी दूध के साथ विरुद्ध होते हैं। मूली आदि हरितक (सलाद) की वस्तुओं को खाकर दूध नहीं पीना चाहिए।

वाराहं श्वाविधा नाद्याद् दध्ना पृषतकुक्कुटौ।
आममांसानि पित्तेन माषसूपेन मूलकम्।।

श्वावित् (सेही) के मांस के साथ सूअर का मांस नहीं खाना चाहिए, दही के साथ चितकबरे मृग व मुर्गे का मांस नहीं खाना चाहिए। कच्चे मांस पित्त के साथ नहीं खाने चाहिए, उड़द की दाल के साथ मूली नहीं खानी चाहिए।

अविं कुसुम्भशाकेन विसैस्सह विरूढकम्।
माषसूप-गुड-क्षीर-दध्याज्यैर्लाकुचं फलम्।।

कुसुम्भ (बर्रे) के शाक के साथ भेड़ का मांस नहीं खाना चाहिए। कमलनाल के साथ अंकुरित धान्य नहीं खाने चाहिए। उड़द की दाल, गुड़, दूध, दही व घी के साथ लकुच (बड़हल) का फल नहीं खाना चाहिए।

फलं कदल्यास्तक्रेण दध्ना तालफलेन वा।
कणोषणाभ्यां मधुना काकमाचीं गुडेन वा।।

केले का फल छाछ, दही व तालफल के साथ नहीं खाना चाहिए। कणा (पिप्पली), उषणा (सोंठ), शहद व गुड़ के साथ काकमाची (मकोय) नहीं खानी चाहिए।

सिद्धां वा मत्स्यपचने पचने नागरस्य वा।
सिद्धामन्यत्र वा पात्रे कांस्ये तामुषितां निशि।।

मत्स्यपचन (मछली पकाने के) पात्र में पकाई काकमाची नहीं खानी चाहिए। नागरपचन (नागरमोथा पकाने के) पात्र में पकाई काकमाची भी नहीं खानी चाहिए। किसी अन्य पात्र में पकाकर रातभर कांसे के पात्र में रखी गई काकमाची भी वर्जित है।

भाव यह है कि मछली व नागरमोथा पकाने के बाद बिना धोए-मांजे उसी पात्र में काकमाची पकाने से संयोगविरुद्धता दोष आ जाता है, अतः उक्त श्लोक में ऐसी काकमाची का सेवन निषिद्ध किया है।

मत्स्यनिस्तलनस्नेहसाधिताः पिप्पलीस्त्यजेत्।
कांस्ये दशाहमुषितं सर्पिरुष्णं त्वरुष्करैः।।

जिस में मछलियां तली जा चुकी हैं, ऐसे तेल में पकाई हुई पिप्पली कभी नहीं खानी चाहिए। कांसे के बर्त्तन में दस दिन तक रखा हुआ घी भी नहीं खाना चाहिए। गर्म घी अरुष्कर (भिलावे) के साथ नहीं खाना चाहिए।

भासो विरुध्यते शूल्यः कम्पिल्लस्तक्रसाधितः।
ऐकध्यं पायससुराकृसराः परिवर्जयेत्।।

भास (पक्षीविशेष) को लोहे की शलाका में पिरोकर आग में भूनकर खाने से वह विरुद्ध आहार बन जाता है- अर्थात् उसमें विषात्मकता आ जाती है। खीर, शराब व खिचड़ी, इन तीनों का संयोग सदा त्याज्य होता है।

मधुसर्पिर्वसातैलपानीयानि द्विशस्त्रिशः।
एकत्र वा समांशानि विरुध्यन्ते परस्परम्।।

शहद, घी, चर्बी, तेल व पानी इन सबका दो-दो व तीन-तीन करके संयोग करना परस्पर विरुद्ध होता है। उपर्युक्त पदार्थ एक जगह समान भाग में मिलाने पर परस्पर विरोधी हो जाते हैं।

भिन्नांशे अपि मध्वाज्ये दिव्यवार्यनुपानतः।
मधु पुष्करबीजं च मधुमैरेयशार्करम्।।

भिन्न-भिन्न मात्रा में मिलाए होने पर भी मधु व घृत आकाशीय जल के अनुपान के साथ विरुद्ध होते हैं। मधु व पुष्करबीज (कमल का बीज) परस्पर विरोधी होते हैं। इसी प्रकार मधु (शहद), मैरेय (मदिरा विशेष) व शार्कर (मदिराविशेष) भी परस्पर विरोधी होते हैं।

मन्थानुपान: क्षैरेयो हारिद्र: कटुतैलवान्।

मन्थ: द्रवानुलोडितसक्तव:। क्षैरेय: पायस:। हारिद्र: पीतवर्णच्छत्राक:।

खीर के ऊपर द्रव में घोले सत्तू को पीना विरोधी आहार के अन्तर्गत आता है। कड़वे तेल में पकाया या संस्कारित किया हारिद्र (पीला मशरूम) भी विरोधी आहार की कोटि में आता है।

उपोदकातिसाराय तिलकल्केन साधिता।।

उपोदका बसला।

तिल के कल्क (तलछट) के साथ पकाई उपोदिका (पोई) दस्त लगा देती है।

बलाका वारुणीयुक्ता कुल्माषैश्च विरुध्यते।

शराब के साथ बगुली का सेवन विरुद्ध आहार है। इसी प्रकार कुल्माष (बाकळी, उबले गेहूँ चने आदि के दानों) के साथ बलाका (बगुली) का सेवन करना विरुद्धाहार है।

भृष्टा वराहवसया सैव सद्यो निहन्त्यसून्।
तद्वत्तित्तिरि-पत्राढ्य-गोधा-लाव-कपिञ्जला:।
ऐरण्डेनाग्निना सिद्धास्तत्तैलेन विमूर्च्छिता:।।

पत्राढ्यो मयूर:। तद्वत् बलाकावत्, सद्यो घ्नन्ति।

सूअर की चर्बी में भूनी गई वही (बगुली) शीघ्र ही प्राण हरण कर लेती है। इसी प्रकार तीतर, मोर, गोधा (गोह), लाव (बटेर), कपिञ्जल (तीतर) इनको एरण्ड की आग से पकाने पर अथवा एरण्ड के तेल में बघारकर (छौंक लगाकर) खाने से ये शीघ्र ही प्राण हर लेते हैं।

हारीतमांसं हारिद्रशूलकप्रोतपाचितम्।।
हरिद्रावह्निना सद्यो व्यापादयति जीवितम्।

हारिद्रशूलकं हरिद्रावह्निनेत्यत्र च दारुहरिद्रा।

हारीत (हारिल) पक्षी का मांस दारुहल्दी की शलाका (नुकीली लकड़ी) में पिरोकर दारुहल्दी की आग में भूना हुआ यदि खा लिया जाय, तो वह तुरन्त ही जीवन को नष्ट कर देता है।

भस्मपांसुपरिध्वस्तं तदेव च समाक्षिकम्।

तदेव हारीतमांसमेव। सद्यो हन्तीति शेष:।।

वही (हारीत पक्षी का मांस) यदि राख व धूल से मिश्रित हो एवं शहद के साथ मिलाकर खा लिया जाय तो भी शीघ्र ही प्राण हर लेता है।

यत् किञ्चिद् दोषमुत्क्लेश्य न हरेत्तत्समासतः।
विरुद्धं शुद्धिरत्रेष्टा शमो वा तद्विरोधिभिः।।
व्यायामिस्निग्धदीप्ताग्निवयस्थबलशालिनाम्।
विरोध्यपि न पीडायै सात्म्यमल्पं च भोजनम्।।

जो कोई भोज्य वस्तु दोषों को उत्क्लेशित (उभार) करके उन्हें बाहर न निकाले, संक्षेप में उसे ही विरुद्ध आहार कहते हैं। ऐसा आहार करने पर शीघ्र ही उदरशुद्धि कर लेनी चाहिए अथवा उस विरुद्ध आहार के विरोधी पदार्थों का सेवन करके उसका शमन कर देना चाहिए।

व्यायामशील, स्निग्ध (पुष्ट, मांसल शरीर वाले), प्रदीप्त अग्नि वाले, नई अवस्था वाले व बलशाली लोगों को विरोधी आहार भी अधिक कष्टदायक नहीं होता है। इसी प्रकार अभ्यास से सात्म्य (अनुकूल) बना हुआ तथा अल्प मात्रा में लिया गया विरोधी आहार कष्टदायक नहीं होता है।

।। इति विरुद्धद्रव्यप्रकरणम्।।

अथ पथ्यापथ्याभ्यासत्यागप्रकारः

पादेनापथ्यमभ्यस्तं पादपादेन वा त्यजेत्।
निषेवेत हितं तद्वदेकद्वित्र्यन्तरीकृतम् ।।
अपथ्यमपि हि त्यक्तं शीलितं पथ्यमेव वा ।
सात्म्यासात्म्यविकाराय जायते सहसान्यथा।। इति। (अ.हृ.सू.-७.४८-४९)

पथ्य के अभ्यास व अपथ्य के त्याग की विधि

अभ्यस्त किया हुआ (आदत में लाया हुआ) अपथ्य भोजन चतुर्थांश या षोडशांश (सोलहवां भाग) करके क्रमशः छोड़ना चाहिए- अर्थात् जिस अपथ्य भोजन की आदत हो, आरम्भ में उसका एक चौथाई या सोलहवां भाग छोड़ना चाहिए। इसी प्रकार उसकी जगह उतना ही पथ्य लेना चाहिए और यह प्रकृया धीरे-धीरे एक-द्वि-त्रि-अन्तरीकरण के साथ करनी चाहिए। एक-द्वि-त्रि-अन्तरीकरण को आगे समझाया जा रहा है।

ऐसा न करके सहसा ही अभ्यस्त अपथ्य को छोड़कर उसके स्थान पर तुरन्त पथ्याहार आरम्भ करने से सात्म्य व असात्म्य सम्बन्धी विकार उत्पन्न हो जाते हैं। अतः अभ्यस्त अपथ्य का परित्याग व उसके स्थान पर पथ्य का ग्रहण उपर्युक्त रीति से ही करना चाहिए।

ग्रन्थकार ने अष्टाङ्गहृदय के इन श्लोकों में निर्दिष्ट सिद्धान्त का हेमाद्रि-टीकागत निम्न संस्कृत गद्यभाग द्वारा विस्तृतरूप से स्पष्टीकरण किया है कि किस प्रकार अभ्यस्त- अर्थात् अभ्यास से सात्म्य बने हुए अपथ्य को चतुर्थांश या षोडशांश से आरम्भ करके छोड़ना चाहिए–

अयमर्थ:, अभ्यस्तमभ्यासात् सात्म्यतां यातम् अपथ्यं पादेन चतुर्थांशेन पादपादेन षोडशांशेन वा त्यजेत्। हितं पथ्यं तद्वद् अपथ्यत्यागवन्निषेवेत, यावता अंशेनापथ्यं त्यक्तं तावतांशेन पथ्यं भजेदित्यर्थ:। नित्यं सेव्यस्याहारस्य या मात्रा तस्या अपथ्येन यो न्यूनांशस्तं पथ्येन पूरयेदिति। उभयमप्येकद्वित्र्यन्तरीकृतम् एकद्वित्रिदिवसैरन्तरीकृतेन विजातीयभोजनेन व्यवहितम्। (हेमाद्रि-प्रणीता आयुर्वेदरसायन टीका)

हितकर पथ्य को उसी के समान- अर्थात् अपथ्यत्याग के समान उसके स्थान पर अपनावे- अर्थात् अपथ्य को जितने अंश में छोड़ें, उसके स्थान पर उतने ही अंश में पथ्य का सेवन करें। नित्य सेवनीय आहार की जो मात्रा होती है, उसका अपथ्य भाग छोड़ने से जो न्यूनांश है, उसे पथ्य से पूरा करें। यह दोनों प्रकार का क्रम एक दो व तीन दिन के अन्तर से लिए जाने वाले विजातीय भोजन से व्यवहित (व्यवधान युक्त) होना चाहिए।

एतदुक्तं भवति– यदा पादेन त्याग: कृयते तदा प्रथमेऽहनि अपथ्यस्य त्रय: पादा: पथ्यस्यैक:, द्वितीये चत्वारोऽप्यपथ्यस्य, तृतीये प्रथमवत्, इत्येकान्तरीकरणम्। चतुर्थे द्वौ पथ्यस्य द्वावपथ्यस्य।

पञ्चमषष्ठयोस्तृतीयवत्। सप्तमे चतुर्थवत्, इति द्व्यन्तरीकरणम्। अष्टमे त्वपथ्यस्यैकस्त्रय: पथ्यस्य। नवमदशमैकादशेषु सप्तमवत्। द्वादशेऽष्टमवदिति त्र्यन्तरीकरणम्। त्रयोदशे चत्वारोऽपि पथ्यस्य। चतुर्दशे द्वादशवत्। पञ्चदशे त्रयोदशवत्। इति पादेनापथ्यत्यागपूर्वं पादेन पथ्याभ्यासे क्रम:। पादपादेन त्वभ्यासे एकद्वित्र्यन्तरीकरणस्य पञ्चकृत्व आवृत्ति:, तत एकान्तरीकरणम्। एवं त्रिषष्ट्या दिवसै: षोडशांशा: पूर्यन्ते इति पादपादेन। (हेमाद्रि-प्रणीता आयुर्वेदरसायन टीका)

भाव यह है कि जब अपथ्य का चतुर्थांश छोड़ा जाता है तब पहले दिन अपथ्य के तीन अंश व पथ्य का एक अंश लेना चाहिए। दूसरे दिन चारों अंश अपथ्य के लेने चाहिए, तीसरे दिन प्रथम दिन की तरह ही लेना चाहिए। यह एकान्तरीकरण हुआ। चौथै दिन दो अंश अपथ्य के तथा दो अंश पथ्य के लेने चाहिए, पाँचवें व छठे दिन तीसरे दिन के समान ही पथ्यापथ्य का ग्रहण करें। सातवें दिन चौथे दिन की तरह, यह द्व्यन्तरीकरण है। आठवें दिन अपथ्य का एक अंश व पथ्य के तीन अंश लें। नवें, दसवें व ग्यारहवें दिन सातवें दिन की तरह लें। बारहवें दिन आठवें दिन की तरह लें। यह त्र्यन्तरीकरण हुआ।

तेरहवें दिन चारों अंश पथ्य के लें, चौदहवें दिन बारहवें दिन की तरह लें, पन्द्रहवें दिन तेरहवें दिन की तरह लें। इस प्रकार चतुर्थांश से पथ्याभ्यास का क्रम जानना चाहिए। षोडशांश से अभ्यास करने में तो एक-द्वि-त्र्यन्तरीकरण की पाँच बार आवृत्ति करनी चाहिए। उसके बाद एकान्तरीकरण होता है। इस प्रकार त्रेसठ दिन से षोडशांश पूरे होते हैं। यह षोडशांश द्वारा पथ्याभ्यास की प्रकृया जाननी चाहिए। इस प्रकार करते हुए क्रमश: अपथ्य का पूर्ण त्याग व पथ्य का पूर्णतया ग्रहण कर लेना चाहिए।

भावेषु शक्तिवैचित्र्यम् (पदार्थों की विचित्र शक्तियां)

मात्रायोगकृयादेश-कालावस्थादिभेदतः।
ततस्ततो यतो दृष्टास्ते ते भावास्तथा तथा।। (अ.सं.सू.-७.२१२)

मात्रा, योग (पारस्परिक मिश्रण) कृया, देश, काल व अवस्था आदि के भेद से पदार्थ प्रभावित होते हैं एवं विशिष्ट गुण धारण कर लेते हैं। एक ही पदार्थ मात्राभेद, योगभेद, क्रियाभेद, देशभेद व अवस्थाभेद से अपने सामान्य गुण से भिन्न गुण वाला बन जाता है। मात्राभेद से– जैसे आँवला अल्प मात्रा में ग्राही होता है, परन्तु अधिक मात्रा में लेने पर सर (दस्तावर) हो जाता है। योगभेद से– जैसे गुड़ अग्निमान्द्यकारक होता है, परन्तु हरड़ के साथ मिलने पर अग्निदीपन हो जाता है। क्रियाभेद से– जैसे मन्थन से पहले दही शोफकारक होता है, परन्तु मन्थन क्रिया करने पर दही में यह दोष नहीं रहता है। देशभेद से– जैसे आनूपक्षेत्र का जल रोगकारक व मरुभूमि का जल आरोग्यकारक माना जाता है। कालभेद से– जैसे दही का सेवन शीतकाल व पूर्वाह्णकाल में हितकर होता है, इसके विपरीत काल में रात को स्रोतों का अवरोधक होने से बहुत हानिकर होता है। अवस्थाभेद से– जैसे कच्चा बिल्वफल अधिक गुणकारी होता है, पकने पर वैसा नहीं।

हिताहितत्वेऽप्येकान्तनियमोऽस्मादनिश्चितः। (अ.सं.सू.-७.२११)

क्योंकि उक्त मात्रा आदि के भेद से पदार्थों के गुण परिवर्त्तित हो जाते हैं, अतः हिताहित के विषय में भी एकपक्षीय नियम निश्चित नहीं है, अर्थात् उक्त मात्रा आदिकों के भेद से हितकर रूप में प्रसिद्ध पदार्थ हानिकर बन सकता है तथा अहितकररूप में प्रसिद्ध पदार्थ उक्त मात्रा आदि के भेदों से हितकारी भी बन सकता है।

इसी प्रकार यहाँ निर्दिष्ट मात्रा आदिकों के भेद से जो-जो पदार्थ प्रभावित होते हैं, वे सामान्य गुणों की अपेक्षा विशिष्ट गुण व प्रभाव भी धारण कर लेते हैं। अतः पदार्थों में शक्तिवैचित्र्य दिखाई देता है। प्रस्तुत प्रकरण में पदार्थों के ऐसे शक्तिवैचित्र्य का वर्णन किया जा रहा है। यह प्रकरण ग्रन्थकार ने अष्टाङ्गसंग्रह-सूत्रस्थान के सप्तम अध्याय से लिया गया है।

मात्रया सेवितं द्रव्यं हन्ति रोगांस्तदुद्भवान्।
निषेव्यमाणं तिलशो विषमप्यमृतायते।। (अ.सं.सू.-७.२१३)

मात्रा में सेवित द्रव्य उसी द्रव्य से होने वाले रोगों को नष्ट करता है। जैसे– घृत यदि मात्रा में सेवित किया जाय तो अग्निदीपन होता है, परन्तु अधिक मात्रा में लेने पर अग्निमान्द्य करता है। तिलशः अर्थात् अत्यल्प मात्रा में सेवित किया जाता हुआ विष भी अमृत बन जाता है। इस श्लोक के प्रथम चरण में 'द्रव्यं' के स्थान पर अष्टाङ्गसंग्रह में 'मद्यं' पाठ है। यही पाठ अष्टाङ्ग-हृदय की हेमाद्रि-रचित आयुर्वेदरसायन टीका (सू.- ६.१७१) में भी है। इसके अनुसार इस वाक्य का अर्थ इस प्रकार किया जाता है- मात्रा में सेवित मद्य, मद्य से उत्पन्न विकारों को दूर करता है।

हीनातिमात्रमशनं मरुन्निचयकोपनम्।
भजेते विषरूपत्वं तुल्यांशे मधुसर्पिषी।। (अ.सं.सू.-७.२१४)

अत्यल्प व अत्यधिक मात्रा में लिया गया भोजन वात को प्रकुपित करता है। समान मात्रा में लिए गये मधु व घी विष बन जाते हैं।

क्षारोऽम्लरससंयोगे मधुरी भवति क्षणात्।
उत्तुण्डक्यास्तिन्दुकेन तिक्तता मधुरायते।। उत्तुण्डकी काकतिक्ता। (अ.सं.सू.-७.२१५)

क्षार अम्ल रस से मिलने पर तुरन्त मधुर रस में परिणत हो जाता है। उत्तुण्डकी (करञ्ज) की तिक्तता (कड़वाहट) तिन्दुक (तेन्दु) के साथ मिलकर मधुरता में परिणत हो जाती है।

कोद्रवो हन्त्यसृक्पित्तं तत्करोति विदाहिभिः।
कुष्ठं तत्कार्यपि तिलो हन्ति भल्लातकैस्सह।। (अ.सं.सू.-७.२१७)

कोद्रव (कोदो) रक्तपित्त को नष्ट करता है। वही विदाही पदार्थों के साथ मिलकर रक्तपित्त को पैदा कर देता है। तिल कुष्ठ पैदा करने वाला होते हुए भी भल्लातकों (भिलावों) के साथ मिलने पर कुष्ठ को नष्ट कर देता है।

गुडः कर्त्ताग्निसादस्य स हिनस्त्यभयादिभिः। (अ.सं.सू.-७.२१८)
जीवनीयमपि क्षीरं विषलेशे[1] तु मृत्यवे ।। (अ.सं.सू.-७.२१९)

गुड़ मन्दाग्निकारक होता है, परन्तु वही हरड़ आदि के साथ मिलकर मन्दाग्नि का नाशक बन जाता है। दूध जीवनीय होते हुए भी विषलेश अर्थात् थोड़ा-सा भी विष मिलने से मारक बन जाता है।

तुल्ये अपि हतोऽन्योन्यं विषे स्थावरजङ्गमे।
सक्तवो वातला रूक्षाः पीतास्ते तर्पयन्त्यपि।। (अ.सं.सू.-७.२१२०)

स्थावर (संखिया आदि खनिजरूप) विष व जंगम (गमन करने वाले, चलने वाले सर्प आदि प्राणियों का) विष, ये दोनों मारकता की दृष्टि से समान होते हुए भी एक दूसरे को नष्ट कर देते हैं अर्थात् सर्पविष को संखिया दूर कर देता है और संखिए के प्रभाव को सर्पविष नष्ट कर देता है; इसका प्रसिद्ध उदाहरण महाभारत में मिलता है कि दुर्योधन द्वारा भीम को विषमिश्रित भोजन खिला देने पर बेहोशी की अवस्था में सर्पों ने डसा और उसका विष दूर हो गया था-

'ततोऽस्य दश्यमानस्य तद्विषं कालकूटकम्। हतं सर्पविषेणैव स्थावरं जङ्गमेन तु'।।

(महाभारत, सभापर्व- १७७.५६)

---

१. 'विषलेशे तु' के स्थान पर अष्टाङ्गसंग्रह में 'विषलेशेन' पाठ है। अष्टाङ्गहृदय की आयुर्वेदरसायन टीका (सू.-६.१७१) में भी 'विषलेशेन' पाठ ही है।

आजकल भी चिकित्सा-विज्ञान में उक्त दोनों विषों की एक दूसरे से काट करने की यह विधि मान्य है। सत्तू वातल व रूक्ष होते हुए भी जल आदि के साथ मिलाकर पीने से तर्पण करते हैं।

विनापि चोपयोगेन मणिमन्त्रादिकार्यकृत्।
आर्द्रकाज्जायते शुण्ठी संस्कारेण लघीयसी।। (अ.सं.सू.-७.२२१)

मणि, मन्त्र आदि बिना उपयोग के भी उपस्थिति मात्र से अपना प्रभाव दिखा देते हैं। अदरक से सोंठ बनती है; परन्तु संस्कार कर देने से वह अदरक की अपेक्षा लघु होती है।

लघुभ्योऽपि हि सक्तुभ्यो गुरवः सक्तुपिण्डकाः[१]।
भृष्टः क्षुण्णोऽपि पृथुको रक्तशालेर्लघोर्गुरुः।। (अ.सं.सू.-७.२२२)

लघु गुण वाले सत्तुओं से बने सक्तुपिण्ड गुरु होते हैं। लघु गुण वाले लाल चावल से बना पृथुक (पोहा) भूना व कुटा हुआ होने पर भी गुरु होता है।

शालिः पिष्टो गरीयस्त्वं गोधूमादपि गच्छति।
लघुः पित्तहरा लाजा व्रीहितो गुरुपित्तलात् ।। (अ.सं.सू.-७.२२३)

शालि (चावल) का आटा गेहूँ से भी भारी होता है। गुरु व पित्तकारक व्रीहि (धान्य) से बना लाज (खील) लघु व पित्तहर होता है।

संग्राहिणो लघोर्मुद्गात्कुल्माषो भेदनो गुरुः।
आमं ग्राहितरं तक्रं तत्खलीकृतमन्यथा ।। (अ.सं.सू.-७.२२४)

लघु व संग्राही गुण वाले मूँग का कुल्माष (बाकळी या उबला हुआ रूप) भेदन (मल का भेदन करने वाला, दस्तावर) व गुरु होता है। ताजा तक्र बहुत ग्राही होता है, परन्तु खलीकृत (खल नामक व्यञ्जन के समान पका कर गढ़ा किया हुआ) इससे विपरीत गुण वाला अर्थात् भेदन हो जाता है।

गुडतोयाच्च सुतरां मूत्रलं गुडपानकम्।
गरीयो गुडदध्युक्तं रसाला चातिशुक्रला।। (अ.सं.सू.-७.२२५)

गुड़ व जल से बना गुडपानक (सौंफ, इलायची, कालीमिर्च आदि डालकर बनाया गया गुड़ का शरबत) बहुत अधिक मूत्रल होता है। गुडदधि (गुड़ मिला दही) बहुत गुरु होता है तथा रसाला (दही व शर्करा से बनायी गयी सिखरन) अति शुक्रवर्धक होती है।

---

१ 'सक्तुपिण्डकाः' के स्थान पर अष्टाङ्गसंग्रह में 'सिद्धपिण्डकाः' पाठ है। अष्टाङ्गहृदय की आयुर्वेदरसायन टीका (सू.-६.१७१) में भी 'सिद्धपिण्डकाः' पाठ ही है।

दण्डादिमन्थनाद्दध्नो गुरुणश्चातिशोफदात्।
अनुद्धृतस्नेहमपि तक्रं शोफहरं लघु ।। (अ.सं.सू.-७.२२६)

दही व गुरु एवं अतीव शोफकारक होता है, परन्तु उसी से मन्थनदण्ड द्वारा मन्थनपूर्वक बिना घी निकाले ही तैयार किया तक्र लघु व शोफहर (सूजन को दूर करने वाला) होता है।

सर्पिः स्निग्धतरं हन्ति नार्दितं नवनीतवत्।
चक्षुष्योऽपि हि गोधूमस्तैलपक्वस्तु दृष्टिहा।। (अ.सं.सू.-७.२२७)

घी स्निग्ध होने पर भी नवनीत की तरह अर्दित (मुख के लकवा) का नाशक नहीं होता है। गेहूँ नेत्रहितकारी होता है, उसे ही तेल में पकाकर खाया जाय तो वह नेत्रज्योति को क्षीण कर देता है।

मूलकं दोषजननं सिद्धं तु तददोषलम् ।
उष्णं विषी भवत्येव विषघ्नमपि माक्षिकम्।। (अ.सं.सू.-७.२२८)

मूली वात-पित्त-कफ की जनक होती है; परन्तु पकाने पर वह दोषकारक नहीं होती है। मधु विषनाशक होते हुए भी गर्म करने पर स्वयं विष बन जाता है।

दुर्भाजनस्था द्राक्षाम्ला दोषला च प्रजायते ।
श्लक्ष्णः पिष्टो घनो लेपश्चन्दनस्यापि दाहकृत्।। (अ.सं.सू.-७.२२९)

बुरे पात्र में स्थित खट्टी द्राक्षा (अंगूर) दोषकारक हो जाती है। चन्दन यद्यपि शीतल होता है, तथापि श्लक्ष्ण (चिकने) रूप में पीसकर घनी मात्रा में लेप करने से यही दाहकारक हो जाता है।'श्लक्ष्णः पिष्टः' के स्थान पर अष्टाङ्गसंग्रह में 'श्लक्ष्णशुष्कः' पाठ है, जो अधिक उचित प्रतीत होता है।

मेध्यस्तिलः स्पर्शशीतो मेध्यं तैलं खलोऽहिमः।
तस्यैव श्लेष्मकारित्वं न तैलस्य खलस्य वा ।। (अ.सं.सू.-७.२३०)

तिल स्पर्श में शीतल व मेध्य (मेधा के लिए हितकारी) होता है। इसका तेल भी मेध्य होता है, इसकी खल शीतल नहीं होती है। इसके विपरीत तिल कफकारक होता है, इसका तेल व खल नहीं।

दध्नः श्वयथुकारित्वं न तक्रनवनीतयोः। (अ.सं.सू.-७.२३१)

दही शोफजनक (सूजन करने वाला) होता है, परन्तु तक्र व नवनीत नहीं।

भूमिसात्म्यं[१] दधि-क्षीर-करीरं मरुवासिषु ।
क्षाराः प्राच्येषु मत्स्याश्च सैन्धवेष्वन्ध्रकेषु च।। (अ.सं.सू.-७.२३२)

---

१. पद्य के प्रथम चरण में 'भूमिसात्म्यं' पाठ अष्टाङ्गसंग्रह के आधार पर रखा है। अष्टाङ्गहृदय की आयुर्वेदरसायन टीका (सू.-६.१७१) में भी यही पाठ है। इसके स्थान पर हस्तलिखित ग्रन्थ में 'भूरिसात्म्यं' पाठ उपलब्ध है।

मरुभूमिवासी लोगों के लिए मरुभूमिकृत प्रभाव से दही, दूध व करीर (टींट) सात्म्य होते हैं। प्राच्य क्षेत्र में क्षार सात्म्य होता है, सैन्धव (सिन्धु नदी के क्षेत्र/सिन्धप्रदेश) एवं अन्ध्रक-क्षेत्र (आन्ध्रप्रदेश) में मछली सात्म्य होती है।

तैलाम्लं कन्दमूलानि मलये कोङ्कणे पुनः।
पेया मन्थ उदीच्ये तु गोधूमोऽवन्तिभूमिषु।। (अ.सं.सू.-७.२३३)

तैलाम्ल (तेल एवं अम्ल) व कन्दमूल मलयक्षेत्र (केरल, कर्नाटक व उससे लगते महाराष्ट्र) में सात्म्य होते हैं। कोंकणप्रदेश (महाराष्ट्र के भागविशेष) में पेया (पतला चावल) सात्म्य होती है। उत्तर क्षेत्र (उत्तर भारत) के निवासियों के लिए मन्थ (जलमिश्रित सत्तू) सात्म्य होते हैं। अवन्तिक्षेत्र (मध्य भारत के मालव प्रदेश) में गेहूँ सात्म्य होते हैं। आज भी इन भोज्यद्रव्यों का इन-इन क्षेत्रों में चलन स्पष्टतया देखने में आता है।

बाह्लीका पल्लवाश्चीनाश्चुलुका यवनाः शकाः।
मांस-गोधूम-मार्द्वीक-शस्त्र-वैश्वानरोचिताः।। (अ.सं.सू.-७.२३४)

बाह्लीक, पल्लव, चीन, चुलुक, यवन व शक, इन प्रदेशों के लोग मांस, गेहूँ, मुनक्का, शस्त्र व अग्नि के अभ्यस्त रहे हैं।भाव यह है कि उक्त प्रदेशों में शिकार के लिए शस्त्र का अधिक प्रयोग होता है तथा शीताधिक्य होने से अग्नि का भी अधिक सेवन किया जाता है। शिकार के माध्यम से मांस प्राप्त करने के कारण स्वभाव में क्रूरता आना सहज है। अतः इन प्रदेशों के निवासी हिंसावृत्ति के कारण भी शस्त्रों का अधिक प्रयोग करते हैं।

देहसात्म्यं घृतं क्षीरं मद्यं मांसं तु कस्यचित्।
पेया यूषो रसोऽन्यस्य गोधूमोऽन्यस्य शालयः।। (अ.सं.सू.-७.२३५)

किसी के देह के लिए घी, दूध, सात्म्य (अभ्यस्त व अनुकूल) होता है, किसी को मद्य-मांस सात्म्य होता है, किसी को पेया, यूष व रस सात्म्य होता है, किसी को गेहूँ तथा किसी को चावल सात्म्य होते हैं। पद्य के तृतीय चरण में हस्तलिखित ग्रन्थ में 'सूपो' पाठ है, जबकि अष्टाङ्गसंग्रह में इसके स्थान पर यूषो पाठ है। अष्टाङ्गहृदय की आयुर्वेदरसायन टीका (सू.६.१७१) में भी 'यूषो' ही है, यही उचित पाठ है।

अहितैरपि तेषां तु तैरेवोपहितं हितम्। (अ.सं.सू.-७.२३६)

इस प्रकार जिनको जो पदार्थ अभ्यस्त हैं, वे अहितकर होते हुए भी सात्म्य होने के कारण उनके लिए हितकर बन जाते हैं।

अन्नपानौषधं दोष-मात्रा-कालाद्यपेक्षया।
सात्म्यं चाशु बलं धत्ते नातिदोषं च बह्वपि।। (अ.सं.सू.-७.२३७)

अन्नपान व औषध, दोष, मात्रा, काल आदि की अपेक्षा से सात्म्य होने पर शीघ्र ही बलकारक होते हैं और इन्हीं (दोष, मात्रा, काल आदि) की अपेक्षा से ये (अन्नपान व औषध) अधिक मात्रा होने पर भी अतिदोषकारक नहीं होते हैं।

स्रंसनं सत्पयो गव्यं भवति ग्राहि कस्यचिद्।
मन्दाग्निर्भवति प्रायः कफवातोत्तरो हि ना[१] ।। (अ.सं.सू.-७.२३८)

गाय का दूध किसी के लिए दस्तावर होता है और वही किसी के लिए ग्राही (मल को बान्धने वाला) होता है। कफ व वात की अधिकता वाला व्यक्ति प्रायः मन्दाग्नि (कम भूख वाला) होता है।

विषघ्नेनापि पयसा देहेऽहेर्वर्धते विषम् ।
स्थूलस्थविरबालादौ वमनादि निषिध्यते।
तक्रमामं कफं हन्ति कोष्ठे कण्ठे करोति च।। (अ.सं.सू.-७.२३९)

दूध विषनाशक होते हुए भी सर्प के द्वारा पीने पर उसके शरीर में विष को बढ़ाता ही है। स्थूल, वृद्ध व बालक आदि को वमन आदि करवाना निषिद्ध है। आम तक्र (कच्ची छाछ) कोष्ठ (उदर) में कफ को नष्ट करती है, परन्तु वही कण्ठ में कफकारक बन जाती है। भाव यह है कि इसका उदर में कफनाशक प्रभाव होने पर भी कण्ठ में कफकारक प्रभाव होता है।

वातहृत्त्वेपि मार्द्वीकखर्जूरं कोष्ठवातकृत् ।
नातिपथ्यः शिखी पथ्यः श्रोत्रस्वरवयोदृशाम्।। (अ.सं.सू.-७.२४०)

मुनक्का व खजूर वातहर होते हैं; परन्तु यही कोष्ठ (उदर) में वातजनक बन जाते हैं। शिखी (मोर अर्थात् इसका मांस) प्रायः पथ्य नहीं माना जाता है, फिर भी वह कान, स्वर एवं वय (वृद्धावस्था) व दृष्टि के लिए पथ्य होता है।

दृष्टेः स्पर्शे हिमं द्रव्यं श्रोत्रस्योष्णं तु पूजितम्। (अ.सं.सू.-७.२४१)

स्पर्श में शीतल द्रव्य दृष्टि (नेत्रज्योति) के लिए हितकारक होता है; परन्तु कान के लिए स्पर्श में उष्ण पदार्थ ही हितकारक होता है।

पयः स्वादु सरं[२] शीतं विपरीतं ततो दधि । (अ.सं.सू.-७.२४१)
कालेन जायते तस्मात् क्षीरवच्च पुनर्घृतम्।
पयो दधि च वातघ्नमजातं वातलं तु तत् ।। (अ.सं.सू.-७.२४२)

---

१ पद्य के अन्त में '०त्तरो हि ना' के स्थान पर अष्टाङ्गसंग्रह में '०त्तरे हिमे' पाठ है। अष्टाङ्गहृदय की आयुर्वेदरसायन टीका (सू.-६.१७१) में तो '०त्तरो हिमे' पाठ है।

२ पद्य के प्रथम चरण में 'स्वादु सरं' के स्थान पर हस्तलिखित ग्रन्थ में 'स्वादुरसं' पाठ है। यह उचित नहीं है। यहाँ पर अष्टाङ्गसंग्रह व अष्टाङ्गहृदय की आयुर्वेदरसायन टीका (सू.६.१७१) के अनुसार 'स्वादु सरं' पाठ स्वीकार किया है।

दूध मधुर, सर व शीतल होता है, इसके विपरीत दधि उष्ण, ग्राही व अम्ल होता है। उसी दही से कालान्तर में दूध के समान गुण वाला घृत बनता है। दूध व दही वातनाशक होते हैं, परन्तु अजात (कम जमा हुआ दही) वातकारक होता है।

तक्रं ग्राहि कषायाम्लमम्लमेव तु भेदनम्।
धातकीगुडतोयानि कारणं मद्यशुक्तयोः।। (अ.सं.सू.-७.२४३)

कषायाम्ल (कसैला व थोड़े खट्टे रस वाला) तक्र ग्राही होता है, किन्तु खट्टा तक्र मल का भेदन करने वाला होता है। धातकी (धायफूल), गुड़ और जल, ये मद्य व शुक्त (सिरका) बनाने के कारण हैं- अर्थात् इनके संयोग से मद्य व सिरका तैयार होता है। भाव यह है कि उक्त वस्तुओं के संयोग से इनकी अपेक्षा भिन्न गुण वाला मद्य व शुक्त (सिरका) तैयार हो जाता है।

शीते न तु तदाद्यन्ते स्निग्धाम्ललवणा हिताः।
उदमन्थदिवास्वप्नौ ग्रीष्मादन्यत्र गर्हितौ।। (अ.सं.सू.-७.२४४)

शीतकाल में स्निग्ध, अम्ल व लवण हितकारी होते हैं; परन्तु उसके आरम्भ व अन्त में नहीं। उदमन्थ (पानी में घोला सत्तू) व दिन में सोना, ये दोनों ग्रीष्म ऋतु से भिन्न काल में निन्दित होते हैं- अर्थात् इनका सेवन ग्रीष्म में ही उचित है, अन्य ऋतुओं में नहीं।

समयोगेऽपि घर्माद्या वातादिचयहेतवः।
ऋतुष्वन्यो रसेष्वन्यो रौक्ष्यस्नेहबलक्रमः।। (अ.सं.सू.-७.२४५)

घर्म (धूप) आदि समयोग (उचित मात्रा) में सेवन करने पर भी वात आदि के संचय में हेतु बनते हैं। रूक्षता, स्नेह और बल की स्थिति का क्रम ऋतुओं में अलग होता है तथा रसों में अलग होता है।

रसायनं काचमाची सद्यः पर्युषिता विषम्।
मूलकं दोषजिद् बालं विपरीतं तु दोषलम्।। (अ.सं.सू.-७.२४६)

सद्यः (ताजा) सिद्ध (पकाई हुई) काकमाची यद्यपि रसायन होती है, परन्तु पर्युषित (बासी होने पर/एक रात बीत जाने पर) काकमाची विषतुल्य बन जाती है। कच्ची मूली दोषनाशक होती है, परन्तु (खेत में) पकने पर दोषकारक होती है।

अपथ्यं पथ्यमप्यन्नं निशायां नेत्ररोगिणाम्।
अहिताः सक्तवः शुष्का हितास्ते तु प्रमेहिणाम्।। (अ.सं.सू.-७.२५२)

पथ्य भोजन भी नेत्ररोगियों के लिए रात में खाने से अपथ्य बन जाता है, अत: उन्हें सूर्यास्त से पहले ही भोजन कर लेना चाहिए। सूखे सत्तू अहितकर माने जाते हैं, परन्तु प्रमेह रोगियों के लिए वे हितकारी बन जाते हैं।

गुल्मिनः क्षीरदध्यादि हबुषादियुतं हितम्।
वातलं वातकोपेऽपि वर्षासु मधु शस्यते।। (अ.सं.सू.-७.२५३)

निवारणमिति शेषः।

गुल्म (वायुगोला) रोग वाले के लिए हबुषा (बेर) आदि से युक्त दूध व दही हितकारक बन जाते हैं। वातकारक मधु वर्षाकाल में वातप्रकोप की स्थिति में भी हितकारक ही होता है।

तदेव मद्यं मद्यस्य विषस्य तु विषान्तरम्। (अ.सं.सू.-७.२५४)

शराब के प्रभाव को दूर करने के लिए वही शराब उपयोगी होती है। मदात्यय-चिकित्सा में बताया गया है कि मदिरा का आदी व्यक्ति जब निढ़ाल हो जाता है, तब उसे सामान्य स्थिति में लाने के लिए वही शराब अल्प मात्रा में पिलाई जाती है। परिमित मात्रा में मद्यपान मदात्यय को दूर करने का उपाय भी माना जाता है। विष के प्रभाव को दूर करने के लिए विजातीय (दूसरे प्रकार का) विष उपयोगी होता है। जैसे– सर्प का विष संखिया आदि के प्रभाव को दूर करने वाला होता है।

घृतमानूपदेशोत्थं हेमन्ते च बलाधिकम्।। (अ.सं.सू.-७.२५४)
स्वेदैर्याति शमं दाहः प्रायो लशुनपानजः।
दिवास्वापाज्जरां याति भुक्तमन्येद्युरद्य न।। (अ.सं.सू.-७.२५५)

आनूप (जलबहुल) क्षेत्र का घी हेमन्त ऋतु में विशेष रूप से बलकारक होता है। लशुनपान (लशुन-सेवन) से शरीर में हुई जलन प्राय: पसीना लेने से शान्त हो जाती है। उपवास के साथ दिन में सोने से पिछले दिन का अजीर्ण दूर हो जाता है, वर्त्तमान दिन का नहीं।

कोष्ठे रुद्धोऽग्निकृद्वायुर्मेदसार्शोभिरग्निहृत्।
छर्दिघ्ना मक्षिकाविट् तु वामयेन्मक्षिकैव तु।। (अ.सं.सू.-७.२५६)

मेदोवृद्धि (मोटापा) के कारण कोष्ठ (उदर) में रुद्ध वायु अग्निकारक (भूख बढ़ाने वाला) होता है; अत एव मोटे व्यक्ति को अधिक भूख लगती है। इसके विपरीत बवासीर से बढ़ा वायु भूख को नष्ट कर देता है। मक्खी का मल वमन को दूर करता है; परन्तु मक्खी निगलने पर तुरन्त वमन हो जाता है।

सर्वथा दोषजित् तक्रं ग्रहण्यां दोषकृद् व्रणे।
पीनसश्वासकासादौ सिद्धमेव प्रशस्यते।। (अ.सं.सू.-७.२६१)

ग्रहणी रोग में तक्र सर्वथा दोषजित् होता है, परन्तु वही तक्र घाव वाले व्यक्ति के लिए दोषकारक बन जाता है। जुकाम, दमा, खाँसी आदि में तो सिद्ध (उचित औषध के साथ पकाकर तैयार किया हुआ) तक्र ही हितकारी होता है।

इत्येतेऽन्ये च बहवः सूक्ष्मा दुर्बलहेतुकाः।
धर्मा विचित्रा भावेषु किञ्चित्तेषां निदर्शितम्।।
दिशानया शेषमपि स्वयमूहेत बुद्धिमान्।। (अ.सं.सू.-७.२६२-६३)

इस प्रकार ये तथा अन्य बहुत से सूक्ष्म व दुर्बल हेतु वाले विचित्र धर्म पदार्थों में पाए जाते हैं। उनमें से यहाँ कुछ ही निदर्शन (उदाहरण) के रूप में वर्णित किये हैं। इस प्रकार की दृष्टि से बुद्धिमान् पुरुष पदार्थों में विद्यमान शेष विचित्र धर्मों (गुणों) को भी स्वयं जान लें।

।। इति भावेषु वैचित्र्यनिरूपणम्।।

अथ अजीर्णशमनम् (अजीर्ण का शमन)

इस प्रकरण में ग्रन्थकार रघुनाथ-सूरि द्वारा उद्धृत पद्य वैद्यराज काशिनाथ की 'अजीर्णामृतमञ्जरी' के हैं। इनमें भोज्यविशेष से होने वाले अजीर्ण के निवारण के लिए बहुत ही महत्त्वपूर्ण व उपयोगी उपायों का विवरण दिया है। 'अजीर्णामृतमञ्जरी' ५२ पद्यों की एक लघु रचना है। अभी तक इसका कोई समीक्षात्मक पाठ प्रकाशित नहीं हुआ था। अतः इन पद्यों का पाठशोधन कुछ हस्तलिखित प्रतियों के आधार पर किया है। पद्यों के आगे कोष्ठक में अजीर्णामृतमञ्जरी का संकेत कर दिया है एवं पद्यसंख्या भी लिखी है। यह संख्या लालभाई दलपतभाई संस्कृति विद्यामन्दिर अहमदाबाद में उपलब्ध तथा १७२०वि.सं. में लिखित हस्तलेख (सं.-२२७८) के अनुसार है, जिसके आधार पर ग्रन्थकार रघुनाथ-सूरि ने ये उद्धरण प्रस्तुत किये हैं। अजीर्णामृतमञ्जरी के हस्तलिखित ग्रन्थों की कुछ अन्य धाराएँ भी हैं, जिनमें बहुत्र संख्याभेद, क्रमभेद व श्लोकों की न्यूनाधिकता है। **इन सबका विवेचन हमारे द्वारा पृथक्शः प्रकाशित अजीर्णामृतमञ्जरी के समीक्षात्मक संस्करण में किया है।**

नारीकेरफलेऽथ तण्डुलजलं क्षीरं रसाले हितं
जम्बीरोत्थरसो घृते समुचितस्सर्पिस्तु मोचाफले।
गोधूमेषु च कर्कटी हिततमा मांसात्यये काञ्जिकं (शार्दूलविक्रीडित छन्द)
नारङ्गे गुडभक्षणं च विहितं पिण्डालुके कोद्रवः।। (अ.मं.-२)

नारियल से हुए अजीर्ण में तण्डुलजल (चावल का पानी) व आम्रफल के अजीर्ण में दूध हितकारी होता है। घृत से हुए अजीर्ण में जम्बीर का रस उचित होता है, केले से हुए अजीर्ण में घी उपयोगी होता है। गेहूँ के अजीर्ण में ककड़ी, मांसजन्य अजीर्ण में कांजी हितकारी होती है, नारंगी के अजीर्ण में गुड़भक्षण उचित होता है तथा पिण्डालु (अरुई, घुइयाँ) के अजीर्ण में कोद्रव (कोदो) का सेवन हितकर होता है।

पिष्टान्ने सलिलं प्रियालफलजे पथ्या हिता माषजे
खण्डं क्षीरभवे च तक्रमुचितं कोष्णाम्बु कोलाम्रजे।
मात्स्ये चाम्रफलं त्वजीर्णशमनं मध्वम्बु पानात्यये (शार्दूलविक्रीडित छन्द)
तैलं पुष्करजे कटु प्रशमनं शेषं तु बुद्ध्या जयेत्।। (अ.मं.-३)

आटे से बने भोज्य पदार्थों के अजीर्ण में जल पीना हितकारी होता है, प्रियाल फल (चिरौंजी) से हुए अजीर्ण में हरड़ हितकारी होती है। उड़द से हुए अजीर्ण में खाँड हितकारी होती है, दूध से हुए अजीर्ण में तक्र उचित होता है, कोल (बेर) व आम्र फल से हुए अजीर्ण में गर्म पानी पीना हितकर होता है। मछलियां खाने से हुए अजीर्ण में आम्र फल अजीर्ण का शमन कर देता है। अधिक मदिरा पीने पर शहद मिला पानी उसके दोष का शमन करता है, पुष्कर (कमलगट्टे) के अजीर्ण में कड़वा तेल (सरसों का तेल) उपयोगी होता है। इसी प्रकार शेष अजीर्ण को भी बुद्धिपूर्वक दूर करना चाहिए।

तथा– पनसे कदलं कदले च घृतं घृतपाकविधावपि जम्भरसः। (तोटक)
तदुपद्रवशान्तिकरं लवणं लवणेऽपि च तण्डुलवारि परम्।। (अ.मं.-४)

पनस (कटहल) के अजीर्ण में केला, केले के अजीर्ण में घी, घी के अजीर्ण में जम्भरस (जम्बीरी निम्बू का रस) उपयोगी होता है। जम्बीरी के रस से हुए उपद्रव को लवण शान्त कर देता है, लवण की अधिकता से हुए उपद्रव के शमन में तण्डुलजल (तण्डुलोदक) परम उपयोगी होता है। कुटे हुए चावलों को आठ गुणा पानी में डाल कर कुछ समय पश्चात् पानी निकाल लें, यही तण्डुलजल कहलाता है।

नारिकेरफलतालबीजयोः पाचनं य इह तण्डुलं विदुः। (रथोद्धता)
ते वदन्ति मुनयोऽथ तण्डुलान् क्षीरवारि परिपाचयेदिति।। (अ.मं.-५)

नारियल व तालबीज (तालफल का बीज अर्थात् गिरी) को पचाने के लिए जिन मुनियों ने तण्डुल (चावल) को उपयोगी बताया है, वे ही मुनिजन बताते हैं कि तण्डुल (चावल) को पचाने के लिए क्षीरवारि (जल मिला कर उबाला हुआ दूध) पीना उपयोगी होता है। पद्य के अन्तिम चरण में 'क्षीरवारि' के स्थान पर 'क्षारवारि' पाठ मिलता है। परन्तु प्राचीन व ग्राह्य पाठ 'क्षीरवारि' ही है। भावमिश्र की 'गुणरत्नमाला' के अजीर्णशमन-वर्ग में उपलब्ध पञ्चम पद्य- **'तण्डुलेषु पयसः पयो हितं'** से भी 'क्षीरवारि' पाठ का ही समर्थन होता है।

दाडिमामलकतालतिन्दुकी-बीजपूर-लवलीफलानि च। (रथोद्धता)
बाकुलेन च फलेन पाचयेत् पाकमेति बकुलं स्वमूलतः।। (अ.मं.-६)

अनार, आँवला, तिन्दुकी (तेन्दु), बीजपूर (बिजौरा निम्बू) व लवली फल (हरफारवेड़ी), इनको बकुल (मौलसिरी) का फल पचा देता है; और बकुल का फल बकुल के ही मूल से पच जाता है।

मधूक-मालूर-नृपादनानां परूष-खर्जूर-कपित्थकानाम्। (उपजाति)
पाकाय पेयं पिचुमन्दबीजं सिद्धार्थको हन्ति च बीजपूरम्।। (अ.मं.-७)

मधूक (महुआ), मालूर (बिल्व, बेलफल), नृपादन (खिरनी), परूष (फालसा), खजूर व कपित्थ (कैंथ) को पचाने के लिए नीम के बीज का चूर्ण पानी में मिलाकर पीना चाहिए। बीजपूर (बिजौरा निम्बू) के अजीर्ण को सिद्धार्थक (श्वेत सरसों) का सेवन नष्ट कर देता है। थोड़े लवण के साथ पीसकर सरसों का सेवन उक्त अजीर्ण के शमन के लिए किया जाता है।

मृणाल-खर्जूरक-हारहूरा-कसेरु-शृङ्गाटक-शर्कराणाम्। (उपेन्द्रवज्रा)
यथा विपाकाय च भद्रमुस्तं तथा रसोने च पयः प्रशस्तम्।। (अ.मं.-८)

मृणाल (कमलनाल), खजूर, हारहूरा (मुनक्का), कसेरु, सिंघाड़ा व शक्कर, इनको पचाने के लिए भद्रमुस्त (नागरमोथा) उपयोगी होता है तथा लशुन के अजीर्ण को दूर करने के लिए उबालकर शीतल किया हुआ दूध उत्तम होता है।

आम्रातकोदुम्बरपिप्पलानां फलानि च प्लक्षवटादिकानाम्। (उपजाति)
स्युः शर्मणे पर्युषितोदकेन सौवर्चलेनाम्रफलस्य पाकः।। (अ.मं.-९)

आम्रातक (आमड़ा), उदुम्बर (गूलर), पीपल, प्लक्ष (पिलखन) व बड़, इनके फलों का अजीर्ण शीतल पानी पीने से दूर हो जाता है। आम के फल का अजीर्ण सौवर्चल (संचर नमक) से नष्ट हो जाता है।

सौवीरं फलमुष्णवारि हन्यात् प्राचीनामलकं च राजिकैका। (भद्रविराट्)
खर्जूरं सपरूषकं प्रियालं क्षीरी तालफलं पचेन्मरीचम् ।। (अ.मं.-१०)

सौवीर (बेर) फल के अजीर्ण को उष्ण जल दूर कर देता है। प्राचीनामलक (पानी आँवला) के अजीर्ण को अकेली राजिका (राई) दूर कर देती है। क्षीरी (राजादन/खिरनी) नामक फल खजूर, फालसा व चिरौंजी को पचा देता है। काली मिर्च तालफल को पचा देती है।

नागरं हरति बिल्वजाम्बवं शर्करा पचति तिन्दुकीफलम्। (रथोद्धता)
जीरकं जरयतीह बाकुलं पाचयेन्मधुरिका कपित्थजम्।। (अ.मं.-११)

बेल (बिल्वफल) व जामुन के फल से हुए अजीर्ण को नागर (सोंठ) दूर कर देती है। तिन्दुकी (तेन्दु) के फल को शर्करा पचा देती है। बाकुल (मौलसिरी के फल से हुए) अजीर्ण को जीरा दूर कर देता है तथा कपित्थ (कैंथ) फल को मधुरिका (सौंफ) पचा देती है।

पनसकामलकीफलपक्तये भजत सर्जतरोरपि बीजकम्। (द्रुतविलम्बित)
सकलमप्युदितानुदितं फलं प्रपचति प्रसृतं कटुतिन्दुकम्।। (अ.मं.-१२)

कटहल व आँवले को पचाने के लिए सर्जतरु (शाल वृक्ष) के बीज का उपयोग करना चाहिए। अब तक कहे या न कहे सभी फलों को कटु-तिन्दुक (कड़वा तेन्दु/कुचेलक) पचा देता है।

आर्द्राम्रबीजं पनसस्य पक्त्यै रसालपक्त्यै घनरावमूलम्। (अ.मं.-१३) (उपजाति)
अपूपपक्त्यै सजला यवानी सा कैश्चिदुक्ता पृथुकस्य पक्त्यै।। घनरावस्तण्डुलीयक:।

कटहल को पचाने के लिए आम की बिना सूखी गुठली उपयोगी होती है। आम के फल को पचाने के लिए घनराव (तण्डुलीय, चौंलाई) का मूल उपयोगी होता है। इसी प्रकार अपूप (पूआ) को पचाने के लिए जल में मिलाई अजवाइन कारगर होती है। कुछ विद्वान् पृथुक (पोहा) का अजीर्ण दूर करने के लिए भी जलमिश्रित अजवाइन को ही उपयोगी बताते हैं।

पालङ्किकाकेमुककारवल्ली-वार्त्ताकवंशाङ्कुरमूलकानाम्। (उपजाति)
उपोदिकालाबु-पटोलकानां सिद्धार्थको मेघरवस्य पक्ता।। (अ.मं.-१४)

पालंकिका (पालक), केमुक/केउँआ/कन्दविशेष, कारवल्ली (करेला), वार्त्ताक (बैंगन), वंशांकुर (बांस के अंकुर), मूली, उपोदिका (पोई), अलाबु (घीया), पटोल (परवल) व मेघरव (चौलाई), इन सबको सिद्धार्थक (श्वेत सरसों) पचा देती है। श्वेत सरसों को पीस कर थोड़े लवण के साथ सेवन करने से इनका पाचन होता है।

पटोलवंशाङ्कुरकारवल्ली-फलान्यलाबूनि बहूनि जग्ध्वा। (उपजाति)
क्षारोदकं ब्रह्मतरोर्निपीय भोक्तुं पुनर्वाञ्छति तावदेव।। (अ.मं.-१५)

परवल, वंशांकुर (बांस की कोंपल), कारवल्ली (करेला) व घीया के शाक को अधिक मात्रा में खाकर भी यदि कोई ब्रह्मतरु (पलाश/ढाक वृक्ष) के क्षार से मिश्रित जल को पी ले, तो पुन: उतना ही खाने की इच्छा हो जाती है।

वास्तूकसिद्धार्थकचुञ्चुशाकं प्रयाति सद्य: खदिरेण पाकम्। (उपजाति)
यथा गुड: सूरणनागरङ्गौ तथालुकं तण्डुलवारि हन्ति।। (अ.मं.-१६)

बथुआ, सिद्धार्थक (श्वेत सरसों) व चुंचु (चेवुना) का शाक खदिरसार (कत्था) के क्वाथ से शीघ्र ही पच जाता है। जैसे गुड सूरण (जिमिकन्द) व नागरङ्ग (नारंगी/सन्तरा) को पचा देता है, उसी प्रकार तण्डुलजल (तण्डुलोदक) आलू को पचा देता है।

पत्राणि पुष्पाणि फलानि यानि मूलानि पूर्वं न मयोदितानि। (इन्द्रवज्रा)
शाकानि सर्वाण्युपयान्ति पाकं क्षारेण तान्येव तिलोद्भवेन।। (अ.मं.-१७)

पत्र, पुष्प, फल, मूल आदि के जो भी शाक हैं, जिनके पाचन के विषय में पहले नहीं कहा, वे सभी तिलक्षार (तिलनाल से बने क्षार) द्वारा पच जाते हैं। आयुर्वेद में यवक्षारादि पाँच क्षारों में तिलनाल से बना क्षार भी गिना जाता है।

काञ्जिकं हि लवणान्वितं शृतं पिष्टपाचनकमादिशन्ति हि। (रथोद्धता)
सर्पिरेव यवशुक्तसंयुतं मांसपाचनमथोष्णवारिणा ।। (अ.मं.-१९)

पिष्टान्न (आटे) से बने भोज्य पदार्थों (रोटी, पूरी आदि) को लवण मिलाकर उबाली हुई कांजी पचा देती है। यवशुक्त (जौ से बनी काञ्जी) घी को पचा देती है। उष्ण जल से मांस का पाचन होता है।

श्यामाकनीवारतिलातसीनां निष्पावकङ्गूयवषष्टिकानाम्। (इन्द्रवज्रा)
मन्थेन पाकोऽथ कुलत्थचिञ्चापाकाय पेयं तिलतैलमेकम्।। (अ.मं.-२०)

श्यामाक, नीवार, तिल, अतसी, निष्पाव, कंगू, यव, षष्टिक शालि, इन सब का मन्थ (जल के साथ मथे दही) से पाचन हो जाता है। कुलत्थ (कुल्थी) व चिञ्चा (इमली) को पचाने के लिए तिल का तेल पीना चाहिए।

गोधूममाषौ हरिमन्थमुद्गौ यवान् सतीनान् कितवो निहन्ति। (उपजाति)
यन्मातुलुङ्गीफलमेति पाकं क्षणेन सोऽयं लवणानुभावः।। (अ.मं.-२१)

गेहूँ, उड़द, हरिमन्थ (चना), मूँग, जौ, सतीन (मटर), इनको कितव (ग्रन्थिपर्ण/औषधविधि से शोधित धत्तूर बीज) पचा देता है। मातुलुंगी फल (निम्बू) लवण से तुरन्त पच जाता है, यह लवण का विशेष प्रभाव होता है।

कर्पूर-पूगीफल-नागवल्ली-काश्मीर-जातीफल-जातिकोशम्। (उपजाति)
कस्तूरिका-सिल्हक-नारिकेलजलं पचत्याशु समुद्रफेनः।। (अ.मं.-२२)

कपूर, सुपारी, पान, काश्मीर (गाम्भीरी फल), जातीफल (जायफल), जातीकोश (जावित्री), कस्तूरी, सिल्हक (शिलारस/लोबान/एक सुगन्धित द्रव्य) एवं नारिकेल जल (नारियल के पानी) को समुद्रफेन (समुद्र का झाग) पचा देता है।

निम्बूफलेनाप्यथवोषणेन तक्रेण वा सर्पिरुपैति पाकम् । (उपजाति)
तैलानि सर्वाणि तिलादिजानि प्रयान्ति पाकं किल काञ्जिकेन।। (अ.मं.-२३)

निम्बू व काली मिर्च से घी का पाचन हो जाता है। तक्र (छाछ) पीने से भी घी का अजीर्ण दूर हो जाता है। तिल आदि के सभी तेल काञ्जी से पच जाते हैं।

शृङ्गबेररस एव केवलः क्षारतोयमथवा पलाशजम्। (रथोद्धता)
ऐक्षवं रसमुदस्यति क्षणादग्निवेशमुनिनेदमीरितम्।। (अ.मं.-२४)

बिना कुछ मिलाए केवल अदरक का रस अथवा पलाश (ढाक) के क्षार से युक्त जल ईख के रस को तुरन्त पचा देता है। यह बात आत्रेय पुनर्वसु के शिष्य अग्निवेश मुनि की कही हुई है।

माहिषे पयसि सिन्धुजं यथा सैन्धवं कृसरपक्तये तथा। (रथोद्धता)
काञ्जिकं च विदलान्नपक्तये शीलयन्ति जठराग्निशक्तये।। (अ.मं.-२५)

जैसे सिंधुज (शोधित सुहागा) भैंस के दूध को पचा देता है, उसी प्रकार सैंधव (सेंधा नमक) खिचड़ी को पचा देता है। दालों को पचाने के लिए कांजी का शीलन (अभ्यास) करते हैं- अर्थात् दाल खाने पर हुए अजीर्ण में कांजी बहुत उपयोगी होती है। पाचनशक्ति को बढ़ाने के लिए प्रायः काञ्जी का प्रयोग किया जाता है।

किमत्र चित्रं बहुमांसमत्स्यभोजी सुखी स्यात् परिपीय शुक्तम्। (उपजाति)
इत्यद्भुतं केवलवह्निपक्वमांसेन मत्स्यः परिपाकमेति।। (अ.मं.-२६)

मांस सहित मछली खाने वाला व्यक्ति शुक्त (सिरका) पीकर सुखी हो जाता है, इसमें कोई आश्चर्य नहीं है। भाव यह है कि मांस-मछली को सिरका आसानी से पचा देता है। यह भी आश्चर्य की बात है कि आग पर पकाये मांस को खाने से उससे पहले खाई मछलियां पच जाती हैं।

कपोत-पारावत-नीलकण्ठ-कपिञ्जलानां पिशितानि जग्ध्वा। (उपजाति)
काशस्य मूलं परिपीय पिष्टं जनः सुखी स्याद् बहुशो हि दृष्टम्।। (अ.मं.-२७)

कबूतर, पारावत (परेवा), नीलकण्ठ व कपिंजल (तीतर) का मांस जल में पिसे काँस के मूल को पीने से शीघ्र ही पच जाता है। यह बहुत बार देखा गया है।

कोष्णेन मण्डेन गवां पयस्तु व्योषै रसाला परिपाकमेति। (उपजाति)
शङ्खस्य चूर्णेन हयारिनारी-पयोदधि क्षिप्रमुपैति पाकम्।। (अ.मं.-२८)

गर्म माँड पीने से गाय का दूध पच जाता है। व्योष (त्रिकटु) से रसाला (सिखरन) पच जाती है। शंख के चूर्ण (शंखभस्म) से हयारिनारी (भैंस) का दूध व दही शीघ्र पच जाता है। हय अर्थात् अश्व का अरि (शत्रु) भैंसा माना जाता है, अतः 'हयारि' शब्द भैंसे के लिए प्रयुक्त होता है तथा 'हयारि-नारी' भैंस के लिए।

शुण्ठी सतीनस्य च नागरङ्ग-जम्बीरयोः कोद्रवको निहन्ता। (उपजाति)
जरामिरा चन्दनगैरिकाभ्यामभ्येति तज्जा अपि ये विकाराः।। (अ.मं.-२९)

सोंठ सतीन (मटर) के अजीर्ण को नष्ट कर देती है तथा कोदो नागरंग (नारंगी/सन्तरा) व जम्बीर के अजीर्ण को नष्ट कर देता है। चन्दन व गैरिक (सोनागेरु) के प्रयोग से इरा (मदिरा) का असर शान्त हो जाता है व उससे होने वाले विकारों का शमन हो जाता है।

वटा वेसवारैर्लवङ्गेन फेनी शमं पर्पटः शिग्रुबीजेन याति। (भुजङ्गप्रयात)
कणामूलतो लड्डुकापूपसट्टादि-पाको भवेच्छष्कुलीमण्डयोश्च।। (अ.मं.-३०)

उड़द या मूँग आदि के बड़े वेसवार (मसालों) से, फेनी लौंग से व पापड़ शिग्रुबीज से पच जाते हैं। कणामूल (पिप्पलीमूल) से लड्डू, अपूप (पुआ) व सट्ट (दही से बने भक्ष्यविशेष) आदि का पाचन हो जाता है तथा इसी से शष्कुली (पूरी) व माण्ड भी पच जाते हैं। सट्टक- सट्ट अथवा सट्टक नाम से प्रसिद्ध एक विशेष प्रकार का भोज्य पदार्थ है। यह दही, खाँड, मसाले व अनारदाना आदि से बनाया जाता है। कैयदेवनिघण्टु-कृतान्नवर्ग (१२०-१२४) में चार प्रकार के सट्टकों का वर्णन है। **वेसवार–** आयुर्वेद में कुछ विशिष्ट मसालों के मिश्रण को वेसवार कहते हैं। इसका स्वरूप निम्न है–

सैन्धव-त्रिकटु-धान्य-जीरकैर्दाडिमीरजनिरामठान्वितैः। (रथोद्धता छन्द)
पाचनोऽथ जठराग्निदीपनो वेसवार उदितो मनीषिभिः।। (अ.मं.-४९)

सैन्धव (सेंधा लवण), त्रिकटु (सम मात्रा में मिली सोंठ, काली मिर्च व पीपल का चूर्ण) धनिया, जीरा, अनारदाना, हल्दी, व हींग, इन सबके मिश्रण को 'वेसवार' कहते हैं। यह पाचन व जठराग्निदीपन होता है।

श्वाविद्गोधाशल्लकीचित्तलाद्या यावक्षारात् कोलकूर्मादयोऽपि। (शालिनी)
मौद्गाद्यूषात् पायसो याति पाकं सामुद्रादप्यारनालं सुखाय ।। (अ.मं.-३१)

श्वाविद् (सेह), गोधा (गोह), शल्लकी (सेह जैसा ही गात्रसंकोची प्राणी विशेष), चीतल तथा कोल (सूअर) व कूर्म (कछुआ) आदि के मांस से हुए अजीर्ण को यवक्षार (जवाखार) नष्ट कर देता है। खीर खाने से हुए अजीर्ण को मूँग का यूष दूर कर देता है एवं कांजी से हुए अजीर्ण को सामुद्र लवण नष्ट कर देता है।

तप्तं तप्तं हेम वा तारमग्नौ वारं वारं क्षिप्तमम्भस्यथैतत्। (शालिनी)
पीत्वा तोयं दीर्घकालोपपन्नमम्भोऽजीर्णं शीघ्रमेवं जहाति।। (अ.मं.-३२)

तीव्र रूप से तपाये हुए सोने या चाँदी को जिस पानी में बार-बार बुझाया गया हो, वह पानी दीर्घकाल से हुए पानी के अजीर्ण को शीघ्र ही नष्ट कर देता है।

कूष्माण्डकं च त्रपुसीफलं च कर्कारुचीनातकयोः फलं च। (उपजाति)
निहन्ति सद्यो हि करञ्जबीजं रसं तथैवारणिमूलमेकम्।। (अ.मं.-३३)

पेठा, त्रपुसीफल (खीरा), कर्कारु (छोटा पेठा या कोहड़ा), चीनातक (चीनारुक, चीनाकर्कटी), इनसे हुए अजीर्ण को करंजबीज का सेवन शीघ्र ही नष्ट कर देता है। रसाजीर्ण को अरणिमूल (चित्रकमूल) नष्ट कर देता है।

स्त्रीकेशाम्बु निपीतमाशु हन्यात् प्राचीनामलकं सपाणिमर्दम् ।
शुण्ठीधान्याकवारि हन्ति सद्यस्तांस्तानामविलासजान् विकारान्।। (अ.मं.-३४)

असावधानी से स्त्रीकेशमिश्रित जल पीने से हुए विकार को पाणिमर्द (करंज) सहित पीसकर पिया गया प्राचीनामलक (पानी आँवला) दूर कर देता है। सोंठ व धान्याक (धनिया) का क्वाथ पीने से विविध प्रकार के

आमजन्य (आंव से हुए) विकार नष्ट हो जाते हैं।

स्नेहाजीर्णं रोगिणां मुद्गचूर्णं हन्यान्मुस्तो हन्ति वैरेचकानाम्। (शालिनी)
माषेण्डर्या निम्बमूलेन पाकश्चिञ्चा मुञ्चत्यम्लतां चूर्णयोगात्।। (अ.मं.-३६)

घी आदि स्निग्ध पदार्थ से हुए अजीर्ण को मूँग का (भुना हुआ) चूर्ण दूर कर देता है। इसी प्रकार दस्त वालों के अजीर्ण को मोथा नष्ट कर देता है तथा माषेण्डरी (उड़द के आटे से बनी बड़ी) के अजीर्ण को निम्बमूल (नीम की जड़ का क्वाथ) दूर कर देता है। इमली की अम्लता (खटाई) चूर्ण (चूने) के मेल से दूर हो जाती है। भाव यह है कि इमली के साथ चूने का प्रयोग करने से अम्लताजन्य विदग्धाजीर्ण अथवा अन्य अजीर्ण विकार नहीं होते हैं। चूने में कैल्शियम की मात्रा अधिक होती है, अत: यह अम्लता-निवारक होता है। इसीलिए अम्लपित्त आदि में शंखभस्म जैसी कैल्शियम की अधिकता वाली आयुर्वेदीय औषधियाँ प्रयुक्त होती हैं।

कोष्णाम्बु पिष्टान्नभवे हि देयं प्रियालमज्जास्विदमेव पेयम्।
मात्स्यं तु माकन्दफलं निहन्ति गोधूमकं कर्कटिका निहन्ति।। (अ.मं.-३७)

पिष्टान्न (आटे से बने भोज्यपदार्थों) से हुए अजीर्ण में कोष्णाम्बु (थोड़ा गर्म जल) पिलाना चाहिए। प्रियाल (चिरौंजी) की मज्जा (गिरी) से हुए अजीर्ण में भी कोष्णाम्बु (थोड़ा गर्म जल) पीना हितकर होता है। मछली से हुए अजीर्ण को माकन्द (आम्रफल) नष्ट कर देता है तथा गेहूँ से हुए अजीर्ण को ककड़ी दूर कर देती है।

सद्य: प्रियालं विनिहन्ति पथ्या मध्वम्ब्वजीर्णं विनिहन्ति पथ्या। (इन्द्रवज्रा)
पिण्डालुक: कोद्रवपाककारी खण्डस्तु माषान्नविकारहारी।। (अ.मं.-३८)

प्रियाल तथा मधुजल (शहद के शर्बत) से हुए अजीर्ण को हरड़ शीघ्र ही नष्ट करती है। कोदो से हुए अजीर्ण में पिण्डालुक (अरबी/घुइयाँ) हितकारी होता है और खाँड उड़द से हुए अजीर्ण विकार को नष्ट कर देती है।

मुखं दह्यते चूर्णकेन प्रमादाद्यदा नागवल्लीदलस्थेन पुंस:। (भुजङ्गप्रयात छन्द)
सितातैलसौवीरकैस्तन्निवृत्ति: पृथक् तस्य गण्डूष एवोपदिष्ट:।। (अ.मं.-३९)

प्रमादवश (अधिक मात्रा में) पान पर लगे चूने से जब मनुष्य का मुख जलने लगे तो शर्करा, तिल का तेल व सौवीरक (जौ से बनी कांजी)- इन सब को मिला कर मुख में लेने से जलन दूर हो जाती है। चूने से हुई उक्त प्रकार की जलन में पूर्वोक्त तीनों वस्तुओं से पृथक्-पृथक् गण्डूष (कुल्ला) करना भी हितकर बताया गया है।

उष्णेन शीतं शिशिरेण चोष्णमम्लेन च क्षारगुणो गुणाढ्य:। (उपजाति)

स्नेहेन तीक्ष्णं वमनातियोगे सिता हिता स्यादिति काशिराजः।। (अ.मं.-४०)

शीतल पदार्थ के खाने से हुए अजीर्ण को उष्ण पदार्थ से तथा उष्ण पदार्थ के खाने से हुए अजीर्ण को शीतल पदार्थ के सेवन से दूर किया जा सकता है। इसी प्रकार खारे पदार्थ से हुए अजीर्ण को अम्ल पदार्थ से व अम्ल भोज्य के अजीर्ण को क्षार रस वाले भोज्य के सेवन से नष्ट किया जाता है। इसी प्रकार तीक्ष्ण पदार्थ से हुए अजीर्ण को (घृत आदि) स्निग्ध पदार्थ के सेवन से दूर किया जाता है। अधिक वमन होने पर खाँड हितकारी होती है, ऐसा वैद्यशिरोमणि काशिराज (दिवोदास) का मत है।

शीतोदकं नस्यजरोगहारि नारीपयश्चाञ्जनरुग्विदारि। (इन्द्रवज्रा)
एलोदकं धूमगदेषु शस्तं धात्रीफलं चातिविरेचनार्ते।। (अ.मं.-४२)

शीतल जल नस्य के अतियोग से होने वाले रोगों को दूर करता है तथा स्त्री का दूध नेत्ररोगों को नष्ट करता है। इलायची का जल धूमपान की अधिकता से हुए रोगों को नष्ट करता है। आँवला अति विरेचन (दस्त) से क्षीण व्यक्ति के लिए हितकर होता है। यहाँ पद्य के चतुर्थ चरण में- 'धात्रीप्रलेपोऽतिविरेचनेषु' पाठान्तर मिलता है। इसके अनुसार अर्थ होगा– अतिविरेचन होने पर आँवले की लुगदी का उदर पर लेप करना हितकारी होता है।

श्रवणपूरणजे तिलतैलतः श्रवणपूरणमेव सुखं विदुः। (द्रुतविलम्बित छन्द)
कवलजेषु गदेष्वथ कारयेत् कवलमार्द्रयुतं द्रवजं पुनः।। (अ.मं.-४३)

कान में तेल भरने से हुआ विकार तिल के तेल से कान भरने पर नष्ट हो जाता है। कवलग्रह (तीक्ष्ण औषधयुक्त कुल्ला लेने की चिकित्साविधि में असावधानी) से हुए विकार (जलन आदि) को ठीक करने के लिए आर्द्रता युक्त द्रवज (गुड़) का कवलग्रह (कुल्ला) करवाना चाहिए।

मदयति न हि मद्यं जातु चेत् पीतमद्यः पिबति घृतसमेतां शर्करामेव सद्यः। (मालिनी)
अथ घनमधुकैलाकुष्ठदार्वेलवालुप्रकटितकबलास्ये मद्यगन्धोऽपि न स्यात्।। (अ.मं.-४४)

शराब पीने के तुरन्त बाद शराबी यदि घी और शक्कर को मिलाकर पी ले तो शराब नशा नहीं करती है। घन (नागरमोथा), मधुका (मुलेठी), इलायची, कूठ, दारु (दारुसिता/दालचीनी) व एलवालु (हिन्दी में एल्वा नाम से प्रसिद्ध सुगन्धित द्रव्यविशेष), इन सब को ग्रास (निवाला) बनाकर मुख में रखने से शराब की गन्ध भी नहीं आती है।

एलामृताम्भोधरकट्फलानां चूर्णं यथापूर्वविवर्धितानाम्। (उपजाति)
विमर्द्य वक्त्रे धृतमाशु हन्ति सुरारसोनादिजमुग्रगन्धम् ।। (अ.मं.-४५)

इलायची, गिलोय, अम्भोधर (भद्रमुस्ता/मोथा) व कट्फल (कायफल), इन सबका चूर्ण बना लें, इसमें पूर्व-पूर्व वाले द्रव्य की मात्रा अधिक होनी चाहिए। इसे थोड़े पानी के साथ पीसकर मुख में रखने से शीघ्र ही शराब

व लशुन आदि की तीव्र गन्ध नष्ट हो जाती है।

कूष्माण्डकस्य स्वरसो गुडेन पीतो मदं कोद्रवजं निहन्ति। (उपजाति)
पयो निपीतं सितया समेतमुन्मत्तमत्तत्वमपाकरोति ।। (अ.मं.-४६)

पेठे का रस गुड़ के साथ पीने से कोद्रव (कोदो) नामक धान्य के सेवन से उत्पन्न मद को नष्ट करता है। शर्करा के साथ दूध पीने से उन्मत्त (नशा युक्त व्यक्ति) की उन्मत्तता दूर हो जाती है।

घ्रात्वा स्वकक्षां विपिनोपलं वा सम्प्राश्य किञ्चिल्लवणं नरो वा। (इन्द्रवज्रा)
शीताम्बु पीत्वा चुलुकेन वापि प्रसह्य पूगीमदमुज्जहाति।। (अ.मं.-४७)

अपनी कक्षा (कांख) की गन्ध को सूंघने से अथवा विपिनोपल (जंगली उपलों की गंध) सूंघने से सुपारी का नशा उतर जाता है। थोड़ा नमक खाने से या चुल्लु भर-भर कर शीतल जल पीने से भी सुपारी का नशा दूर हो जाता है।

सैन्धव-त्रिकटु-धान्यजीरकैर्दाडिमीरजनिरामठान्वितैः । (रथोद्धता)
पाचनोऽथ जठराग्निदीपनो वेसवार उदितो मनीषिभिः।। (अ.मं.-४९)

सैन्धव (सेंधा नमक), त्रिकटु (सम मात्रा में मिली सोंठ, काली मिर्च व पीपल का चूर्ण) धनिया, जीरा, अनारदाना, हल्दी, हींग, इन सबके मिश्रण से बना वेसवार (वेशवार) जठराग्नि व आम-पाचक व जठराग्नि-वर्धक होता है, ऐसा आयुर्वेद-मनीषियों का कथन है।

शुक्तमुक्तमपि तद् बहुभेदं हन्ति सर्वमिदमामजखेदम्। (रथोद्धता)
यन्मया समुदितं मधुशुक्तं तद्भिषग्भिरपि पाचनमुक्तम्।। (अ.मं.-५०)

बहुत प्रकार का शुक्त (सिरका) भी आयुर्वेदीय ग्रन्थों में बताया गया है, जो सभी आम रोगों का नाश करता है। मैंने (अजीर्ण-मञ्जरीकार ने) जो 'मधुशुक्त' कहा है, वह भी वैद्यों के द्वारा आम-पाचन करने वाले शुक्त के रूप में मान्य है। आम-पाचन करने वाले इस 'मधुशुक्त' का स्वरूप अजीर्णामृतमञ्जरी में इस प्रकार कहा है–

गुडमधुकाञ्जिकतक्रविभागाः स्युर्द्विगुणास्तु यथोत्तरमेते ।
त्रीणि दिनानि च धान्यसमूहे स्थापितमेतदुशन्ति हि शुक्तम्।। (अ.मं.-४८)

गुड़, मधु, काञ्जी व तक्र को उत्तरोत्तर दुगनी मात्रा में लें, अर्थात् गुड़ से दुगना मधु, मधु से दुगनी काञ्जी तथा काञ्जी से दुगना तक्र (छाछ) होना चाहिए। इन सबको मिट्टी के पात्र में भरकर अच्छी प्रकार से ढक्कन के साथ मुँह बन्द करें तथा तीन दिन तक धान्य की ढेरी में दबाकर रख दें। इस विधि से मधुशुक्त तैयार होता है।

।। इत्यजीर्णशमनम्।।

अथ स्वभावतो हितानि

शालीनां लोहितः शालिः षष्टिकेषु तु षष्टिका।
शूकधान्येष्वपि यवो गोधूमः प्रवरो मतः।।

स्वभावतः हितकर भोज्य पदार्थ- लोहितशालि (लाल रंग का चावल) सभी शालियों में श्रेष्ठ होता है। साठी (साठ दिन में जिनकी फसल तैयार होती है, उन) चावलों में षष्टिका नामक चावल उत्तम होता है। शूकधान्यों में जौ व गेहूँ श्रेष्ठ माने जाते हैं।

शिम्बीधान्ये वरो मुद्गो मसूरश्चाढकी तथा।
रसेषु मधुरः श्रेष्ठो लवणेषु च सैन्धवम्।।

शिम्बी (फली) वाले धान्यों में मूँग, मसूर व अरहर श्रेष्ठ होते हैं। रसों में मधुर रस श्रेष्ठ होता है तथा लवणों में सैन्धव लवण श्रेष्ठ माना जाता है।

दाडिमामलकं द्राक्षा खर्जूरं च परूषकम्।
राजादनं मातुलुङ्गं फलवर्गे प्रशस्यते।।

अनार, आँवला, दाख (मुनक्का), खर्जूर, परूषक (फालसा), राजादन (खिरनी) तथा मातुलुंग (बिजौरा निम्बू), ये सभी फलवर्ग में श्रेष्ठ होते हैं।

पत्रशाके तु वास्तूकं जीवन्ती पोतिका वरा।
पटोलं फलशाकेषु कन्दशाकेषु सूरणम्।।

पत्रशाकों में बथुआ, जीवन्ती (डोडी) व पोतिका (पोई) श्रेष्ठ हैं तथा फलशाकों में पटोल (परवल) एवं कन्दशाकों में जिमीकन्द श्रेष्ठ माना जाता है।

एणः कुरङ्गो हरिणो जङ्गलेषु प्रशस्यते।
पक्षिणां तित्तिरिर्लावो वरो मत्स्येषु रोहितः।।

एण (काला हिरण) व हरिण (ताम्रवर्ण मृग) कुरंग (कुछ ताम्रवर्ण, आकृति में एण जैसा व डील-डौल में उससे बड़ा मृग), ये दौड़ने वाले वन्य प्रणियों में श्रेष्ठ होते हैं। पक्षियों में तीतर व लाव (बटेर) एवं मछलियों में रोहित नामक मछली श्रेष्ठ होती है।

जलेषु दिव्यं दुग्धेषु गव्यमाज्येषु गोभवम्।
तैलेषु तिलजं तैलमैक्षवेषु सिता हिता।।

जलों में दिव्य (आकाश से बरसा) जल, दुग्धों में गोदुग्ध, घृतों में गोघृत तथा तेलों में तिल का तेल श्रेष्ठ होता है। ईख से बने पदार्थों में सिता (शर्करा) श्रेष्ठ मानी जाती है।

।। इति स्वभावहितानि।।

अथ स्वभावादहितानि

शिम्बीषु माषान् ग्रीष्मर्तौ लवणेष्वौषरं त्यजेत्।
फलेषु लकुचं शाके सार्षपं न हितं मतम्।।

स्वभावतः अहितकर भोज्य पदार्थ- ग्रीष्म ऋतु में शिम्बीधान्यों में उड़द तथा लवणों में औषर (ऊषर भूमि में होने वाला) लवण नहीं खाना चाहिए। फलों में लकुच (बड़हल) एवं शाकों में सरसों का साग हितकर नहीं होता है।

गोमांसं ग्राम्यमांसेषु न हिता महिषीवसा।
मेषीपयः कुसुम्भस्य तैलं त्याज्यं च फाणितम्।।

ग्राम्य (गांव में रहने वाले प्राणियों के) मांसों में गोमांस खाने में सबसे हानिकर होता है। इसी प्रकार भैंस की चर्बी, भेड़ का दूध, कुसुम्भ का तेल तथा फाणित स्वभावतः अहितकर होते हैं, अतः इनका प्रयोग नहीं करना चाहिए।

गोमांस को आयुर्वेद में सबसे अहितकर व हानिकर बताया है। यह प्राचीन आचार्यों द्वारा निर्दिष्ट बहुत ही वैज्ञानिक तथ्य है। आधुनिक अनुसन्धान भी इसकी पुष्टि करते हैं कि गाय का दूध अमृत है व मांस विषतुल्य है। अनुसन्धान में पाया गया है कि दूध बनाने की प्रक्रिया में गाय हानिकारक तत्त्वों को अपने शरीर में रोक लेती है व अमृतरूप दूध बनाती है।

।। इति स्वभावादहितानि।।

अथ संयोगविरुद्धानि

मत्स्यमानूपमांसं च दुग्धयुक्तं विवर्जयेत्।
कपोतं सार्षपस्नेहभर्जितं परिवर्जयेत्।।

संयोगविरुद्ध भोज्यपदार्थ- मछली व जलबहुल क्षेत्र के प्राणियों का मांस दूध के साथ संयोगविरुद्ध होने से अहितकर होता है, अतः इससे बचना चाहिए। सरसों के तेल में पकाया हुआ कबूतर का मांस कभी नहीं खाना चाहिए।

मत्स्यानिक्षोर्विकारेण तथा क्षौद्रेण वर्जयेत्।
सक्तून्मांसपयोयुक्तानुष्णैर्दधि विवर्जयेत्।।

मछली को ईख से बने पदार्थों (गुड़ शर्करा आदि) के साथ नहीं खाना चाहिए। क्षौद्र (छोटी मक्खी द्वारा निर्मित मधु) के साथ भी मछली खाना वर्जित कहा गया है। मांस व दूध के साथ सत्तू नहीं खाना चाहिए। उष्ण (गर्म किये) पदार्थों के साथ दही नहीं खाना चाहिए।

उष्णैर्नभोऽम्बुना क्षौद्रं पायसं कृसरान्वितम्।
रम्भाफलं त्यजेत्तक्रदधिबिल्वफलान्वितम्।।

गर्म वस्तुओं के साथ व वर्षाजल के साथ मधु कभी नहीं खाना चाहिए। खीर को खिचड़ी के साथ नहीं खाना चाहिए। छाछ, दही व बिल्वफल, इन तीनों में से किसी के साथ भी केला नहीं खाना चाहिए।

दशाहमुषितं सर्पिः कांस्ये मधुघृते समे।
कृतान्नं च कषायं च पुनरुष्णीकृतं त्यजेत्।।

दस दिन तक कांसे के पात्र में रखा हुआ घी नहीं खाना चाहिए। समान मात्रा में मिलाया हुआ शहद तथा घी भी नहीं खाना चाहिए। कृतान्न (पके हुए भोजन) को शीतल होने पर पुनः गर्म करके नहीं खाना चाहिए। इसी प्रकार कषाय (क्वाथ/काढ़ा) को भी शीतल होने पर पुनः गर्म करके नहीं लेना चाहिए।

एकत्र बहुमांसानि विरुध्यन्ते परस्परम्।
एवं द्रव्यगुणान् ज्ञात्वा काले कुर्यात्तु भोजनम्।।

एक साथ मिले बहुत सारे मांस परस्पर विरुद्ध होते हैं। अतः इन्हें कभी नहीं खाना चाहिए। इस प्रकार द्रव्यगुणों को जानकर उचित समय पर भोजन करना चाहिए।

जन्मनक्षत्रवृक्षाश्चाभक्ष्याः, ते च–

अथ वक्ष्यामि नक्षत्रवृक्षानागमचोदितान्।
पूजनात् पुण्यदांश्चैव वर्धनात् पालनादपि।।
विषद्रुधात्रीतरुहेमदुग्धा जम्बूस्तथा खादिरकृष्णवंशाः।
अश्वत्थनागौ च वटः पलाशः प्लक्षस्तथाम्बष्ठतरुः क्रमेण ।।
बिल्वार्जुनौ चैव बिकङ्कतोऽथ सकेसराः शम्बरसर्जवञ्जुलाः।
सपानसार्काश्च शमीकदम्बाः तथाम्रनिम्बौ मधुकद्रुमश्च।।
अमी नक्षत्रदैवत्या वृक्षाः स्युः सप्तविंशतिः।
अश्विन्यादिक्रमादेषामेषा नक्षत्रपद्धतिः।।
यस्त्वेतेषामात्मजन्मर्क्षभाजां मर्त्यः कुर्याद् भेषजादीन् मदान्धः।
तस्यायुष्यं श्रीः कलत्रं च पुत्रा नश्यन्त्येषां वर्धते वर्धनाद्यैः।।

इत्युक्ताः। आदिशब्दः छेदनभक्षणादिसङ्ग्रहार्थः।

अपने जन्म-नक्षत्र से सम्बद्ध वृक्ष भी अभक्ष्य (असेवनीय) होते हैं। इनका विवरण– अब आगमों (शास्त्रों) में निर्दिष्ट नक्षत्रवृक्षों का वर्णन करेंगे, जो पालने, पूजने और संवर्धन करने से पुण्यदायक होते हैं।

विषद्रु (चला), धात्री (आँवला), हेमदुग्धा (उदुम्बर/गूलर), जम्बू (जामुन), खादिर (खैर), कृष्णवंश (काला

खैर), अश्वत्थ (पीपल), नाग (पुन्नाग), वट (बड़) पलाश (ढाक), प्लक्ष (पिलखन), अम्बष्ठ (अगस्त), बिल्व, अर्जुन, विकंकत (कण्टई), केसर (बकुल/मौलसिरी), शम्बर (लोखंडी), सर्ज (राळ), वञ्जुल (वेतस/बांस/बेंत), पनस (फणस/कटहल), अर्क (आक), शमी (जंड), कदम्ब, आम्र, निम्ब (नीम) व मधूक (महुआ)- ये सत्ताईस वृक्ष क्रमशः ज्यौतिषप्रोक्त अश्विनी आदि सत्ताईस नक्षत्रों से सम्बन्धित हैं। ये वृक्ष जिस नक्षत्र से सम्बन्धित हैं, उस नक्षत्र का अधिष्ठाता देवता ही इन वृक्षों का देवता माना जाता है। नक्षत्रों व वृक्षों का यह क्रमिक सम्बन्ध निम्न तालिका में प्रदर्शित किया जा रहा है–

क्र.सं.	नक्षत्र	वृक्ष	क्र.सं.	नक्षत्र	वृक्ष	क्र.सं.	नक्षत्र	वृक्ष
१.	अश्विनी	विषद्रु	१०	मघा	वट	१९.	मूल	सर्ज
२.	भरणी	धात्री	११.	पूर्वाफाल्गुनी	पलाश	२०.	पूर्वाषाढा	वञ्जुल
३.	कृत्तिका	हेमदुग्धा	१२.	उत्तराफाल्गुनी	प्लक्ष	२१.	उत्तराषाढा	पनस
४.	रोहिणी	जम्बू	१३.	हस्त	अम्बष्ठ	२२.	श्रवण	अर्क
५.	मृगशिरा	खदिर	१४.	चित्रा	बिल्व	२३.	धनिष्ठा	शमी
६.	आर्द्रा	कृष्णखदिर	१५.	स्वाती	अर्जुन	२४.	शतभिषा	कदम्ब
७.	पुनर्वसु	वंश	१६.	विशाखा	विकङ्कत	२५.	पूर्वा भाद्रपदा	आम्र
८.	पुष्य	अश्वत्थ	१७.	अनुराधा	केसर	२६.	उत्तरा भाद्रपदा	निम्ब
९.	आश्लेषा	नाग	१८.	ज्येष्ठा	शम्बर	२७.	रेवती	महुआ

जो मदान्ध व्यक्ति अपने जन्म से सम्बन्धित नक्षत्रवृक्षों से औषध आदि बनाता है या इन वृक्षों का छेदन व भक्षण आदि करता है, उसकी आयु, लक्ष्मी, स्त्री व पुत्र नष्ट हो जाते हैं। परन्तु जन्म-नक्षत्र से सम्बद्ध वृक्षों को बढ़ाने से ये सब बढ़ते हैं।

यहाँ ग्रन्थकार ने जन्म नक्षत्र से सम्बन्धित वृक्ष की औषधियों के सेवन का जो निषेध किया है, उसका तात्पर्य इतना ही है कि औषध बनाते समय इन वृक्षों को न तो समूल नष्ट करना चाहिए और न ही कोई क्षति पहुंचानी चाहिए, अपितु इनके पत्र-पुष्प आदि औषधोपयोगी अंगों को इस प्रकार लेना चाहिए कि इनके फलने-फूलने में कोई बाधा न हो। यह भाव न केवल इन्हीं के प्रति, प्रत्युत सभी वृक्ष-वनस्पतियों व औषधियों के प्रति रखना चाहिए, ऐसा निर्देश आयुर्वेद व वेदों में अनेक स्थलों पर स्पष्टतया मिलता है। हमारे पूर्वजों ने इन्हें देवरूप में माना है तथा इनकी रक्षा व संवर्धन को अतीव पुण्यदायक बताया है।

इसके पीछे यह तर्क भी है कि जिन औषधीय पौधों से मनुष्य रोगमुक्त होकर नवजीवन प्राप्त करता है, उनके प्रति संवेदनहीनता व निष्ठुरता रखना, उन्हें नष्ट करना, बहुत बड़ी कृतघ्नता है, जिसे कथमपि उचित नहीं कहा जा सकता है। अतः हमें सदैव स्नेह व श्रद्धा से इन पौधों का संरक्षण व संवर्धन करते रहना चाहिए। विवशता से किसी वृक्ष को हटाना या काटना पड़े तो उसके बदले अन्यत्र बहु संख्या में वृक्ष लगा कर उनका पालन व संवर्धन करना चाहिए।

भोजनकालश्च–

उद्गारशुद्धिरुत्साहो वेगोत्सर्गो यथोचितः।
लघुता क्षुत्पिपासा च यदा कालः स भोजने।।

भोजन का समय– उद्गारशुद्धि (साफ डकार आना), उत्साह (मन में उमंग), यथोचित मल-मूत्र आदि का वेग व उत्सर्ग होना, लघुता (शरीर में हल्कापन या स्फूर्त्ति) एवं भूख-प्यास लगना, ये लक्षण जब होते हैं, वही भोजन का काल समझना चाहिए।

तच्चैकान्ते कर्त्तव्यम्–

आहारं तु रहः कुर्यात् निर्हारमपि सर्वदा।
उभाभ्यां लक्ष्म्युपेतः स्यात् प्रकाशे हीयते श्रिया।। निर्हारो मलमूत्रोत्सर्गः।

भोजन एकान्त में करना चाहिए। जैसा कि कहा है– आहार व निर्हार (मलमूत्र-त्याग) सर्वदा एकान्त में करना चाहिए। एकान्त में किये आहार व निर्हार से व्यक्ति लक्ष्मीयुक्त होता है तथा ऐसा न करने से लक्ष्मीरहित हो जाता है। लक्ष्मी शब्द से यहाँ शरीर की कान्ति या शोभा अर्थ लेना चाहिए।

तथा– **आहारनिर्हारविहारयोगाः सदैव सद्भिर्विजने विधेयाः।**

इस विषय में अन्यत्र भी कहा है– आहार, निर्हार (मल-मूत्र विसर्जन) तथा विहार (रतिक्रीडा), ये बुद्धिमानों को सदा एकान्त में ही करने चाहिए।

अथ भोजनभाजनानि (भोजन-पात्र)

दोषहृद् दृष्टिकृत् पथ्यं हैमं भोजनभाजनम्।
रौप्यं भवति चक्षुष्यं पित्तहृत् कफवातहृत्।।

भोजन-पात्र- सुवर्णमय भोजन-पात्र दोषनाशक तथा दृष्टिवर्धक होता है। चाँदी का भोजनपात्र नेत्रहितकारी एवं वात, पित्त व कफ को नष्ट करने वाला होता है।

कांस्यं बुद्धिप्रदं रुच्यं रक्तपित्तप्रसादनम्।
पैत्तलं वातकृद् रूक्षमुष्णं कृमिकफप्रणुत्।।

कांसे का पात्र बुद्धिवर्धक, रुचिकर तथा रक्तपित्त को बढ़ाने वाला होता है। पीतल का पात्र वातकारक, रूक्ष, उष्ण एवं कृमि व कफ का नाश करने वाला होता है।

आयसे काचपात्रे च भोजनं सिद्धिकारकम्।
शोथपाण्डुहरं बल्यं कामलापहमुत्तमम्।।

लोहे या काच (सीसे) के पात्र में भोजन करना सिद्धिकारक होता है। यह सूजन व पीलिया का नाशक, बल्य तथा कामला को नष्ट करने का उत्तम उपाय है।

शैलजे मृन्मये पात्रे भोजनं श्रीनिवारणम्।
दारूद्भवे विशेषेण रुचिदं श्लेष्मकारि च।।

पत्थर या मिट्टी के पात्र में भोजन करने से श्री (लक्ष्मी) की हानि होती है। काष्ठ के पात्र में भोजन करना विशेष रूप से रुचिप्रद तथा कफकारक होता है।

पात्रं पत्रमयं रुच्यं दीपनं विषपापनुत्।
जलपात्रं तु ताम्रस्य तदभावे मृदो हितम्।।

पत्तों का पात्र रुचिकर, दीपन, विष व पाप को नष्ट करने वाला होता है। जलपात्र तो ताँबे का होना चाहिए। ताँबे का न हो तो मिट्टी का भी हितकारी होता है।

पवित्रं शीतलं पात्रं घटितं स्फटिकेन यत्।
काचेन रचितं तद्वत् तथा वैडूर्यसम्भवम्।।

स्फटिक का बना हुआ जलपात्र पवित्र व शीतल होता है काच व वैडूर्य का पात्र भी स्फटिक-पात्र के समान गुणों वाला ही होता है।

अथ पत्राणि

रम्भापत्रेऽशनं हृद्यं रुच्यं वृष्यं बलाग्निदम्।
विषश्रमानिलास्रेषु हितं पाण्डौ न शस्यते।।

पत्र-पात्र (पत्तों से बने भोजन-पात्र)

केले के पत्ते पर भोजन करना हृद्य, रुचिकर व वृष्य होता है। यह बलवर्धक व जठराग्निदीपक होता है। यह विष, थकान, वातरोग व रक्तपित्त में हितकारी होता है, किन्तु पीलिया में अहितकर होता है।

पालाशपत्रे च मरुच्छ्लेष्मगुल्मोदरप्रणुत्।
कफवातं पीनसघ्नं रुच्यं श्रेष्ठं च बृंहणम्।।

पलाश के पत्ते पर भोजन करना वात, कफ, गुल्म व उदर रोगों का नाशक होता है। यह कफवात व जुकाम को नष्ट करने वाला तथा रुचिकर, उत्तम बृंहण होता है।

क्षारोष्णकटुकं जन्तुकफघ्नं ज्वरशातनम्।
शीतिकाज्वरहृत् पथ्यं हस्तिकर्ण्यां तु भोजनम्।।

हस्तिकर्णी के पत्ते पर भोजन करना क्षार, उष्ण कटु गुण वाला होता है। यह कृमि व कफ का निवारक तथा ज्वर को दूर करने वाला होता है। यह शीतज्वर का नाशक तथा पथ्य होता है।

अर्कपत्रे भृशं रूक्षं कृमिघ्नं पित्तकृत्परम्।
गुल्मशूलविषश्वासपाण्डुकुष्ठकफानिलान्।।
हन्यात् परमचक्षुष्यं लघु दीपनपाचनम्।
एरण्डपत्रं वातघ्नं कृमिघ्नं पित्तकृत् परम्।।

आक के पत्तों पर भोजन करना अतिरूक्षताजनक, कृमिनाशक व परम पित्तकारक होता है। यह गुल्म, शूल, विष, दमा, पीलिया, कुष्ठ, कफ, वात को नष्ट करने वाला, परम नेत्रहितकारी, लघु व दीपन-पाचन होता है। एरण्ड के पत्ते पर भोजन करना वातहर व कृमिनाशक तथा परमपित्तकारक होता है।

पत्रेषु क्षीरवृक्षाणां तृष्णादाहास्रपित्तनुत्।
पाण्डुशोथश्वाससोमरोगघ्नं पाटलाशनम्।।

दूध वाले वृक्षों के पत्तों पर भोजन करना तृष्णा, दाह व रक्तपित्त को नष्ट करने वाला होता है। पाटला के पत्तों पर भोजन करना पीलिया, सूजन, दमा व सोमरोग को दूर करता है।

सर्वग्रन्थिविनाशाय केतकीपत्रभोजनम्।
मनोहरं रुचिकरं चक्षुष्यं भोजनं लघु।।

केतकी के पत्ते पर भोजन करना सभी ग्रन्थियों का नाशक होता है। यह मनोहर, रुचिकर, नेत्रहितकर व लघु होता है।

यात्रार्थिनामभिहितं वृष्यं क्लमहरं परम्।
नलिने कुमुदे रक्तोत्पले वाथोत्पले दले।।

नलिनी (कमल), कुमुद, रक्तोत्पल (लाल कमल), उत्पल (नील कमल) के पत्तों पर भोजन करना यात्रियों के लिए पथ्य, वृष्य व परम क्लमनाशक (थकावट दूर करने वाला) कहा गया है।

भोजनं निन्दितं शीतं रूक्षं दौर्भाग्यमग्निनुत्।

ठण्डा व रूखा भोजन दुर्भाग्यप्रद, जठराग्नि को नष्ट करने वाला तथा निन्दित कहा गया है।

।। इति पत्राणि।।

भोजनादौ ब्रह्मादीन् स्मेरत्। तदुक्तं–

अन्नं ब्रह्मा रसो विष्णुर्भोक्ता देवो महेश्वरः।
इति सञ्चिन्त्य भुञ्जानं दृष्टिदोषो न बाधते ।।

भोजन करने से पूर्व ब्रह्मादिकों का स्मरण करना चाहिए। जैसा कि कहा गया है– अन्न ब्रह्मा, रस विष्णु तथा खाने वाला महेश्वर होता है, ऐसा विचार कर जो भोजन करता है, उसे दृष्टिदोष (नजर लगना) कष्ट नहीं देता है।

अञ्जनागर्भसम्भूतं कुमारं ब्रह्मचारिणम्।
दृष्टिदोषविनाशाय हनुमन्तं स्मराम्यहम्।। इति हनुमत्स्मरणमपि कुर्यात्।

मैं दृष्टिदोष को नष्ट करने के लिए अञ्जना के पुत्र कुमार-ब्रह्मचारी (बालब्रह्मचारी) हनुमान् जी का स्मरण करता हूँ, इस प्रकार हनुमान् जी का स्मरण भी करें।

अथ भोजनविधिः

भोजनाग्रे सदा पथ्यं लवणार्द्रकभोजनम्।
अग्निसन्दीपनं रुच्यं जिह्वाकण्ठविशोधनम्।। लवणं सैन्धवम्।

भोजन विधि- भोजन के आरम्भ में सैन्धव लवण के साथ अदरक का सेवन सदा पथ्य होता है। यह जठराग्निवर्धक, रुचिकर एवं जीभ व कण्ठ को शुद्ध करने वाला होता है।

घृतपूर्वं समश्नीयात् कठिनं प्राक् ततो मृदु।
अन्ते पुनर्द्रवाशी च बलारोग्ये न मुञ्चति।।

भोजन घृतमिश्रित होना चाहिए, भोजन में पहले व्यञ्जन सहित ठोस पदार्थ रोटी आदि खाने चाहिए तथा उसके बाद दाल-भात आदि मृदु वस्तुएँ खानी चाहिए। भोजन के अन्त में तक्र आदि तरल पदार्थ लेने चाहिए। ऐसा करने से बल व आरोग्य बने रहते हैं।

तथा– अश्नीयात्तन्मना भूत्वा पूर्वं तु मधुरं रसम्।
मध्येऽम्ललवणौ पश्चात् कटुतिक्तकषायकान्।।

दत्तचित्त होकर भोजन करना चाहिए। सबसे पहले मधुर, बीच में खट्टे व नमकीन तथा अन्त में तिक्त, कटु व कषाय रस युक्त पदार्थ लेने चाहिए।

फलान्यादौ समश्नीयाद् दाडिमादीनि बुद्धिमान्।
विना मोचाफलं तद्वद् वर्जनीया च कर्कटी।।

(मृदु द्रव्यों में) पहले अनार आदि फल खाने चाहिए; परन्तु फल खाते समय आरम्भ में केला व ककड़ी नहीं लेने चाहिए। भोजन के आरम्भ में तो केला व ककड़ी सर्वथा वर्जित है; क्योंकि केला गुरु व मधुर होने से तथा ककड़ी जलबहुल होने से भूख को मन्द करती है।

मृणालबिसशालूककन्देक्षुप्रभृतीन्यपि ।
पूर्वमेव हि भोज्यानि न तु भुक्त्वा कदाचन।।

मृणाल (कमलनाल), बिस (कमलदण्डिका, चिचिण्डा), शालूक (कमलगट्टा), कन्द व ईख आदि भी भोजन की समाप्ति से पहले ही खाने चाहिए, भोजन के अनन्तर नहीं।

अन्नेन कुक्षेर्द्वावंशौ पानेनैकं प्रपूरयेत्।
आश्रयं पवनादीनां चतुर्थमवशेषयेत्।।

पेट के दो भाग अन्न से तथा एक भाग जल से भरना चाहिए तथा चतुर्थ भाग को वायु आदि के संचार के लिए खाली रखना चाहिए। अत: स्वादिष्ठ भोजन करना चाहिए।

सौमनस्यं बलं पुष्टिमुत्साहं रसनासुखम्।
स्वादु सञ्जनयत्यन्नमस्वादु च विपर्ययम्।।

स्वादु अन्न सौमनस्य (मन की प्रसन्नता), बल, पुष्टि व उत्साह बढ़ाता है तथा जीभ के लिए सुखद होता है। स्वादरहित अन्न इससे विपरीत प्रभाव करता है।

अत्युष्णान्नं बलं हन्ति शीतं शुष्कं च दुर्जरम्।
अतिक्लिन्नं ग्लानिकरं युक्तियुक्तं हि भोजनम्।।

बहुत गर्म भोजन बल को नष्ट करता है तथा बहुत ठण्डा व शुष्क भोजन दुर्जर (पचने में कठिन) होता है। बहुत क्लिन्न (अधिक जल वाला) ग्लानि करता है, इसलिए भोजन युक्तियुक्त ही होना चाहिए। भाव यह है कि न अति उष्ण, न अति शीत, न अति शुष्क, और न ही अति तरल भोजन लेना चाहिए, अपितु मध्यम मार्ग अपनाते हुए समुचित भोजन लेना चाहिए।

अतिद्रुताशिताहारो गुणान् दोषान्न विन्दति।
भोज्यं शीतमहृद्यं च स्याद्विलम्बितमश्नतः।।

बहुत शीघ्रतापूर्वक खाने से व्यक्ति भोज्य पदार्थों के रसवत्तादि गुण व नीरसता आदि दोषों को शीघ्रता के कारण अनुभव नहीं कर पाता है, अत: अति शीघ्रता से भोजन नहीं करना चाहिए। इसी प्रकार बहुत धीरे-धीरे भी भोजन नहीं करना चाहिए; क्योंकि ऐसा करने से भोजन शीतल व अहृद्य (अरुच्य) हो जाता है।

नित्यं सर्वरसाभ्यासः स्वस्वाधिक्यमृतावृतौ।

निरन्तर सभी रसों का अभ्यास (सेवन) करना चाहिए। जिस ऋतु के लिए आयुर्वेदानुसार जो रस अनुकूल बताया है उसकी मात्रा अन्य रसों की अपेक्षा अधिक होनी चाहिए। हेमन्त, शिशिर व वर्षा ऋतु में मधुर अम्ल, लवण, इन रसों का सेवन करना चाहिए। वसन्त में तिक्त, कटु, कषाय रस का सेवन करना चाहिए। ग्रीष्म ऋतु में मधुर रस का सेवन करना चाहिए। शरद् ऋतु में मधुर, तिक्त व कषाय रस का सेवन करना चाहिए। संक्षेप में शरद् एवं वसन्त में रूक्ष भोजन पान का सेवन करें और ग्रीष्म, वर्षा, शिशिर व हेमन्त में स्निग्ध भोजन का सेवन करें। ग्रीष्म और शरद् ऋतु में शीतल गुण वाले खान-पान लेने चाहिए तथा वर्षा, वसन्त, हेमन्त व शिशिर में उष्ण गुण वाले खान-पान लेने चाहिए।

मन्दानलो नरो द्रव्यं मात्रागुरु विवर्जयेत्।
स्वभावतश्च गुरु यत् तथा संस्कारतो गुरु।।

मन्दाग्नि वालों को मात्रागुरु पदार्थ नहीं खाने चाहिए तथा उन्हें स्वभावत: गुरु व संस्कारत: गुरु पदार्थ भी नहीं खाने चाहिए।

मात्रागुरुस्तु मुद्गादिर्माषादिः प्रकृतेर्गुरुः।
संस्कारगुरु पिष्टान्नं प्रोक्तमित्युपलक्षणम्।।

मूँग आदि मात्रा से गुरु तथा माष (उड़द) आदि स्वभाव से गुरु होते हैं। पिष्टान्न (आटा आदि) संस्कार से गुरु होते हैं। इस प्रकार यहाँ इन तीन गुरु पदार्थों का उपलक्षण (निदर्शन) प्रस्तुत किया है।भाव यह है कि मूँग आदि स्वभावत: तो लघु हैं, परन्तु अधिक मात्रा में खाने से गुरु बन जाते हैं। पिष्टान्न (आटा) स्वभावत: गुरु न होने पर भी घी आदि में भूनकर हलुवे आदि के रूप में गुरु हो जाता है।

आहारं षड्विधं चोष्यं पेयं लेह्यं तथैव च।
भोज्यं भक्ष्यं तथा चर्व्यं गुरु विद्याद् यथोत्तरम्।।

चोष्यं इक्षुदाडिमादि, पेयं क्षीरादि, लेह्यं रसालादि, भोज्यं पोलिकादि, भक्ष्यं लड्डुकादि, चर्व्यं चिपिटादि।

आहार छ: प्रकार का होता है- चोष्य (चूसने योग्य ईख, आम आदि), पेय (पीने योग्य दूध आदि), लेह्य

(चाटने योग्य रसाला आदि), भोज्य (पोलिका अर्थात् फुल्का आदि), भक्ष्य (लड्डू आदि) तथा चर्व्य (चबाने योग्य चिउड़ा/पोहा आदि)। इन्हें उत्तरोत्तर क्रम से गुरु समझना चाहिए।

गुरूणामर्धसौहित्यं लघूनां तृप्तिरिष्यते।

माषपिष्टान्नादिभिरर्धसौहित्यं कर्त्तव्यम्। मुद्गादिभिः स्वाभाविक्या मात्रया तृप्तिः कर्त्तव्येत्यर्थः।

गुरु पदार्थों को अर्ध तृप्ति तक तथा लघु पदार्थों को पूर्ण तृप्ति तक (मन भरने तक) खाया जा सकता है। माष, पिष्टान्न आदि गुरु भोज्य पदार्थों को अर्ध तृप्ति तक ही खाना चाहिए, परन्तु मूँग आदि लघु भोज्य पदार्थों को पूर्ण तृप्ति तक खा सकते हैं।

द्रवो द्रवोत्तरश्चापि न मात्रागुरुरिष्यते।।

द्रवः पेयादिः, द्रवोत्तरस्तक्राद्यधिकौदनादिः मात्रातोऽधिकोऽपि चेन्न मात्रागुरुर्मन्तव्य इत्यर्थः।

द्रव (पेया आदि) तथा द्रवोत्तर (द्रवबहुल- अर्थात् जिसमें तक्र आदि पेय पदार्थ अति मात्रा में मिले हों, ऐसा भात आदि) अधिक मात्रा में लेने पर भी मात्रागुरु नहीं माना जाता है।

द्रवाढ्यमपि शुष्कं तु सम्यगेवोपपद्यते।
विशुष्कमन्नमभ्यस्यं न पाकं साधु गच्छति।।
पिण्डीकृतमसंक्लिन्नं विदाहमुपगच्छति।
शुष्कं विरुद्धं विष्टम्भि वह्निव्यापदमावहेत्।।

जो शुष्क अन्न पर्याप्त द्रव के साथ खाया जाता है, वह भी सम्यक् पच जाता है। बिना द्रव के जो शुष्क अन्न खाया जाता है, वह अच्छी प्रकार से नहीं पचता है। वह आमाशय में पिण्ड रूप बन जाता है तथा द्रव के अभाव में पाचक रसों से क्लिन्न (गीला, पतला व कोमल) नहीं हो पाता है। अतः विदाह (खट्टेपन व जलन) को प्राप्त होकर अजीर्ण हो जाता है। इस प्रकार शुष्क अन्न आमाशय में अवरुद्ध होकर विष्टम्भी बन जाता है एवं जठराग्नि को क्षीण कर देता है। अतः द्रवरहित शुष्क भोजन कभी नहीं करना चाहिए।

पुनर्दानं पृथक् पानं सामिषं पयसा निशि।
दन्तच्छेदनमुष्णं च सप्त सक्तुषु वर्जयेत्।।
सक्तूनामाशु जीर्येत मृदुत्वादेव लेहिका।

सत्तू सेवन में ये सात बातें छोड़ देनी चाहिए– बार-बार खाना, अकेले सत्तू खाकर पानी अलग से पीना, मांस के साथ खाना, दूध के साथ खाना, रात में खाना, दाँतों से काट-काट कर खाना व उष्ण करके खाना। सत्तुओं की लेहिका कोमल होने से शीघ्र पच जाती है।

आलस्यगौरवाटोपशब्दांश्च कुरुतेऽधिकम्।
हीनमात्रं तनोः कार्श्यं करोति च बलक्षयम्।।

अधिक व अल्प भोजन के दोष– अधिक भोजन आलस्य, भारीपन व आटोपशब्द (पेट फूलना व गुड़गुड़ाहट होना) करता है तथा अल्प भोजन शरीर में कृशता व बलक्षय करता है।

अप्राप्तकाले भुञ्जानो ह्यसमर्थतनुर्नरः।
तांस्तान् व्याधीनवाप्नोति मरणं चाधिगच्छति।।

असमय पर भोजन करने से शरीर में असमर्थता हो जाती है। असमय में भोजन करने वाला व्यक्ति बहुत से रोगों से ग्रस्त हो कर अन्त में मृत्यु का ग्रास बन जाता है।

कालेऽतीतेऽश्नतो जन्तोर्वायुनोपहतेऽनले।
कृच्छ्राद्विपच्यते भुक्तं न स्याद्भोक्तुं पुनः स्पृहा।।

भोजन का समय बीतने पर भोजन करने वाले व्यक्ति की जठराग्नि बढ़े हुए वात से उपहत (क्षीण) हो जाती है, अतः खाया हुआ अन्न कठिनता से पचता है तथा पुनः खाने की इच्छा नहीं होती है।

रसेनान्नस्य रसना प्रथमेनोपतर्पति।
न तथास्वादमाप्नोति ततः शुद्धाम्बुमन्तरा।।

भोजन करते समय जीभ अन्न के प्रथम रस से तृप्त हो जाती है, अतः अगले ग्रासों में वैसा स्वाद प्राप्त नहीं कर पाती। इसलिए बीच-बीच में थोड़ा-थोड़ा शुद्ध जल पीना चाहिए।

अत्यम्बुपानान्न विपच्यतेऽन्नमनम्बुपानाच्च स एव दोषः।
तस्मान्नरो वह्निविवर्धनाय पुनः पुनर्वारि पिबेदभूरि।। (सु.नि.-१.६७)

भोजन के उपरान्त जब अन्न पचने की प्रकृया आरम्भ होती है तब एक साथ बहुत पानी पीने से अन्न नहीं पचता है तथा सर्वथा पानी न पीने से भी वही दोष होता है। अतः मनुष्य को चाहिए कि पाचनशक्ति बढ़ाने के लिए बार-बार थोड़ा-थोड़ा पानी पीता रहे।

भुक्तस्यादौ जलं पीतं कार्श्यमन्दाग्निदोषकृत्।
मध्येऽग्निदीपनं शस्तमन्ते स्थौल्यकफप्रदम्।।

भोजन से पूर्व जल पीना कृशता व मन्दाग्नि करता है, मध्य में अग्निदीपन करता है तथा अन्त में मोटापा व कफ बढ़ाता है।

तृषितस्तु न चाश्नीयात् क्षुधितो न पिबेज्जलम्।
तृषितस्तु भवेद् गुल्मी क्षुधितस्तु जलोदरी।।
कुर्यात् क्षीरान्तमाहारं न दध्यन्तं कदाचन।

प्यास की स्थिति में भोजन नहीं करना चाहिए तथा भूखे पेट पानी नहीं पीना चाहिए; क्योंकि प्यास में खाने से गुल्मरोग तथा भूखे पेट जल पीने से जलोदर रोग होता है। आहार के बाद दूध लेना चाहिए, दही तो कभी भी नहीं लेना चाहिए।

।। इति भोजनविधिः ।।

भोजनानन्तर-कर्त्तव्यता

एवं भुक्त्वा समाचामेद् गण्डूषग्रहपूर्वकम्।
भोजने दन्तलग्नानि निर्हृत्याचमनं चरेत्।।
दन्तान्तरगतं चान्नं शोधनेनाहरेच्छनैः।
कुर्यादनिर्हृतं तद्धि मुखस्यानिष्टगन्धताम्।।
दन्तलग्नमनिर्हार्यं लेपं मन्येत दन्तवत्।
न तत्र बहुशः कुर्यादन्ननिर्हरणं प्रति।।

भोजन के अनन्तर करणीय कार्य– इस प्रकार भोजन करने के बाद गण्डूषग्रहपूर्वक (कुल्ला करते हुए) आचमन करें अर्थात् थोड़ा-सा पानी पी लें। इसी विषय में अन्य ग्रन्थकार कहता है– भोजन करते समय दान्तों में लगे हुए अन्नकणों को निकालकर आचमन करें। दाँतों के बीच लगे हुए अन्न को शोधन (निष्कोष्णक/नीम आदि की नुकीलेपन से रहित सींक या ब्रश से) से धीरे-धीरे निकाल दें, ऐसा न करने पर दाँतों के अन्दर फंसे अन्नकण मुख में दुर्गन्ध पैदा कर देते हैं।

दाँतों के ऊपर वाले स्वाभाविक लेप (आवरण) को दाँत के समान ही मानें। यह ध्यान रहे कि दाँतों के अन्तर्गत लगे मल को निकालने के प्रयास में प्रबल घर्षण आदि से इस लेप का क्षय न हो।

आचम्य जलयुक्ताभ्यां पाणिभ्यां चक्षुषी स्पृशेत्।
भुक्त्वाचम्य स्मरेन्नित्यमगस्त्यादीन् सुखावहान्।।

आचमन करके गीले हाथों से आंखों का स्पर्श करें तथा भोजन व आचमन के उपरान्त नित्य अगस्त्य आदि सुखकारक मुनियों का स्मरण करें।

विष्णुरत्ता यथैवान्नं परिणामश्च वै यथा।
सत्येन तेन मद्भुक्तं जीर्यत्वन्नमिदं तथा।।

अगस्तिरग्निर्बडवानलश्च भुक्तं ममान्नं जरयन्त्वशेषम्।
सुखं च मे तत्परिणामसम्भवं यच्छत्वरोगं मम चापि देहम्।।
अङ्गारकमगस्तिं च पावकं सूर्यमश्विनौ।
यश्चैतान् संस्मरेन्नित्यं भुक्तं तस्याशु जीर्यते।।
इत्युच्चार्य स्वहस्तेन परिमार्ज्य तथोदरम्।
अनायासप्रदायीनि कुर्यात् कर्माण्यतन्द्रितः।। जाग्रन्नित्यर्थः।

'विष्णुरत्ता यथैवान्नं परिणामश्च वै यथा' से लेकर 'अङ्गारकमगस्तिं' पर्यन्त इन वाक्यों का उच्चारण करें। इनका भाव यह है– विष्णु भगवान् अन्न के भोक्ता तथा पाचनकर्त्ता हैं– (अहं वैश्वानरो भूत्वा– पचाम्यन्नम्, गीता १५.१४) इस सत्य के आधार पर मेरे द्वारा खाया हुआ यह अन्न पच जावे।

अगस्त्य ऋषि, अग्नि और वडवानल मेरे खाए भोजन को पूर्ण रूप से पचा दें तथा उसके पचने से होने वाला सुख देवें एवं मेरे शरीर को नीरोग करें। अङ्गारक (मंगल), अगस्त्य, अग्नि, सूर्य व देववैद्य अश्विनीकुमार, जो नित्य इनका स्मरण करता है, उसका खाया हुआ अन्न शीघ्र पच जाता है।

प्रस्तुत भाव वाले इन वाक्यों का उच्चारण करते हुए पेट पर हाथ फेरें तथा नींद न लेते हुए आलस्यरहित होकर अल्पश्रम वाले कार्य करें।

यतः– **'भुक्तमात्रस्य तु स्वप्नाद् हन्त्यग्निं कुपितः कफः'।**

यहाँ नींद का निषेध इसलिए किया है कि- भोजन के तुरन्त बाद सोने से कुपित हुआ कफ जठराग्नि को शान्त कर देता है।

धूमेनापोह्य हृद्यैर्वा कषाय-कटु-तिक्तकैः।
पूग-कर्पूर-कस्तूरी-लवङ्ग-सुमनःफलैः।।

फलैः कटुकषायैर्वा मुखवैशद्यकारिभिः।
ताम्बूलपत्रसहितैः सुगन्धैर्वा विचक्षणः।। (सु.सं.सू.-४६.४४५-४६)

भोजन के बाद बढ़ने वाले उस कफ को शान्त करने के लिए यहाँ बताये जा रहे तीन उपायों में से कोई एक अपनाना चाहिए। या तो औषधयुक्त धूमपान करें अथवा हृद्य एवं कटु, तिक्त व कषाय रस वाले सुपारी, कपूर, कस्तूरी, लौंग, जातीफल आदि को चबाएं। इसके अतिरिक्त मुखशोधन करने वाले कटु व कषाय रस युक्त फलों का चर्वण भी कर सकते हैं। अथवा ताम्बूल में सुगन्धित, कषाय, कटु व तिक्त पदार्थों का सेवन करें अर्थात् उक्त द्रव्यों से युक्त ताम्बूल का चर्वण करें।

भुक्त्वा शतं पदां गच्छेच्छनैः स्वस्थोऽभिजायते।।

इस प्रकार भोजनोपरान्त बढ़ने वाले कफ को दूर कर भ्रमण करें, जैसा कि कहा है– भोजन करके धीरे-धीरे सौ पग चलें। ऐसा करने से व्यक्ति स्वस्थ रहता है।

भुक्त्वा शतपदीं गच्छेच्छनैस्तेन तु जायते।
अन्नसङ्घातशैथिल्यं ग्रीवाजानुकटीसुखम्।।

इस विषय में अन्य ग्रन्थकार का कथन इस प्रकार है– भोजन करके धीरे-धीरे सौ कदम चलें, इससे आमाशय में पिण्डरूप बने अन्न का शिथिलन (पचनयोग्य कोमलपन) हो जाता है। भोजनोपरान्त इस प्रकार भ्रमण करने से ग्रीवा (गर्दन), जानु (घुटने) व कमर को आराम भी मिलता है।

रते सुप्तोत्थिते स्नाते भुक्ते वान्ते च सङ्गरे।
सभायां विदुषां राज्ञां कुर्यात्ताम्बूलचर्वणम्।।

रतिकाल के पश्चात्, सोकर उठने पर, स्नान करने पर, भोजन करने पर, वमन होने पर व युद्ध में एवं विद्वानों तथा राजाओंकी सभा में पान खाना चाहिए।

पान खाने की विधि- **अथ ताम्बूलविधिः**

तद्गुणाश्च– **ताम्बूलं कटुतिक्तमुष्णमधुरं क्षारं कषायान्वितं**
वातघ्नं कृमिनाशनं कफहरं कायाग्निसन्दीपनम्।
स्त्रीणां भाषणभूषणं रतिकरं शोकस्य विच्छेदनं
ताम्बूले विदितास्त्रयोदश गुणाः स्वप्नेऽपि ते दुर्लभाः।। अन्यत्रेति शेषः।

पान के गुण– ताम्बूल कटु, तिक्त, उष्ण, मधुर, क्षार व कषाय रस युक्त होता है। यह वात, कृमि व कफ का नाशक तथा जठराग्नि-सन्दीपन होता है। यह स्त्रियों के भाषण (वार्त्तालाप) की शोभा बढ़ाने वाला, प्रसन्नताजनक व शोकनाशक होता है। इस प्रकार ताम्बूल में तेरह गुण होते हैं, जो अन्यत्र (अन्य पदार्थ में) स्वप्न में भी दुर्लभ हैं।

आयुरग्रे यशो मूले लक्ष्मीर्मध्ये व्यवस्थिता।
तस्मादग्रं तथा मूलं मध्यं पर्णस्य वर्जयेत्।।

ताम्बूलपत्र के अग्र भाग में आयु, मूल में यश तथा मध्य भाग में लक्ष्मी होती है, ऐसा माना जाता है। अत: पत्ते का अग्र, मूल व मध्यभाग त्याग देना चाहिए। आज भी पान बनाने वाले पान तैयार करते समय ताम्बूलपत्र के उक्त भागों को हटा देते हैं, ऐसा प्रचलन है।

पर्णमूले भवेद् व्याधिः पर्णाग्रे पापसम्भवः।
चूर्णपर्णं हरेदायुः सिरा बुद्धिविनाशिनी।।

पत्र के मूल में व्याधि व अग्रभाग में पाप बसता है। चूर्णपर्ण अर्थात् मुड़ा-तुड़ा कटा-फटा पत्ता यदि पान में प्रयुक्त किया जाय तो वह आयुर्नाशक माना जाता है। ताम्बूलपत्र की शिराएँ (नसें) बुद्धि का नाश करने वाली होती हैं। पान बनाते समय आज भी इन भागों को अलग किया जाता है। पान में धारी जैसी जो शिरा दिखती है, उसे भी हटाया जाता है।

आद्यं विषोपमं पीकं द्वितीयं भेदि दुर्जरम्।
तृतीयादि तु पातव्यं सुधातुल्यं रसायनम्।।

पान की पहली पीक विषतुल्य, दूसरी भेदी व दुर्जर होती है, अतः इन दो को नहीं पीना चाहिए; अपितु बाहर थूक देना चाहिए। पान चबाते हुए तृतीय इत्यादि जो पीक बनें, वे तो अमृत तुल्य व रसायन होती हैं, अतः पीने योग्य कही हैं।

'विद्याकामोऽनिशं रात्रौ ताम्बूलं नैव भक्षयेत्'।

तथा– **ताम्बूलं नातिसेवेत न विरिक्तो बुभुक्षितः।**
क्षतास्रपित्ती क्षीराशी क्षीणो रूक्ष्यक्षिरोग्यपि।।
विषमूर्च्छोपवासार्तो मेही पाण्ड्वामयी क्षयी।
भूतापस्मार-कुष्ठातिसारी कृच्छ्री च हृद्गदी।।

विद्याभिलाषी व्यक्ति को कभी भी रात में पान नहीं खाना चाहिए। किसी भी व्यक्ति को ताम्बूल का अति सेवन नहीं करना चाहिए। जो विरेचन (जुलाब) ले चुका है तथा भूखा हो, उसे तो सर्वथा ही ताम्बूल-सेवन नहीं करना चाहिए। क्षत (घायल), रक्तपित्तरोगी, दूध पीने वाले (दुग्धाहारी), दुर्बल, रूक्षतायुक्त शरीर वाले, नेत्ररोगी तथा विष, मूर्च्छा व उपवास से पीड़ित व्यक्तियों को ताम्बूल-सेवन नहीं करना चाहिए। इसी प्रकार मधुमेह, पीलिया, क्षय (टी. बी.), भूतावेश, मिर्गी, कुष्ठ, अतिसार (दस्त), मूत्रकृच्छ्र व हृदयरोग वालों को भी ताम्बूल-सेवन से बचना चाहिए।

विना चूर्णं विना पर्णं पूगं खादति यो नरः।
दशजन्मदरिद्रस्तु मरणे न हरिं स्मरेत्।।

जो मनुष्य बिना ताम्बूलपत्र व बिना चूर्ण (चूना) के सुपारी खाता है, वह दस जन्मों तक दरिद्र हो जाता है तथा मरणसमय में हरिस्मरण भी नहीं कर पाता है। इस कथन का तात्पर्य इतना ही समझना चाहिए कि सुपारी का सेवन पान में ही उपयोगी होता है। इसके अतिरिक्त सुपारी खाने से बचना चाहिए। क्योंकि यह शरीर में से ओज धातु को पृथक् कर सन्धि-बन्धनों को शिथिल कर देती है।

क्रमुकं पञ्चनिष्कं स्यात्ताम्बूल्याश्च पलद्वयम्।
गुञ्जाद्वयं चूर्णमानं ताम्बूलक्रम उत्तमः।।

क्रमुक (सुपारी) पाँच निष्क, ताम्बूल दो पल (४८ ग्राम) तथा चूर्ण (चूना) दो गुञ्जा (२ रत्ती=२५० मि. ग्रा.) परिमाण में लेने पर श्रेष्ठ ताम्बूल बनता है।

तथा– **फलपत्रे समे रागो विरागस्तु फलाधिके।**
चूर्णाधिक्ये तु दौर्गन्ध्यं पत्राधिक्ये सुगन्धिता।।
रात्रौ च पर्णबहुलं ताम्बूलं भक्षयेन्नरः।

फल व पत्र को समान भाग में मिलाकर पान बनाने से लालिमा अधिक होती है। पत्र की अपेक्षा फल की मात्रा अधिक लेने से विराग अर्थात् लालिमा में कमी होती है। पान में चूर्ण (चूने) की अधिकता से दुर्गन्ध तथा पत्तों की अधिकता से सुगन्ध होती है। रात को जो पान खाएं, उसमें पत्तों की मात्रा अधिक होनी चाहिए।

जाती-लवङ्ग-कर्पूर-कङ्कोल-कटुकैस्सह।
रुचिवैशद्यसौगन्ध्यमिच्छन् वक्त्रेण धारयेत्।। ताम्बूलमिति शेषः।

रुचि (स्वाद), वैशद्य (स्वच्छता) व सुगन्ध चाहने वाले मनुष्य को जायफल, लौंग, कर्पूर, कंकोल (शीतल चीनी) व कटुक (लताकस्तूरी)- इनसे युक्त पान अपने मुख में रखना चाहिए।

ताम्बूलातियोगे– **पाण्डुत्वं तनुदौर्बल्यमक्षिरोगं बलक्षयम्।**
करोति चोष्णरोगाख्यं ताम्बूलमतिसेवनात्।।

ताम्बूल के अति प्रयोग से होने वाले दोष– अधिक पान खाने से पीलिया, शारीरिक दुर्बलता, नेत्ररोग तथा बल का नाश हो जाता है। इसका अति सेवन उष्णरोग अर्थात् उष्णवात नामक मूत्ररोग-विशेष को पैदा करता है।

।। इति ताम्बूलविधिः।।

कतिपय अन्य निर्देश-

भुक्त्वोपविशतस्तुन्दं शयानस्य तु पुष्टता।
आयुश्च क्रममाणस्य मृत्युर्धावति धावतः।।

भोजन करने के बाद बैठने से तुन्द (तोन्द), सोने (लेटने) से पुष्टता तथा सुखपूर्वक मन्द-मन्द भ्रमण करने से आयु बढ़ती है। भोजनोपरान्त दौड़ने वाले के पीछे मृत्यु दौड़ती है।यहाँ अन्तिम वाक्य का भाव यह है कि भोजन

के बाद दौड़ जैसा कठोर व्यायाम कभी नहीं करना चाहिए। इससे भोजन पचने में बड़ी बाधा होती है, क्योंकि कठोर व्यायाम-काल में रक्तप्रवाह पाचन अंगों की अपेक्षा अन्य अंगों की ओर विशेष रूप से होने लगता है। अत: पाचन कृया बाधित हो जाती है। इसीलिए आयुर्वेद में भोजन के उपरान्त कठोर परिश्रम का निषेध कर आधा घण्टा तक विश्राम करने का निर्देश दिया है।

श्वासानष्टौ समुत्तानस्तान् द्विः पार्श्वे तु दक्षिणे।
ततस्तद्द्विगुणान् वामे पश्चात् स्वप्याद्यथासुखम्।।

भोजन के बाद सीधा लेटकर आठ श्वास लें, दायीं करवट से लेटकर सोलह श्वास लें एवं बायीं करवट से लेटकर बत्तीस श्वास लें। इसके उपरान्त (बायीं करवट से ही) सुखपूर्वक लेट जायें।

वामदिशायामनलो नाभेरूर्ध्वेऽस्ति जन्तूनाम्।
तस्मात्तु वामपार्श्वे शयीत भुक्तस्य पाकार्थम्।।

प्राणियों की नाभि के ऊपर बायीं ओर जठराग्नि होती है। इसलिए खाए हुए अन्न को पचाने के लिए बायीं करवट से शयन करें।

सद्योमांसं नवं चान्नं बाला स्त्री क्षीरभोजनम्।
घृतमुष्णोदकस्नानं सद्यः प्राणकराणि षट्।।

ताजा मांस (फल आदि का गुद्दा), नया अन्न, नवयुवति, दूध का भोजन, घृतसेवन तथा गर्म जल से स्नान, ये छ: पदार्थ शीघ्र प्राणकारक (बलदायक) कहे गये हैं।

पूतिमांसं स्त्रियो वृद्धाः बालार्कस्तरुणं दधि।
प्रभाते मैथुनं निद्रा सद्यः प्राणहराणि षट्।। बालार्कः कन्यास्थार्कः। प्राणो बलम्।

दुर्गन्धित मांस, बूढ़ी स्त्री, बालार्क (कन्याराशि-गत सूर्य), अच्छी तरह से न जमा हुआ दही तथा प्रात:काल में मैथुन व निद्रा, ये छ: शीघ्र प्राणनाशक (बलनाशक) कहे गये हैं। बालार्क का अर्थ है - बाला अर्थात् कन्या राशि पर स्थित अर्क (सूर्य)। आश्विन मास में सूर्य कन्या राशि में होता है। अत: उस समय की धूप बल को क्षीण करती है।

स्नानं सशर्करं क्षीरं भक्ष्यमैक्षवसंस्कृतम्।
वाता मांसरसाः स्वप्नो व्यवायान्ते हिता अमी।।

स्नान, शर्करा सहित दूध, गुड़ आदि से संस्कृत या मिश्रित किये भोज्य पदार्थ, वायुसेवन, मांसरस तथा शयन, ये सब मैथुन के अनन्तर हितकर माने गये हैं।

अथ पर्दनप्रतीकारः (विकृत अपानवायु के निवारण का उपाय)

यो लेढि शयनसमये मधुमिश्रबीजपूरदलचूर्णम्।
स व्रीडाकरवातप्रसरनिरोधात् सुखं स्वपिति।। (भा.प्र.-दिनचर्यादिप्रकरण-३१६)

विशेषम् अवसरे प्रदर्शयिष्यामः।

पर्दन (पाद, अपानवायु) का प्रतिकार– जो व्यक्ति सोने के समय निम्बू के पत्तों के चूर्ण को शहद के साथ चाटता है, वह शब्दपूर्वक दुर्गन्ध युक्त अपानवायु छोड़ने के लज्जाजनक वातजन्य विकार का निवारण होने से सुखपूर्वक सोता है। ग्रन्थकार कहते हैं कि इस विषय में विशेष वर्णन अवसर (प्रकरण) आने पर किया जायेगा। यहाँ यह तथ्य विशेष रूप से अवधेय है कि निम्बू के पत्तों में शरीर की दुर्गन्ध दूर करने का विशिष्ट गुण है। इसका ऐसा ही योग वैद्यशिरोमणि सोढल ने 'गदनिग्रह' में तथा महाराज भोजदेव ने 'राजमार्त्तण्ड' में लिखा है–

या प्रदोषसमये मधुमिश्रं बीजपूरकदलोद्भवचूर्णम्। स्वादयत्युपहता न भवेत् सा पूत्यधःपवननिर्गमवेगैः।।
(गदनिग्रह, कौमारतन्त्र-९.१८) (राजमार्त्तण्ड-३१.५४)

अर्थात् जो नारी सायंकाल निम्बू के पत्तों के चूर्ण को मधु के साथ सेवन करती है, वह दुर्गन्धयुक्त अधोवात के वेगपूर्वक निःसरण के विकार से पीड़ित नहीं होती है।

सुषेणोक्तः भोजनविधिः

सुषेणोक्तः कथ्यतेऽथ भूपानां भोजने विधिः।
यथासम्भवमन्येषामप्ययं सम्भविष्यति।।

सुषेणोक्त भोजन-विधि– अब वैद्यराज सुषेण द्वारा कही हुई राजाओं के लिए उपयोगी भोजन-विधि का निरूपण किया जा रहा है। यह यथासम्भव अन्य लोगों के लिए भी उपादेय होगी।

स्नानं विधाय विधिवत् कृतदेवकार्यः सन्तर्पितातिथिजनः सुजनैः सुकार्यैः।
आप्तैर्नृपो रहसि भोजनकृत्तथा स्यात् सायं यथा भवति भुक्तिकरोऽभिलाषः।। (सु.नि.-२३.१)

प्रातः विधिवत् स्नान व देवपूजन (सन्ध्या, अग्निहोत्र) आदि कर, अतिथियों को तृप्त कर, सज्जन, सत्कर्मी व आप्त (विश्वसनीय) लोगों के साथ एकान्त में राजा को इस प्रकार भोजन करना चाहिए कि जिससे सायंकाल फिर खाने की इच्छा हो जाय।

नित्याचारपवित्रनिर्मलतनुर्धौतप्रसन्नाम्बरो
हृद्ये भोजनवेश्मनि स्थिरतरे मृद्वासने संविशन्।
पुत्रैस्सन्निधिभिस्ततः परिजनैराप्तैर्वृतः सद्वशैः
सद्वंश्यैश्च नियोगिभिः सुचरितैस्तन्त्रोपयुक्तैर्नृपः।। (सु.नि.-२३.२)

नित्यकर्मों से निवृत्त पवित्र व निर्मल शरीर वाला (राजा) अच्छी प्रकार धोए हुए शुद्ध वस्त्रों को धारण करके हृदय को अच्छे लगने वाले (सुन्दर सजे हुए) भोजनालय में जाय। वहाँ अच्छी तरह वश में रहने वाले विश्वसनीय सेवकों, अपने पुत्रों व भोजनालयोपयोगी सत्कुलीन सुचरित नौकरों से घिरा हुआ राजा सुस्थिर मृदु आसन पर बैठे।

आजानु स्थापनीयं कनकमयमथो रौप्यमग्रे सुपात्रं
स्फारं तस्योपरिष्टात् कनकविरचिताः पत्रिका मण्डलिन्यः।
भक्तं सोष्णं सबाष्पं शशिकरधवलं कुन्दिकाकुड्मलाभं
मध्ये स्थाप्यं ससूप्यं बहुसुरभि घृतं दक्षिणे स्वर्णपात्रे।। (सु.नि.-२३.६)

उसके बाद घुटनों के बराबर उंचाई तक की पीठिका पर सोने या चाँदी का पात्र रखकर उसके ऊपर सोने से निर्मित गोलाकार पत्रियाँ स्थापित करें। फिर चन्द्रमा की किरणों व कुन्द-कलिकाओं जैसा सफेद तथा वाष्पयुक्त गर्मागर्म भात सूप के साथ उस पात्र के बीच में डालें। दाहिनी ओर स्वर्णपात्र में सुगन्धित घी रखें।

भृष्टं तैलादिपक्वं बहुविधरचनाकल्पितं सुपकारै-
रन्योन्यं साभिमानैस्तदपि च सहितं जाङ्गलानूपमांसैः।
दद्यात् तत्रैव पार्श्वे सुरभि रुचिकरं दक्षिणे वामभागे
लेह्यं चोष्यं च पेयं भवति सुविहितो भक्ष्यवर्गः पुरस्तात्।। (सु.नि.-२३.७)

भूने हुए, तेल व घी आदि में पकाये हुए एवं अनेक प्रकार से कल्पित खाद्य पदार्थों को इस प्रकार रखें, जिससे वे एक दूसरे से स्पर्धा करते हुए से दिखें। इसी प्रकार उनके साथ जांगल व आनूप मांस भी रखें। उन्हीं के पास दक्षिण व वाम भाग में लेह्य, चोष्य व पेय पदार्थ रखें। इस रीति से राजा के सामने प्रस्तुत भक्ष्यवर्ग सुविहित (सुव्यवस्थित, सलीके से रखा हुआ) माना जाता है।

तथा घृतं च सूप्यं चाप्येकीकुर्याद् यथा पिबेत्।
घृतेन संप्लुतं ह्यन्नं पाचनं सुखकारि च।। (सु.नि.-२३.८)

घी व सूप्य (दाल) को उस प्रकार मिलायें, जिससे उसका पान किया जा सके। घी से तर अन्न पाचन व सुखकारी होता है।

चारायणो निशि निमिः पुनरस्तकाले मध्यन्दिने च धिषणश्चरकः प्रभाते।
भुक्तिं जगाद नृपतेर्मम चैष सर्गस्तस्याः स एव समयः क्षुधितो यदैव।। (सु.नि.-२३.९)

भिन्न-भिन्न आचार्यों ने राजाओं के लिए भोजन का भिन्न-भिन्न समय कहा है। जैसे– चारायण ने रात्रिकाल, निमि ने अस्तकाल, धिषण (बृहस्पति) ने मध्याह्न तथा चरक ने प्रभात समय बताया है। परन्तु मेरा (सुषेण का) तो स्पष्टरूप से यह मत है कि वही भोजनकाल है, जब अच्छी प्रकार से भूख लगी हो।

यः क्षुधालौल्यभावेन कुर्यादाकण्ठभोजनम्।
सुप्तव्यालानिव व्याधीन् सोऽनर्थाय प्रबोधयेत्।। (सु.नि.-२३.१०)

जो भूख में रसासक्ति से गले तक भोजन कर लेता है, मात्रा से अधिक खा जाता है, मानो वह शरीर में सोए रोग रूपी सर्पों को अपने अनर्थ के लिए जगा लेता है।

यः कोकवद् दिवाकामः स नक्तं भोक्तुमर्हति।
स भोक्ता वासरे यः स्यात् रात्रौरेताश्चकोरवत्।। (सु.नि.-२३.११)

जो कोक (चक्रवाक) पक्षी के समान दिवाकामी (दिन में रतिक्रीडा करने वाला) हो वह रात को खा सकता है तथा जो चकोर पक्षी के समान रात्रिकामी हो वह दिन में खा सकता है।

देवार्चां भोजनं निद्रां प्रकाशे न प्रकल्पयेत्।
नान्धकारे न सन्ध्यायां नाविताने निकेतने।। (सु.नि.-२३.१३)

देवपूजा, भोजन व निद्रा, इन्हें खुले में न करें। ये कार्य अन्धकार में, सन्ध्याकाल में तथा बिना छत वाले घर में भी नहीं करने चाहिए।

भुक्ते स्वापे मलोत्सर्गे यस्सम्बाधासमाकुलः।
निश्शङ्कत्वात्ययात् तस्य के के न स्युर्महामयाः।। (सु.नि.-२३.१४)

भोजन, शयन व मलोत्सर्ग के समय में भीड़-भाड़ से आशंकित व्यक्ति उक्त कार्यों को उचित रूप से नहीं कर पाता, अतः वह बड़े-बड़े रोगों से ग्रस्त हो जाता है। भाव यह है कि भीड़ के कारण व्यक्ति लज्जा आदि से व्याकुल होने के कारण उचित रीति से भोजन, शयन व मलोत्सर्ग नहीं कर पाता है, जिससे बड़े-बड़े रोग हो जाते हैं।

विवर्णास्विन्नविक्लिन्नविगन्धविरसं स्थितम्।
अतिजीर्णमसात्म्यं च नाद्यादन्नं न चाविलम्।। (सु.नि.-२३.१५)

जिसका रंग बदल गया हो, जो अच्छे से न पका हो, जो विक्लिन्न (पानी छोड़ चुका) हो, दुर्गन्धयुक्त हो, रसरहित हो, अति पुराना हो या असात्म्य (प्रतिकूल) हो, उसे नहीं खाना चाहिए। इसी प्रकार मलिन अन्न भी कभी नहीं खाना चाहिए।

कामकोपातपायासयानवाहनवह्नयः ।
सद्यो भुक्तवता सेव्या न जातु हितमिच्छता।। (सु.नि.-२३.१६)

अपना हित चाहने वाले व्यक्ति को भोजन के तुरन्त बाद काम, क्रोध, आतप (धूप) व परिश्रम का सेवन नहीं करना चाहिए तथा यान (रथ, गाड़ी आदि) की सवारी एवं वाहन (अश्व आदि) की सवारी भी नहीं करनी चाहिए। भोजनोपरान्त आग के पास बैठने से भी बचना चाहिए।

हितं परिमितं पक्वं नेत्रनासारसाप्रियम्। रसा रसना।
परीक्षितं च भुञ्जीतं न द्रुतं न विलम्बितम्।। (सु.नि.-२३.१७)

हितकर, परिमित, अच्छी प्रकार पका हुआ, आंख, नाक व जीभ को प्रिय लगने वाला, अर्थात् सुन्दर, सुगन्धित, स्वादिष्ठ एवं सुपरीक्षित भोजन करना चाहिए। भोजन बहुत शीघ्र व बहुत धीरे-धीरे भी नहीं करना चाहिए।

अत्यशनं चाध्यशनं ह्यनशनमहिताशनं च सन्त्याज्यम्।
कुर्याद्यथोक्तमशनं बलजीवितपेशलं क्रमशः।। (सु.नि.-२३.१८)

अति भोजन, अध्यशन (खाने के बाद शीघ्र फिर खाना), अनशन (सर्वथा न खाना) तथा अहितकर भोजन, इन सब का त्याग कर देना चाहिए। आयुर्वेद के निर्देशानुसार ऐसा भोजन करना चाहिए, जो क्रमशः बल व जीवन को बढ़ाने वाला हो।

आदौ स्वादु स्निग्धं तन्मध्ये लवणमम्लमुपयोज्यम्।
रूक्षं द्रव्यं पश्चान्न च भुक्त्वा भक्षयेत् किञ्चित्।। (सु.नि.-२३.१९)

प्रारम्भ में मधुर व स्निग्ध, मध्य में नमकीन व अम्ल भोज्यों का प्रयोग करना चाहिए। भोजन के अन्त में रूक्ष पदार्थ खाना चाहिए। भोजन करने के पश्चात् कुछ नहीं खाना चाहिए।

मन्दस्तीक्ष्णो विषमः समश्च वह्निश्चतुर्विधः पुंसाम्।
लघु मन्दे गुरु तीक्ष्णे स्निग्धं विषमे समं समे च स्यात्।। (सु.नि.-२३.२०)

मन्द, तीक्ष्ण, विषम व सम भेद से मनुष्यों की जठराग्नि चार प्रकार की कही गई है। अतः जठराग्नि के मन्द होने पर लघु, तीक्ष्ण होने पर गुरु, विषम होने पर स्निग्ध तथा सम होने पर सम भोजन करना चाहिए।

सविषान्नपरीक्षा (विषयुक्त अन्न की परीक्षा)

ध्वाङ्क्षः स्वरान्विकुरुतेऽत्र पिकात्मजश्च बभ्रुश्शिखण्डितनयश्च भवेत्प्रहृष्टः।
क्रौञ्चः प्रमोदति विरौति च ताम्रचूडः छर्दिं शुकः प्रतनुते हदते कपिश्च।। (सु.नि.-२३.२१)

भोजन में विष दिखने से कौआ व कोयल शब्द करने लगते हैं। बभ्रु (नकुल/नेवला) व मयूर प्रसन्न होते हैं। क्रौञ्च भी प्रमुदित होता है। मुर्गा चिल्लाता है, तोते को वमन होने लगता है तथा वानर हगने (मलत्याग करने) लगता है।

विरज्येते चकोरस्य लोचने विषदर्शनात्।
गतौ स्खलति हंसश्च लीयन्तेऽत्र न मक्षिकाः।। (सु.नि.-२३.२२)

विषमिश्रित अन्न को देखते ही चकोर की आंखें फीकी पड़ जाती हैं- अर्थात् उनका रंग धूमिल हो जाता है। हंस चलते हुए लड़खड़ाने लगता है एवं मक्खियां उस अन्न पर नहीं बैठती हैं।

यथा लवणसम्पर्कात् सद्यः स्फुटति पावकः।
विषदूष्यान्नसम्पर्कात् तथा वसुमतीपते ।। इति। (सु.नि.-२३.२३)

हे राजन्! जैसे लवण के सम्पर्क से अग्नि शीघ्र ही स्फुटित होने लगती है- अर्थात् शब्द करने लगती है, इसी प्रकार विषदूषित अन्न के सम्पर्क से अग्नि शीघ्र ही स्फुटित होने लगती है, चट-चट ध्वनि करने लगती है।

त्यागने योग्य विरुद्ध भोजन

पुनरुष्णीकृतं सर्वं सर्वं धान्यं विरूढकम्।
दशरात्रोषितं नाद्यात् कांस्येऽत्र निहितं घृतम्।। (सु.नि.-२३.२४)

शीतल होने पर पुनः गर्म किया हुआ भोजन तथा सभी प्रकार के अंकुरित धान्य नहीं खाने चाहिए। इसी प्रकार दस दिनों तक काँसे के पात्र में रखा हुआ घी नहीं खाना चाहिए।

दधितक्राभ्यां कदलं क्षीरं लवणेन शष्कुली कलमा।
गुडपिप्पलिमधुमरिचैः सार्धं सेव्या न काकमाची च।। (सु.नि.-२३.२५)

दही व छाछ के साथ केला नहीं खाना चाहिए, नमक के साथ दूध नहीं लेना चाहिए। गुड़, पिप्पली, शहद व काली मिर्च के साथ शष्कुली (पूरी), कलमा (शालिधान्यविशेष) तथा काकमाची (मकोय), इन दोनों को भी एक साथ मिलाकर नहीं खाना चाहिए।

'भुञ्जीत माषसूपं मूलकसहितं न जातु हितकामः' (सु.नि.-२३.२६)
दध्ना पर्युषितं नाद्याद् विशुष्कं पयसा न च।
केशकीटकसंसृष्टं पुनरार्द्रं च वर्जयेत्।। (सु.नि.-२३.२८)

हित चाहने वाले व्यक्ति को उड़द की दाल के साथ मूली कभी नहीं खानी चाहिए। इसी प्रकार दही व दूध के साथ भी मूली नहीं खानी चाहिए। बासी या सूखी मूली भी नहीं खानी चाहिए। केश, कीट आदि से युक्त भोज्यद्रव्यों का सेवन नहीं करना चाहिए। पुनरार्द्रीकृत (सूखने पर पुनः गीला करके) भोज्य पदार्थों को भी नहीं खाना चाहिए।

भोजनादौ सदा वायुः प्रकुप्यत्यनलो महान्।
घृतप्लुतेन चान्नेन तस्मात्तत्तर्पयेद् द्वयम्।। (सु.नि.-२३.२९)

भोजन के आरम्भ में सदा वात प्रकुपित होता है तथा अग्नि (जठराग्नि) भी अति प्रचण्ड होती है। अतः घृत मिले अन्न से भोजन प्रारम्भ करना चाहिए, क्योंकि घृत इन दोनों (वात व अग्नि) को तृप्त कर देता है।

घृतादिपक्वं मधुरं च सर्वं द्रवप्रधानं प्रथमं विदध्यात्।
ततः परं भोजनमामनन्ति पट्वम्लयुक्तं मधुरं च पथ्यम्।। (सु.नि.-२३.३०)

भोजन के आरम्भ में घृत आदि से पका द्रवप्रधान मधुर द्रव्य पहले खाना चाहिए। तदनन्तर पटु (लवण) व अम्ल रस वाले और मधुर-रसयुक्त पदार्थ का सेवन पथ्य कहा गया है।

तिक्तं कषायं कटुकं तथान्ते भुञ्जीत सर्वं सुबहु द्रवं च।
एवं हि कुर्वन् नृपतिः सदैव दीर्घायुरारोग्यतनुश्च भूयात्।। (सु.नि.-२३.३१)

भोजन के अन्त में तिक्त, कषाय, कटु (चरपरे) व अति द्रव (तरल) पदार्थ लेने चाहिए। इस प्रकार भोजन करने से राजा सदा दीर्घायु तथा नीरोग रहता है।

कश्चिद्वायुं शमयति रसः कोऽपि वायुं करोति
कश्चित्पित्तं शमयतितरां कोऽपि पित्तप्रकोपी।
कश्चिच्छ्लेष्मप्रचयशमनः कोऽपि तत्कोपकारी
नित्यं तस्मात्सकलरसभुग् भूपतिः स्याच्चिरायुः।। (सु.नि.-२३.३२)

कोई रस वायु (वात) को शान्त करता है, तो कोई बढ़ाता है। कोई रस पित्तशामक होता है, तो कोई पित्तप्रकोप-कारक। कोई रस कफप्रचय (कफवृद्धि) को शान्त कर देता है तथा कोई कफप्रकोप कर देता है। सब रसों का उचित मात्रा में सेवन करने से तो वात, पित्त व कफ सन्तुलित रहते हैं। अतः नित्य सभी रसों का समुचित सेवन करना चाहिए, ऐसा करने वाला राजा दीर्घायु होता है।

यस्मिन्नृतौ ये च रसा बलिष्ठाः सेव्यास्तु ते तत्र विशेषतोऽपि।
अन्नं विशेषान्न च सर्वदैव भोज्यं नृपेणैकरसं बुधेन।। (सु.नि.-२३.३३)

जिस ऋतु में जो रस बलिष्ठ होते हैं, उस ऋतु में विशेष रूप से उन रसों का सेवन करना चाहिए। जैसे शीतकाल में मधुर, अम्ल व लवण का विशेष सेवन तथा शेष का अल्प सेवन करना चाहिए। इसी प्रकार अन्य ऋतुओं में भी करना चाहिए। इस बात का विशेष ध्यान रखना चाहिए कि राजा सदैव एक रस वाला भोजन न करे।

भक्तं ससूपं सघृतं समांसं भुक्त्वाथ पूर्वं कवलैः कियद्भिः।
पिबेज्जलं शीततरं हि हृद्यं हृत्कण्ठशुद्धिर्भवतीश्वराणाम्।। (सु.नि.-२३.३४)

घी, दाल, मांस (पके/भुने गुद्देदार घृतकुमारी आदि भोज्य) के साथ भात के कुछ ग्रास खाने चाहिए। तदनन्तर शीतल व हृद्य (हृदय को भाने वाला) जल पीना चाहिए, इससे हृदय, कण्ठ की शुद्धि होती है।

एकं व्यञ्जनमासाद्य ततः प्रक्षालयेद् भृशम्।
करं च पुनरन्यच्च भुञ्जीत नृपतिः सुखम्।।
एवमन्नं हि भुञ्जानः स्वादुत्वं जनयेद् भृशम्।
पुष्टिं च महतीं कुर्याद् विचित्रविधिना कृतम्।। (सु.नि.-२३.३५-३६)

राजा को चाहिए कि एक व्यञ्जन को खाने के पश्चात् अच्छी प्रकार हाथ धोकर ही दूसरा व्यञ्जन खाए। विशिष्ट पाकविधि से तैयार किये इस प्रकार के अन्न को खाता हुआ राजा विशेष स्वाद का अनुभव करता है। यह अन्न विशेष रूप से पुष्टिकारक होता है।

पानीयपात्राणि सुशीतलानि सुवर्णरूप्यादिविनिर्मितानि।
सुधूतवस्त्रैरपि वेष्टितानि वामे निधेयान्यपि दक्षिणे च।। (सु.नि.-२३.३७)

सुशीतल जल वाले सोने व चाँदी के पात्र स्वच्छ व धूलिरहित वस्त्रों से वेष्टित कर दायीं व बायीं ओर रखने चाहिए।

एतद् गृहद्वयं कार्यं वामदक्षिणपार्श्वयोः।
चकोरशिखिहंसादीन् पक्षिणो विनिवेशयेत्।। (सु.नि.-२३.३८)

भोजनगृह के बायीं व दायीं ओर दो घर बनाने चाहिए, उनमें (विष की पहचान व मनोरंजन करने वाले) चकोर, मोर व हंस आदि पक्षियों को रखना चाहिए।

शृङ्गारवीरसम्बद्धाः शृणुयाच्च कथाः शुभाः।
तेन हर्षो भवेत्तस्य भुञ्जानस्य महीपतेः।। (सु.नि.-२३.३९)

भोजनकाल में राजा को श्रृङ्गार व वीर रस वाली कथाएँ सुननी चाहिए, इससे भोजन करते हुए राजा की प्रसन्नता बढ़ती है।

भुञ्जानो न बहु ब्रूयादेतन्नान्यच्च किञ्चन।
जुगुप्सितां कथां चैव न ब्रूयाच्छृणुयाच्च ताम्।। (सु.नि.-२३.४०)

राजा को चाहिए कि भोजन करते हुए बहुत न बोले तथा इधर-उधर की बातें न करे। घृणित चर्चा न करे व न सुने।

लेह्यभक्ष्यादिकं सर्वं भुक्त्वान्नं तु यथासुखम्।
शेषं मांसरसं पीत्वा क्षीरं वा तक्रमेव वा।। (सु.नि.-२३.४१)

लेह्य (चाटने योग्य) व भक्ष्य (दाँतों से चबाकर खाने योग्य) इत्यादि सभी प्रकार के अन्न को सुखपूर्वक खाने के उपरान्त दूध या छाछ का पान करना चाहिए।

ततो रूक्षकवोष्णेन जलेन क्षालनं तथा।
गण्डूषान् शीतलान् कुर्याच्चन्दनागरुकल्पितान्।। (सु.नि.-२३.४४)

तदनन्तर रूक्ष (चिकनाई रहित) व थोड़े गर्म जल से हाथ-मुँह धोकर चन्दन व अगर से तैयार किये सुगन्धित शीतल जल से कुल्ले करने चाहिए।

गण्डूषैर्बहुभिः सुशोधितमुखः श्रीचन्दनोन्मिश्रितै-
र्धूपेनाथ सुगन्धिना च वदनं घ्राणं करौ धूपयेत्।
मृद्नीयात्तदनु प्रसन्नसुरभिश्रीचन्दनेनैव तौ
पाणी, वक्त्रमपि प्रसन्नविलसत्कर्पूरगर्भं मुदा।। (सु.नि.-२३.४५)

इस प्रकार श्रीचन्दन-मिश्रित जल के कुल्लों से स्वच्छ मुखवाला राजा सुगन्धित धूप से मुँह, नाक और हाथों को धूपित करे। तदनन्तर स्वच्छ सुन्दर कपूर को मुख में रखे एवं निर्मल व सुगन्धित श्रीचन्दन से युक्त हथेलियों को मले तथा मुख को भी मर्दित करे।

ततः प्रसन्नेन्द्रियचित्तवृत्तिरुत्क्रामयित्वा च शतं पदानि।
सुकोमले कल्पितचारुतल्पे सुखं विशेद् वामकटिर्नरेन्द्रः।। (सु.नि.-२३.४७)

उसके पश्चात् प्रसन्न इन्द्रिय व चित्तवृत्ति वाला वह राजा सौ पद (कदम) चल कर सुकोमल सुन्दर बिछौने वाली शय्या पर बायीं करवट से लेट कर विश्राम करे।

विदग्धाभिस्सह स्त्रीभिस्तिष्ठेद् गोष्ठीः समाचरन्।
निद्रासात्म्योऽथवा निद्रां नृपः कुर्याद्यथाविधि।। (सु.नि.-२३.४८)

तत्पश्चात् राजा विदग्ध (चतुर) स्त्रियों के साथ गोष्ठी (वार्त्तालाप, मनोरंजन) करता हुआ कुछ समय बिताए अथवा उस समय यदि निद्रा सात्म्य हो तो विधिवत् नींद ले।

अनुपान-

आयुर्वेद में भोजन के उपरान्त अनुपान का लेने का विधान है। इसमें ऐसा पेय पदार्थ लिया जाता है, जिससे अन्न सरलता से पच जाय। जैसा कि कहा है– **'कामं दोषवदप्यन्नममात्रं वा निषेवितम्। अल्पदोषमदोषं वाप्यनुपानेन जीर्यति'।।** (अ.हृ.सू.-८.५०- आयुर्वेदरसायनटीका) अर्थात् अन्न भले ही दोषयुक्त या मात्राविरुद्ध हो अथवा अल्पदोष या निर्दोष हो, वह सब अनुपान से पच जाता है। इस प्रकार अनुपान भी भोजनविधि का एक अंग है। इसी के अनुसार भारत में दिवस-भोजन के उपरान्त छाछ तथा रात्रिभोजन के उपरान्त दूध पीने का चलन है। इससे भोजन अच्छी तरह पच जाता है। यदि ठोस भोजन किया जाय और उसके ऊपर छाछ, दूध व रस जैसा कोई अनुपान न लिया जाय तो भोजन का परिपाक अच्छे प्रकार से नहीं होता है। इसीलिए वाग्भट ने भी कहा है-

अनुपानं करोत्यूर्जां तृप्तिं व्याप्तिं दृढाङ्गताम्। अन्नसंघातशैथिल्यं विक्लित्तिजरणानि च।। (अ.हृ.सू.-८.५२)

अर्थात् अनुपान ऊर्जा (बल/मन:प्रहर्ष) शरीर व इन्द्रियों की तृप्ति, व्याप्ति (अन्न का स्रोतों में प्रसरण) खाए हुए अन्न की उदर में कोमलता, आर्द्रता व जरण (पाचन) करता है। इस प्रकार आयुर्वेद में अनुपान भोजन का एक आवश्यक अंग माना गया है। एतद्विषयक कुछ निर्देश ग्रन्थकार द्वारा यहाँ प्रस्तुत किये जा रहे हैं–

अम्लेन केचिद्विहता मनुष्या माधुर्ययोगे प्रणेयी भवन्ति । (सु.नि.-२३.४९)
तथाम्लयोगे मधुरेण तृप्तास्तेषां यथेष्टं प्रवदन्ति पथ्यम्।। (सु.सं. सू.-४६.४१९)

कुछ व्यक्ति अम्ल रस से विहत (निर्विण्ण) हो जाते हैं, ऊब जाते हैं, तब वे मधुर रस से प्रसन्न होते हैं। कुछ व्यक्ति मधुर रस से तृप्त होने पर, ऊब जाने पर अम्ल रस से प्रसन्न होते हैं। इस प्रकार इन व्यक्तियों के लिए उक्त यथेष्ट रस वाला अनुपान उचित होता है। भाव यह है कि अम्ल से ऊब जाने पर उसका विरोधी मधुर रस वाला अनुपान उपयोगी होता है तथा मधुर से ऊब जाने पर उसका विरोधी अम्ल रस वाला अनुपान लिया जाता है। यह उदाहरण के रूप में बताया गया है। यही स्थिति अन्य रसों वाले अनुपान के विषय में भी समझनी चाहिए।

शीतोष्णतोयासवमद्ययूषफलाम्लधान्याम्लपयोरसानाम्। (सु.नि.-२३.५०)
यस्यानुपानं विहितं भवेद्यत्तस्मै प्रदेयं सह मात्रया तत्।। (सु.सं.सू.-४६.४२०)

शीतल जल, उष्ण जल, आसव, मद्य, यूष, फलाम्ल (अनार आदि)[१], धान्याम्ल (कांजी), दूध व रस, इनमें से जो जिसके लिए अनुपान रूप में विहित है, उसे वही मात्रा में देना चाहिए।

व्याधिं च कालं च विभाव्य वैद्यैर्द्रव्याणि योज्यानि च तानि तानि। (सु.नि.-२३.५१)
सर्वानुपानेषु वरं वदन्ति मेध्यं यदम्भः शुचिभाजनस्थम्।। (सु.सं.सू.-४६.४२१)

१. 'फलाम्लं दाडिमादि'- सुश्रुतसंहिता, सूत्रस्थान- ४६.४२० पर डल्हणटीका।

लोकस्य जन्मप्रभृति प्रसात्म्यं तोयात्मकाः सर्वरसाश्च दृष्टाः। (सु.नि.-२३.५२)
संक्षेप एषोऽभिहितोऽनुपानेऽप्यन्यैश्च तैर्विस्तरितं समस्तम्।। इति। (सु.सं.सू.-४६.४२२)

रोग व काल (दिन, रात व ऋतु आदि) को देखकर वैद्यों द्वारा रोगियों को उचित पथ्य आहार के साथ अनुपान देने चाहिए। पवित्र पात्र में स्थित शुद्ध जल सभी अनुपानों में श्रेष्ठ माना जाता है। जल जन्म से लेकर मनुष्य के लिए सात्म्य (अनुकूल) है, सभी रस जल स्वरूप ही देखे गये हैं, अतः जल ही सर्वोत्तम अनुपान होता है। यहाँ संक्षेप से ही अनुपान विषय कहा गया है, अन्य विद्वानों ने इसका विस्तृत वर्णन किया है।

ये दोनायें पद्य मूलतः सुश्रुतसंहिता के हैं। वहाँ से सुषेण ने अपने ग्रन्थ में लिए हैं। सुषेणनिघण्टु (भोजनवर्ग) से ये भोजनकुतूहल में उद्धृत किये हैं। सुषेणनिघण्टु में प्रसंगानुसार द्वितीय पद्य के अन्तिम चरण में कुछ परिवर्त्तन कर दिया है। सुश्रुतसंहिता में इसके स्थान पर– 'अतः परं विस्तरतोऽभिधास्ये' ऐसा पाठ है। यहाँ श्लोकों के आगे कोष्ठक में सुश्रुतसंहिता व सुषेणनिघण्टु- इन दोनों का मूलस्थल-संकेत दिया गया है।

विष्णुपुराणे– भुञ्जीत हृतसाराणि न कदाचिन्नरेश्वरः। इति।

विष्णुपुराण में कहा है कि– जिन पदार्थों का सार निकाल लिया हो, उन्हें राजा कभी न खाए।

अथावसरप्राप्तो राज्ञां ताम्बूलविधिः

कर्पूर-कङ्कोल-लवङ्ग-पूग-जातीफलैर्नागरखण्डपर्णैः ।
सुधाश्मचूर्णं खदिरस्य सारं कस्तूरिकाचन्दनचूर्णमिश्रम्।।
ताम्बूलमेतत् प्रवदन्ति राज्ञः सौभाग्यदं कान्तिसुखप्रदं च।
आरोग्यमेधास्मृतिबुद्धिवृद्धिं करोति वह्नेरपि दीपनं च ।। (सु.नि.-२४.१-२)

राजाओं के लिए ताम्बूल-विधि- कर्पूर, कंकोल (शीतल चीनी), लौंग, सुपारी, जायफल व नागरखण्ड (मुस्ता/मोथा के टुकड़ों) को पान के पत्तों पर रखें तथा सुधाश्मचूर्ण (चूना), खदिरसार (कत्था), कस्तूरी व चन्दन के चूर्ण को मिश्रित करें। इसे राजोपयोगी ताम्बूल कहते हैं। यह सौभाग्यप्रद, कान्तिकर व सुखदायक होता है तथा आरोग्य, मेधा, स्मृति और बुद्धि की वृद्धि करता है। यह ताम्बूल जठराग्नि-दीपन होता है।

ताम्बूलपत्राणि हरन्ति वातं पूगीफलं हन्ति कफं सुवृद्धम्।
चूर्णं निहन्यात् कफवातमुच्चैर्हन्याच्च पित्तं खदिरस्य सारः।।
इत्थं हि ताम्बूलमुदाहरन्ति दोषत्रयस्यापि निवारणाय। (सु.नि.-२४.३-४)

ताम्बूल के पत्ते वातनाशक होते हैं व सुपारी बढ़े हुए कफ को नष्ट करती है। ताम्बूल (पान) के अन्दर प्रयुक्त किया जाने वाला चूना कफ व वात को नष्ट करता है तथा उसी के साथ प्रयुक्त किया जाने वाला कत्था पित्त को नष्ट करता है। इस प्रकार बुधजन ताम्बूल (पान) को तीनों दोषों का निवारण करने वाला बताते हैं।

भुक्त्वान्नं सलिलं पीत्वा गृहीत्वा बहु भेषजम्।
प्रतीक्ष्य घटिकामेकां ताम्बूलं भक्षयेन्नरः।। (सु.नि.-२४ .७)

भोजन करने के उपरान्त, पानी पीने के उपरान्त तथा बहुत मात्रा में औषध लेने के उपरान्त एक घड़ी (चौबीस मिनट) प्रतीक्षा करके ही ताम्बूल खाना चाहिए।

वातश्लेष्मप्रशमनं हृद्यं वह्नेः प्रदीपनम्।
मुखवैरस्यहरणं कङ्कोलं भक्तपाचनम्।। (सु.नि.-२४.८)

कंकोल (शीतल चीनी) वात-कफ का नाशक, हृद्य व जठराग्नि को दीप्त करने वाला होता है। यह मुख की विरसता दूर करता है तथा खाए हुए अन्न को पचाता है।

जातीफलं पाचनमग्निदीपनं कफापहं कण्ठरुजापहं च।
रसे कटु श्रेष्ठमजीर्णनाशे निहन्ति पित्तं कुरुते च शुक्रम्।। (सु.नि.-२४.९)

जातीफल (जायफल) पाचन, अग्निदीपन, कफहर व कण्ठरोग-नाशक होता है। यह रस में कटु (चरपरा) अजीर्ण-निवारण में अति उपयोगी एवं पित्तहर व शुक्रकर (शुक्रप्रवर्त्तक) होता है।

कङ्कोल-जातीफलवल्लवङ्गं विशेषतश्छर्दिहरं विषघ्नम् ।
स्वरक्षये चापि मुखस्य पाकेऽप्यजीर्णबाधासु च पथ्यमेतत्।। (सु.नि.-२४.१०)

कंकोल (शीतल चीनी) व जायफल सहित लौंग रस में कटु, अजीर्ण-निवारण में अति उपयोगी, शुक्रहर व पित्तकर होता है। यह विशेष रूप से वमननाशक व विषनाशक होता है। स्वरक्षय होने पर (गला बैठने पर) अथवा मुख के पक जाने पर, अजीर्णबाधा होने पर भी उक्त गुणों वाला लौंग पथ्य माना जाता है।

एलाद्वयं छर्दिषु मूत्रकृच्छ्रे मन्देऽनले पथ्यमरोचके च ।
स्वादुः सुशीतो मधुरश्च पाकेऽप्यरोचकं हन्ति च जातिकोशः।। (सु.नि.-२४.११)

दोनों इलायचियां (छोटी व बड़ी) वमन, मूत्रकृच्छ्र, मन्दाग्नि व अरुचि में भी पथ्य होती हैं। जातिकोश (जातिपत्री/ जावित्री) स्वादु, सुशीतल, पाक में मधुर होती है एवं अरोचक (भोजन की अरुचि) को दूर करती है।

ताम्बूलयोग्यं क्रमुकं च तज्ज्ञा मासत्रयादूर्ध्वमुदाहरन्ति।
मासे व्यतीते तु भवेत् प्रपूर्णमतीव हृद्यं च मनोहरं च।। (सु.नि.-२४.१२)

एक मास के उपरान्त सुपारी भरावदार, मनभावन व सुन्दर बन जाती है, परन्तु तीन मास के उपरान्त परिपक्व अवस्था को प्राप्त होने पर ही सुपारी ताम्बूलयोग्य बनती है, ऐसा ताम्बूल-विशेषज्ञ कहते हैं।

तीक्ष्णोष्णः परिणामशीतलतरः कण्डूप्रमेहापहो
लालास्रावजलाधिककृमिहरस्तृड्दाहपाकं जयेत्।
श्लेष्मघ्नश्च गलग्रहापहरणः संसुप्तजिह्वाग्रजित्
कर्पूरः खलु दिव्यसौरभगुणः पोताश्रयः स्फाटिकः।। (सु.नि.-२४.२६)

दिव्य सुगन्ध गुण से युक्त स्फटिक जैसा धवल पोताश्रय नामक यह कर्पूर तीक्ष्ण, उष्ण, परिणाम में शीतलतर, खुजली व प्रमेह का नाशक तथा लालास्राव (लार टपकना) को दूर करने वाला एवं कृमिहर होता है। यह प्यास, जलन व पाक (मुखपाक, मुँह पकने के रोग/मुँह के छाले) को नष्ट करता है। यह कफनाशक होता है तथा गलग्रह (गला बैठने के रोग को) दूर करता है।

गलग्रहे सुप्तजिह्वे लालास्रावे जलाधिके।
श्लेष्ममेहकृमीन् हन्ति कर्पूरो भास्करोऽपरः।। (सु.नि.-२४ .२७)

उदयभास्कर नामक कर्पूर का एक अन्य भेद है, जो सुप्तजिह्व नामक उस विकार को भी दूर करता है, जिसमें रस का संवेदन करने वाला जिह्वा का अग्रभाग जड (निष्क्रिय) हो जाता है। यह कर्पूर कफ, प्रमेह व कृमियों को नष्ट करता है।

कर्पूरः कफसम्भेदी तीक्ष्णोष्णः शीतलः परः।
प्रमेह-तृड्-विदाहघ्नो लक्ष्मीसौभाग्यवर्धनः।। (सु.नि.-२४.२८)

कर्पूर कफनाशक, तीक्ष्ण, उष्ण व परम शीतल होता है। यह प्रमेह, तृषा, विदाह का निवारक होता है तथा लक्ष्मी (शोभा) व सौभाग्य (सौन्दर्य) को बढ़ता है। इस प्रकार यहाँ ताम्बूल (पान) के प्रसङ्ग में कपूर आदि उसके घटकद्रव्यों के गुणों का भी वर्णन किया है, जिससे पान का सेवन करने वाले उनसे अवगत हो सकें।

।। इति सुषेणोक्तस्ताम्बूलविधिः।।

अथानुलेपनम्

तत्र चन्दनगुणाः– चन्दनं रक्तपित्तघ्नं दाहमूर्च्छातिसारनुत्।
शीतलं श्लेष्मलं हृद्यं किञ्चिद्वातप्रकोपनम्।। (सु.नि.-२५.३२)

चन्दन के गुण– अब अनुलेपन का वर्णन करते हैं, इस प्रसंग में सर्वप्रथम चन्दन के गुण बताए जा रहे हैं– चन्दन रक्तपित्त का नाशक एवं दाह, मूर्च्छा व अतिसार को दूर करने वाला होता है। यह शीतल, कफवर्धक, हृद्य (हृदय के लिये हितकर एवं प्रिय) तथा थोड़ा वातकारक होता है।

कृष्णागरोः– शीतः पित्तविनाशनः सुमधुरः किञ्चित् सतिक्तस्तथा
कण्डूशोफविषापहः कृमिहरः सौभाग्यकान्तिप्रदः।
सौगन्ध्यं कुरुते किमप्यभिनवं गात्रेषु पुष्टिप्रदः
सन्तोषं विदधाति चेतसि परं स्निग्धश्च कृष्णागरुः।। (सु.नि.-२५.३६)

कृष्णागरु (काला अगर) के गुण– काला अगर शीतल, पित्तनाशक, सुमधुर व थोड़ा तिक्त होता है। यह खुजली, सूजन व विष को दूर करने वाला व कृमिहर होता है एवं सौभाग्य (सौन्दर्य) व कान्ति को बढ़ाने वाला होता है। कृष्णागरु एक विशिष्ट प्रकार की सुगन्ध को पैदा करता है, अङ्गों में पुष्टि लाता है, चित्त में परम सन्तोष (आह्लाद) पैदा करता है एवं स्निग्ध गुण वाला होता है।

अथ उपभोगार्हवस्त्रगुणाः

श्वेतं दुकूलं मज्जासृगोजोबलविवर्धनम्।
कफकृत्पित्तशमनं श्रमतृड्दाहनाशनम्।। (सु.नि.-२६.२७)

उपभोगयोग्य वस्त्रों के गुण– सफेद दुकूल (दुपट्टा अथवा उत्तरीय) मज्जा व रक्त के लिए हितकारी तथा ओज व बल को बढ़ाने वाला होता है। यह कफकारक, पित्त को शान्त करने वाला एवं थकान, प्यास व दाह का नाशक होता है।

माञ्जिष्ठं दाहकृच्चोष्णं कफवातानुलोमनम्।
पट्टसूत्रमयं वस्त्रं त्रिदोषशमनं विदुः।। (सु.नि.-२६.२८)

माञ्जिष्ठ (मंजीठिया रंग, लाल जैसा रंग से युक्त) वस्त्र दाहकारक, उष्ण तथा कफ और वात का अनुलोमन करने वाला होता है। पट्टसूत्रमय (पटसन द्वारा बना) वस्त्र त्रिदोषनाशक कहा गया है।

श्वेतं दुकूलं बलकृत् पित्तशान्तिकरं परम्।
ओजस्तेजोवीर्यकरं रतिकान्तिविवर्धनम्।। (तुलनीय- सु.नि.-२६ .२९)

श्वेत दुकूल बलकारक तथा विशेष रूप से पित्तशामक होता है। यह ओज, तेज, वीर्य तथा रति एवं कान्ति को बढ़ाने वाला होता है। क्षौम वस्त्र को ही संस्कृत में दुकूल कहते हैं। क्षौम का अभिप्राय है- क्षुमा=अलसी पौधे की त्वचा (छिल्के) के धागों से बना हुआ वस्त्र। 'क्षौमं दुकूलं दुगूलं स्यात्'- (अभिधानचिन्तामणि-६६९)

तृष्णाशोषविभेदनं धृतिकरं कान्तिप्रदं श्लेष्मलं
क्षौमं शुक्लमतीव हृद्यममलं पित्तामयध्वंसनम्।

माञ्जिष्ठं च विदाहकं च कफहृच्चोष्णं च वातामय-
ध्वंसार्हं रुचिरं सुखं च कुरुते श्लेष्मप्रकोपं जयेत्।। (सु.नि.-२६.३०)

।। इत्युपभोग्यवस्त्रगुणाः।।

श्वेत रंग का स्वच्छ क्षौम (क्षुमा=अलसी के बक्कल से बनाया हुआ) वस्त्र प्यास और रूक्षता को नष्ट करने वाला, धैर्यजनक, कान्तिप्रद, कफकारक, अतीव हृद्य (मनोहारी) व पित्तरोगों का निवारक होता है। माञ्जिष्ठ (मंजीठिया, लाल रंग का) वस्त्र विदाहकारी, कफहर, उष्ण, वातरोगनाशक होता है। यह रुचिकर व सुखद होता है तथा उष्ण होने से कफप्रकोप को दूर करता है। ये उपभोग योग्य वस्त्रों के गुण कहे गये हैं। प्राचीन ग्रन्थों में चार प्रकार के वस्त्र वर्णित हैं-

त्वक्फलकृमिरोमभ्यः सम्भवात् तच्चतुर्विधम्। क्षौम-कार्पास-कौशेय-रांकवादिविभेदतः।।

(अभिधानचिन्तामणि-६६८-६९)

अर्थात् पौधों की त्वचा तथा फल से वस्त्र बनाए जाते हैं। त्वचा से बनने वाला वस्त्र जैसे- क्षौम (क्षुमा=अलसी) की त्वचा (छिल्के) से बना हुआ वस्त्र, फल से बनाया जाने वाला वस्त्र, जैसे- कार्पास=कपास के फल (डोडे) से निकली रुई के सूत से बना हुआ वस्त्र। कृमि (विशेष प्रकार के कीड़े) द्वारा उत्पन्न धागे से बना हुआ वस्त्र कौशेय (रेशमी)। रोम=पशुओं के बालों से बना वस्त्र जैसे- राङ्कव (रङ्कु नाम से प्रसिद्ध हरिण के बालों से बना वस्त्र) आदि।

(उपसंहार)

इत्थं विमथ्य गुणपाठसुधाम्बुराशिं लब्ध्वा परामृतरसं सुरसं च तस्मात्।
निर्मायि भोजनकुतूहलमीश्वराणां तोषाय तेन परितुष्यतु शेषशायी।।

इस प्रकार द्रव्यगुणपाठ रूपी अमृतजलधि का मन्थन कर उससे अतीव सुरस व उत्तम अमृतरस प्राप्त कर राजाओं की संतुष्टि के लिए 'भोजनकुतूहल' नामक यह ग्रन्थ रचा है। शेषशायी भगवान् विष्णु इससे प्रसन्न हों।

संसेविता न गुरवस्तरवश्च दृष्टा यैर्न क्षितौ जनपदेषु च तेषु तेषु।
भैषज्यन्तन्त्रमपि नैवं कृतं स्वतन्त्रं तेषां कृतेऽपि च कृतं रघुनाथनाम्ना।।

जिन लोगों ने गुरुओं की सेवा करते हुए आयुर्वेद का अध्ययन नहीं किया तथा भूमण्डल पर नाना जनपदों में भ्रमण कर औषधीय वृक्षों को नहीं जाना एवं आयुर्वेद के स्वतन्त्र ग्रन्थ की रचना नहीं की, उनके लिए भी रघुनाथ ने यह ग्रन्थ रचा है। भाव यह है कि जिनका आयुर्वेद-विषयक गहन अध्ययन नहीं है, उन लोगों को संक्षिप्त एवं सार रूप में आयुर्वेद का ज्ञान देने के लिए यह ग्रन्थ बनाया है।

अनन्तदेवान्मनसा विधायाप्यनन्तदेवस्य विधाय सेवाम्।
योऽनन्तदेवः प्रथितः पृथिव्यामनन्तदेवः परितोषमेतु।।

जो अनन्त देवों (तैंतीस कोटि देवों) को मन में रखकर भी अपने परम इष्ट अनन्तदेव (भगवान् विष्णु) की सेवा-पूजा करके पृथ्वी पर अनन्तदेव (अनन्त=विष्णु ही इष्टदेव हैं जिसके) इस रूप में प्रसिद्ध है, वे अनन्तदेव नामक मेरे परम पूज्य गुरुदेव इस ग्रन्थरचना से प्रसन्न होवें। इस प्रकार इस अन्तिम श्लोक में ग्रन्थकार पण्डित रघुनाथ ने अपने गुरुदेव श्री अनन्तदेव की परितुष्टि की कामना की है।

।। इति श्रीमद्विद्वद्वृन्दवन्द्यपादारविन्दश्रीमदनन्तदेवदयोदयस्य रघुनाथविदुषः कृतौ
भोजनकुतूहले द्रव्यगुणागुणकथनं नाम प्रथमः परिच्छेदः।।

इस प्रकार विद्वद्वृन्द द्वारा वन्द्य हैं चरणकमल जिसके, ऐसे पूज्य गुरुवर अनन्तदेव की दया से अभ्युदय पाने वाले विद्वान् रघुनाथ की कृति भोजनकुतूहल में 'द्रव्य-गुणागुण-कथन' नामक प्रथम परिच्छेद पूर्ण हुआ।

ग्रन्थसमाप्ति के अनन्तर इस ग्रन्थ की प्रशंसा में किसी लिपिकर द्वारा हस्तलेख के अन्त में लिखे हुए दो श्लोक प्राप्त होते हैं, जो अर्थ सहित यहाँ प्रस्तुत हैं–

भोः षट्पदाः कृतधियः शृणुतामलां नो वाचं विविच्य विभवाय चिरप्रसूताम्।
संसेवयन्तु विमलं कमलान्तरङ्गमेनं रसं न रसितुं प्रभवन्तु भेकाः।।
यदि पूतिगन्धबहले वारिणि बद्धादरः पोत्री।
स्पृहयति वारि न गाङ्गं गुरु गीर्वाणैरपाकृतं किं स्यात्।।

हे भ्रमर रूप विद्वज्जनों! सुनो, हमारी लोकहित के लिए चिरकाल से प्रकट हुई इस निर्मल वाणी का विवेचना-पूर्वक (समीक्षा-पूर्वक) सेवन करो, ऐसा तुम्हीं कर सकते हो; क्योंकि कमलान्तर्वर्ती (कमलपुष्प के अन्दर विद्यमान) रस का आस्वादन मेंढ़क कभी नहीं कर सकते हैं, प्रत्युत सार ग्रहण करने वाले भ्रमर ही कर सकते हैं।

यदि दुर्गन्धबहुल पङ्किल (कीच वाले) जल में रमा हुआ सूअर गङ्गाजल की इच्छा नहीं करता है तो इसमें देवताओं का क्या दोष है? अर्थात् उस सूअर को देवताओं ने तो ऐसा करने को प्रेरित नहीं किया, वह तो अपनी तुच्छवस्तु-विषयक रसिकता से ही ऐसा करता है। भाव यह है कि जो व्यक्ति इस प्रकार के उत्तम ग्रन्थों का अध्ययन न कर तुच्छ, हानिकर साहित्य में रमे रहते हैं, तो इसमें उत्तम ग्रन्थरचना करने वाले विद्वानों का क्या दोष है?

❖❖❖❖

परिशिष्ट-१.

भोजन-कुतूहल में वर्णित पेड़-पौधों की वानस्पतिक नामावली

Botanical Name	Sanskrit/Hindi Name	Family	English Name
Oryza sativa Linn.	चावल (तण्डुल, शालि)	Poaceae	Paddy rice
Triticum sativum Lam. Syn-T. aestivum Linn.	गेंहू (गोधूम)	Poaceae	Wheat
Hordeum vulgare Linn. Syn-H. sativum Pers.	जौ (यव)	Poaceae	barley
Sorghum vulgare (Linn.) Pers. Syn-S. bicolor (Linn.) Moench	जूर्ण	Poaceae	Great millet
Vigna radiata (Linn.) Wilczek var. radiata Verdcourt Syn-Phaseolus radiatus Linn.	मूंग (मुद्ग)	Fabaceae	Green gram
Phaseolus mungo Linn. Syn- Vigna mungo (Linn.) Hepper	उड़द (माष)	Fabaceae	Black gram
Vigna catjang Walp. Syn-V. unguiculata (L.) Walp. ssp. cylindrica (Linn.) Van Esettine	राजमाष (लोबिया)	Fabaceae	Chinese beans
Brassica nigra (Linn.) Koch.	सरसो- राजिका भेद	Brassicaceae	Indian mustard
Lathyrus sativus Linn.	खेसारी (त्रिपुट)	Fabaceae	Chickling vetch
Dolichos lablab Linn. Syn- Lablab purpureus (Linn.) Sweet	सेम (निष्पाव)	Fabaceae	Flat bean
Sesamum indicum Linn Syn-S. orientale Linn.	तिल	Pedaliaceae	Sesame
Linum usitatissimum Linn.	अतसी	Linaceae	Common flax, Linseed
Brassica campestris Linn.	सरसों (सर्षप)	Brassicaceae	Indian colza
Brassica juncea (Linn.) Czern. & Coss. Syn-Sinapsis juncea Linn.	सरसों काली (राजिका)	Brassicaceae	Indian mustard
Ervum lens Linn. Syn- Lens culinaris Medic.	मसूर	Fabaceae	
Acacia leucophloea (Roxb.) Willd.	श्वेत बबूल	Mimosaceae	White Babool
Aegle marmelos (Linn.) Correa Syn- Crateva marmelos Linn.	बेल (बिल्व)	Rutaceae	Bengal quince
Ocimum basilicum Linn. Syn-O. caryophyllatum Roxb.	तुलसी-बर्बरी (वन तुलसी)	Lamiaceae	Common sweet basil
Allium sativum Linn.	लसुन(रसोन)	Liliaceae	Garlic
Alternanthera sessilis (Linn.) R. Br. ex DC. Syn-A. triandra Lam.	मत्स्याक्षी	Amaranthaceae	Sessile joy weed
Amaranthus lividus Linn.	चौलाई वन्य (तण्डुलजा)	Amaranthaceae	
Amaranthus spinosus Linn.	चौलाई (तण्डुलीय)	Amaranthaceae	Prickly amatanth
Amaranthus gangeticus Linn.	चौलाई भेद (मारिष रक्त)	Amaranthaceae	Red leaved spinach
Syn-A. tricolor Linn.	लाल मरसा		
Cayratia trifolia (Linn.) Domin Syn-C.carnosa (Wall.)Gagnep.	अत्यम्लपर्णी	Vitaceae	Fox grape
Amorphophallus campanulatus (Roxb.) Bl. ex Decne. Syn-A . paeoniifolius (Denst.) Nicols.	सूरन कन्द	Araceae	Elephant yam
Ananas comosus (Linn.) Merr. Syn-A. sativus Schult. f.	अनानास (बहुनेत्रफला)	Bromeliaceae	Pine-apple
Anethum sowa Roxb. Syn-A. graveolens Linn.	शतपुष्पा- सोआ (मिश्रेया)	Apiaceae	Indian dill fruit
Areca catechu Linn.	सुपाड़ी (पूग)	Arecaceae	Areca nut
Aristolochia bracteata Retz. Syn-A. bracteolata Lamk.	कीटमारी	Aristolochiaceae	Worm killer
Artocarpus integrifolia Linn. f. Syn-A. heterophyllus. Lam.	कटहल (पनस)	Moraceae	Jack tree
Artocarpus lakoocha Roxb.	लकुच (बड़हर)	Moraceae	Monkey jack
Flacourtia ramontchi L' Herit.			

Syn-F. indica (Burm. f.) Merr.	विकंकत (कटाई)	Flacourtiaceae	Governers plum
Averrhoa carambola Linn.	कमरख (कर्मरंङ्ग)	Oxalidaceae	Carambola
Bacopa monnieri (Linn.) Pennel Syn-Herpestis monniera (L.) Kunth.	ब्राम्ही: (जलनीम)	Scrophulariaceae	Bacopa
Basella rubra Linn. Syn-B. alba Linn.	पोतकी	Basellaceae	Indian spinach
Trianthema portulacastrum Linn. Syn-T. monogyna Linn.	वर्षाभू (विषखपरा)	Aizoaceae/ Ficoidaceae	Horse purselane
Salmalia malabarica Schott. & Endl. Syn-Bombax malabaricum DC.	सेमल (शाल्मली)	Bombacaceae	Silk cotton tree
Borassus flabellifer Linn. Syn-B. flabelliformis Murr.	ताल- ताड़	Arecaceae	Palmyra palm
Boswellia serrata Roxb. ex Coleb.	शल्लकी (सलाई)	Burseraceae	Olibanum
Buchanania lanzan Spreng. Syn-B. latifolia Roxb.	चिरौंजी (प्रियाल)	Anacardiaceae	Calum pang tree
Cajanus cajan (Linn.) Mullsp. Syn-C.indicus Spreng.	अरहर (आढ़की)	Fabaceae	Pigeon pea
Calotropis gigantea (Linn.) Dryand Syn- Asclepias gigantea Linn.	अर्क श्वेत	Asclepiadaceae	Mudar
Calotropis procera (Ait.) R. Br. Syn- Asclepias procera Ait.	अर्क रक्त	Asclepiadaceae	Dead sea apple
Canavalia gladiata (Jacq.) DC. Syn-C. ensiformis (Linn.)	कोलशिम्बी (बड़ीसेम)	Fabaceae	Sword bean
Capparis decidua Edgew. Syn-C. aphylla Roth.	करील	Capparaceae	Caper plant
Capsicum annuum Linn.	मरिच लंका	Solanaceae	Red chilli
Capsicum frutescens Linn.	मरिच लाल	Solanaceae	
Carica papaya Linn.	पपीता (एरण्ड कर्कटी)	Caricaceae	Melon tree
Carissa congesta Wight Syn-C.carandas Linn.	करौंदा (करमर्द)	Apocynaceae	Carissa
Carthamus tinctorius Linn.	कुसुम्भ (बर्रे)	Asteraceae	
Cassia occidentalis Linn. Syn-Senna occidentalis Linn.	कसौंदी (कासमर्द)	Caesalpiniaceae	The negro coffee
Cassia tora Linn.	चकवड़ (चक्रमर्द)	Caesalpiniaceae	Fetidcassia
Chenopodium album Linn.	बथुआ (वास्तूक)	Chenopodiaceae	Lambs quarters
Cicer arietinum Linn.	चना (चणक)	Fabaceae	Gram
Cinnamomum camphora (Linn.) Sieb.	कर्पूर	Lauraceae	Camphor
Cinnamomum tamala Nees & Eberm.	तेजपत्र	Lauraceae	Indian cinnamom
Hibiscus cannabinus Linn.	अम्बष्ठा	Malvaceae	Ambarihemp
Citrus aurantifolia (Christm.) Swingle	नींबू (बृहत् जम्बीर)	Rutaceae	sour orange
Psidium guajava Linn.	अमरुद (अमृतफल)	Myrtaceae	Guava tree
Citrus medica var. acida Hook. F.	नींबू (निम्बूक)	Rutaceae	Acid Lime
Thymus serpyllum Linn. ssp. quinquecostatus (Celak) Kitamura Syn-Thymus serpyllum auct. (non Linn.)	अजवायन जंगली (यवानी-वन्य)	Lamiaceae	Wild thyme
Clerodendrum serratum (Linn.) Moon	भारंङ्गी	Verbenaceae	Green witch`s tongue
Coccinia indica W. & A. Syn-C. grandis (Linn.) Voigt	बिम्बी (कुंदरू, तिरकोल)	Cucurbitaceae	Ivy gourd
Colocasia antiquorum Schott Syn-C. esculenta (Linn.) Schott.	अरूई	Araceae	Egyptian arum
Corchorus capsularis Linn.	कालशाक	Teliaceae	White jute
Cordia gharaf (Forst.) Ehrenb. ex Aschers. Syn-C. angustifolia Roxb.	लिसोढा छोटा (श्लेष्मातक लघु)	Boraginaceae	
Cordia myxa Roxb. Syn-C. dichotoma Forst.	लिसोढा (श्लेष्मातक)	Boraginaceae	Sehestan
Coriandrum sativum Linn.	धनियाँ (धान्यक)	Apiaceae	Coriander
Crocus sativus Linn.	कुङ्कुम (केशर)	Iridaceae	Saffron
Crotalaria juncea Linn.	शण (सनई)	Fabaceae	Deccan hemp
Cucumis melo Linn. var. momordica Duth & Full..	फूट (मृगाक्षी, मृगेर्व्वारु)	Cucurbitaceae	Musk melon
Cucumis utilissimus Roxb. Syn-C. melo Linn. var. utilissimus Duth. & Full.	ककड़ी (एर्वारू)	Cucurbitaceae	Snake cucumber
Cucumis sativus Linn.	खीरा (त्रपुष)	Cucurbitaceae	Cucumber
Citrullus vulgaris Schrad. Syn-C. lanatus (Thunb.) Mats. & Nakai	तरबूज (कालिन्द)	Cucurbitaceae	Water melon
Cucumis melo Linn.	खरबूज (दशांगुल)	Cucurbitaceae	Musk melon
Cucurbita maxima Duch. ex Lam.	कूष्माण्ड पीत (कुमड़ा)	Cucurbitaceae	Squash, pumpkin

Cuminum cyminum Linn.	जीरा श्वेत-श्वेत जीरक	Apiaceae	Cumin
Hedychium spicatum Ham. ex Smith	शटी (कपूर कचरी)	Zingiberaceae	Spiked zinger lily
Curcuma zedoaria (Berg.) Rosc.	कचूर	Zingiberaceae	Zedoary
Daucus carota Linn. var. sativa DC.	गाजर	Apiaceae	Carrot
Desmodium gangeticum D.C. Syn- Hedysarum gangeticum Linn.	शालपर्णी	Fabaceae	Salpani
Dioscorea alata Linn. Syn-D. atropurpurea Roxb., D. globosa Roxb.	रतालू	Dioscoreaceae	Greater yam
Dioscorea bulbifera Linn. Syn- D. sativa Thunb.	वाराही कंद	Dioscoreaceae	Potato yam
Diospyros peregrina Gurke Syn- D. malabarica (Desr.) Kostel.	तिन्दुक (तेंदू)	Ebenaceae	
Dolichos biflorus Linn. Syn- D. uniflorus Lamk.	कुलत्थ (कुलथी)	Fabaceae	Horse gram
Elettaria cardamomum (Linn.) Maton	इलायची छोटी (एला)	Zingiberaceae	Lesser cardamom
Emblica officinalis Gaertn. Syn-Phyllanthus emblica Linn.	आँवला (आमलकी)	Euphorbiaceae	Indian goose berry
Eulophia nuda Lindl.	मालाकन्द	Orchidaceae	
Euphorbia antiquorum Linn.	थूहर त्रिधारा (त्रिधारा सेंहुण)	Euphorbiaceae	Triangular Spurge
Euphorbia neriifolia Linn.Syn- E. ligularia Roxb.	थूहर (स्नुही, सेहुण्ड)	Euphorbiaceae	Indian Spurge
Morus alba Linn.	तूत	Moraceae	
Feronia elephantum Correa Syn-F. limonia (Linn.) Swingle	कैंथ (कपित्थ)	Rutaceae	Wood apple
Ferula narthex Boiss.	हींग (हिंगू)	Apiaceae	Asafoetida
Ficus glomerata Roxb. Syn-F. racemosa Linn.	गूलर (उदुम्बर)	Moraceae	
Flacourtia cataphracta Roxb. Syn-F. jangomas (Lour.) Raeusch.	आँवला पानीय आँवला (प्राचीन आमलक)	Flacourtiaceae	Puneala plum.
Foeniculum vulgare Mill.	शतपुष्पा- सौंफ	Apiaceae	Fennel fruit
Trigonella foenum-graecum Linn.	मेथी (मेथिका)	Fabaceae	Methi
Fumaria indica Hassk.	पित्तपापड़ा- पर्पट	Fumariaceae	Fine leaved fumitary
Garcinia pedunculata Roxb.	अम्लवेतस	Clusiaceae	
Ephemerantha macraei (Lindl.) Hunt & Scummerh Syn- Dendrobium macaraei Lindl	जीवन्ती स्वर्ण	Orchidaceae	
Wattakaka volubilis (Linn.) Stapf Syn-Dregea volubilis Benth. ex Hook. f.	जीवन्ती तिक्त (हेमजीवन्ती)	Asclepiadaceae	Tikta jeevanti
Leptadenia reticulata (Retz.) W. & A. Syn-Gymnema aurantiacum Wall. ex Hook. f.	जीवन्ती	Asclepiadaceae	Jeevanti Leptadave
Ipomoea batatas (Linn.) Lam. Syn-Convolvulus batatas Linn.	सितालुक	Convolvulaceae	Sweet potato
Ipomoea reniformis Chois. Syn-Merremia gangetica (Linn.) Cufodont.	मूसाकर्णी (आखुकर्णी)	Convolvulaceae	Rats ear
Ipomoea sepiaria (Roxb.) Koen.	वनकलमी	Convolvulaceae	
Juglans regia Linn.	अखरोट (अक्षोट)	Juglandaceae	Common wallnut
Lagenaria vulgaris Seringe Syn-L. siceraria (Molina) Standl.	लौकी (तुम्बी, अलाबू)	Cucurbitaceae	Bottle gourd
Leea macrophylla Roxb. ex Hornem. Syn-L. robusta Roxb.	हस्तिकर्ण	Leeaceae; Vitaceae	
Leucas cephalotus Spreng.	द्रोणपुष्पी (गूमा)	Lamiaceae	
Luffa acutangula (Linn.) Roxb. Syn-Cucumis acutangula Linn.	कोशातकी-कृतवेधन (तोरई)	Cucurbitaceae	Angled loofah
Luffa aegyptiaca Mill. ex Hook. f.	कोशातकी-महाकोशातकी (धामार्गव)	Cucurbitaceae	Sponge gourd
Picrorhiza kurrooa Royle ex Benth.	कुटकी	Scrophulariaceae	Kutkee
Cicca acida (Linn.)Merril.	हरफारेवड़ी	Euphorbiaceae	Star gooseberry
Bassia longifolia Linn. Syn-Madhuca indica J.F. Gmel.	मधूक (महुआ)	Sapotaceae	Honey tree
Mangifera indica Linn.	आम (आम्र)	Anacardiaceae	Mango tree
Marsilea minuta Linn.	सुनिष्णक	Marsileaceae	Water clover
Mesua ferrea Linn. Syn-M. roxburghii Wight.	नागकेशर	Clusiaceae	Cobras saffron

Prosopis cineraria Linn. Syn-P. spicigera Linn.	शमी (छोंकर)	Mimosaceae	Shami
Mimusops hexandra Roxb. Syn-Manilkara hexandra (Roxb.) Dubard	राजादन (खिरनी)	Sapotaceae	
Momordica charantia Linn.	करेला (कारवेल्लक)	Cucurbitaceae	Bitter Gourd
Momordica cochinchinensis (Lour.) Spreng.	गुल काकरा	Cucurbitaceae	
Moringa oleifera Lam. Syn-M. pterygosperma Gaertn.	सहिजन (शिग्रु)	Moringaceae	Drumstick tree
Murraya koenigii (Linn.) Spreng.	नीम मीठी (कैडर्य)	Rutaceae	Curry leaf
Musa sapientum Kuntze, Syn-M. paradisiaca Linn.	केला (कदली)	Musaceae	Banana
Myristica fragrans Houtt.	जायफल	Myristicaceae	Nutmeg
Hygroryza aristata Nees ex Wt. & Arn.	नीवार	Poaceae	Wild rice
Spermacoce hispida Linn. Syn-Borreria articularis (Linn.) Williams.	वसुक	Rubiaceae	Shaggy buttonweed
Oxalis corniculata Linn.	चांगेरी-बड़ी, चांगेरी छोटी	Oxalidaceae	Indian sorrel
Paederia foetida Linn. Syn-P. scandens (Lour.)	गन्धप्रसारिणी	Rubiaceae	Chinese moon creeper
Panicum miliaceum Linn.	चीनाक	Poaceae	Indian millet
Paspalum scrobiculatum Linn.	कोदो (कोद्रव)	Poaceae	Gingelli
Phaseolus aconitifolius Jacq. Syn-Vigna aconitifolia. (Jacq.) Marec.	मोठ (मकुष्ठ)	Fabaceae	Aconite leaved kidney bean
Phoenix dactylifera Linn.	खर्जूर-पिण्ड (छुहारा)	Arecaceae	Date palm
Phoenix sylvestris (Linn.) Roxb.	खर्जुर	Arecaceae	Date
Picrasma quassioides (D. Don) Benn.	चारंगी	Simaroubaceae	Quassia
Piper cubeba Linn. f.	कंकोल	Piperaceae	cubebes
Piper longum Linn.	पिप्पली (पीपर)	Piperaceae	Long pepper
Piper nigrun Linn.	मरिच (काली मरिच)	Piperaceae	Black pepper
Pisum sativum Linn.	मटर (वर्तुल.कलाय)	Fabaceae	Pea
Portulaca oleracea Linn. Syn-P. sativa Haw.	लोणी बृहद	Portulacaceae	Garder purslannia
Psoralea corylifolia Linn.	बाकुची (सोमराजी)	Fabaceae	Psoralea seed
Pueraria tuberosa (Roxb. ex Willd.) DC.	विदारी कंद	Fabaceae	Indian kudzu
Punica granatum Linn.	अनार (दाड़िम)	Punicaceae	Pomegranate
Pyrus malus Linn. Syn-Malus sylvestris Mill.	सेब (महाबदर)	Rosaceae	Apple
Randia uliginosa DC. Syn-Xeromphis uliginosa (Retz.) Maheshwari	पिण्डीतक (पिण्डार, पिडार)	Rubiaceae	
Ranunculus sceleratus Linn.	काण्डीर	Ranunculaceae	celery leaved crow foot
Raphanus sativus Linn.	मूली (मूलक)	Brassicaceae	Radish
Ricinus communis Linn.	एरण्ड	Euphorbiaceae	Castoroil plant
Rumex vesicarius Linn .	चुक्रिका	Polygonaceae	Bladder dock
Sacchsarum officinarum Linn.	गन्ना (ईख)	Poaceae	Sugar Cane
Salmalia malabarica Schott. & Endl. Syn-Bombax malabaricum DC.	सेमल (शाल्मली)	Bombacaceae	Silk cotton tree
Scirpus grossus Linn. f.	कसेरु	Cyperaceae	Water chestnut
Sesbania grandiflora (Linn.) Poir. Syn- Agati grandiflora Desv.	अगस्त्य	Fabaceae	Agati
Setaria italica (Linn.) P. Beauv. Syn-Panicum italicum Linn.	कंङ्गु	Poaceae	Italian millet
Solanum indicum Linn.	कटेरी बड़ी (बृहती)	Solanaceae	Indian night shade
Solanum nigrum Linn.	मकोय (काकमाची)	Solanaceae	Garden night shade
Solanum surattense Burm. f. Syn-S. xanthocarpum Schrad. & Wendl.	कटेरी छोटी (कंटकारी)	Solanaceae	Yellow berred night shade
Spilanthes calva DC. var. oleracea (Jacq.) Mehrotra Syn-S. oleracea Jacq.	अकरकरा भारतीय (महाराष्ट्री)	Asteraceae	
Spinacia oleracea Linn.	पालक (पलक्या)	Chenopodiaceae	Spinach
Spondias pinnata (Linn. f.) Kurz Syn-S.mangifera Willd.	अमड़ा (आम्रातक)	Anacardiaceae	Indian Hog plum,Wild mango

Stereospermum suaveolens DC. Syn-S. chelonoides (Linn. f.) DC.	पाटला	Bignoniaceae	Yellow snake tree
Strychnos nux-vomica Linn.	कुचला (कुपीलू)	Loganiaceae	Poison-nut tree
Strychnos potatorum Linn.f.	कतक (निर्मली)	Loganiaceae	Clearing nut
Syzygium aromaticum (Linn.) Merr. & L.M. Perry. Syn-Eugenia aromatica Kuntze	लवंग (लौंग)	Myrtaceae	Clove
Syzygium cumini (Linn.) Skeels Syn-Eugenia jambolana Lam.	जामुन (जम्बू)	Myrtaceae	Jambul tree
Tamarindus indica Linn.	इमली (अम्लिका)	Caesalpiniaceae	Tamarind tree
Terminalia bellirica (Gaertn.) Roxb.	बहेड़ा (विभीतक)	Combretaceae	Belleric myrobalan
Terminalia chebula (Gaertn.) Retz.	हरड़ (हरीतकी)	Combretaceae	Black myrobalan
Tinospora cordifolia (Willd.) Hook. f. & Thoms.	गिलोय (गुडूची), (अमृता)	Menispermaceae	Tinospora
Trachyspermun ammi (Linn.) Sprague Syn-Carum copticum Benth. & Hook. f.	अजवायन (यवानी)	Apiaceae	Ahova seeds
Trapa natans Linn. var. bispinosa (Roxb.) Makino Syn- T .bispinosa Roxb.	सिंघाड़ा (श्रृंगाटक)	Trapaceae/Onagraceae	Water chest nut
Tribulus terrestris Linn.	गोखरू छोटा (गोक्षुर लघु)	Zygophyllaceae	Land caltropus
Trichosanthes anguina Linn. Syn-T. cucumerina var. anguina (Linn.) Haines	चिचिण्डा (चिचिण्ड, अहिफला)	Cucurbitaceae	Snake gourd
Trichosanthes dioica Roxb.	परवल (पटोल)	Cucurbitaceae	Wild snake gourd
Citrullus vulgaris Schrad. var. fistulosus (Stocks.) Duth. & Fuel. Syn-C. lanatus (Thunb.) Mats. & Nakai var. fistulosus (Stocks.) Nair	टिण्डा (डिण्डिष्ठा)	Cucurbitaceae	Round gourd
Vitex negundo Linn.	निर्गुण्डी (मेउड़ी)	Verbenaceae	Five leaved chaste tree
Zingiber officinale Rosc.	सोंठ शुण्ठी (आर्द्रक)	Zingiberaceae	Wet ginger root
Zizyphus jujuba Lam. Syn-Z. mauritiana Lam.	बेर (बदर)	Rhamnaceae	Indian Jujube
Zizyphus nummularia (Burm. f.) W. & A.	बेर- कर्कन्धु (भूबदरी)	Rhamnaceae	Wild jujube
Zizyphus oenoplia (Linn.) Mill.	बेर- कर्कन्धु भेद (शृगालबदरी शृगालकोली)	Rhamnaceae	jackel jujube
Zizyphus sativa Gaertn. Syn-Z. jujuba Mill.	बेर-उन्नाव	Rhamnaceae	Jujube

परिशिष्ट-२.

आयुर्वेदीय शब्दावली- पारिभाषिक शब्द

आयुर्वेद- **आयुरस्मिन् विद्यते, अनेन वायुर्विन्दन्ति इत्यायुर्वेदः।** (सु. सू.- १.१५)
जिसमें आयु (जीवन) को स्वस्थ रखने के विषय में विचार किया जाता है तथा जिसके द्वारा स्वस्थ जीवन को प्राप्त किया जा सकता है, उसे आयुर्वेद कहते हैं।

षड्रस- **मधुर-अम्ल-लवण-कटु-तिक्त-कषायाः।** (च. सू.- २६.९)
मधुर, अम्ल (खट्टा), लवण (नमकीन), तिक्त (कड़वा- नीम जैसा), कटु (चरपरा- मिर्च जैसा), कषाय (कषैला- बबूल के पत्ते जैसा) ये छह रस होते हैं।

गण्डूष- **असञ्चारी मुखे पूर्णे गण्डूषः** (शा. सं. उ. ख.- १०.४)
पानी व तैल आदि स्नेह को मुँह में पूर्ण रूप से इतना भर लेना कि गण्ड (गाल) फूल जायें और उसे घुमाया ही न जा सके, इसे गण्डूष कहते हैं।

कवल- **कवलश्चरः।** (शा. सं. उ. ख.- १०.४)
पानी व तैल आदि स्नेह को मुख में इतना भरना कि उसे आराम से घुमाया जा सके, इसे कवल (कुल्ला) कहते हैं।

दोष- **दूषयन्तीति दोषाः।**
जो शरीरगत धातुओं को दूषित करें, उन्हें दोष कहते हैं।

त्रिदोष- **वायु पित्तं कफश्चेति त्रयो दोषाः समासतः।** (अ.हृ.सू.- १.६)
वात, पित्त तथा कफ, ये तीन दोष होते हैं।

वात- **वातीति वातः** (सु. सू.- २१.५, डल्हणटीका)
शरीर में गति, ज्ञान (चेतना-सञ्चार) करने वाले को 'वात' कहते हैं। यह शरीर में होने वाली समस्त क्रियाओं का सञ्चालक तथा जीवनशक्ति (प्राण) है।

वातल- वातवर्द्धक पदार्थ वातल कहलाते हैं।

पित्त- **तपतीति पित्तम्** (सु. सू.- २१.५, डल्हणटीका)
पित्त सन्तापक होता है, यह अग्नि का रूप है। शरीर की उष्णता बनाये रखना व भोजनपाक आदि इसके विविध कर्म हैं।

पित्तल- पित्तवर्द्धक पदार्थ पित्तल कहलाते हैं।

कफ- **श्लिष्यतीति श्लेष्मा** (सु. सू.- २१.५, डल्हणटीका)
जो संश्लिष्ट होता है, उसे श्लेष्मा (कफ) कहते है। इसका कर्म संश्लेषण है, यह सन्धियों को जोड़े रखता है और शरीरसंघात (देह का गठन) बनाए रखता है।
केन जलेन फलति इति कफः (हलायुकोष-व्याख्या पृ. २००)
संस्कृत में जल को 'क' कहते हैं, जो 'क' अर्थात् जल से 'फ' अर्थात् फलता है, उसे कफ कहते हैं।

धातु- **त एते शरीरधारणात् धातव इत्युच्यन्ते।** (सु. सू.- १४.२०)
शरीर को धारण करने के कारण रस, रक्त आदि 'धातु' कहलाते हैं।

रस- **रस्यते आस्वाद्यते रसनेन इति रसः।**

रसना द्वारा जिसका रसन (आस्वादन) होता है, उसे रस कहते हैं।

मल- **मलिनीकरणादाहारमलत्वान्मला:।** (अ. सं. सू.- २०)
मला मूत्रशकृत्स्वेदादयोऽपि च। (अ.हृ.सू.- १.१३)
जो (समय से अधिक रुक जाने पर) शरीर को मलिन करे, वह मल कहलाता है। मूत्र, पुरीष, स्वेद आदि मल हैं।

मूत्र, पुरीष- **अन्नाद्य: किट्टांशस्ततो मूत्रपुरीषे भवत:।** (च. सू.- २८.१४)
आहार-पाचन के पश्चात् निर्मित सार रहित द्रव अंश मूत्र कहलाता है और सार रहित किट्ट (घन) अंश पुरीष होता है।

स्वेद- **मल: स्वेदस्तु मेदस:।** (च. चि.- १५.१८)
मेद धातु का मल स्वेद है। यह शरीर में क्लिन्नता (गीलापन) तथा त्वचा में आर्द्रता (नमी) करता है।

जठराग्नि- भोजन का पाचन करने वाली उदर-स्थित अग्नि जठराग्नि कहलाती है।

कोष्ठ- आयुर्वेद में उदर (पेट) को कोष्ठ कहते हैं।

आम- **जठरानलदौर्बल्यादविपक्वस्तु यो रस:।** (च. चि.- १५.४४)
जठराग्नि की दुर्बलता से जो अपक्व (बिना पचा) अन्नरस होता है, उसे 'आम' कहते हैं।

स्रोत- **स्रोतांसि खलु परिणाममापद्यमानानां धातूनामभिवाहीनि भवन्त्ययनार्थेन।** (च. वि.- ५.३)
आकाशीयावकाशानां देहे नामानि देहिनाम्।
सिरा: स्रोतांसि मार्गा: खं धमन्यो नाड्य आशया:।।
स्रोत वे कहलाते हैं, जो परिवर्त्तित होने वाली धातुओं का स्रवण या अभिवहन करते हैं। ये आकाश महाभूत की प्रधानता वाले अन्दर से सछिद्र (पोले) शरीर के अवयव हैं।

गुण- **समवायि तु निश्चेष्ट: कारणं गुण:।** (च. सू- १.५७)
जो समवाय सम्बन्ध (नित्य सम्बन्ध) से द्रव्य में आश्रित हो तथा कर्मरहित हो, वह गुण होता है।

वीर्य- **द्रव्याणि हि द्रव्यप्रभावाद् गुणप्रभावाद् द्रव्यगुणप्रभावाच्च तस्मिंस्तस्मिन् काले तत्तदधिकरणमासाद्य तां तां च युक्तिमर्थं च तं तमभिप्रेत्य यत्कुर्वन्ति तत्कर्म, येन कुर्वन्ति तद् वीर्यम्।** (च. सू.- २६.१३)
द्रव्य अपने प्रभाव से, अपने गुण के प्रभाव से एवं द्रव्य तथा गुण, इन दोनों के प्रभाव से काल, आधार और युक्ति के आश्रय से जिसे करते हैं, वह कर्म तथा जिस शक्ति से करते हैं, वह वीर्य होता है।

विपाक- **जाठरेणाग्निना योगाद्यदुदेति रसान्तरम्।**
रसानां परिणामान्ते स विपाक इति स्मृत:।। (अ.हृ.सू.- ९.२०)
मधुर आदि रसों के सेवन के उपरान्त आहार पथ में जठराग्नि द्वारा पाचन होने पर जो रसविशेष उत्पन्न होता है, वह विपाक कहलाता है।

प्रभाव- **प्रभवति सामर्थ्यविशिष्टं भवति द्रव्यमनेनेति प्रभाव:।**
जिसके द्वारा द्रव्य विशिष्ट सामर्थ्य को प्राप्त करता है, उसे द्रव्य का प्रभाव कहते हैं।
विशेष: कर्मणां चैव प्रभावस्तस्य स स्मृत:।। (च. सू.- २६.२७)
जिस शक्ति से द्रव्य में विशिष्ट कर्मसामर्थ्य होता है, उसे प्रभाव कहते हैं।

कर्म- **क्रियते इति कर्म।**

जो किया जाय, उसे कर्म कहते है।

संयोगे च विभागे च कारणं द्रव्यमाश्रितम्। (च. सू.- १.५२)

जो संयोग तथा विभाग में कारण हो तथा द्रव्य में आश्रित हो उसे कर्म कहते हैं।

अनुपान- **अन्नादनु पश्चात् पीयत इत्यनुपानम्।** (सु. सू.- ४६.४१९)

भोजन के पश्चात् जो छाछ, दूध या रस आदि पिया जाता है, उसे अनुपान कहते हैं।

औषधभक्षणोपरि यत्पीतं तदनुपानमित्यर्थः। (शा. स. म. ख.- ६.४-५)

औषध-सेवन के ऊपर जो पिया जाता है, उसे भी अनुपान कहते हैं।

पथ्य- शरीर के लिये हितकर आहार-विहार पथ्य कहलाता है।

अपथ्य- शरीर के लिये अहितकर आहार-विहार अपथ्य कहलाता है।

प्रकृति- **तत्र प्रकृतिरुच्यते स्वभावो यः, स पुनराहारौषधद्रव्याणां स्वा- भाविको गुर्वादिगुणयोगः तद्यथा-माषमुद्गयोः।** (च. वि.- १.२१.१)

स्वभाव को प्रकृति कहते हैं। यह स्वभाव आहार व औषध द्रव्यों का गुरु आदि स्वाभाविक गुण होता है। जैसे उड़द और मूंग का क्रमशः गुरु और लघु गुण उसका स्वभाव (प्रकृति) है।

व्याधि- शारीरिक, मानसिक व आध्यात्मिक विकारों व दुखों को व्याधि कहते हैं।

विविधं दुःखमादधतीति व्याधयः (डल्हण)

विविध प्रकार के दुःखों का जो आधान (शरीर में प्रवेश) करा दें, वे व्याधियाँ कहलाती हैं।

सात्म्य- **सात्म्यं नाम यद् यदात्मन्युपशेते।** (च. वि.- १.२०)

जो शरीर के लिए अनुकूल होता है, उसे सात्म्य कहते हैं।

असात्म्य- जो शरीर के लिए प्रतिकूल होता है, उसे असात्म्य कहते हैं।

शीतवीर्य- **शीतपिच्छिलावम्बुगुणभूयिष्ठौ** (सू. सू.- ४१.११)

शीत, पिच्छिल एवं जलीय गुण की बहुलता वाले पदार्थ ठण्डी तासीर के होते हैं, ये शीतवीर्य कहलाते हैं।

उष्णवीर्य- **तीक्ष्णोष्णावाग्नेयौ** (सू. सू.- ४१.११)

तीक्ष्ण, उष्ण एवं आग्नेय गुण की बहुलता वाले पदार्थ गर्म तासीर के होते हैं, ये उष्णवीर्य कहलाते हैं। अग्नि महाभूत के उत्कर्ष से उष्णवीर्य की निष्पत्ति होती है।

आयुर्वेदीय शब्दावली- बीस गुण

गुरु- **द्रव्यस्य बृंहणे कर्मणि शक्तिः गुरुः।**

द्रव्य की बृंहण कर्म में जो शक्ति होती है, उसे 'गुरु' गुण कहते हैं। 'बृंहण' का अर्थ बढ़ाना या भारी करना है।

लघु- **द्रव्यस्य लंघने कर्मणि शक्तिः लघुः।**

द्रव्य की लघुता करने में जो शक्ति होती है, उसे 'लघु' गुण कहते हैं।

शीत- **द्रव्यस्य स्तम्भने कर्मणि शक्तिः शीतः।**

द्रव्य की स्तम्भन (जडीकरण) में जो शक्ति होती है, उसे 'शीत' गुण कहते हैं।

उष्ण- **द्रव्यस्य स्वेदने कर्मणि शक्तिः उष्णः।**

द्रव्य की शरीर में स्वेदन करने (पसीना लाने) की जो शक्ति होती है, उसे 'उष्ण' गुण कहते हैं।

स्निग्ध- **द्रव्यस्य क्लेदने कर्मणि शक्तिः स्निग्धः।**
द्रव्य की क्लेदन (शरीर को स्निग्ध/मृदु करने) में जो शक्ति होती है, उसे 'स्निग्ध' गुण कहते हैं।

रूक्ष- **द्रव्यस्य शोषणे कर्मणि शक्तिः रूक्षः।**
द्रव्य की शरीर में रूक्षता व शुष्कता उत्पन्न करने की जो शक्ति है, उसे 'रूक्ष' कहते हैं।

मन्द- **द्रव्यस्य शमने कर्मणि शक्तिः मन्दः।**
द्रव्य की शमन (विषम दोषों को शान्त करने) में जो शक्ति होती है, उसे 'मन्द' गुण कहते हैं।

तीक्ष्ण- **द्रव्यस्य शोधने कर्मणि शक्तिः तीक्ष्णः।**
द्रव्य की दोषों के शोधन में जो शक्ति होती है, उसे 'तीक्ष्ण' गुण कहते हैं।

स्थिर- **द्रव्यस्य धारणे कर्मणि शक्तिः स्थिरः।**
द्रव्य की धातुओं को धारण करने की जो शक्ति होती है, उसे 'स्थिर' गुण कहते हैं।

मृदु- **द्रव्यस्य श्लथने कर्मणि शक्तिः मृदुः।**
द्रव्य की अवयवों को शिथिल करने (ढीला करने) की जो शक्ति होती है, उसे 'मृदु' गुण कहते हैं।

कठिन- **द्रव्यस्य दृढीकरणे शक्तिः कठिनः।**
द्रव्य की दृढीकरण की जो शक्ति होती है, उसे 'कठिन' गुण कहते हैं।

विशद- **द्रव्यस्य क्षालने कर्मणि शक्तिः विशदः।**
द्रव्य की क्षालन (पिच्छिलता/चिपचिपाहट को नष्ट करने) में जो शक्ति होती है, उसे 'विशद' गुण कहते हैं।

पिच्छिल- **द्रव्यस्य लेपने कर्मणि शक्तिः पिच्छिलः।**
द्रव्य की लेपन (अवयवों के संयोजन) में जो शक्ति होती है, उसे 'पिच्छिल' गुण कहते हैं।

श्लक्ष्ण- **द्रव्यस्य रोपणे कर्मणि शक्तिः श्लक्ष्णः।**
द्रव्य की शरीर में रोपण/भराव करने (घाव भरने) की जो शक्ति होती है, उसे 'श्लक्ष्ण' गुण कहते हैं।

खर- **द्रव्यस्य लेखने कर्मणि शक्तिः खरः।**
द्रव्य की शरीर के लेखन अर्थात् कृश करने में जो शक्ति होती है, उसे 'खर' गुण कहते हैं।

सूक्ष्म- **द्रव्यस्य विसरणे कर्मणि शक्तिः सूक्ष्मः।**
द्रव्य की समस्त स्रोतों में गति करने, प्रविष्ट होने की जो शक्ति है, उसे 'सूक्ष्म' गुण कहते हैं।

स्थूल- **द्रव्यस्य संवरणे कर्मणि शक्तिः स्थूलः।**
द्रव्य की संवरण करने में अर्थात् स्रोतों का अवरोध करने में जो शक्ति है, उसे 'स्थूल' गुण कहते हैं।

सान्द्र- **द्रव्यस्य प्रसादने कर्मणि शक्तिः सान्द्रः।**
द्रव्य की धातु इत्यादि का प्रसादन करने में जो शक्ति होती है,
उसे 'सान्द्र' गुण कहते हैं।

द्रव- **द्रव्यस्य विलोडने कर्मणि शक्तिः द्रवः।**
द्रव्य की विलोडन करने (बिलोने) की जो शक्ति होती है,
उसे 'द्रव' गुण कहते हैं। (अष्टांगहृदय, सूत्रस्थान- १.१८, हेमाद्रि-टीका

आयुर्वेदीय शब्दावली- द्रव्यगुणवाचक शब्द

(आयुर्वेद में वर्णित विशिष्ट गुणों वाले द्रव्य)

पाचन/ दीपन **पचत्यामं न वह्निं च कुर्याद्यत्तद्धि पाचनम्। नागकेशरवद्विद्याच्चित्रो दीपन-पाचनः ।।** (शा. प्र.- ४.१२)
जो द्रव्य आम (अपक्व अन्नरस) का पाचन करता है, परन्तु अग्नि का दीपन नहीं होता, उसे पाचन कहते हैं। जैसे- नागकेशर। जो द्रव्य पाचन के साथ अग्नि का दीपन भी करता है, उसे दीपन-पाचन कहते हैं। जैसे- चित्रक।

संशमन- **न शोधयति न द्वेष्टि समान् दोषांस्तथोद्धतान्। समीकरोति विषमान् शमनं तद्यथामृता।।** (शा. प्र.- ४.३)
जो औषधीय द्रव्य वात आदि दोषों का संशोधन (बहिर्निस्सारण) तो नहीं करता और न ही सम दोषों को बढ़ाता या घटाता है, किन्तु विषम (असन्तुलित) दोषों को सम अवस्था में ला देता है, वह शमन द्रव्य होता है। जैसे- अमृता (गिलोय)।

अनुलोमन- **कृत्वा पाकं मलानां यद्भित्त्वा बन्धमधो नयेत्।**
तच्चानुलोमनं ज्ञेयं यथा प्रोक्ता हरीतकी।। (शा. प्र.- ४.४)
जो औषधीय द्रव्य पुरीष आदि मलों का पाक करके उनके सघन एवं सञ्चित स्वरूप को तोड़कर अधोमार्ग द्वारा बाहर निकालता है, उसे अनुलोमन कहते हैं।

स्रंसन- **पक्तव्यं यदपक्त्वैव श्लिष्टं कोष्ठे मलादिकम्।**
नयत्यधः स्रंसनं तद्यथा स्यात् कृतमालकः।। (शा. प्र.-४.५)
जो औषधीय द्रव्य आमाशय से लेकर मलाशय पर्यन्त चिपके हुए अपरिपक्व मलों को ही (मलद्वार) से बाहर निकाल देता है, उसे संस्रन कहते हैं। जैसे- अमलतास।

भेदन- **मलादिकमबद्धं च बद्धं वा पिण्डितं मलैः। भित्त्वाधः पातयति यद् भेदनं कटुकी यथा।।** (शा. प्र. ४.६)
जो द्रव्य सघन, बँधे, पतले या पिण्डित (गाँठ रूप में बने कड़े) सञ्चित मल को नीचे मलद्वार से निकाल देता है, उसे भेदन कहते हैं। जैसे- कुटकी।

रेचन- **विपक्वं यदपक्वं वा मलादि द्रवतां नयेत्। रेचयत्यपि तज्ज्ञेयं रेचनं त्रिवृता यथा।।** (शा. प्र.- ४.६-७)
जो औषधीय द्रव्य पक्व अथवा अपक्व मलों को पतला करके अधोमार्ग (मलद्वार) से बाहर निकाल देता है, उसे 'रेचन' कहते हैं।

वमन- **अपक्वपित्तश्लेष्माणौ बलादूर्ध्वं नयेत्तु यत्। वमनं तत्तु विज्ञेयं मदनस्य फलं यथा।।** (शा. प्र.- ४.६-८)
जो औषधीय द्रव्य आमाशय में स्थित अपक्व आहार रस तथा अपक्व पित्त व कफ को ऊर्ध्व मार्ग द्वारा अर्थात् मुख से बाहर निकाल देता है, उसे 'वमन' द्रव्य कहते हैं। जैसे- मदन फल।

संशोधन- **स्थानाद् बहिर्नयेदूर्ध्वमधो वा मलसञ्चयम्।**
देहसंशोधनं तत्स्याद् देवदालीफलं यथा।। (शा. प्र.- ४.८-९)
जो द्रव्य आमाशय में सञ्चित मलों को ऊर्ध्वमार्ग (मुख) द्वारा तथा आन्त्र में सञ्चित मलों को अधोमार्ग (गुदा) द्वारा बाहर निकाल देता है; उसे 'संशोधन' द्रव्य कहते हैं, जैसे देवदाली फल (बन्दाल)।

छेदन- **श्लिष्टान् कफादिकान् दोषानुन्मूलयति यद् बलात्।**
छेदनं तद्यथा क्षारा मरिचानि शिलाजतु।। (शा. प्र. ख.- ४.१०)
जो द्रव्य आमाशय में चिपके हुए कफ आदि दोषों को बलपूर्वक उखाड़ कर बाहर निकाल देता है, उसे 'छेदन' कहते हैं। जैसे- क्षार, काली मिर्च व शिलाजीत।

लेखन- **धातून्मलान्वा देहस्य विशोष्योल्लेखयेच्च यत्।**
लेखनं तद्यथा क्षौद्रं नीरमुष्णं वचा यवाः ।। (शा. प्र.- ४.११)
जो औषधीय द्रव्य शरीर की रस रक्त आदि धातुओं एवं मलों को सर्वप्रथम सुखाता है, तत्पश्चात् उन्हें क्षीण कर देता है, उसे 'लेखन' कहते हैं। जैसे- मधु, गर्म पानी, वचा व जौ।

ग्राही- **दीपनं पाचनं यत्स्यादुष्णत्वाद् द्रवशोषकम्।**
ग्राहि तच्च यथा शुण्ठी जीरकं गजपिप्पली।। (शा. प्र.- ४.१२)
जो आम का पाचन तथा अग्निदीपन करता है एवं पाचन के बाद उष्णता के कारण द्रवांश का शोषण करता है, वह द्रव्य 'ग्राही' होता है। जैसे- जीरा, सोंठ व गजपीपल।

स्तम्भन- **रौक्ष्याच्छैत्यात् कषायत्वाल्लघुपाकाच्च यद् भवेत्।**
वातकृत् स्तम्भनं तत्स्याद्यथा वत्सकटुण्टुकौ।। (शा.प्र.- ४.१३)
रूक्षता, कषाय गुण व लघुपाक (सुपच) होने से जो द्रव्य वातकारक होता है तथा अधोगामी मल आदि का स्तम्भन (स्थिरीकरण) कर देता है, उसे 'स्तम्भन' कहते हैं। जैसे- वत्सक (कुटज) व टुण्टुक (सोनापाठा)।

रसायन- **रसानां रसरक्तादीनामयनमाप्यायनम्।** (सु. सू.- १.७ डल्हणटीका)
जो द्रव्य रस, रक्त आदि धातुओं की वृद्धि करता है, उसे रसायन कहते हैं। जैसे- आँवला, हरड़ आदि।
रसायनं च तज्ज्ञेयं यज्जराव्याधिनाशनम्। यथामृता रुदन्ती च गुग्गुलुश्च हरीतकी।। (शा. प्र.- ४.२३)
जो औषधीय द्रव्य वृद्धावस्था और व्याधियों का नाश करता है तथा रस, रक्त आदि धातुओं की विशिष्ट रूप से प्राप्ति कराता है, उसे रसायन कहते हैं। जैसे- अमृता (गिलोय), रुदन्ती, गुग्गुलु व हरड़।

वाजीकरण- **यस्माद् द्रव्याद्भवेत् स्त्रीषु हर्षो वाजीकरं च तत्।**
यथा नागबलाद्याः स्युर्बीजं च कपिकच्छुकम्।। (शा.प्र.- ४.१५)
जिस औषधीय द्रव्य के सेवन द्वारा शुक्रवृद्धि होने से मैथुनकर्म में सामर्थ्य प्राप्त होता है, उसे वाजीकरण कहते हैं। जैसे- नागबला व कौंचबीज।

शुक्रल- **यस्माच्छुक्रस्य वृद्धिः स्याच्छुक्रलं च तदुच्यते।**
यथाश्वगन्धा मुसली शर्करा च शतावरी।। (शा.प्र.- १.१५-१६)
जो द्रव्य शुक्र (वीर्य) धातु की वृद्धि करता है, उसे 'शुक्रल' कहते हैं। जैसे- अश्वगन्धा, मूसली, शक्कर व शतावरी।

व्यवायी- **पूर्वं व्याप्याखिलं कायं ततः पाकं च गच्छति।**
व्यवायि तद्यथा भङ्गा फेनं चाहिसमुद्भवम्।। (शा. प्र.- ४.२०)
जो औषधीय द्रव्य सेवन करते ही पहले समस्त शरीर में व्याप्त हो जाता है तथा बाद में जठराग्नि द्वारा उसका पाचन होता है, उसे व्यवायी कहते हैं। जैसे- भांग व अफीम।

विकाशी- **सन्धिबन्धांस्तु शिथिलान्यत्करोति विकाशि तत्।**
विश्लेष्यौजश्च धातुभ्यो यथा क्रमुककोद्रवाः।। (शा.प्र.- ४.२१)
जो औषधीय द्रव्य शरीरस्थ धातुओं से ओज का विश्लेषण (पृथक्करण) कर सन्धियों के बन्धन को ढीला कर देता है, उसे विकाशी कहते हैं। जैसे- क्रमुक (सुपारी) व कोद्रव (कोदो नामक धान्य)।

मदकारी- **बुद्धिं लुम्पति यद् द्रव्यं मदकारि तदुच्यते।** (शा. प्र.- ४.२१-२२)
जो द्रव्य बुद्धि को नष्ट कर देता है, उसे मदकारी (नशा करने वाला) कहते हैं।

प्रमाथी- **निजवीर्येण यद् द्रव्यं स्रोतोभ्यो दोषसञ्चयम्।**
निरस्यति प्रमाथि स्यात्तद्यथा मरिचं वचा।। (शा.प्र.- ४.२४)
जो औषधीय द्रव्य अपने प्रभाव से शरीरस्थ स्रोतों में सञ्चित विकृत दोषों को कर्ण, मुख आदि मार्गों से बाहर निकाल देता है, उसे प्रमाथी कहते है। जैसे- काली मिर्च तथा वचा।

अभिष्यन्दी- **पैच्छिल्याद् गौरवाद् द्रव्यं रुद्ध्वा रसवहाः सिराः।**
धत्ते यद् गौरवं तत् स्यादभिष्यन्दि यथा दधि।। (शा. प्र.- ४.२५)
जो द्रव्य रसरक्तवाहिनी शिराओं में अवरोध उत्पन्न करके समस्त शरीर में भारीपन लाता है, उसे अभिष्यन्दी कहते हैं, जैसे- दही।

बृंहण- **बृहत्त्वं यच्छरीरस्य जनयेत्तच्च बृंहणम्।** (च.सू. २२.१०)
बृंहणं पृथ्व्यम्बुगुणभूयिष्ठम्। (सु.सू. ४१.६)
जो द्रव्य शरीर में बृहत्ता (भारीपन या स्थूलता) उत्पन्न करता है, मांस धातु को विशेष रूप से बढ़ाता है, उसे बृंहण कहते हैं।
बृंहण द्रव्य पृथ्वी व जल, इन दो महाभूतों की अधिकता वाले होते हैं अर्थात् बृंहण द्रव्य में पार्थिव व जलीय अंश की अधिकता होती है।

मेध्य- **मेधायै हितं मेध्यम्।** जो द्रव्य मेधा के लिए हितकारी होता है, उसे मेध्य कहते है।

आयुष्य- **आयुष्यस्तु आयुःप्रकर्षकारित्वेन।** (च. सू.- २६.४३० चक्र.)
जो द्रव्य दीर्घ आयु प्रदान करे, उसे आयुष्य कहते हैं। जैसे आँवला, दूध आदि।

आशुकारी- **आशुकारी तथाशुत्वाद्धावत्यम्भसि तैलवत्।।** (सु. सू.- ४६)
जैसे तैल की बूंदे जल में डालने से तुरन्त फैल जाती है, इसी प्रकार जो द्रव्य शीघ्र ही शरीर के स्रोतों में फैल जाता है, उसे आशुकारी कहते हैं, जैसे- विष।

व्रणरोपण- **शुद्धं व्रणं यानि द्रव्याणि रोपयन्ति, तानि रोपणानीत्युच्यन्ते।**
जो द्रव्य शुद्ध व्रण को भरते हैं, उन्हें व्रणरोपण कहते हैं।

स्वर्य- **कण्ठस्य स्वराय हितं स्वर्यम्।**
जो द्रव्य स्वर (गले की ध्वनि) को ठीक कर देता है, उसे स्वर्य कहते हैं, जैसे- मुलेठी।

दीपन- **पचेन्नामं वह्निकृच्च दीपनं तद्यथा मिशिः ।** (शा. प्र.- ४.१)
जो द्रव्य आम का पाचन तो नहीं करता परन्तु जाठराग्नि को बढ़ाता है, उसे दीपन कहते हैं। जैसे- सौंफ।

स्नेहन- जो द्रव्य शरीर में स्निग्धता, द्रवत्व, आर्द्रता एवं मृदुता उत्पन्न करे, उसे स्नेहन कहते हैं, जैसे- घृत।

वर्ण्य- जो द्रव्य शरीर के वर्ण (रंग) के लिए हितकर हो अर्थात् रंग निखारने वाला होता है, उसे वर्ण्य कहते हैं, जैसे- दूध।

रक्षोघ्न- जो द्रव्य राक्षसों (रोगजनक जीवाणुओं) को नष्ट करता है, उसे रक्षोघ्न कहते हैं। जैसे- सफेद या पीली सरसों व इससे किया जाने वाला धुँआ।

जीवनीय- **जीवनम् आयुः, तस्मै हितं जीवनीयम्** (चक्रपाणि), जो द्रव्य जीवन-शक्ति को बढ़ाता है, उसे जीवनीय कहते हैं। चरक में दूध को सर्वश्रेष्ठ जीवनीय द्रव्य बताया है। (च. सू.- २६.४३)

वृष्य- शुक्रवर्द्धक पदार्थ वृष्य कहलाते हैं, जैसे- दूध।

परिशिष्ट-३.

पद्यानुक्रमणिका

भोजनकुतूहल-गत श्लोकों की अकारादि क्रम से अनुक्रमणिका

अञ्जसा मधुराम्ला	१६५
अञ्जनागर्भसम्भूतं	३७३
अङ्गारकमगस्तिं च	३७९
अङ्गारकर्कटी ह्येषा	६५
अङ्गारपोलिकाश्शस्ताः	६५
अक्षं कषायं मधुरं	१८५
अक्षकस्य फलं तिक्तं	२११
अगस्तिरग्निर्बडवा	३७९
अगस्तिसारस्सुस्वादु	६३
अग्निदीप्तिकरं श्वेतं	१३२
अग्राह्यमुदकं सर्वमे	३२९
अच्छे पटे च संघृष्टा	२५९
अजगन्धा कटूष्णा	१२४
अजानामल्पकाय	२४६
अजीर्णे चौषधं वारि	३३२
अजो बुक्कस्तु	२४८
अतसी मदगन्धा	३९
अतिद्रुताशिताहारो	३७५
अतिसारहरं पित्त	१९१
अत्यम्बुपानान्न	३३३
अत्यम्बुपानान्न विपच्य	३७७
अत्यम्लपर्णी तीक्ष्णा	१२१
अत्यशनं चाध्यशनं	३८७
अत्युच्छ्रितास्तु गोधू	७८
अत्युन्नताश्च गोधूम	८१
अत्युष्णान्नं बलं हन्ति	३७४
अथ वक्ष्यामि नक्षत्र	३६८
अदुष्टसलिलाभावे	३३०
अधोमुखघटस्यैतां	६३
अध्वातिखिन्नो बल	१८३
अनन्तदेवान्मनसा	३९८
अनार्त्तवं प्रमुञ्चन्ति	३१५
अनिष्टगन्धमम्लं च	२४४
अन्नं ब्रह्मा रसो	३७३
अन्नपानौषधं दोष-	३५३
अन्नेन कुक्षेर्द्वविंशौ	३७४
अन्नेनापि विना जन्तुः	३३६
अन्यांस्तत्तद्द्रव्य	५०
अन्ये बकबलाकाद्या	३०६
अन्यो राजपलाण्डुः	९७
अपक्वमेव यन्नष्टं	२३७
अपथ्यं पथ्यमप्यन्नं	३५४
अपथ्यमपि हि त्यक्तं	३४६
अपथ्याः प्राणिनां	३१६
अपनयति पवनदोषं	३३३
अपरं श्वेतवृन्ताकं	१५१
अपि नद्याः समुद्रान्त	३१६
अप्याविकं पथ्यतमं	२४४
अप्राप्तकाले भुञ्जानो	३७७
अभिष्यन्द्यतिमाधुर्यं	२८७
अभुक्ते पित्तहन्तारो	२८४
अमी नक्षत्रदैवत्या	३६८
अमृतफलं लघु वृष्यं	१६७
अम्बरं गगनाकारं	२२५
अम्बष्ठा सकषायाम्ला	१२३
अम्भसः प्रसृतान्यष्टौ	३३१
अम्लः कटूष्णो वन	१७१
अम्लं कटूष्णं निम्बूकं	२१०
अम्लवेतफलं चोष्णं	१७२
अम्लिकां स्वेदयित्वा	६८
अम्लिकाफलसम्भूत	२३१
अम्लिकाफलसम्भूतं	६१
अम्लिकाया फलं	२३१
अम्लिकायाः फलं	६१
अम्लिकायाः फलं	१७६
अम्लिकावटकास्तेषु	६८
अम्लेन केचिद्विहता	३९२
अम्लेन वातं मधुरेण	२६२
अम्लेष्वामलकं पथ्यं	२४९
अयं प्रकारस्संसिद्धो	७३
अरण्यमाषा गुणतः	२१
अरुचौ वातरोगेषु	२३४
अरोचके पीनसमूत्र	२५२
अर्कपत्रे भृशं रूक्षं	३७२
अर्दिते सहनुस्तम्भे	७१
अर्धपक्वैश्शमीधान्यै	५१
अर्धस्विन्नास्तु गोधूमा	५२
अर्धाढकं सुचिरपर्यु	२५७
अर्धावशिष्टं पानं	२४२
अर्शोभगन्दरग्रन्थि	३३०
अलक्तो रक्तस्तीक्ष्णो	२२२

अलर्कस्तिक्ततीक्ष्णो २११
अलसान्द्रफलं स्वादु १४३
अलाबुनाभिर्विजया १८१
अल्पानिलकफा: ५
अल्पोदकोऽल्पवृक्ष ३१७
अविं कुसुम्भशाकेन ३४३
अवृष्यं रोचनं रूक्षं १२९
अव्यक्ताम्लं घनीभूतं २५२
अश्नीयात्तन्मना भूत्वा ३७३
अश्वत्थवृक्षस्य फलानि १५७
अश्वमांसं भवेदुष्णं ३०३
अश्वीदधि स्यान्मधुरं २५४
अश्वीसर्पिस्तु कटुकं २७३
अश्व्यास्तु नवनीतं २७०
असितचणकयूषो ६२
असिशिम्बी तु मधुरा १४३
असिशिम्बेश्च फलकं २०७
अहितैरपि तेषां तु ३५२
आकाशगङ्गासम्बन्धि ३१४
आक्षं स्वादु हिमं २७९
आक्षोटकं सरं स्निग्धं १८५
आखुकर्णी कटूष्णा १२१
आगस्त्यं तरुणं रुच्यं १४५
आग्नेयमेव सर्वेषां २५४
आचम्य जलयुक्ता ३७८
आजमग्निबलकृत् २४६
आजमाज्यं च चक्षुष्यं २७२
आजानु स्थापनीयं ३८५
आढकी कफपित्तघ्नी २९
आढकी तु कषाया २९
आतपे स्थापयेत्ता ७९
आदौ द्रवं समश्नीयात् ३३४
आदौ मन्दं ततः स्वादु २५१
आदौ माहिषमम्लम २५७
आदौ स्वादु स्निग्धं ३८७
आद्यं विषोपमं पीकं ३८१
आनाहमेदोगुदकील ३१
आनूपं वार्यभिष्यन्दि ३१७
आनूपं सलिलं स्वादु ३१८
आनूपमामिषं माष ३४३
आपीतवर्णं छात्रं २९६
आमं भूपनसं रुच्यं १६७
आमं सङ्ग्राहि रुच्यं ९५
आममाम्रं जलस्विन्नं २३०
आममाम्रफलं पिष्टं २३३
आमलकं कषायाम्लं १७५
आमश्चणः शीतल २५
आमातिसारे च विषूचि २६४
आम्रः कषायाम्ल १८९
आम्रं कृत्रिमपक्वं १९२
आम्रत्वचा कषाया १९१
आम्रबीजं कषायं १९३
आम्रमामं त्वचाहीन १९१
आम्रस्य पल्लवं १९३
आम्रातकं कषाया १७६
आम्रातकोदुम्बरपिप्प ३५८
आम्रावर्त्तस्तृषाच्छर्दि १९३
आयसे काचपात्रे च ३७१
आयसे तु शृतं क्षीरं २४१
आयुःप्रवर्धनी चैव २५८
आयुरग्रे यशो मूले ३८०
आयुर्वृद्धिं वपुरपि २७३
आरण्यकुक्कुटक्रव्यं ३०५
आरण्या घोलिका ११९
आरनालं तु गोधूमैरा २३४
आर्द्रं तद् गुर्वभिष्य १६१
आर्द्रकं तरुणं रुच्यं १०५
आर्द्रकं सगुडं बल्यं २०६
आर्द्रकजीरकरामठ ६९
आर्द्रकरामठसैन्धव ६९
आर्द्रकस्य रसस्सद्यः १०५
आर्द्राम्रबीजं पनसस्य ३५९
आर्द्रोऽतिकोमलो रुच्यः २६
आलस्यगौरवाटोप ३७७
आवर्त्तयेत् क्षीरशेषं २४५
आविकं तु पयः २४७
आविकं दधि सुस्निग्धं २५४
आविकं नवनीतं तु २६९
आविकं मधुरं मांसं ३०४
आसुरी कटुतिक्तो ४१
आस्तीर्णे जीर्णपर्णाद्यै ३३०
आहारं तु रहः कुर्यात् ३७०
आहारं षड्विधं ३७५
आहारनिर्हारविहार ३७०
इक्षुरसः परितप्तः २८६
इक्षो रसस्य समल २८६
इक्षोरग्रभवं काण्डं २८६
इति द्वादशभेदानां ३०९
इति संक्षेपतः प्रोक्ता ३२३
इत्थं विमथ्य गुणपाठ ३९७
इत्थं हि ताम्बूलमुदा ३९३
इत्युच्चार्य स्वहस्तेन ३७९
इत्येतेऽन्ये च बहवः ३५६
इदं कृसरनामान्नमि ५८
इन्द्रनीलदलाकाराः २९६
ईषत्कषायमधुरं १४६

ईषत्कषाय-मधुरा १६३
ईषल्लघु स्यादपि ३०२
उद्गारशुद्धिरुत्साहो ३७०
उग्रगन्धि पुराणं स्याद् २७४
उदरश्लीपदातङ्कान्, ३२३
उदश्विदभिघातघ्नं २६६
उद्दाला मधुरा वृष्या १७
उद्दाला: कथिता: २९६
उपक्रमविरोधित्वात् २९९
उपलास्फालनाक्षेप ३२३
उपोदकी कटुश्शीता ११३
उपोदकी तृतीया च ११३
उपोदकी परा क्षुद्रा ११३
उपोदिकातिसाराय ३४५
उम्बी कफप्रदा बल्या ५१
उष्ट्रीक्षीरं सुप्तिशोफा २४७
उष्णमैकशफं बल्यं २४७
उष्णस्त्वच्यो हिम ३७
उष्णेन शीतं शिशिरेण ३६३
उष्णै: सहोष्णकाले २९८
उष्णैर्नभोऽम्बुना क्षौद्रं ३६७
उष्णोदनो भ्रममदात्य ५५
ऋतुप्रभौ निर्झरिणीषु ३१०
एकं व्यञ्जनमासाद्य ३९०
एकत्र बहुमांसानि ३६८
एकाहाध्युषितं प्रोक्त २७१
एण: कुरङ्गो हरिणो ३६६
एतदुक्तं हरिद्रान्नं ५७
एतद् गृहद्वयं कार्यं ३९०
एतद्गुणैव शाण्डा ८०
एते शुक्लाश्च कृष्णा ३१
एरण्डतैलं कृमिदोष २७८
एरण्डफलमत्युष्णं १७८
एर्वारुकं पित्तहरं १३७
एला तिक्तोष्णकटुका २१७
एलाद्वयं छर्दिषु मूत्र ३९४
एलामृताम्भोधरकट् ३६४
एला-लवङ्ग-कर्पूर- ७३
एलासैन्धवशर्करा २५६
एवं भुक्त्वा समाचा ३७८
एवं सूरणवटकान् ७०
एवमन्नं हि भुञ्जान: ३९०
एवमन्येऽपि ये केचिद् ७३
एवमेव प्रकारेण माष ७९
एवमेव बृहत्पूर्वा ११९
एवमेव विजानीयात् ८१
एवम्प्रकारका: कार्या ७९
एषा कुण्डलिनी ७९
एषा येन वसन्तवर्जित २५७
एषा शिखरिणी युक्ता २५८
एषा शिखरिणी रम्या २५९
एषा सिद्धा समरिचा ७१
एषा सिद्धिं समायाता ५६
एषैव गोलाकृतिका ८०
ऐक्षवं तु भवेन्मद्यं ३००
ऐडकं घृतमतीव २७२
ऐरण्डेनाग्निना सिद्धा ३४५
ओदनो विषवान्सान्द्रो ३४०
औदुम्बरं कषायं १५७
औदुम्बरं फलमतीव १५७
औद्दालकं तु कुष्ठा २९७
और्वानलधूमेरितमम्बु ३१७
औषरं च कटु क्षारं २२१
औष्ट्रं कटु रसे पाके २७३
औष्ट्रं मांसं तु शिशिरं ३०३
औष्ट्रमर्शांसि कुष्ठानि २५४
औद्भिदं वारि पित्तघ्न ३२४
कङ्कोलं कटु तिक्तो २२७
कङ्कोल-जातीफल ३९४
कंगुकोद्रवनीवार ४५
कंगुस्तु भग्नसन्धान ४५
कटु ज्योतिष्मतीतैलं २७९
कटूष्णं राजिकापत्रं ११७
कटूष्णमार्द्रकं रुच्यं १०५
कटूष्णो महिषीकन्द: १०१
कटूष्णो वातकफहा ९९
कडहुञ्ची कटूष्णा १४९
कण्टकारी कटूष्णा १५०
कण्डूकुष्ठप्रशमनं ३२१
कथितानि कालसेय २६५
कदम्बनिम्बजैस्तप्तं ३३७
कदलीकुसुमक्षोदै ७०
कदलीफलसम्भूत २०८
कन्दमूलफलादीनि २३४
कपालाङ्गारपक्वास्तु ८५
कपित्थपत्रा शकुला ११५
कपित्थमातुलुङ्गैला २५८
कपित्थमाममम्लोष्णं १७३
कपित्थो मधुराम्लश्च १७३
कपिला पिङ्गला २२२
कपोतपरभृद्दक्षचक्र ३४२
कपोत-पारावत- ३६१
कफ-पित्त-श्रम- ५०
कफहरमरुचिघ्नं २०७
कफानिलविबन्धघ्नी ७२
कफोरुस्तम्भकण्ठ ३१६

करञ्जतैलं नयनार्त्ति २७८
करङ्कशालिर्मधुरः २८४
करकाजं जलं रूक्षं ३१६
करमथितं गुरु हृद्यं २६६
करमथित-मथितो २६५
करमर्दस्सतिक्ताम्लो १५५
करम्बी शतपर्वा च १२९
करीरः कटुकस्तीक्ष्णः १७८
करीरं कटुतिक्ताम्लं १३३
करीरमाध्मानकरं १३३
कर्कटं तुवरं साम्लं १७९
कर्कटी मधुरा शीता १३७
कर्कन्धुदारुसम्भूत ३३८
कर्कोटकी कटूष्णा १४७
कर्चूरः कटुतिक्तोष्णः १०७
कर्पूरः कफसम्भेदी ३९५
कर्पूर-कङ्कोल-लवङ्ग- ३९३
कर्पूरतैलं रददार्ढ्य २८०
कर्पूर-पूगीफल-नाग ३६०
कर्पूरश्शिशिरस्तिक्तः २२६
कर्पूराद्यैर्वासयित्वा ८१
कर्पूरो नूतनस्तिक्तः २२६
कर्बूरं नारिकेलस्य १६१
कर्मारकोऽम्ल उष्ण १६७
कलायः कुरुते वातं २७
कलायशाकं भेदि १३२
कलिङ्गो मधुरश्शीतो १४०
कश्चिद्वायुं शमयति ३८९
कषायं स्वादु कापि २८१
कषायं स्वादु माधूकं २८१
कषायतिक्तं कतकं २११
कषायतिक्तं रोचिष्णु २१२
कषायमधुरो रूक्ष १५७
कषायमधुरो रूक्षो ११
कषाया अल्पवर्चस्का ५
कषायानुरसं वह्नि १९१
कषायानुरसाः पथ्या ९
कषायास्स्वादुरूक्षो ३१
कषायेषु यवाश्चैव २४९
कस्तूरी धूमगन्धा २२५
कस्तूरी सुरभिस्तिक्ता २२२
काञ्जिकं भेदि तीक्ष्णो २३२
काञ्जिकं भेदि तीक्ष्णो २३२
काञ्जिके संस्थितं १७७
काञ्जिकं हि लवणा ३६०
काञ्जिकेषु विनिक्षिप्ता ६८
कांस्यं बुद्धिप्रदं रुच्यं ३७०
काकमाची कटुस्तिक्ता १२३
काण्डीरः कटुतिक्तोष्णः १९७
कादम्बरी सुमधुरा ३००
कान्ता कफघ्नी १३२
कापित्थजम्बुजम्बीरं २५०
कामकोपातपायास ३८७
कारवल्ली सुतीक्ष्णो १४७
कारवल्लीशुष्कफलं २१५
कारवेल्लं सकटुकं १४७
कार्कटं तु फलं १७७
कालयोगात् स्वयं १८२
कालशाकेन संयोज्य ६१
कालसेयं प्रतिश्याय २६७
काली मद्याम्भसोः ३४१
कालेऽतीतेऽश्नतो ३७७
कावेरीसलिलं स्वादु ३२२
काष्ठधात्रीफलं स्वादु १७५
काष्ठैः खदिरजै ३३७
कार्ष्ण्यं जाड्यकरं ३२२
कासमर्दश्च तिक्तोष्णो १२४
कासराख्यफलं शुष्कं २१५
कासश्वासहरा चोग्रा ७२
कासश्वासातिसारज्वर ३३१
कासश्वासादिकान् २८८
कासालुरुग्रकण्डूति- १०१
किञ्चिदेकीकृते तस्मिन् ८३
किञ्चिल्लघुगुणा आहु ८०
किमत्र चित्रं बहुमांस ३६१
किलासकुष्ठहृद्रोग २६६
कीटकादियुतमम्ल २९८
कीटसम्पीडसंसृष्टं ३३०
कीलखञ्जत्वपङ्गुत्व २६
कुङ्कुमं सुरभि तिक्त २२२
कुकूल-कर्पर-भ्राष्ट्र- ८५
कुणञ्जरस्त्रिदोषघ्नो ११३
कुण्डलिन्यास्समगुणाः ८३
कुमुदोत्पलपद्मानां १०४
कुम्भतुम्बी समधुरा १४०
कुरी तु तृणधान्यं ४७
कुर्यात् क्षीरान्तमाहारं ३७८
कुर्यात्समितयातीव ६४
कुलित्थयूषोऽनिल ६२
कुल्माषा गुरवो रूक्षा ५२
कुष्ठे पाण्ड्वामये २०६
कुसुम्भतैलं कृमिहारि २७७
कूष्माण्डकं च त्रपुसा ३६२
कूष्माण्डकवटी ज्ञेया ६९
कूष्माण्डकस्य स्वरसो ३६५
कूष्माण्डखण्डसम्भूतं २०७

कूष्माण्डमज्जामिलि ६९
कूष्माण्डार्द्रकमरिचै ६९
कृताश्च निम्बकुसुमैः ७०
कृशस्थूलहितं रूक्षं ३०१
कृशानां बृंहणायालं २७५
कृष्णः शल्की श्वेत ३०७
कृष्णं रम्भाफलं १५५
कृष्णमुद्गस्त्रिदोषघ्नो १९
कृष्णवेण्या जलं ३२२
कृष्णशालिस्त्रिदोषघ्नो ६
कृष्णस्तिलः प्रमेहा ३७
कृष्णस्तु चणकः २६
कृष्णस्तु रूक्षो मधुर २८३
कृसरा शुक्रला बल्या ५६
केऽप्याविकं पथ्यतमं २४१
केदारं क्षेत्रमुद्दिष्टं ३२६
केवलान्नमिति प्रोक्त ५७
केश्यस्सतिक्तो रूक्षो १५९
कैलासे यदि तक्र २६४
कोद्रवो मधुरस्तिक्तो ४५
कोद्रवो हन्त्यसृक् ३४९
कोमलं नीलवृन्ताकं १४९
कोलकन्दः कटु १०३
कोशातकी राजपद १४१
कोशाम्रमम्लमनिला १९३
कोष्ठे रुद्धोऽग्निकृद्वा ३५५
कोष्णं तीक्ष्णं च तिक्तं ९५
कोष्णाम्बु पिष्टान्न ३६३
कोष्णेन मण्डेन गवां ३६१
कौपं पयो यदि ३२६
कौपं प्रस्रवणं वसन्त ३२७
कौपा वृष्याः श्लेष्म ३०९
कौसुम्भः कटुकः ११५
कौसुम्भशाकं मधुरं ११५
क्वचित् संस्कारभेदेन ५३
क्वचिदुष्णं क्वचिच्छीतं ३३५
क्वचिद्योगप्रभावेन ५४
क्षत-क्षयहरा दाह- २९०
क्षयोपवासाध्वगमाति ३२९
क्षवः कषायमधुरः २३
क्षाराम्बुमत्स्या गुरवो ३०९
क्षारोऽम्लरससंयोगे ३४९
क्षारोदकसमुत्पन्नं ४७
क्षारोष्णकटुकं जन्तु ३७२
क्षितिगोमयकाष्ठेषु २०३
क्षिप्ताप्सु निमज्जति १८२
क्षीरं कासश्वासकोपाय २४१
क्षीरं गवाजकादे २४०
क्षीरं गव्यमथाजं २४८
क्षीरं न भुञ्जीत २४०
क्षीरं पुनर्नवाया मूले २३०
क्षीरं मुहूर्त्तत्रितयोषितं २३९
क्षीरं साक्षाज्जीवनं २४३
क्षीरिका दुर्जरा बल्या ५९
क्षीरिकायाः फलं १७६
क्षीरे कटाहे तापेन ८७
क्षीरे विरुद्धान्यैकध्यं २५०
क्षीरे समांशं पानीयं २३८
क्षीरोद्भवं तु संग्राहि २६९
क्षुत्तृष्णाग्लानिदौर्बल्य ८८
क्षुद्रं रम्भाफलं शीतं १५५
क्षुद्रचञ्चुश्च मधुरा १२३
क्षुद्राम्रं बालमम्लोष्णं २१०
क्षुधा संशुष्कहृत्कण्ठः ३३४
क्षुपोपोदकनाम्नी च ११३
क्षौद्रं तु शीतलं रूक्षं २९७
खर्जूरो रक्तपित्तं १६३
खर्बुजं मूत्रलं बल्यं १४०
खाडवं कफगुल्मार्शो २६७
गजकर्णीकन्दभवं २०६
गण्डूषैर्बहुभिः सुशोधि ३९१
गन्धपत्रा कटुस्वादु १०७
गन्धर्वहस्तकाष्ठैस्तु ३३६
गर्दभप्रभवं मांसं ३०३
गर्दभीदधि रूक्षोष्णं २५४
गर्दभीनवनीतं तु २७०
गर्भस्रावे च सततं २३५
गलग्रहे सुप्तजिह्वे ३९५
गवां विविधवर्णानां २३६
गवां सितानां पित्तघ्नं २३६
गव्यं क्षीरं पथ्यमत्यन्त २३५
गव्यं तु दीपनं तक्रं २६२
गव्यं पूर्वाह्णकाले २३९
गव्यं वा माहिषं वापि २७०
गव्ये क्षीरघृते शस्ते २७४
गाङ्गमाश्वयुजे मासि ३१४
गाङ्गेरुकदलं शीतं १२७
गाजरं मधुरं रुच्यं ९५
गाढादिलवणं शुभ्रं २१९
गाढोत्थं लवणं तूष्ण २१९
गिरिकदली हिममधुरा १५५
गुडः कर्त्ताग्निसादस्य ३४९
गुडः सुमधुरः क्षारो २८९
गुड-गोधूम-सम्मिश्र ८४
गुडतोयाच्च सुतरां ३५०
गुडमधुकाञ्जिकतक्र ३६५

गुणहीनं निःसारं क्षीरं २४१
गुरवश्श्लेष्मला हृद्या २३८
गुरुः सन्तानिका २४२
गुरूणामर्धसौहित्यं ३७६
गुरुर्विदाही विष्टम्भी २८५
गुरुर्विदाही विष्टम्भी २८५
गुरुशीतकषायत्वा २९८
गुर्व्योऽतिबृंहणाः ७६
गुल्म-शूल-कृमिघ्न ९७
गुल्मशूलोदराध्मान २१७
गुल्मानाहयकृत्तन्द्रा १०५
गुल्मिनः क्षीरदध्यादि ३५५
गुल्मोदरार्शश्शूलानि २१०
गृञ्जनं कटुकोष्णं च ९३
गृञ्जनस्य मधुरं कटु ९६
गृष्टिक्षीरं तु वातघ्नं २३७
गोदुग्धतः स्यादधिकं २४६
गोदुग्धप्रभवं किं २४८
गोधामांसं तु वातघ्नं ३०४
गोधूमः स्निग्धमधुरो १३
गोधूमचूर्णं सुश्लक्ष्णं ७८
गोधूमचूर्णघनवेष्टित ६६
गोधूममाषौ हरिमन्थ ३६०
गोधूमस्सुनोऽपि स्यात् १३
गोधूमा धवला धौताः ६३
गोमतीसलिलं स्वादु ३२१
गोमांसं ग्राम्यमांसेषु ३६७
गोरोचनातिशिशिरा २२५
गोलोमिका कटुस्तिक्ता १२५
गोस्तनी मधुरा शीता १६५
गौडिकं वृष्यमोजस्यं २६६
गौडी तीक्ष्णोष्णमधुरा ३००
गौरो नीलः षष्टिको ८
ग्रहण्यां पीनसे मूत्र २५५
ग्रीष्मे तथा शरदि ये २५७
ग्रीष्मे शरदि पातव्यं ३३६
घारिचण्डारिकापूप ८४
घृतं गार्दभिकं बल्यं २७३
घृतं दुग्धभवं ग्राहि २७५
घृतपूरं बलकरं वृष्यं ७७
घृतपूर्वं समश्नीयात् ३७३
घृतमानूपदेशोत्थं ३५५
घृताढ्यया समितया ७४
घृताढ्यसमितालोप्त्री ७५
घृताक्तया समितया ७९
घृताक्तसमितापुष्टा ७४
घृताक्तां समितां कृत्वा ८१
घृतादिपक्वं मधुरं च ३८९
घृते तैलेऽथवा सिद्धा ८३
घृते हरिद्रासंयुक्त ५६
घृतेन तलिता सैव ६७
घृतेन वाथ तैलेन ७६
घोलं मथितमुदस्वित् २६१
घोलं मारुतपित्तहारि २६१
घोला च घोलिका ११९
घोल्लभक्तं हिमं स्वादु ५५
घोषपात्रे यदत्युष्णं ३३८
घ्रात्वा स्वकक्षां ३६५
चक्षुष्यं भेदनं रूक्षं १८५
चक्षुष्यं शोषदुर्नाम २६७
चक्षुष्यमग्निदं स्त्रीणां २७३
चणकश्शीतलो रूक्षः २५
चणका यवगोधूमा ४८
चणकाम्लोपमं स्वादु १७३
चणको मधुरो रूक्षो २५
चणस्य यूषं मधुरं ६२
चणो गौरस्तु मधुरो २६
चतुर्थभागं सलिलं २३८
चतुर्वर्षात्परस्तस्मा २८८
चक्रमर्दः कटुस्तीव्रो १२४
चक्रवाकभवं क्रव्यं ३०६
चन्दनं रक्तपित्तघ्नं ३९५
चन्द्रकान्तोद्भवं वारि ३३१
चाङ्गेरीशाकमत्युष्णं ११७
चाङ्गेरीसदृशः पत्रै १३१
चाणक्यमूलकं सोष्णं ९३
चाणक्या रोटिका ६६
चाण्डालकन्दो मधुरः १०४
चान्द्रभागसलिलं ३२०
चारः पित्तकफास्रघ्नः १७५
चारायणो निशि ३८६
चारूषस्त्वलमोस ३०६
चिञ्चात्यम्ला भवे १७६
चिञ्चापत्रं तु शोफघ्नं १७६
चिञ्चातोये विमिश्रा ६८
चिचिण्डो वातपित्त १४१
चित्तलप्रभवं मांसं ३०३
चित्रफला कण्टकि १४९
चिर्भिटस्य फलं शुष्कं २१५
चिर्वल्लिका चैव कटुः १२५
चिल्ली वास्तुकतुल्या १०९
चीनकः कटुतिक्तो २२७
चीनकर्कटिका रुच्या १३९
चीनाकः कंगुभेदो ४५
चुक्रं स्यादम्लपत्रं १०९
चूर्णं बकुलबीजस्य २२९

चूर्णं यच्छुष्कमाषाणां ६५
चूर्णितैर्वासितं वारि ३३१
चूषितं तत्परं रुच्यं १९२
चेतकी च धृता हस्ते १८२
चौण्ड्यं वह्निकरं नीरं ३२६
चौरं स्वादु कषायाम्लं १७३
छत्राकारं तु पटलं २९५
छर्द्यतीसारदाहास्र ४९
छर्दिसृक्कफपित्तघ्नं १७३
छागपोतभवं मांसं ३०४
छागमांसं गुरु स्निग्धं ३०४
छिच्छीकन्दः कटुः १०४
छिन्नरूढा हिमा रूक्षा ६
जन्तुजग्धां दावदग्धां १८२
जम्बीरस्य फलं रसे १७२
जम्बीराक्तं सलवणं २०६
जम्बूः कषायमधुरा १७७
जम्बूवटाम्रजैः काष्ठै ३३७
जयेदरुचिसप्लीह २०९
जरणं दाडिमं पथ्या ७२
जले चतुर्दशगुणे ५५
जलेन शीतलेनैव २३०
जलेषु दिव्यं दुग्धेषु ३६६
जवादि नीरसं स्निग्ध २२८
जाङ्गलं सलिलं ३१८
जाङ्गलं सलिलं रूक्षं ३१७
जातं ताम्रमृदस्तदेव ३१८
जातीपत्री कटुस्तिक्ता २२७
जातीफलं कषायो २२७
जातीफलं पाचनमग्नि ३९४
जाती-लवङ्ग-कर्पूर- ३८२
जाम्बीरं स्यादम्ल २०९
जीरकं कटुकं रुच्यं २१७
जीर्णज्वरे कफे क्षीणे २३९
जीर्णज्वरे मनोरोगे २३५
जीर्णे हितं मितं चाद्यात् २
जीवनीयमपि क्षीरं ३४९
जीवन्ती फलमत्यर्थं १७८
जीवन्ती मधुरा शीता ११९
ज्वरातिसारतृड्दाह ६२
ज्वरे च दहने मन्दे २७५
झरशिशिरी झरा ११५
झरसी मूत्रदोषघ्नी ११५
झालिर्हरति जिह्वायाः २३३
डङ्गरी शीतला रुच्या १३५
डिण्डिशो रुचिकृद्भेदी १३९
तं वृन्ताकभरित्रेण ७१
तडागजाः प्रावृषि ३१०
तण्डुलत्रिगुणं दुग्धं ५७
तण्डुलस्य त्रिभागैक ५८
तण्डुला दालिसंयुक्ता ५६
तण्डुलार्धं मुद्गभिन्नं ५८
तण्डुलीयकदलं हिम ११७
ततः किञ्चिन्न्यूनगुणं २७२
ततः किञ्चिल्लघुरि ७५
ततः क्रमान्महाव्रीहि १०
ततः प्रसन्नेन्द्रियचित्त ३९१
ततस्तु वेलयेद् भूयः ७५
ततो निष्कास्य तं ७१
ततो रूक्षकवोष्णेन ३९१
तत् पक्वं मधुरं स्निग्धं १५९
तत्रत्यमुदकं चौण्ड्यं ३२६
तक्रमामं कफं हन्ति २६३
तक्रमामं कफं हन्ति ३५३
तक्रस्योपरि यत्तोय २६७
तत्रापि चातिशीतं च २५२
तत्राम्रेषु त्रिषु प्रोक्तं १८९
तक्रं ग्राहि कषायाम्ल ३५४
तक्रं तल्लवणोपेतं २६२
तक्रं त्वजाविप्रभवं २६२
तक्रं देयं न क्षते २६५
तक्रं पिष्टमरीचहिङ्गु ६८
तक्रं रुचिकरं वह्नि २३२
तक्रं लघु कषायाम्लं २६६
तथा घृतं च सूप्यं ३८५
तथा मेदःकफच्छर्दि ४९
तथैव चेङ्गुदीतैलं २७९
तथैव भोजनस्यान्ते ३३५
तदत्यम्लं दन्तरोम २५२
तदेकं तु बृहत्पत्रं १०९
तदेव पक्वं विज्ञेयं १७६
तदेव मद्यं मद्यस्य ३५५
तदेव हि गुरु स्निग्धं १५०
तदेवातिशृतं सर्वं २४२
तद् गाङ्गं सर्वदोषघ्नं ३१५
तद्गुणा तिक्तमधुरा २९०
तद्गुणा तिक्तमधुरा २९१
तद्गुणाः फलवत् १४६
तद्रसो गालितो १९२
तद्वच्च कृष्णोऽपि २८३
तद्वच्च धूसरो मुद्गो १९
तद्वच्च लावकं मांसं ३०५
तद्वच्चारण्यचटक ३०५
तद्वत्कुलत्थवरक ३४३
तप्तं तप्तं हेम वा ३६२
तप्तं दिवा जाड्य ३३३

तप्तं पाथः पादभागेन ३३३
तप्तायःपिण्डसंयुक्तं ३३४
तलितास्तप्ततैले ६९
तवराजोऽतिमधुरः २९३
तस्मिंश्चूर्णे क्षिपेदे ७४
तस्मै नमः परानन्द- १
तस्य खण्डं गुरु १९२
तस्य पुष्पं तु तुवरं १७८
तस्यैव तरुणं तोयं ३२८
तां खादेल्लप्सिका ६४
तां सुपक्वां घृतान्नी ७९
ताटाकमुदकं स्वादु ३२५
ताडागमत्स्यो गुरु ३१०
तान् मुद्गदलमित्याहुः ८७
तापीवेत्रवतीजलं ३२१
ताम्बूलं कटुतिक्त ३८०
ताम्बूलं नातिसेवेत ३८१
ताम्बूलपत्राणि हरन्ति ३९३
ताम्बूलमेतत् प्रवदन्ति ३९३
ताम्बूलयोग्यं क्रमुकं ३९४
ताम्रपात्रस्थितं वारि ३३९
ताम्रे वातहरं पात्रे २४१
तालजं तरुणतोयम १८६
तालमज्जा तु तरुणः १८६
तालादिरसनिर्यासैः २९९
तावद् गर्जति वर्गो ६५
तासां मासत्रयादूर्ध्वं २४१
तिक्तं कटूष्णं दोषघ्नं ११५
तिक्तं कटूष्णं पफणं २१३
तिक्तं कषायं कटुकं ३८९
तिक्ता कटूष्णा भ्रमरी २१३
तिक्ता स्वादुहिमा १४७
तिक्ता स्वादे पिञ्जरा २२३
तिरियो मधुरः स्निग्धः ८
तिलतण्डुलैस्तु कृसरा ८९
तिलतैलं वरं तेषु २८१
तिलतैलमलङ्करोति २७७
तिलैर्विघट्टितं श्लक्ष्णं ८७
तीक्ष्णं तु राजिकातैलं २७९
तीक्ष्णं पित्तकरं तत्र २१२
तीक्ष्णाग्निना तु पात २४५
तीक्ष्णोष्णः परिणाम ३९५
तीक्ष्णोष्णं तुवरीतैलं २७८
तीक्ष्णोष्णं दोषजिद् १४७
तीक्ष्णोष्णं सार्षपं १९७
तुङ्गभद्राजलं स्निग्धं ३२२
तुण्डी तु मधुरा १४६
तुम्बी समधुरा स्निग्धा १४०
तुर्यांशेन जलेन संयुत २३१
तुल्याज्यतैलं बकुल २२९
तुल्ये अपि हतोऽन्यो ३४९
तुवरो यावनालस्तु १७
तुषाम्बु दीपनं हृद्यं २३३
तुषोदकं यवैरामैः २३३
तूतं गुरु सरं चाम्ल १७८
तृट्कफारुचिपित्तघ्नी २१३
तृड्ग्लानिदोषशेषघ्नः ८८
तृषितस्तु न चाश्नी ३७८
तृषितो मोहमायाति ३३४
तृष्णाशूलकफोत्क्लेश २०९
तृष्णाशोषविभेदनं धृति ३९६
ते पीता बलदा वृष्या ५०
तेन हृत्कण्ठशुद्धिः ३३४
तेभ्यस्सदातिशयितं २३५
तेषु यच्चाम्लमधुरं १४०
तैलं तु खसबीजानां २८०
तैलं न सेवयेद् धीमान् २८१
तैलं सर्जरसोद्भूतं २८०
तैलं स्वयोनिवत्तत्र २७५
तैलप्रयोगादजरा २८१
तैलभृष्टा रुचिकराः ७०
तैलाम्लं कन्दमूलानि ३५२
तैले तान् गोलकान् ७३
तैले विपक्वा वट ८०
तैलेऽथ वापि च घृते ५२
तोदनं लघु संग्राहि १७९
तोयमागधिकोद्भूतं २०८
त्रपुपात्रोदकं यच्च ३३८
त्रपुसस्य फलं रुच्यं १३७
त्रपुसाज्जातहरितं २०८
त्रपुसोर्वारुक-चारुक- २८०
क्रमुकं पञ्चनिष्कं ३८२
त्रिंशत्पलानि दध्नश्च २५८
त्रिदोषघ्नी सिता २९०
त्रिदोषघ्नी सिता २९२
त्रिदोषशमनं पथ्यं १४९
त्रिदोषहारि चैणं स्या ३०३
त्रिपर्णी मधुरा शीता १०४
त्रिपुटो मधुरस्तिक्त २६
कृमिश्लीपदहृत्कण्ठ ३२३
त्वक् तिक्ता कटुका २१०
त्वक् तिक्ता दुर्जरा १७१
त्वचं तु कटुकं शीत २२१
दग्धबीजास्सुमधुरा ५२
दण्डादिमन्थनाद्दध्नो ३५१
दण्डाहतं त्रिपादोदक २६५

दण्डैर्निहत्य यदुपात्त २९८
दधि त्रिकटुविमिश्रं २५६
दधि त्वसारं रूक्षं च २५५
दधितक्राभ्यां कदलं ३८८
दधिसर्पिर्गुडाजाजि २६०
दध्नः श्वयथुकारित्वं ३५१
दध्नस्तूपरि यो भागो २६०
दध्ना तक्रेण वा नष्टं २३८
दध्ना पर्युषितं नाद्याद् ३८९
दध्ना संयोज्य चक्राणि ८४
दध्नो मण्डो गुरुर्वृष्यो २५५
दध्यवस्थामसम्प्राप्य २५२
दध्याजं कफवातघ्नं २५३
दन्तलग्नमनिर्हार्यं ३७८
दन्तान्तरगतं चान्नं ३७८
दशाहमुषितं सर्पिः ३६८
दाडिमं द्विविधमीरित १६५
दाडिमं मधुरमम्ल १६५
दाडिमामलकं द्राक्षा ३६६
दाडिमामलकताल ३५७
दालयश्चणकानां तु ७३
दाली तु सलिले ६०
दाली संस्थापिता ६६
दाहं निवारयति ताप २९३
दाहघ्नो मधुरोऽस्रपित्त १६३
दाहज्वरहरं स्पर्शात् २३२
दाहतृट्छर्दिमूर्च्छा २९२
दिवाकराभितप्तानां २४५
दिवास्वापाज्जरां ३५५
दिव्यं चतुर्विधं प्रोक्तं ३१३
दिव्यवाय्वग्निसंयोगात् ३१६
दिशानया शेषमपि ३५६
दीपनं गुरु संग्राहि १७६
दीपनं पाचनं हृद्यं १७२
दीपनं रोचनं मद्यं ३०१
दीपनाः कफवातघ्ना १३३
दीपनी तर्पणी वृष्या २४२
दुग्धेन साज्यखण्डेन ६४
दुर्जरं बलकृद् वृष्यं ८२
दुर्नामकृच्छ्र्यामल १३२
दुर्भाजनस्था द्राक्षा ३५१
दृष्टेः स्पर्शे हिमं ३५३
देवार्चां भोजनं निद्रां ३८६
देहसात्म्यं घृतं क्षीरं ३५२
दोषकाः श्लेष्मला ७७
दोषहृद् दृष्टिकृत् ३७०
द्रवाढ्यमपि शुष्कं ३७६
द्रवाधिका स्वल्पसि ५४
द्रवो द्रवोत्तरश्चापि ३७६
द्रव्याणामार्द्रशुष्काणां ३४१
द्रव्यान्तराविरोधित्वात् २४३
द्राक्षातिमधुराम्ला च १६५
द्राक्षाबालफलं कटू १६५
द्राक्षेक्षवः सखर्जूराः ३०१
द्रोणपुष्पी कटुस्सोष्णा १२५
द्रोणपुष्पीदलं स्वादु १२५
द्रोणेयं लवणं पाके २१९
द्वात्रिंशत्पलसम्मितं २६०
द्विप्रस्थां समितां तत्र ७९
द्वीपान्तरसमुत्पन्न १२४
द्वीपान्तरात्समानीतो ९
धवलो यावनालस्तु १७
धातुक्षये रक्तविकार ३३२
धातुमौक्तिककाष्ठा ३४१
धात्री पथ्यासमगुणा २१२
धात्रीदारुसमुद्भूत ३३७
धान्यं भोज्यं च भोगा २
धान्यं वापितमुत्तमं ४७
धान्यानां कञ्चुकं १९
धान्यानि भ्राष्ट्रभृष्टानि ४९
धान्याम्लं शालिचूर्णा २३४
धारं नीरं त्रिदोषघ्नम ३१४
धाराभिः पतितं तोयं ३१४
धारोष्णममृतं पथ्यं २४४
धीकान्तिस्मृतिदायकं २७१
धूमसीं तु द्रवीभूतां ७८
धूमसीरचिता सैव ६६
धूमसीरचिता हिङ्गु- ६७
धूमेनापोह्य हृद्यैर्वा ३७९
धूम्राकृतिस्तु खरिका २२३
ध्वाङ्क्षः स्वरान्विकुरु ३८८
न भवेत्काञ्जिकं यत्र २३३
नखरोमच्युतिः शोफः, ३४२
नक्तान्धानां हितं न १२७
नत्वा तत्त्वविदो मुनि १
नदीनामच्छमन्यासां ३२२
नद्यः प्रावृषिजास्तु ३२४
नद्या नदस्य वा नीरं ३१९
नद्यादिनिकटे भूमिर्या ३२६
नद्याश्शैलवराच्चा ३२५
नमः प्रचण्डवेतण्ड १
नवः श्लेष्माग्निसाद २८८
नवं धान्यमभिष्यन्दि ४८
नवं धान्यमभिष्यन्दि ४८
नवं मधु भवेत् २९७
नवनीतं तु नारीणां २७०

नवनीतं तु सद्यस्कं २७१
नवनीतं नवोद्भूतं २६९
नवीने मृण्मये पात्रे २३१
नष्टदुग्धभवं नीरं २३७
नष्टदुग्धस्य पक्वस्य २३७
नाकुलीयुगलं तिक्तं १०३
नागकेसरमल्पोष्णं २२२
नागरं हरति बिल्व ३५८
नागरामरिचाजाजि २५९
नातिश्लेष्मकरो धौतः २८८
नातिस्थूलो वृत्तवक्त्रो ३०७
नादेयं नवमृण्मयेषु ३२७
नानापुष्परसाहाराः २९५
नारङ्गं दाडिमं स्यात्पल २५८
नारङ्गं मधुरं चाम्लं १७२
नारिकेरं तनूकृत्य ५९
नारिकेरफलताल ३५७
नारिकेरसलिलं लघु ३२९
नारिकेरस्य यत्तोयं ३२८
नारिकेराम्बु भुक्तेः ३२९
नारिकेरोद्भवं तैलं २८०
नारिकेरोद्भवा क्षीरी ५९
नारिकेरोदकं स्निग्धं ३२८
नारिकेलो गुरुः स्निग्धः १६१
नारीकेरफलेऽथ तण्डुल ३५६
नित्यं सर्वरसाभ्यासः ३७५
नित्याचारपवित्र ३८५
निमज्येद्या तथैक १८२
निम्बतैलं तु नात्यु २७९
निम्बूफलं प्रथितमम्ल १७२
निम्बूफलभवं पान २३१
निम्बूफलेनाप्यथवोष ३६०
निरामयानां नवयौव २७४
निर्गुण्डिपुष्पं तिक्तोष्णं १९९
निवेद्यकरणे प्रोक्ता ५७
निश्शल्का निन्दिता ३०९
निष्पावो वातपित्ता ३३
निष्पावौ द्वौ हरिच्छुभ्रौ १४३
निस्तुषैर्मुद्गमाषैश्च ६९
निस्तुषैश्चणकैर्भृष्टै ५०
निस्तुषो मुद्गकुल्मा ६०
निस्सारो वातलो १७
निहन्ति हस्तिनीसर्पिः २७२
निहन्याद् बिल्वजं १९९
निहन्याद् वातमम्ल २१२
नीला राजी रसे ताम्रा ३४०
नीलालुर्मधुरश्शीतः १०१
नूतनं घटमादाय ७९
नैकध्यं पयसाश्नीयात् २५०
नैर्झरं रुचिकृन्नीरं ३२४
नैव तक्रं क्षते दद्या २६३
नोदकान्तरितान्न द्विर्न ५१
पञ्चास्त्रा चाभया १८१
पक्त्वा जले सुविमले ८३
पक्वं तालफलं पित्त- १८६
पक्वं तु कतकं तिक्त २१२
पक्वं तु पित्तहृत् १६७
पक्वं तु मधुरं वृष्यं १९१
पक्वं दोषत्रयघ्नं मधु २९७
पक्वं मांसं हितं ३११
पक्वचिञ्चाफलरसो १७६
पक्वमेतदपि किञ्चिदि ३२९
पक्वस्य सहकारस्य १९३
पक्वामलकफलानां ७०
पचेदाज्येन सिद्धैषा ७५
पचेद् घृतेऽतिबहुले ७५
पटोलपत्रं पित्तघ्नं १४१
पटोलवंशाङ्कुरकार ३५९
पटोली स्वादुपित्तघ्नी १४१
पट्टशाकस्तु नाडीको १२९
पतङ्गास्तपनीयाश्च ९
पत्रं तु बादरं लेपे १६९
पत्रं पुष्पं फलं नालं ९२
पत्रं सूरणजं तीक्ष्णं १२९
पत्रकं लघु तीक्ष्णोष्णं २२१
पत्रशाके तु वास्तूकं ३६६
पत्राणि पुष्पाणि ३५९
पत्रेषु क्षीरवृक्षाणां ३७२
पथ्यं पटोलहरितं २०९
पथ्या नान्दीमुखी १३
पथ्यो मज्जा च १८३
पनसं मधुरं सुपिच्छिलं १४५
पनसकामलकीफल ३५८
पनसस्य फलं बालं १४५
पनसस्यातिपक्वस्य १४६
पनसे कदलं कदले ३५७
पयः प्रसूतेस्सप्ताहा २३७
पयः स्वादु सरं ३५३
पयो दधि च वातघ्न ३५३
पयोऽभिष्यन्दि गुर्वामं २३८
पयोऽभिष्यन्दि गुर्वामं २४३
पयोष्णीसलिलं रुच्यं ३२१
परमान्नं हरिद्रान्नं ५७
परिभ्राम्य परिभ्राम्य ७९
परिशुष्कं सर्वशाकं २१५
पर्णमूले भवेद् व्याधिः ३८१

पर्पटा लघवो रुच्या	८५
पर्पटास्ते सदङ्गार	६७
पर्पटास्साज्यसमिता-निर्मिता	
घृतभर्जिता:	७४
पर्पटो हन्ति पित्तास्रं	१३२
पललं मधुरं रुच्यं	३७
पलाण्डु: कटुको	९७
पलाण्डुर्नृपपूर्वस्स्या	९७
पलान्यष्टौ च खण्ड	२५८
पलाशोदुम्बरोद्भूत	३३६
पवित्रं शीतलं पात्रं	३७१
पश्चिमोदधिगा: शीघ्र	३२३
पाके रसे कटुस्तिक्त:	२१३
पाके लघ्वाविकं	२७२
पाचनं मतिकृन्मूर्च्छा	३१४
पाचनं लघु रुच्योष्णं	१३१
पाटलाकुसुमं हृद्यं	१९९
पाण्डुत्वं तनुदौर्बल्य	३८२
पात्रं पत्रमयं रुच्यं	३७१
पादेनापथ्यमभ्यस्तं	३४६
पानीयं न तु पानीयं	३३३
पानीयं प्राणिनां प्राणा	३३४
पानीयं भ्रमनाशनं	३१३
पानीयं मधुरं हिमं	३१३
पानीयं मुनिभि: प्रोक्तं	३१३
पानीयतण्डुलीयो	११७
पानीयपात्राणि सुशीत	३९०
पानीयालुस्त्रिदोषघ्न:	१०१
पारावतपलं स्निग्ध	३०५
पारेवतफलै: पक्वै:	२०७
पार्श्वशूले प्रतिश्याये	३३२
पालक्यमीषत्कटुकं	१११
पालाशपत्रे च मरु	३७२
पालङ्किकाकेमुककार	३५९
पाल्वलं वार्यभिष्यन्दि	३२६
पाषाणैरिष्टकाभिर्वा	३२५
पिङ्गला मक्षिका	२९५
पिच्छिलं कटु तिक्तो	२७८
पिच्छिलं नाकुलं	३०५
पिण्डकास्तर्पणा बल्या	८७
पिण्डमूलं कटूष्णं च	९५
पिण्डस्तयो: किलाटो	२६७
पिण्डारं शीतलं बल्यं	१९४
पिण्डालुर्मधुरश्शीतो	९९
पिण्डीकृतमसंक्लिन्नं	३७६
पिण्याक: कटुको	३७
पित्तघ्न: पवनार्त्तिजिद्	२८९
पित्तघ्नं माहिषं क्षीरं	२४४
पित्तघ्नं शृतशीतलं	२३९
पित्तज्वरार्त्तिशमनं	६१
पित्तदाहशमनं श्रमा	३१९
पित्तनुत्तत्र कूष्माण्डं	१३५
पित्तमेहकृमिघ्नं च	२९७
पित्तलं गुरु विष्टम्भि	२११
पित्तश्लेष्मकरी चा	११९
पित्तातिरक्तार्त्तिसमीर	३२१
पित्तानिलहरो रुच्यो	७३
पित्तापहानतिरसान्	८४
पिबेद् घटसहस्राणि	३३२
पिष्टान्ने सलिलं	३५७
पीनसश्वासकासांश्च	६५
पीनसश्वासकासार्शो	३१
पीनस-श्वासकासो	१५
पीयूषं च किलाटश्च	२३८
पीयूषो नवदुग्धं स्यात्	२६७
पीयूषोपमितं त्रिदोष	२८५
पुण्ड्रकस्तु रसाल:	२८४
पुण्ड्रोऽतिमधुर: शीत:	२८३
पुनरुष्णीकृतं सर्वं	३८८
पुनर्दानं पृथक् पानं	३७६
पुनस्तां वेल्लयेल्लोप्त्रीं	७५
पुराणं तिमिरश्वास	२७४
पुष्करस्य च काष्ठेन	३३७
पुष्कल: पुष्टिकृद्	१११
पुष्पमाखुविषं हन्यात्	१९९
पुष्पैरनिष्टगन्धस्य	३३१
पूगं गुरु हिमं रूक्षं	१६१
पूतिमांसं स्त्रियो वृद्धा:	३८३
पूरयेद् भागयुगलं	३३५
पूरिका बृंहणा: स्नि	७६
पूर्वदेशोद्भवा नद्य:	३२३
पूर्वार्धं पुरुषस्य चेद्	३११
पूर्वोक्तपायसे युञ्ज्यात्	५८
पृष्ठे कुक्षौ कण्टकी	३०७
पृथुका गुरवो वात	५१
पृष्ठे पक्षौ द्वौ गले,	३०७
पेया लघुतरा ज्ञेया	५४
पैष्टी कट्वम्लतीक्ष्णा	३००
पोतास्यो भीमसेनस्त	२२६
पोलिका पूर्णगर्भा तु	८२
पौण्ड्रक: पुण्डरीक	९
पौषे वारि सरोजातं	३२७
प्रकारा अमुना तुल्या	७३
प्रक्षालितावहत-तण्डु	८४
प्रक्षाल्य तण्डुलान्	८३
प्रपानकमिदं श्रेष्ठं	२३०

प्रपुराणो वरस्तस्मात् २८८
प्रभूतकृमिमज्जासृङ् २८८
प्रभूतवातं कुरुतेऽति ६३
प्रभूताभ्यन्तरमलो ६०
प्रमेहकुष्ठपिटककृमि २४२
प्रमेहघ्नी घृते सिद्धा २९
प्रशस्तभूमिभागस्थो ३२५
प्रशस्यते पाण्डुशोफ २०६
प्रशस्यतेऽतितप्ताय: ३३०
प्रसारिणी गुरूष्णा १२४
प्रसारितां तां सुघृते ८३
प्रसूतिदोषाद्यत्क्षीरं २३७
प्राग्द्रवं पुरुषोऽश्नीया ३३५
प्राचीनामलकं रुच्य १७५
प्राप्यान्नं सविषं त्वग्नि ३४१
प्राय: पयोऽत्र गव्यं २३६
प्राय: प्राभातिकं क्षीरं २४४
प्रायश्शाकानि सर्वाणि ९२
प्रावृड्जलदनिर्मुक्त ३१६
प्रियालतैलं मधुरं २८१
प्रियालमज्जा मधुरो १७५
प्रोक्तं रम्भागर्भकाण्डं १९७
फलं कदल्यास्तक्रेण ३४३
फलं तालस्य मधुरं १८६
फलं तु मधुरं तिक्तं १५९
फलं हिमादिदुर्वात १९४
फलतुल्यगुणं सर्वं १९४
फलपत्रे समे रागो ३८२
फलमीदृग्विधं चान्यत् २५०
फलानि माषवद्विद्यात् १४१
फलान्यादौ समश्नी ३७४
फलेषु परिपक्वं यद् १९४
फलै: कटुकषायैर्वा ३७९
फाणितं गुर्वभिष्यन्दि २८७
फाम्पटस्य फलं १७८
फूत्कारविषवातेन ३१५
फेनोर्ध्वराजी-सीमन्त- ३४०
फोडालु: श्लेष्मवात १०१
बह्वम्बुर्बहुवृक्षश्च ३१७
बदरं मधुरं कषाय १६९
बदरीसम्भवै: काष्ठै ३३७
बलकृद् बृंहणं वृष्यं २७५
बलपुष्टिकरी रुच्या ११३
बलपुष्टिकरी हृद्या १५०
बलपौरुषकारिण्य:, ३२३
बलाका वारुणीयुक्ता ३४५
बलिनस्तरुणस्यापि २४६
बल्य: कदल्या: कन्द ९९
बल्यं हिमं स्वाद्वग १२७
बल्या: किलाटपीयूष २६७
बाह्लीका पल्लवा ३५२
बालं डङ्गरिकाफलं १३५
बालं त्रिदोषास्रकरं २१०
बालं पथ्यं त्रिदोषघ्नं १५०
बालं पित्तमरुत्कफ १७१
बालं पित्तानिलकफ १८९
बालं फलं मधुर १५३
बालं बैल्वं लघु ग्राहि २१२
बालं राजफलं कफा १८९
बालस्य नारिकेरस्य ३२८
बाले जरति च हरिणे २२३
बाल्ये तिक्ता चिर्भिटी १३९
बिल्वमज्जाभवं तैल २८०
बिल्वार्जुनौ चैव ३६८
बीजं स्वादु रसे पाके १८६
बीजपूरफलमम्ल १६९
बृंहणं मधुरं मांसं २१०
बृंहणा रोचना वृष्या ७१
बृंहणा वातपित्तघ्ना: ८५
बृंहणी तर्पणी रुच्या ५६
बृहतीद्वयसम्भूतं फलं २१५
बृहन्मरीचं क्षुपजं २१८
ब्राह्मी तु सूक्ष्मपत्रान्या १२५
ब्राह्मी हिमा कषाया १२४
भक्ष्यस्सुधापरो नाम्ना ८२
भक्ष्या क्षीरकृता बल्या ८५
भगन्दरोदरग्रन्थि २६७
भक्तं वह्निकरं पथ्यं ५५
भक्तं ससूपं सघृतं ३९०
भर्जयेदर्धपाकेऽस्य ८१
भर्जितान् तण्डुला ८३
भल्लातकस्य काष्ठै ३३६
भवेद्यो होलको यस्य ५१
भवेद्वेढणिका बल्या ६६
भस्मपांसुपरिध्वस्तं ३४५
भागैकं निम्बुजं तोयं २३१
भाजने मृण्मये तप्तं ३३९
भाद्रे च कूपसम्भूत ३२७
भारङ्गस्यापि मांसं ३०४
भासो विरुध्यते शूल्य: ३४४
भिन्नमूत्रमला स्तन्य ६६
भिन्नांशे अपि मध्वा ३४४
भुञ्जीत माषसूपं मूलक ३८९
भुञ्जीत हतसाराणि ३९३
भुञ्जानो न बहु ब्रूया ३९१
भुक्त्वा शतं पदां ३७९

भुक्त्वा शतपदीं ३८०
भुक्त्वान्नं सलिलं ३९४
भुक्त्वोपविशतस्तुन्दं ३८२
भुक्तमात्रस्य तु स्वप्ना ३७९
भुक्तस्यादौ जलं पीतं ३७७
भुक्ते स्वापे मलोत्सर्गे ३८६
भूकर्बुदारो मधुरः १५९
भूतुम्बी कटुकोष्णा १४०
भूतोदनो दधिनिशा ५८
भूबदरी मधुराम्ला १६९
भूमिसात्म्यं दधि- ३५१
भूमौ खातोऽल्प ३२५
भूस्फोटं कवकं छत्रं २०३
भृङ्गच्छल्ली कटूष्णा १९७
भृष्टं तैलादिपक्वं ३८५
भृष्टहिङ्ग्वादिकं ७२
भृष्टा वराहवसया ३४५
भृष्टैस्तिलैस्तैर्गुड ८७
भेडकं नवनीतं तु २७०
भेण्डा त्वम्लरसा १५१
भोः षट्पदाः कृत ३९८
भोक्तव्यं सघृतं सोष्णं २
भोजनं निन्दितं शीतं ३७३
भोजनाग्रे सदा पथ्यं ३७३
भोजनादौ सदा वायुः ३८९
भौममम्भो निगदितं ३१३
भौमानामम्भसां प्रायो ३२८
मञ्जरी त्वर्धपक्वा या ५१
मकुष्ठकः कषाय ३५
मक्षिकास्तीक्ष्णतुण्डा २९६
मज्जत्वक्स्नायुमां १८३
मज्जयेच्च सितापाके ७४
मज्जा पनसजो १४६
मण्डकेन समो ज्ञेयः ७४
मण्डको बृंहणो वृष्यो ६४
मण्डपेयाविलेपीना ८८
मण्डवत्समितां सिद्धां ७४
मण्डोऽसिक्थः ससिक्था ८९
मत्स्यण्डी ग्राहिणी २८९
मत्स्यनिस्तलनस्नेह ३४४
मत्स्यमांसगुडमुद्ग २५०
मत्स्यमानूपमांसं च ३६७
मत्स्याक्षी शिशिरा १२५
मत्स्यानिक्षोर्विकारेण ३६७
मदयति न हि मद्यं ३६४
मद्यं न पेयं वा पेयं ३०१
मद्यं नवं सर्वविकार ३०१
मद्यप्रयोगं कुर्वीत ३०२
मधुकर्कटी तु मधुरा १७१
मधुरः श्वेतनिष्पावो ३३
मधुरं च तथाम्लं १४६
मधुरं त्रिदोषशमनं २४०
मधुरं त्वतसीतैलं २७८
मधुरं भक्षयेच्चैतद २५६
मधुरं मधुनारिकेल १६१
मधुरं मधुराम्लं च ८२
मधुरश्शाल्मलीकन्दो १०४
मधुराम्लरसं किञ्चिद् १९१
मधुराम्लेन गोदध्ना ५७
मधुरास्तैलपाकिन्यो ७६
मधुरो धरणीकन्दः १०३
मधुरो मधुजम्बीरः १७२
मधुरो मधुजम्बीरः २०९
मधुरो लवणः क्षारः २८६
मधुशर्करा सुरुच्या ३३
मधुसर्पिर्वसातैल ३४४
मधूक-मालूर-नृपा ३५८
मधूली तु ततः किञ्चि १३
मध्यपर्वदलनाच्च २८६
मन्थानुपानः क्षैरेयो ३४५
मन्दं दुग्धवदव्यक्तरसं २५१
मन्दस्तीक्ष्णो विषमः ३८७
मन्दानलत्वं विषम १९३
मन्दानलो नरो द्रव्यं ३
मन्दानलो नरो द्रव्यं ३७५
मयूरकण्ठतुल्योष्मा ३४०
मरीचं कटुतिक्तोष्णं २१८
मरीचं क्षुपजं रुच्यं २१८
मरीचं दीप्यकं शुण्ठी ७२
मलापहा भीमरथी ३२२
मसूरो मधुरश्शीतः ४३
मस्तुनि स्यात् कपो ३४०
महत्यो मक्षिकाः २९५
महांस्तस्यानुकलम ९
महाचञ्चुः कटूष्णा १२३
महाबदरसम्भूतं साम्लं २०८
महारम्भाफलं शीतं १५३
महाराष्ट्री कटुस्तिक्ता १२३
महावल्ली बद्धविट् १४७
महाशालिः स्वादुर्मधु ७
महाशेलुफलं तद्वद् २१३
महाह्रदेषु बलिनः ३१०
माञ्जिष्ठं दाहकृच्चो ३९६
मांसं खड्गमृगोत्थं ३०२
मांसं शीतं वृष्यं ३०६
माकन्दिकायाश्शकलै २०७

माकन्दी कटुका तिक्ता ९५
माक्षिकं तैलवर्णं २९६
माक्षिकं भ्रामरं क्षौद्रं २९५
माक्षिकं मधुरं रूक्षं २९६
माचिकाम्ला कषायो २११
मातुलुङ्गकपित्थाम्ल २५९
मातुलुङ्गसिताजाजी २५९
मात्रया सेवितं द्रव्यं ३४८
मात्रागुरु तु मुद्गादि ३
मात्रागुरुस्तु मुद्गादि ३७५
मात्रायोगकृयादेश- ३४८
माधूकं मधुरं शीतम १९९
माध्वी तु मधुरा हृद्या ३००
माध्वीकं नारिकेली १६१
मानुष्या मधुरं स्तन्यं २४७
मारिषो मधुरश्शीतो १११
मारिषो रोचकश्शीतो १११
मालाकन्दस्सुतीक्ष्ण १०३
माल्यानां स्फुटिताग्र ३४१
माषः स्निग्धो बहु २१
माषपिष्टिकया लिप्तं ७१
माषमुद्गादिचूर्णैश्च ७६
माषाणां दालयस्तोय ६६
माषाणां पिष्टिका ६९
माषाणां पिष्टिकां ६७
माषोऽत्र सर्वेष्ववरो ४७
मासैर्जन्यस्त्रिभिस्यात् ८
माहिषं दधि बलास २५३
माहिषं नवनीतं तु २६९
माहिषं बलवर्णौजो २४६
माहिषं श्लेष्मलं तक्रं २६२
माहिषे पयसि सिन्धुजं ३६१
मिश्रचिह्नस्तु यो देशः ३१८
मिश्रेया मधुरा स्निग्धा ११५
मुखं दह्यते चूर्णकेन ३६३
मुखवैरस्यजिद् वृष्या २१७
मुखालुस्स्यान्मधुरसः ९९
मुण्डशालिस्त्रिदोषघ्नो ७
मुद्गजातास्तु ये ७१
मुद्गपिष्टीं पचेत्स ७३
मुद्गपिष्टीविरचितान् ७२
मुद्गभिन्नस्य खण्डेन २२९
मुद्गसक्तून् समसि ८७
मुद्गाढकीमसूरादि १९
मुद्गानां धूमसीं ७८
मुद्गानां वटिकास्त ७१
मुद्गार्द्रकवटा रुच्या ७३
मुद्गास्तत्र वरास्स्वा १९
मुष्ककः कटुकोऽम्ल १५७
मुहूर्त्तं पचनादूर्ध्वं २४५
मूत्राघातहरं प्रमेह १३५
मूत्रावरोध-शमनं १३७
मूर्च्छाच्छर्दि-तृषा- २३०
मूलकं तीक्ष्णमुष्णं च ९३
मूलकं दोषजननं ३५१
मूल-पत्र-करीराग्र- ९१
मूलाग्रजन्तुजग्धादि २८५
मूलादूर्ध्वं सुमधुरा २८४
मृगस्य मांसं लघु ३०३
मृगाक्षी कटुका तिक्ता १३९
मृणाल-खर्जूरक- ३५८
मृणालबिसशालूक ३७४
मृदुपाकाश्च ये भक्ष्याः ८२
मेथिका कटुरुष्णा च १२७
मेदःश्लेष्मास्रपित्तेषु १९
मेदोगुल्मोदर-श्वास- १४३
मेदोदोषापहं चापि २७८
मेध्यस्तिलः स्पर्श ३५१
मेषीक्षीरं समधुरं २४८
मेषीदधि तु दुर्गन्धि २५३
मेषो भेडो हुडो २४८
मेहास्रपित्तश्लेष्मघ्ना १९
मोदका गुरवो वृष्याः ८६
मोदका गुरुतराश्च ८६
मौद्गस्तु पथ्यस्संशुद्धः ६१
मौद्गाश्च तद्गुणाः ६७
म्रियन्ते मक्षिकाः प्राश्य ३४२
यः कृष्णो दीर्घकायः ३०८
यः कोकवद् दिवा ३८६
यः क्षुधालौल्यभावेन ३८६
यः पीतवर्णोऽपि च ३०७
यः स्थूलाङ्गो माहिषा ३०८
यतोऽगस्त्यस्य दिव्य ३१५
यत् किञ्चिद् दोष ३४६
यत् सम्यग् घनतां २५१
यत्तिरोहितमाधुर्यं २५१
यथा तेन विपद्येरन्नपि ३४२
यथा पिण्डीभवेत् ८३
यथा यथा भवेत्पाके ८५
यथा यथैषां वैमल्यं २९०
यथा लवणसम्पर्कात् ३८८
यदि पूतिगन्धबहले ३९८
यद्गुणं यन्मधु प्रोक्तं २९२
यद्गुणं यन्मधु प्रोक्तं २९८
यद्वेदागमवेदिभिर्नि २७४
यवः कषायो मधुर १५

यवजा रोटिका रुच्या ६५
यवजास्सक्तवश्शीता ४९
यवागूः षड्गुणजले ५४
यवानी कटुतिक्तोष्णा २१७
यवानीशाकमाग्नेयं १३१
यवास्तु निस्तुषा भृष्टाः ४९
यस्त्वेतेषामात्मजन्म ३६८
यस्मिन्नृतौ ये च ३९०
या गन्धं केतकीनाम २२३
यात्रार्थिनामभिहितं ३७२
यावनालव्रीहियव- २७८
यावनालो महान् १७
युतं दधिरसं श्रेष्ठं २५८
युक्तेन मोदकान् ७९
ये केचिद् व्रीहयो ४८
ये स्निग्धाञ्जनगोलाभाः २९५
येषां न सात्म्यं क्षीरेण २४५
येषां स्युस्तण्डुला ४८
यो रक्ताङ्गो नातिदीर्घो ३०८
यो लेढि शयनसमये ३८४
योजयेन्नवमेवाज्यं २७५
रक्तास्रपित्तदृग्दाह २१२
रचिताश्च वज्रवल्ल्या ७०
रते सुप्तोत्थिते स्नाते ३८०
रक्तपिण्डालुकश्शीतो १०१
रक्तपित्ततृषादाहान् २५८
रक्तपित्तानिलच्छर्दि २४३
रक्तमार्षो गुरुर्नाति १११
रक्तशालिर्वरस्तेषु ७
रक्तशालिस्तु मधुरो ६
रक्तागस्त्यदलं रुच्यं १२९
रक्तो महान् सकल ९
रम्भाकाण्डकृतं दाह २०५
रम्भापक्वफलं कषाय १५३
रम्भापत्रेऽशनं हृद्यं ३७१
रम्भाफलत्वक्कटुका १५५
रसं योगेषु सर्वेषु २५९
रसरक्तादिधातूनां ३१०
रसायनं काचमाची ३५४
रसाला सर्वरोगघ्नी २५८
रसे पाके च मधुरं १९९
रसेनान्नस्य रसना ३७७
रसोदनो ज्वरहरो ५५
रसोन उष्णः कटुपिच्छि ९६
रसोनोऽन्यो महाकन्दो ९६
रसोनोऽम्लरसोन ९६
रागी तु लाञ्छनः ४७
राजक्ष्मणि बाले च २७५
राजबदरस्सुमधुरः १६९
राजमाषो गुरुर्भूरिश २३
राजमाषो नीलमाषो २१
राजशाकिनिका रुच्या १११
राजसर्षपकस्तिक्तः ४१
राजान्नं तु त्रिदोषघ्नं ६
राजाम्राः कोमला १८९
रात्रौ क्षीरं न भुञ्जीयाद् २४४
रात्रौ च पर्णबहुलं ३८२
रीतिपात्रस्थितं तोयं ३३९
रूक्षं मधूकपुष्पोत्थं २८७
रूक्षश्शीतो गुरुः १५
रूक्षातिपित्तकृद् गुर्वी १४३
रूक्षोष्णा वातला ६६
रुच्यं चणकशाकं १३२
रुच्यं चूतफलोद्भूतं २०५
रुच्यं तित्तिरिजं मांसं ३०५
रुच्यं रूक्षं ग्राहि वृष्यं १९७
रुच्यं सुगन्धं कैडर्य २०५
रुच्यं सुगन्धि कैडर्य १२७
रुच्यं स्वर्यं ज्वर १४९
रुच्यग्निकृत् कृमि २०५
रुच्या वातहरा बल्या ७८
रुच्याः पाचनदीपना ११
रुरोः ऋव्यं गुरु स्निग्धं ३०२
रोपितास्तु नवा वृष्याः ६
रोमकं तीक्ष्णमत्युष्णं २२१
रोहितो गर्गरो भीरु ३०६
लड्डूकास्तस्य पित्त ८०
लड्डा रुच्या हिमा २६
लकुचः क्षुद्रपनसो १४६
लक्ष्मणा मधुरा शीता १०४
लघवः कृतास्तु वटकाः ७०
लघु तत्केसरं कास २१०
लघु वर्षोषितं दग्ध ४८
लघुबदरं मधुराम्लं १६९
लघुभ्योऽपि हि सक्तु ३५०
लघुरपि रुचिकर्त्री ७६
लघुर्ग्राही त्रिदोषघ्नः ७८
लघुवातहरं तत्तु २३२
लघ्वजाजं तु मधुरं २६९
लवङ्गं शीतलं तिक्तं २२७
लवण-मरिच-चूर्णे १५०
लवण-मरिच-सर्पिः २५५
लवणादियुतं रुच्यं १४५
लवणाम्रफलं रुच्यं २११
लवणार्द्रकसंयुक्तमेत ५७
लवलीफलमस्रार्शः १७५

लशुनं षोडशांशं तु	२२९
लाजाः स्युश्छर्द्यती	४८
लाजाश्च यवधाना	४९
लाजास्स्युर्मधुरा	४९
लेह्यभक्ष्यादिकं सर्वं	३९१
लोकस्य जन्मप्रभृति	३९३
लोहपात्रस्थितं वारि	३३९
लोहितेक्षुश्च मधुरः	२८४
वंशत्वचा वापि भवे	२२८
वक्ष्यते नृपपलाण्डु	९७
वटा वेसवारैर्लवङ्गेन	३६१
वटिका वेसनस्यापि	७३
वटैश्चार्जुनकाष्ठैश्च	३३८
वत्सादनी तु मधुरा	१२१
वयःस्थापकमायुष्यं	२३५
वरको मधुरो रूक्षः	४५
वरकोद्दालकौद्दाल-	१०
वरा शाकेषु जीवन्ती	१२१
वराहमांसं गुरु वात	३०४
वर्जयित्वा स्त्रियाः	२४३
वर्षादूर्ध्वं भवेदाज्यं	२७४
वर्षाभूवसुकौ वर्ण्यौ	११९
वातकुम्भफलं ग्राहि	१९४
वातघ्नं कफकृत्सर्वं	२५५
वातघ्नी कफकृद्	६४
वातपित्तहरं रुच्यं	१९२
वातलः कफदो रूक्षः	३३
वातश्लेष्मप्रशमनं	३९४
वातश्लेष्महरा हृद्या	७२
वातहृत्त्वेपि मार्द्वीक	३५३
वातादिदोषनुद्बल्यं	१४५
वातानुलोमी कौलत्थो	६२
वाताम उष्णस्सुस्नि	१८५
वातेऽम्लं सैन्धवोपेतं	२६३
वातोदरी पिबेत्तक्रं	२६४
वापिता मधुरा वृष्या	५
वाप्यं वारि यदि	३२५
वामदिशायामनलो	३८३
वाराहं श्वाविधा नाद्याद्	३४३
वाराही तिक्तकटुको	१०३
वारिणा कोमलां	६३
वालुकी मधुरा शीता	१३९
वासितं नूतनैः पुष्पैः	३३६
वास्तुकं तु मधुरं	१०९
वास्तुकद्वितयं स्वादु	१०९
वास्तूकसिद्धार्थक	३५९
विस्रं च दोषलं तीक्ष्णं	३१५
वह्निवृद्धिकरं पथ्यं	२४८
विकण्टकः कषायः	१७७
विकाशि मधुरं रूक्षं	१७८
विकिरं शीतलं	३२६
विगतघननिशान्ते	३३१
विजया रोहिणी चैव	१८१
विज्ञेया श्वेतबृहती	१५०
विड्भेदि हृद्यमत्युष्णं	१०५
विण्मूत्रारुणनीलीका	३३२
वितस्तिमानः श्वेताङ्गः	३०८
वितस्तासलिलं स्वादु	३२१
विदग्धाभिस्सह स्त्री	३९१
विदारी मधुरा शीता	१०४
विदार्य भूमिं निम्नां	३२४
विदाहि सृष्टविण्मूत्र	२५२
विदाहिनस्तैलकृता	८४
विदाहीन्यन्नपानानि	२३२
विद्याकामोऽनिशं	३८१
विद्याद्यूषे रसे सूपे	६३
विना चूर्णं विना पर्णं	३८१
विना शुद्धान्नमन्येषां	५८
विनापि चोपयोगेन	३५०
विन्ध्याद्रौ विजया	१८१
विपरीतो गुरुर्यश्च	८८
विपाके मधुरं बल्य	२५४
विपाके मधुरं वृष्यं	२५३
विबन्धभेदिनः श्लेष्म	६७
विभेदि मूत्रलं वृष्यं	२३७
विरज्येते चकोरस्य	३८८
विरुद्धमपि चाहारं	३४२
विलेपी ग्राहिणी हृद्या	८८
विलेपी च घना सिक्थैः	५४
विवर्णं विरसं चाम्लं	२४८
विवर्णास्विन्नविक्लिन्न	३८६
विशिष्टो मुद्गकुल्मा	६०
विशुष्का वटका	६७
विशेषात् पयसा	३४३
विशेषादाढकीसूपः	६०
विषघ्नेनापि पयसा	३५३
विषदः श्यामशुष्का	३४१
विषद्रुधात्रीतरुहेमदुग्धा	३६८
विषमूर्च्छोपवासार्तो	३८१
विष-व्रण-श्वास-	७
विषस्य तैलस्य न	२८१
विष्टम्भिनो ज्वरघ्ना	७९
विष्णुकन्दस्तु मधुर	१०३
विष्णुरत्ता यथैवान्नं	३७८
वृद्धदारुद्वयं गौल्यं	१२१
वृन्ताकं खण्डितं	२०७

वृन्ताकं पित्तलं	१५०
वृष्यं चकोरजं मांसं	३०६
वृष्यं दाहश्रमविशमनं	१३७
वृष्यं बृंहणमग्नि	२३९
वृष्ययोगैरतो युक्तं	२९९
वृष्यश्च वीर्यवृद्धिं	१६९
वृष्यश्शीतो गुरुः	१३
वृष्या क्षतक्षीणहिता	२९०
वृष्या रोचनदीपनी	७७
वृष्यो रक्तास्रपित्तश्रम	२८५
वृष्यो रुच्यो ज्वर	१३१
वेलयेद्वेलनेनैता यथैका	७५
वैशाखे नैर्झरं नीरं	३२७
व्यञ्जनान्याशु शुष्य	३४०
व्यङ्गवलीपलितघ्नं	३३१
व्याधिं च कालं च	३९२
व्यायामश्रान्तदेहस्य	२४६
व्यायामिस्निग्धदीप्ता	३४६
व्रणशोधन-सन्धान-	२९८
व्रीह्यादिकं यदिह शूक	२
व्रीहिर्गौरो मधुरशिशिरः	८
शणस्त्वम्लकषायश्च	१२३
शतद्रुर्विपाशा च	३२०
शतपत्राम्बु सहसा	३२९
शतपुष्पादलं सोष्णं	११७
शताह्वा कटुका स्निग्धा	२१८
शक्तिग्रहं व्याकरणो	९१
शमयति बहुपित्तं	८६
शमीफलं तु संशुष्कं	२१५
शरत्पयोदनिर्मुक्तं	३१६
शरद्ग्रीष्मवसन्तेषु	२५३
शर्कराधातकीतोये	३००

शर्करेक्षुविकाराणां	२९३
शर्करोदकमाख्यातं	२३०
शशमांसं त्रिदोषघ्नं	३०४
शशिकुन्दसमप्रभ	२६४
शष्कुली मधुरा स्निग्धा	७७
शाकं चतुर्विधं पुष्प	९२
शाकं भिनत्ति वपुरस्थि	९२
शाकश्रेष्ठा वृत्तफला	१४९
शाकेषु सर्वेषु वसन्ति	९२
शाण्डाकी राजिका	२३४
शाण्डाकी रोचनी	२३४
शारदो यावनालस्तु	१७
शालयस्सतुषा आर्द्रा	५१
शालयो मधुरा स्निग्धा	५
शालिः पिष्टो गरीय	३५०
शालिचूर्णं घृतं तोयं	७६
शालिपिष्टदधिखण्ड	७०
शालीनां लोहितः	३६६
शाल्मलीपुष्पशाकं	१९९
शिग्रु रक्तं कटु	१४३
शिग्रुतैलं कटूष्णं च	२७९
शिग्रुपत्रभवं शाकं	१११
शिग्रुपुष्पं गुरु हिमं	१४५
शिग्रुमूलस्य चूर्णेन	२२८
शिम्बीधान्ये वरो	३६६
शिम्बीषु माषान्	३६७
शिराकोशातकी पित्त	१४१
शिरो मध्यं तलं चेति	२२६
शिरोमध्यतलानां च	२२६
शिलाकीर्णं स्वयं	३२६
शिलायां साधु सम्पिष्टं	२३१
शीतः कषायो मधुर	१५

शीतः पित्तविनाशनः	३९६
शीतं वर्णबलावहं	२६९
शीतं शिग्रुफलं वृष्यं	१४३
शीतं स्वादु स्वच्छ	३१९
शीतं हरीतकीतैलं	२७९
शीतकालेऽग्निमान्द्ये	२६४
शीता तिक्ता कटु	२१३
शीता पित्तास्रदोषं	१६७
शीताम्बुपूरितमुखं	३३४
शीतिवारश्शितिवर	१३१
शीते न तु तदाद्यन्ते	३५४
शीतोदकं नस्यजरोग	३६४
शीतोदनं शीतलमग्नि	५५
शीतोष्णतोयासवमद्य	३९२
शुक्लाङ्गस्ताम्रपक्षो	३०८
शुण्ठी कटूष्णा तिक्ता	२१८
शुण्ठी सतीनस्य च	३६१
शुक्तं कफघ्नं तीक्ष्णो	२३४
शुक्तमुक्तमपि तद्	३६५
शुक्रलस्तक्रवटको	६८
शुद्धगोधूमचूर्णं तु	६५
शुद्धस्फटिकसङ्काशा	२९१
शुद्धेऽर्धपक्वे दुग्धे	५९
शुष्कं कुस्तुम्बरीपत्रं	१२५
शुष्कगोधूमचूर्णेन	६४
शुष्कभृष्टोऽतिरूक्षः	२५
शुष्कवार्त्ताकफलजा	२१५
शूकोद्भवं लघु बलाति	३
शूलोदावर्त्तगुल्मेषु	२३५
शृङ्गबेररस एव	३६०
शृङ्गवेरं सलवणं	२०६
शृङ्गाटकश्शोणित	१०७

शृङ्गारवीरसम्बद्धाः	३९०	षण्डाकीवटकं दुग्घ्नं	८५	समितायां सस्मितायां	८१
शृते तु माहिषे क्षीरे	२२९	षष्टिवासरजस्सोऽयं	८	समितायामर्धमितं	८०
शैत्य-प्रसाद-माधुर्यै	२८४	स चाङ्गारेण सम्भृष्ट	२५	समितायास्तृतीयां	८०
शैलजे मृन्मये पात्रे	३७१	सञ्चूर्ण्य निक्षिपेत्तत्रे	६८	समिता-वर्त्तिकाः	५९
शैलसानुस्रवद्वारि	३२४	संग्राहिणो लघोर्मुद्गा	३५०	समेन सर्पिषा युक्तं	२२९
शोणस्य नारिकेलस्य	२२९	संवत्सरोषितगुडः	२८८	सरः स्वादुर्गुरुर्वृष्यो	२६०
शोणस्यापि जलं परं	३२०	संसेविता न गुरवस्तर	३९७	सरं कोशाम्रजं तैलं	२७९
श्लक्ष्णे पटे ललनया	२५७	संस्कृतं मथितं गव्यं	५७	सरयूसलिलं स्वादु	३२१
श्लेष्मला स्वादुशीता	२१८	सकषायं स्वरारोग्य	३०१	सरस्तटाकसम्भूताः	३०९
श्लेष्मातकः कटुहिमो	१५९	सक्तूनामाशु जीर्येत	३७६	सरस्वतीजलं स्वादु	३२०
श्लेष्मातकफलं स्वादु	२१३	सक्षारं कटुकाम्लत्वा	२७१	सर्पिः स्निग्धतरं हन्ति	३५१
श्यामाकनीवारतिला	३६०	सक्षाराः सकषाया	२८४	सर्पिर्माहिषमुत्तमं धृति	२७२
श्यामाको मधुरः	४५	सगुडदधि सुखोष्णं	२५६	सर्पिषि प्रचुरे तां तु	७४
श्रमघ्नं बृंहणं बल्यं	३२८	सङ्ग्राहि समवीर्यं	१४३	सर्वकृच्छ्रप्रशमनी	२६०
श्रम-भ्रम-मदालक्ष्मी	२३६	सठी सतिक्ताम्लरसा	१०५	सर्वग्रन्थिविनाशाय	३७२
श्रवणपूरणजे तिल	३६४	सक्तवश्शालिसम्भूता	५०	सर्वथा दोषजित् तक्रं	३५५
श्रीपर्णीकुसुमं शीतं	१९९	सक्तवो लघवः	५०	सर्वदोषहरं हृद्यं पथ्यं	१३५
श्रीवल्ली कटुकाम्ला	१२९	सद्यः प्रियालं	३६३	सर्वप्रयोगे विजया	१८१
श्रेष्ठाश्शुचिस्थली	२०३	सद्यः शुक्रकरं शीतं	२३५	सर्वरोगप्रशमनी	२५९
श्रैङ्गवेरं त्रिदोषघ्नं शोफ	२०६	सद्योमांसं नवं चान्नं	३८३	सर्वामयहरो रुच्यो	६
श्वानचिल्ली कटु	१११	सन्तर्पणो यः सकले	१९३	सर्वे संस्वेदजाश्शीता	२०३
श्वाविद्गोधा	३६२	सन्धितं धान्यमण्डादि	२३२	सलिलं लघु शीतलं	३२०
श्वासाङ्गमर्दहल्लास	२९१	सप्तानामपि जातीनां	१८२	सल्लकी तिक्तमधुरा	१७७
श्वासानष्टौ समुत्तान	३८३	समभागां सितां दद्या	८१	सल्लकीशाकनिर्या	३३८
श्वेतं दुकूलं बलकृत्	३९६	समयोगेऽपि घर्माद्या	३५४	सशर्करं दधि श्रेष्ठं	२५५
श्वेतं दुकूलं मज्जा	३९६	समवायिनि हेतौ ये	५३	सशूलानाहविष्टम्भान्	१७२
श्वेतं सुकायं समदीर्घ	३०८	समस्थूलकृशा भुक्त	३३५	ससरं निर्जलं घोलं	२६१
श्वेतचिल्ली सुमधुरा	१०९	समिता वेसने जीर	७६	सस्नेहं करमथितं	२६५
श्वेतस्सूरणको रुच्यः	९९	समितां मर्दयेदाज्यै	७३	सहकारफलं चैव	२४९
श्वेतारिमेदसम्भूतं	२१५	समितां सर्पिषा भृष्टां	६४	सहकारफलं बालं	२१०
श्वेतो रक्तस्तथा कृष्ण	२३	समिताया घृताढ्याया	७५	सहकारभवं तैलं	२८०
श्वेतो वातकरो रुच्यः	२६	समिताया घृताक्ताया	७७	सहनवनीतं घोलं	२६३

सा च श्वेता दोषला	२९	सुगन्धिर्वातपित्तघ्नी	१२५	सौवीरं तु ग्रहण्यर्शः	२३३
साधारणं तु मधुरं	३१८	सुजातं दधि संयोज्य	२५८	सौवीरं तु यवैरामैः	२३३
साधारणजलं रुच्यं	३१८	सुदृढं शुभ्ररूक्षं तु	२२६	सौवीरं फलमुष्णवारि	३५८
साप्येका खरिका	२२२	सुधौतः प्रस्तुतः स्वि	८८	स्तम्भमध्यस्थितश्श्रेष्ठः	२२६
सामुद्रं लघु हृद्यं च	२१९	सुधौतांस्तण्डुलान्	५४	स्त्रियां कंगुप्रियंगू	४५
सामुद्रो गुरुरुष्णरूक्ष	३१०	सुनिषण्णो हिमो	१३१	स्त्रीकेशाम्बु निपीत	३६२
सारङ्गं पिशितं स्निग्धं	३०३	सुपक्वं तत्तु मधुर	१४६	स्थलजास्स्वादवः	५
सारं भोजनसारं सारं	६१	सुभृष्टश्चणको रुच्यो	५२	स्थापितं हैमने पात्रे	३१५
सारसं सलिलं बल्यं	३२५	सुभृष्टैर्निस्तुषैश्शुभ्रैः	८७	स्थाल्यां घृते वा तैले	७१
सारसस्य तथा मांसं	३०६	सुवर्णमोचा मधुरा	१५३	स्थूलास्स्युर्वर्त्तुलाः	७८
साराम्लमामवातघ्नं	१७३	सुवृत्ताङ्गोऽल्पकृष्णाङ्गः	३०९	स्थौल्यं करोति हरते	२६३
सारिवा-हरित-मूल-	२०८	सुषेणोक्तः कथ्यते	३८४	स्थौल्यं वृष्यं कृमि	१४९
सार्धाढकप्रमाणं तु	५७	सुस्निग्धं छागलं तक्रं	२६२	स्थौल्यकान्तिकरं	२०५
सार्षपं कटु तिक्तोष्णं	२७८	सुस्निग्धमृत्तिकोद्भूतं	४८	स्नानं विधाय विधि	३८४
सार्षपं पत्रमत्युष्णं	११७	सूक्ष्मपत्रा तु झरसी	११५	स्नानं सशर्करं क्षीरं	३८३
सिताखण्डोऽतिमधुर	२९३	सूक्ष्मशालिस्तु मधुरो	७	स्निग्धं निद्राकरं पित्त	३०२
सिता पृथुकसिन्धूत्थ	२४९	सूपो विष्टम्भको	६०	स्निग्धं मधुरशीतं	२५३
सितापाकेन संयोज्य	७८	सूप्यमम्लमनम्लं वा	८६	स्निग्धत्वाद् गौरवा	२४५
सिता-सितोपलायुक्तं	२४३	सूरणः कटुरुष्णश्च	९७	स्निग्धश्च सन्तर्पणबृंहण	२८३
सितेक्षुः कठिनो रुच्यो	२८३	सूर्येन्दु-पवनादृष्टमभि	३३०	स्निग्धा पथ्या हिमा	२९२
सितोपला सरा गुर्वी	२८९	सृष्टमूत्रपुरीषाश्च	५	स्निग्धा पुण्ड्रकशर्करा	२९१
सिद्धयोग्यं जलं तत्र	५६	सेवं समीरपित्तघ्नं	१८६	स्निग्धा श्लेष्मकरी	६४
सिद्धां वा मत्स्यपचने	३४४	सेविका तर्पणी बल्या	५९	स्निग्धातिगुरवो मत्स्या	३०६
सिद्धार्थः कटुतिक्तो	४१	सेहुण्डस्य दलं तीक्ष्णं	१३१	स्निग्धादयो गुणास्त्व	३२८
सिद्धैषा रोटिका	६४	सैन्धवं जरणं हिङ्गु	६१	स्निग्धो ग्राही लघुः	१०
सिद्धैषा लप्सिका	६४	सैन्धवं द्विविधं प्रोक्तं	२१९	स्निग्धो वर्णबलाग्नि	३७
सिन्दोलं कफवात	१६३	सैन्धवं लवणं वृष्यं	२१८	स्निग्धोऽन्यो लघु	१३
सीताफलं सुमधुरं	१८६	सैन्धव-त्रिकटु-धान्य	३६५	स्निग्धोऽम्लकफ	१८५
सीतिवारस्तु सङ्ग्राहा	१२३	सोऽन्यश्च कटुनिष्पावः	३३	स्निग्धोमा स्वादुति	३९
सुगन्धया शर्करया	७५	सौगन्धिकं जवादि	२२८	स्नेहभृष्टाश्च ते सर्वे	६७
सुगन्धशालिर्मधुरोऽति	८	सौमनस्यं बलं पुष्टि	३७४	स्नेहाजीर्णं रोगिणां	३६३
सुगन्धा कृष्णरम्भा	१५५	सौवर्णे राजते ताम्रे	३१४	स्याच्चेतकी सर्वरुजा	१८२

स्यातामुभौ गोक्षुरकौ १२१
स्यात्काष्ठकदली १५३
स्याद् धातकीरस २९९
स्याद्यावनालरसपाक २८९
स्यान्निर्जलं शृतं यद् २४२
स्त्रंसनं सत्पयो गव्यं ३५३
स्त्रोतश्शुद्धिं विधत्ते २६१
स्वच्छं भृङ्गाभ्रपत्र २२७
स्वर्णजीवन्तिका वृष्या ११९
स्वादु पाकरसं शीतं ३१९
स्वादु बिम्बीदलं १२९
स्वादु वृष्यं रुचिकरं २६२
स्वादु स्यादप्यभि २५१
स्वादुः कषायतिक्त ३७
स्वादुपाकरसं शीतं १४९
स्वादुपाकरसं स्निग्ध २३६
स्वादुपाकानिलश्लेष्म २१८
स्वादुपाक्यार्द्रमरिचं १७७
स्वादुरम्लविपाकोऽन्यो ११
स्वादूष्णा गुरवः स्निग्धाः ९
स्वाद्वम्लं विशदं हृद्यं २०९
स्वाद्वम्लं सान्द्रमधुरं २५१
स्वाद्वम्लभावात् पवनं १८२
स्विन्नभक्ष्याश्च ये ८६
स्विन्नास्तु दग्धबीजा ५२
हंसः प्रस्खलति म्लानि ३४२
हन्त्यम्लपित्तमरुचिं १०७
हन्यात् परमचक्षुष्यं ३७२
हरति प्रसभं व्याधीन् १८३
हरितं मूलकोद्भूतं २०५
हरिद्रा कटुतिक्तोष्णा १०५
हरिन्मुद्गः कषायश्च १९
हरीतकं परं हृद्यं २०८
हरीतकी तु तृष्णायां १८३
हविर्ह्वस्तनदुग्धीयं २७५
हस्तिकन्दः कटूष्णः १०१
हस्तिकोशातकी १४०
हस्तिनीदधि लघूष्ण २५४
हस्तिनीनवनीतं तु २७०
हस्तिन्या मधुरं वृष्यं २४७
हारीतपललं स्वादु ३०५
हारीतमांसं हारिद्र ३४५
हिङ्गु वातकफानाह- २१७
हिक्काऽरुच्यान्त्रशूला २११
हितं परिमितं पक्वं ३८७
हिताहितत्वेऽप्येकान्त ३४८
हिध्मानाहानिलश्वास १७३
हिमं तु शीतलं रूक्षं ३१७
हिमकुन्दशशिप्रभ २६६
हिमजा शर्करा गौल्या २९१
हिमवच्छिखरादिभ्यो ३१७
हिमाद्रिजायाश्च हिमा १८३
हिमाम्बु शीतं पित्तघ्नं ३१७
हीनातिमात्रमशनं ३४९
ह्लादं तु वह्निजननं ३२७
ह्रदकुल्याजलनिर्झर ३०९
हेमन्ते पादहीनं च ३३३
हेमपात्रे च सुस्वादु ३३८
हृद्यः पुराणः पथ्य २८८
हृद्यं क्षयास्रपवन १८५
हृद्यं तिक्तं ज्वरश्वास २११
हृद्रोग-जीर्णज्वर- ९७
हृष्येन्मयूरस्तद्दृष्ट्वा ३४२

।। इति पद्यानुक्रमणिका ।।

परिशिष्ट-४.

शब्दसंक्षेपसूची

अ.मं.	अजीर्णामृतमञ्जरी	(काशिनाथ-विरचित)
अ.सं.सू.	अष्टाङ्गसंग्रह, सूत्रस्थान	(वाग्भट-विरचित)
अ.हृ.सू.	अष्टाङ्गहृदय, सूत्रस्थान	(वाग्भट-विरचित)
कै.नि.	कैयदेवनिघण्टु	(कैयदेव-विरचित)
च.सं.सू.	चरकसंहिता, सूत्रस्थान	(चरक-विरचित)
च.सं.शा.	चरकसंहिता, शारीरस्थान	(चरक-विरचित)
द्र.सं.	द्रव्यगुणसंग्रह	(चक्रपाणिदत्त-विरचित)
ध.नि.	धन्वन्तरिनिघण्टु	(धन्वन्तरिसम्प्रदाय-प्राप्त)
भा.प्र.	भावप्रकाश	(भावमिश्र-विरचित)
भा.प्र.नि.	भावप्रकाशनिघण्टु	(भावमिश्र-विरचित)
मनु.	मनुस्मृति	(मनु-विरचित)
म.नि.	मदनपालनिघण्टु	(मदनपाल-विरचित)
यो.र.	योगरत्नाकर	(अज्ञातकर्तृक)
रा.नि.	राजनिघण्टु	(नरहरिपण्डित-विरचित)
सु.नि.	सुषेणनिघण्टु	(सुषेणदेव-विरचित)
सु.सं.सू.	सुश्रुतसंहिता, सूत्रस्थान	(सुश्रुत-विरचित)
सो.नि.	सोढलनिघण्टु	(सोढल-विरचित)

हिन्दी अनुवाद में उद्धृत ग्रन्थसूची–

अभिधानचिन्तामणि	(आचार्यहेमचन्द्रसूरि-विरचित)
गदनिग्रह	(सोढल-विरचित)
तैत्तिरीयोपनिषत्	
महाभारतम्	(व्यास-विरचित)
राजमार्त्तण्ड	(भोजदेव-विरचित)

परिशिष्ट-५.

सन्दर्भग्रन्थ-सूची

अजीर्णमञ्जरी- आचार्य बालकृष्ण, दिव्य योग प्रकाशन, पतञ्जलि योगपीठ, हरिद्वार, सं. २०७० वि.।

अभिधानचिन्तामणि- हेमचन्द्राचार्य, जैन साहित्यवर्द्धक सभा, अहमदाबाद, गुजरात, सं. २०३२ वि.।

अष्टाध्यायी- रामलाल कपूर ट्रस्ट, रेवली (सोनीपत) हरियाणा।

अष्टांगसंग्रह- अत्रिदेव गुप्त, कृष्णदास अकादमी, वाराणसी; पुनर्मुद्रण वि.सं. २०६२;

अष्टांगहृदयम्- पं. हरि सदाशिव शास्त्री पराडकर, चौखम्बा संस्कृत संस्थान, वाराणसी-१; पुनर्मुद्रण वि.सं. २०६७;

कैयदेव-निघण्टुः- प्रियव्रत शर्मा, चौखम्भा ओरियन्टालिया, गोकुल भवन, के.३७/१०९, गोपाल मन्दिर लेन, वाराणसी-१, पुनर्मुद्रित २००९ ई.;

गदनिग्रह- सोढल, चौखम्भा संस्कृत संस्थान, वाराणसी, पुनर्मुद्रित २०६८ वि.।

चरकसंहिता- सम्पा.- त्रिविक्रमात्मज यादवशर्मा, चौखम्बा ओरियण्टालिया, बंग्लो रोड़, ९-यू.बी. जवाहरनगर, दिल्ली-७, प्रथम संस्करण-२००४ ई.

भावप्रकाश-निघण्टुः- डा० कृष्णचन्द्र चुनेकर, चौखम्बा भारती अकादमी, गोकुल भवन, के.३७/१०९, गोपाल मन्दिर लेन, वाराणसी-१, पुनर्मुद्रित २००६ ई.;

मदनपाल-निघण्टुः- खेमराज श्रीकृष्णदास प्रकाशन, मुम्बई, १९९८ ई.;

मनुस्मृतिः- वेंकटेश्वर मुद्रणालय, मुम्बई, वि.सं. १९६९;

महाभारत- गीताप्रेस, गोरखपुर।

योगरत्नाकर- वैद्य श्रीलक्ष्मीपति शास्त्री, चौखम्बा प्रकाशन, के.३७/११६, गोपाल मन्दिर लेन, वाराणसी-१, पुनर्मुद्रण वि.सं. २०६७;

राजमार्त्तण्ड- (भोजदेव-विरचित), चौखम्भा भारतीय अकादमी, वाराणसी, द्वितीय संस्करण १९८३ ई.।

शार्ङ्गधरसंहिता- सम्पा. सिद्धिनन्दन मिश्र, चौखम्बा ओरियण्टालिया, बंग्लो रोड़, ९-यू.बी. जवाहरनगर, दिल्ली-७, प्रथम संस्करण-१९८५ ई.

राजनिघण्टुः- अनुवादक- इन्द्रदेव त्रिपाठी, चौखम्बा कृष्णदास अकादमी, वाराणसी, पञ्चम संस्करण, १९१० ई.;

शार्ङ्गधरसंहिता- सम्पा. सिद्धिनन्दन मिश्र, चौखम्बा ओरियण्टालिया, बंग्लो रोड़, ९-यू.बी. जवाहरनगर, दिल्ली-७, प्रथम संस्करण-१९८५ ई.

सुषेण-निघण्टुः (आयुर्वेद-महोदधिः)- आचार्य बालकृष्ण, पतञ्जलि विश्वविद्यालय, पतञ्जलि योगपीठ, हरिद्वार, अगस्त २०१३ ई. (प्रथम संस्करण)।

सुश्रुतसंहिता- सम्पा.- त्रिविक्रमात्मज यादवशर्मा, चौखम्बा सुरभारती प्रकाशन, वाराणसी-१; २०१२ ई.।